全科 編集 窪田敬一

ドレーン カテーテル チューブ管理 完全ガイド

一般手術
内視鏡手術

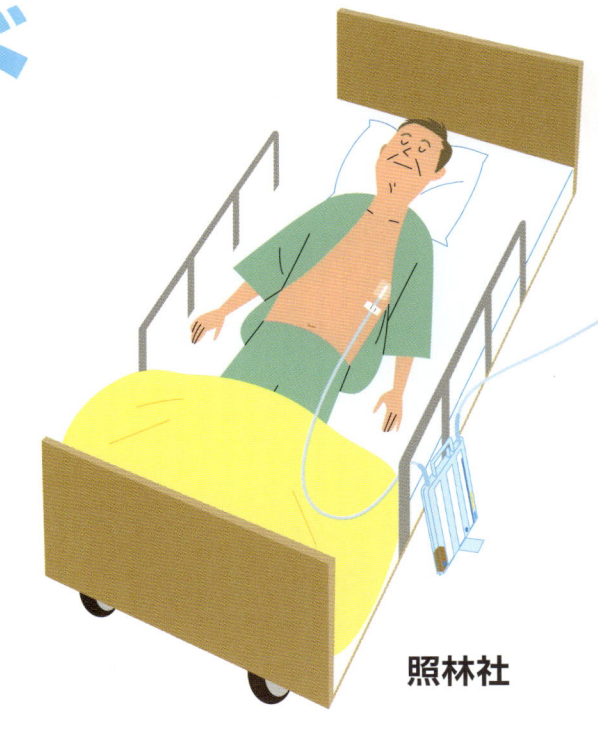

照林社

序　文

　このたび『最新 ナースのための 全科ドレーン管理マニュアル』(2005年、照林社刊)の内容を一新して全面改訂する運びとなった。改訂版を発行してから早10年が経過しようとしており、その間、手術手技には内視鏡下手術手技が積極的に取り入れられることにより低侵襲化が追及され、器具も大幅な進歩を遂げた。さらに院内で発生したインシデント、アクシデントをみると、ドレーンに関するものが一向に減少することがなく、医療安全面からのドレーン管理も重要な課題として取り上げられてきている。これらの時代の要望に応えるべく、今回の再改訂に至った次第である。

　改訂に際しては、第一にドレーン管理の臨床に携わる医師および看護師の両者の観点から記載していただき、特に看護師によるドレーン管理の実際に関する記載をより充実させること、第二に内視鏡下手術手技後のドレーン管理に関する知見を加えること、第三にドレーン管理にまつわる医療安全に関する記載を充実させること、の3点を最重要項目に掲げ、各分野のエキスパートの先生方、看護師の方々に内容を見直していただき、最新の知見を加えていただいた。さらに写真、図を多用して、内容が容易に理解されるよう工夫されており、読者の疑問点に必ずや応えられるものと確信している。

　内容をご覧いただければわかるように、本書は、ほぼすべての臨床領域におけるドレーン管理について詳述した特異な書である。ドレナージには、「局所で起こっていることに関する情報を得ること」「局所を治療すること」の大きく分けて2つの目的があるが、さまざまな外科領域の手術、検査、処置のあとにはドレーンが留置されており、ドレーン管理に習熟し、スムーズに行うことが術後(処置後)を順調に経過させるうえで必須である。ドレーン管理をする際、ドレナージの目的や部位を認識し、そのために必要な各種ドレーンの特性(やわらかいまたは硬い、閉鎖式または開放式、断面の形状など)を理解したうえでドレーンを選択・留置し、ドレナージされる排液の量、性状、色調などから局所で何が起こっているのかいち早く察知し、対処することが肝要である。特にドレーンの固定方法は事故抜去を防止するうえで重要であり、本書では各施設での工夫が記載されている。さらに最新のドレーン、吸引器などに関する情報も一新した。

　以上のように、今回の改訂により本書の内容はより実臨床に沿ったものにアップデートされている。本書が今後も一貫してドレーン管理に携わる医療スタッフの座右の書として日常臨床に役立つことを願っている。

2015年7月

窪田敬一

CONTENTS

PART1 ドレナージの理解

● 総論
ドレナージの目的と適応 ……………………………………………………… 窪田敬一　2

● ドレナージの方法と管理
経皮的ドレナージの方法と処置 ……………………………………………… 針原　康　4
一般手術時のドレーンの処置 ……………………………… 高山由理子、高山忠利　9
内視鏡手術時のドレーンの処置 ……………… 片桐敏雄、大塚由一郎、金子弘真　13
ドレナージにおける医療安全対策 …………………………………………… 橋本美雪　18

● ドレナージに用いられる器具
ドレーンチューブ（ドレーン） ……………………………………………… 加藤正人　24
穿刺針 ………………………………………………………………………… 野家　環　28
切開器具 ……………………………………………………………………… 石崎陽一　31
吸引器 ………………………………………………………………………… 三木健司　34

PART2 部位別ドレナージの実際と看護

● 脳神経
脳神経外科領域のドレナージ ……………………………… 藤巻高光、大内道晴　38

● 耳鼻咽喉

頭頸部手術後ドレナージ ………… 今野　渉、平林秀樹、春名眞一、篠崎聡美　52

● 呼吸器

胸腔ドレナージ …………………………………… 中島　淳、宇野光子　58
縦隔ドレナージ ………………………………… 橘　啓盛、田中清美、近藤晴彦　67

● 循環器

心嚢ドレナージ ………………………… 田中慶太、成瀬好洋、達増和佳奈　71
心臓外科手術（開心術）後ドレナージ ……… 山田靖之、福田宏嗣、河野由江　77
スワンガンツカテーテル ……………………………… 高橋　潤、雀地洋平　81
一時的（体外式）ペーシングカテーテル
　………………………………………… 中原志朗、田口　功、金子美由紀　87
大動脈内バルーンパンピング：IABP …………… 堀中繁夫、寺崎順子　91
経皮的心肺補助装置：PCPS ………… 景山倫也、井上晃男、佐藤晃子　97

● 乳腺・内分泌

乳癌手術後ドレナージ ………………… 馬場紀行、初道智子、雀地洋平　102
乳腺炎ドレナージ ……………………………… 川端英孝、大野木由美子　107
甲状腺手術後ドレナージ ……………… 岡村律子、杉谷　巌、齋藤牧子　111

● 消化器①：上部消化管

食道手術後ドレナージ ………………… 真船健一、大澤美希、中村久美子　116
上腹部腹膜炎ドレナージ ……………………………… 河原正樹、平井綾子　125

CONTENTS

腹腔内膿瘍ドレナージ ………………………………土井隆一郎、岡村　泉　130
胃手術後ドレナージ …………………………………和田郁雄、久保田直美　138
経鼻胃管 ………………………………………………高木正和、宇佐美航　146
イレウスチューブ
　………………………石塚　満、窪田敬一、渋井由花、戸崎幸子、小山喜代美　155
経皮内視鏡的胃瘻造設術：PEG ………………………望月弘彦、山田圭子　161
経皮経食道胃管挿入術：PTEG …………………………永田　仁、小川絢子　169

● 消化器②：肝胆膵

肝胆膵手術後ドレナージ
　………………青木　琢、河野義春、國土典宏、白澤亜季、水野真理子　174
経皮経肝胆嚢ドレナージ：PTGBD ……野村幸博、志村謙次、三浦清代　183
経皮経肝胆管ドレナージ：PTBD・PTCD ………佐野圭二、栗原　瞳　189
肝膿瘍ドレナージ………………………………………橋本雅司、江利山衣子　194
内視鏡的胆道ドレナージ
　……… 笹井貴子、土田幸平、小池健郎、吉竹直人、富永圭一、平石秀幸、杉山栄子　200
急性膵炎に対するドレナージ
　…… 木村　理、平井一郎、渡邊利広、手塚康二、菅原秀一郎、福元　剛、庄司智子、豊岡慎一
　　　　　　　　　　　　　　　　　　　　　　　　　　　　　　　　206

● 消化器③：下部消化管

後腹膜膿瘍ドレナージ …………………………………照屋正則、雀地洋平　215
直腸癌手術後ドレナージ
　………………………髙木和俊、櫻岡佑樹、窪田敬一、大島由喜、小山喜代美　221
肛囲膿瘍ドレナージ …………岩﨑喜実、窪田敬一、須藤百合子、福田敏子　226

● 泌尿器

一般手術後ドレナージ　……………………米瀬淳二、山尾文子、佐野美穂　231
内視鏡手術後ドレナージ　………幸　英夫、釜井隆男、野中麻矢、大竹公子　240

● 婦人科

一般（開腹）手術後ドレナージ……………綾部琢哉、保科織衣、池田彩乃　250
内視鏡手術後ドレナージ　………………北澤正文、深澤一雄、高橋　恵　256

● 整形外科

関節腔ドレナージ………………………………平岡久忠、酒井宏哉、増田美穂　260

● その他

切開排膿ドレナージ　………………………………………脊山泰治、有吉節代　265

PART3　ドレナージ吸引装置の使い方

SBバック　………………………………………………住友ベークライト株式会社　272
エバキュエース　……………………………………………株式会社秋山製作所　274
気胸セット　……………………………………………住友ベークライト株式会社　276
コンパクトドレーンユニット　………………………住友ベークライト株式会社　278
J-VAC® ドレナージシステム
　………………………………………………ジョンソン・エンド・ジョンソン株式会社　280
センチネル シール™ コンパクト C.D.U.……日本コヴィディエン株式会社　282

CONTENTS

ソラシックエッグ	住友ベークライト株式会社	284
チェスト・ドレーン・バック（分離型）	住友ベークライト株式会社	286
チェスト・ドレーン・バック（Q-1タイプ、Q-2タイプ）	住友ベークライト株式会社	288
デイボール リリアバック	株式会社メディコン	290
デイボール CWS400 PVCセット	株式会社メディコン	292
ハマ・サーボドレインSD-3000	株式会社イノメディックス	294
ヘモバック	ジンマー株式会社	296
メラサキュームMS-008EX	泉工医科工業株式会社	298
索引		300

カバー・表紙デザイン：サカイシヤスシ（ランタ・デザイン）
本文デザイン：川上範子
本文DTP：明昌堂
カバー・本文イラストレーション：おぐらきょうこ
メディカル・イラストレーション：村上寛人

- 本書で紹介している治療・手技・ケア等は著者が臨床例をもとに展開しています。実践より得られた方法を普遍化すべく努力しておりますが、万一本書の記載内容によって不測の事態等が起こった場合、編者、執筆者、出版社はその責を負いかねますことをご了承ください。なお、本書掲載の写真は執筆者の提供によるものであり、臨床症例からご家族・患者ご本人の同意を得て使用しています。
- 本書に記載している器具・機器・薬剤等は著者の選択によるものです。出版時最新の情報を掲載しておりますが、吸引装置は各施設によって使用している種類が非常に多いため、使用にあたっては個々の取扱い説明書、薬剤においては添付文書を参照し、特に薬剤については適応・用量等は常にご確認ください。

本書の特徴と活用法

- ドレーン・カテーテル・チューブ管理における一般的な基礎知識と、領域・術式別のドレーン各種の特徴や管理、ケアのポイントをていねいにわかりやすく解説しています。

PART1　基礎知識を確認 (p.1〜)

ドレナージの種類や方法、用いられる器具などキホンがわかる！

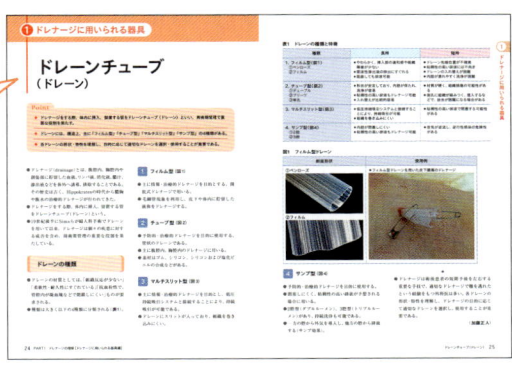

PART2　各ドレナージの特徴、管理＋ケアのポイントを確認 (p.37〜)

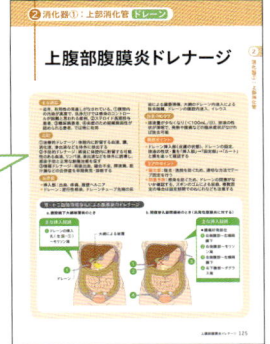

適応・挿入位置・合併症など、ドレナージの特徴がぱっとわかる！

＋

ドレナージごとにケアの工夫やコツ・注意点がわかる！

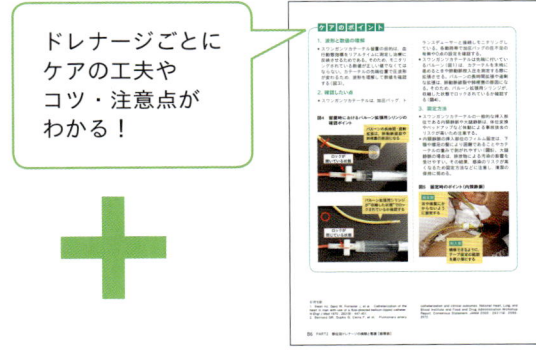

PART3　ドレナージで用いる吸引装置の使い方を確認 (p.271〜)

14種類の吸引装置を詳しく解説！

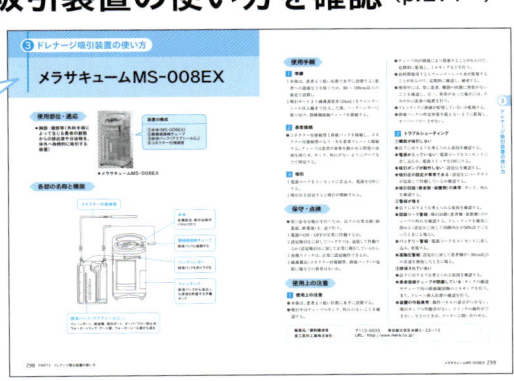

ix

執筆者一覧

■ **編　者**

窪田敬一　　獨協医科大学医学部第二外科教授／大学病院病院長

■ **執筆者**（執筆順）

窪田敬一	獨協医科大学医学部第二外科教授／大学病院病院長
針原 康	医療法人社団大坪会東和病院副院長
高山由理子	長崎大学大学院移植消化器外科助教
高山忠利	日本大学医学部外科学系消化器外科学分野教授
片桐敏雄	高島平中央総合病院消化器センター・外科
大塚由一郎	東邦大学医学部外科学講座一般・消化器外科学分野講師
金子弘真	東邦大学医学部外科学講座一般・消化器外科学分野教授
橋本美雪	獨協医科大学病院看護部看護師長
加藤正人	医療法人伊豆七海会熱海所記念病院外科部長
野家 環	NTT東日本関東病院外科部長
石崎陽一	順天堂大学医学部附属浦安病院消化器・一般外科教授
三木健司	辻仲病院柏の葉内科
藤巻高光	埼玉医科大学医学部脳神経外科教授
大内道晴	埼玉医科大学国際医療センター看護部看護師長
今野 渉	獨協医科大学医学部耳鼻咽喉・頭頸部外科学講師
平林秀樹	獨協医科大学医学部耳鼻咽喉・頭頸部外科学教授
春名眞一	獨協医科大学医学部耳鼻咽喉・頭頸部外科学主任教授
篠崎聡美	獨協医科大学病院看護部看護師長
中島 淳	東京大学大学院医学系研究科呼吸器外科学教授
宇野光子	東京大学医学部附属病院看護部副看護部長、皮膚・排泄ケア認定看護師
橘 啓盛	杏林大学医学部外科学（呼吸器・甲状腺）講師
田中清美	杏林大学医学部付属病院看護部（S-6病棟）主任看護師
近藤晴彦	杏林大学医学部外科学（呼吸器・甲状腺）教授
田中慶太	日本赤十字社医療センター心臓血管外科
成瀬好洋	元・国家公務員共済組合連合会虎の門病院循環器センター外科部長
達増和佳奈	国家公務員共済組合連合会虎の門病院看護部看護師長
山田靖之	群馬県立心臓血管センター心臓血管外科第二部長
福田宏嗣	獨協医科大学医学部心臓・血管外科学教授
河野由江	獨協医科大学病院看護部主任看護師長
高橋 潤	東北大学大学院医学系研究科循環器内科学講師
雀地洋平	KKR札幌医療センター循環器センター主任看護師、集中ケア認定看護師
中原志朗	獨協医科大学埼玉医療センター循環器内科准教授
田口 功	獨協医科大学埼玉医療センター循環器内科教授
金子美由紀	獨協医科大学埼玉医療センター看護部
堀中繁夫	獨協医科大学医学部循環器・腎臓内科教授
寺﨑順子	獨協医科大学病院看護部看護師長
景山倫也	那須赤十字病院循環器部長、獨協医科大学病院心臓・血管内科学内講師

井上晃男	獨協医科大学医学部心臓・血管内科学教授
佐藤晃子	獨協医科大学病院看護部
馬場紀行	国家公務員共済組合連合会東京共済病院乳腺科部長
初道智子	国家公務員共済組合連合会東京共済病院看護部手術室看護師長
川端英孝	国家公務員共済組合連合会虎の門病院乳腺・内分泌外科部長
大野木由美子	セコム医療システム株式会社、がん看護専門看護師
岡村律子	日本医科大学武蔵小杉病院救急・総合診療センター病院講師
杉谷 巖	日本医科大学付属病院内分泌外科教授
齊藤牧子	東京都立北多摩看護専門学校教務担当
真船健一	社会医療法人財団互恵会大船中央病院特別顧問／教育研修部長
大澤美希	社会福祉法人三井記念病院看護部
中村久美子	社会福祉法人三井記念病院看護部看護師長
河原正樹	公立学校共済組合関東中央病院副院長／外科部長
平井綾子	元・公立学校共済組合関東中央病院看護部(外科病棟)主任看護師、緩和ケア認定看護師
土井隆一郎	大津赤十字病院副院長／第一外科部長
岡村 泉	大津赤十字病院看護部、集中ケア認定看護師
和田郁雄	東京都立墨東病院外科医長
久保田直美	がん感染症センター都立駒込病院手術室看護師長
高木正和	静清リハビリテーション病院病院長
宇佐美 航	静岡県立総合病院看護部手術室
石塚 満	獨協医科大学医学部第二外科学内准教授
渋井由花	獨協医科大学病院看護部
戸崎幸子	獨協医科大学病院看護部
小山喜代美	獨協医科大学病院看護部看護師長
望月弘彦	相模女子大学栄養科学部管理栄養学科准教授
山田圭子	医療法人財団康生会武田病院患者サポートセンター専門胃瘻管理者
永田 仁	沖縄医療生活協同組合沖縄協同病院呼吸器外科
小川絢子	獨協医科大学病院看護部
青木 琢	獨協医科大学医学部第二外科学内教授
河野義春	東京大学医学部肝胆膵外科・人工臓器移植外科
國土典宏	国立国際医療研究センター病院理事長
白澤亜季	東京大学医学部附属病院看護部(A9階北病棟)
水野真理子	東京大学医学部附属病院看護部
野村幸博	総合病院国保旭中央病院病院長
志村謙次	総合病院国保旭中央病院消化器内科主任部長
三浦清代	総合病院国保旭中央病院看護部
佐野圭二	帝京大学医学部外科学講座教授
栗原 瞳	帝京大学医学部附属病院看護部(10階東病棟)
橋本雅司	国家公務員共済組合連合会虎の門病院消化器外科部長
江利山衣子	国家公務員共済組合連合会虎の門病院看護部看護師長
笹井貴子	川崎医科大学総合医療センター総合内科学2講師

土田幸平	獨協医科大学医学部消化器内科学学内助教
小池健郎	獨協医科大学医学部消化器内科学学内講師
吉竹直人	獨協医科大学医学部消化器内科学学内講師
富永圭一	獨協医科大学医学部消化器内科学学内講師
平石秀幸	医療法人社団葵会新潟聖籠病院院長
杉山栄子	獨協医科大学病院看護部看護師長
木村 理	医療法人社団全仁会東都春日部病院院長
平井一郎	山形大学医学部消化器・一般外科准教授
渡邊利広	山形県立新庄病院外科
手塚康二	山形大学医学部消化器・一般外科助教
菅原秀一郎	山形大学医学部消化器・一般外科助教
福元 剛	山形大学医学部消化器・一般外科助教
庄司智子	山形大学医学部附属病院看護部（9階東病棟）
豊岡慎一	山形大学医学部附属病院看護部（9階東病棟）
照屋正則	公立昭和病院消化器外科／副院長
髙木和俊	獨協医科大学医学部第二外科学内准教授
櫻岡佑樹	獨協医科大学医学部第二外科講師
大島由喜	獨協医科大学病院看護部
岩﨑喜実	筑波記念病院大腸肛門病センター長
須藤百合子	獨協医科大学病院看護部
福田敏子	獨協医科大学病院看護部
米瀬淳二	がん研有明病院泌尿器科部長
山尾文子	がん研有明病院看護部（5階西病棟）副看護師長
佐野美穂	がん研有明病院看護部（10階東病棟）副看護師長
幸 英夫	獨協医科大学日光医療センター泌尿器科学内准教授
釜井隆男	獨協医科大学医学部泌尿器科主任教授／大学病院副院長
野中麻矢	獨協医科大学病院看護部
大竹公子	獨協医科大学病院看護部看護師長
綾部琢哉	帝京大学名誉教授／帝京平成大学教授
保科織衣	帝京大学医学部附属病院看護部副主任、不妊症看護認定看護師
北澤正文	獨協医科大学医学部産科婦人科学内教授
深澤一雄	元・獨協医科大学医学部産科婦人科学主任教授
高橋 恵	獨協医科大学病院看護部
平岡久忠	東京逓信病院整形外科部長
酒井宏哉	埼玉県立大学保健医療福祉学部共通教育科教授
菅原美穂	埼玉医科大学総合医療センター看護部（高度救命救急センター1階ICU）
脊山泰治	がん・感染症センター都立駒込病院肝胆膵外科医長
有吉節代	東京都立墨東病院看護部、集中ケア認定看護師

PART 1 ドレナージの理解

- ■総論 ドレナージの目的と適応
- ■ドレナージの方法と管理
- ■ドレナージに用いられる器具

1 総論

ドレナージの目的と適応

> **Point**
> - ドレナージの分類には、「治療的ドレナージ」「予防的ドレナージ」「情報（インフォメーション）ドレナージ」の3つがある。
> - 治療的ドレナージは膿瘍や血腫、術後の貯留液に対して適応となる。
> - 予防的ドレナージは、「患者側」と「手術手技」の因子が認められる場合に適応となる。インフォメーションドレナージは因子が認められないときでも適応となることが多い。

ドレナージの目的

- ドレナージ（排液）とは、血液・膿・滲出液・消化液などの感染原因の除去や減圧目的で患者の体外に誘導、排泄することである。
- ドレナージのために挿入する管をドレーンチューブ（ドレーン）という。
- ドレナージは、患者を管理するにあたって臨床上きわめて重要な処置であり、種類や目的ごとに得られる情報、管理方法などについて熟知しておかなくてはならない。目的別のドレナージの分類を、以下に示す。

1 治療的ドレナージ

- 体内に貯留した血液・滲出液は、感染の原因となることがある。膿は、それ自体が発熱の原因となる。また、頭内の血腫は頭蓋内圧亢進の原因となるので、それらを除去しなければならない。
- 上記のように、体内に貯留した液体を治療目的でドレナージすることを治療的ドレナージという。

2 予防的ドレナージ

- 手術後に出血・滲出液・消化液などの貯留が予想されるとき、あらかじめ腹腔内や胸腔内などの最も有効と思われる位置にドレーンを留置し、感染を防止するためのドレナージである。
- 脳外科手術後の硬膜外ドレナージや脳室ドレナージ、消化管吻合術後に留置する腸瘻ドレナージは、減圧目的の予防的ドレナージである。

3 情報（インフォメーション）ドレナージ

- 術後の出血、滲出液の貯留、縫合不全などの手術施行に伴って引き起こされた異常状態を、すみやかに知るためのドレナージである。ただし、予防的ドレナージとの厳密な区別は困難である。

ドレナージの適応

- 前述の分類にしたがって、それぞれのドレナージの適応について以下に述べる（表1）。

表1 ドレナージの目的と適応

治療的ドレナージ		出血、膿、滲出液、消化液などの貯留
予防的および情報ドレナージ	患者側因子	・創傷治癒の障害、遅延：貧血、低タンパク血症、ビタミン欠乏症などの低栄養状態
		・糖尿病
		・黄疸
		・長期ステロイド投与を要する他の自己免疫疾患などの合併
	手術手技因子	・癌に対する広範なリンパ節郭清
		・肝切除・骨盤内全摘術など多臓器合併切除による大きな死腔の形成
		・消化管吻合部の血流不良、過緊張
		・手術施行部位における感染の既存

1 治療的ドレナージ

- 出血、膿、滲出液などの貯留が明らかで、かつ、それらが原因となって臨床症状が出現しており、保存的治療では治癒・軽快が期待できなければ、ドレナージの適応となりうる。
- 例：感染、外傷などにより貯留した膿瘍、血腫など。術後に腹腔内に貯留した血液、消化液、滲出液など。

2 予防的ドレナージ

- 予防的ドレナージの適応については、患者側因子および手術手技因子に分けて考えると理解しやすい。以下の1つでも認められた場合は予防的ドレナージの適応となる。

①患者側因子

- 創傷の治癒を障害・遅延させる状態、すなわち低栄養状態が認められる場合（貧血、低タンパク質症、ビタミン欠乏症など）、末梢循環不良の原因となる慢性疾患を合併している場合（糖尿病、肝硬変など）、自己免疫疾患などに対し長期間のステロイド投与を行っている場合など。

②手術手技因子

- 癌の根治手術で広範なリンパ節郭清を行い、大量のリンパ液の滲出が予想される場合、肝切除・骨盤内全摘術など大きな死腔が存在する場合、消化管吻合部に血行不良・過緊張が認められ縫合不全が懸念される場合、手術施行部位にすでに感染が認められる場合など。

3 情報（インフォメーション）ドレナージ

- 適応は予防的ドレナージとほぼ同じであるが、前述の因子が認められない場合でも術後ルーチンに留置される場合が多い。

*

- 以上、ドレナージの意義および適応について目的別に述べた。実際に臨床の場でドレナージを施行されている患者に対しては、ドレーンの挿入部位はいうまでもなく、その目的、排液の性状、量、またそれらの情報から推測される患者の状態を念頭に置いて観察する必要がある。

（窪田敬一）

参考文献
1. 窪田敬一：ドレナージの種類と方法：出月康夫 編, 図解ドレナージハンドブック, 中外医学社, 東京, 1995：2-6.

❶ ドレナージの方法と管理

経皮的ドレナージの方法と処置

Point

◆ 最近は、画像診断装置のガイド下で、非手術的に液体貯留や膿瘍をドレナージする「経皮的ドレナージ」が第一選択となってきた。

◆ 経皮的ドレナージは、用いる画像診断装置とドレーンのタイプ・挿入法によって、種類が分けられる。

◆ 合併症として、「出血」「臓器損傷」「腹膜炎」「ドレーン閉塞」「逆行性感染」などに注意する。

● 経皮的ドレナージ（percutaneous drainage）とは、手術的にドレーンチューブ（ドレーン）を留置する方法に対して、非手術的に穿刺手技を用いてカテーテルを挿入するドレナージ法を示す言葉である。

● 以前は、ドレナージといえば、多くは手術的に挿入されていたが、近年は画像診断装置の進歩に伴い、画像診断装置のガイド下に行う穿刺技術が発達し、多くのドレナージが穿刺手技を駆使して経皮的に行われるようになっている。

● 本稿では、経皮的ドレナージの方法と処置について概説する。

経皮的ドレナージの対象となる病変

● 近年、超音波診断装置、コンピュータ断層撮影（computed tomography：CT）、磁気共鳴画像法（magnetic resonance imaging：MRI）などの画像診断装置の進歩に伴い、腹腔内、胸腔内、後腹膜腔、実質臓器内の液体貯留や膿瘍の診断が容易にできるようになった。

● これらの液体貯留や膿瘍を体外にドレナージする場合、可能であれば、手術とくらべより侵襲の少ない経皮的な穿刺・ドレナージ手技が第一選択として考えられるようになっている。

● 経皮的ドレナージの適応を表1に示す。

表1 経皮的ドレナージの適応

| ①画像診断にて目的部位の描出が可能なこと
②安全な穿刺経路が設定可能なこと | 具体的には → | ●閉塞性黄疸に対する経皮経肝胆管ドレナージ（PTBD）[*1] ➡p.189参照
●胆嚢炎に対する経皮経肝胆嚢ドレナージ（PTGBD）[*2] ➡p.183参照
●肝膿瘍ドレナージ ➡p.194参照
●膵嚢胞ドレナージ ➡p.206参照
●腹腔内膿瘍ドレナージ ➡p.130参照
●胸水・腹水のドレナージ ➡p.58、174参照 |

[*1]【PTCD】＝percutaneous transhepatic cholangio drainage
[*2]【PTGBD】＝percutaneous transhepatic gallbladder drainage

- 近年、消化器内視鏡下のチューブ挿入術や超音波内視鏡下の穿刺手技の進歩が著しく、経皮的ドレナージの代わりに行われることも増えている。

経皮的ドレナージ法の分類①：ガイド別（表2-①）

- 経皮的ドレナージは、ガイドにどの画像診断装置を用いるかによって分類される（表2-①）。

1 超音波ガイド下穿刺

- 超音波ガイド下の場合、超音波で目標病変が描出可能であれば、穿刺ラインの選択範囲が広く、針先をリアルタイムで確認でき、またベッドサイドでも施行できる利点がある。X線透視を併用することで、より安全性、確実性を高めることができる。
- 超音波ガイド下経皮的ドレナージ法は、対象病変の大きさに応じて、次に挙げる方法の中から選択される。

①対象病変が大きい場合

- 胸水穿刺や腹水穿刺など対象病変が大きい場合には、超音波検査により対象病変を確認し、安全かつドレナージ効果の期待できると思われる穿刺部位・方向を決定したうえで行う。
- 穿刺時には超音波装置は使用せず、フリーハンドで穿刺針を進める。

②対象病変が比較的大きい場合

- 対象病変が比較的大きく、穿刺用アダプターの装着が不要の場合には、超音波検査により穿刺経路を決定したうえで行う。
- 超音波装置で針先の位置を確認しながら、フリーハンドで穿刺針を進める方法（図1）も選択される。

③対象病変が小さい、または深部に位置する場合

- 経皮経肝胆管ドレナージ（percutaneous

表2 経皮的ドレナージ法の種類

①ガイド法による分類分類

- 超音波ガイド下穿刺（図1、2）
- CTガイド下穿刺（図3）
- X線透視下穿刺

②ドレーンのタイプと挿入法による分類

- 静脈留置針の挿入
- トロッカーカテーテルの挿入（図4）
- 中心静脈カテーテルの挿入（図5）
- セルジンガー法によるドレーンの挿入（図6）

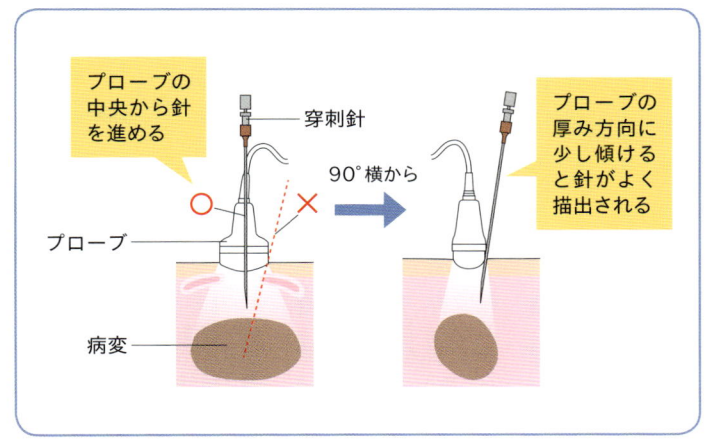

図1 超音波ガイド下穿刺①：フリーハンドによる方法

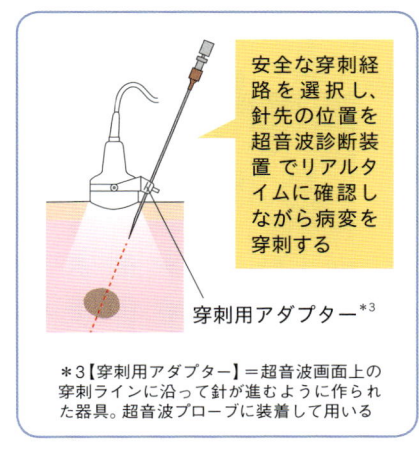

図2 超音波ガイド下穿刺②：穿刺用アダプターを使用する方法

*3【穿刺用アダプター】＝超音波画面上の穿刺ラインに沿って針が進むように作られた器具。超音波プローブに装着して用いる

transhepatic biliary drainage：PTBD）など、対象病変が小さい場合や深部に位置している場合には、穿刺用アダプターを装着して穿刺する方法（p.5図2）が適当である。穿刺前に対象病変を確認して、安全で適切な穿刺経路を決めることが重要である。
- 実際の穿刺にあたっては、針先が穿刺ラインに沿って進むことを、リアルタイムにモニターしながら針を進め、目的の部位に穿刺されたことを内容の吸引により確認する。

2 CTガイド下穿刺

- 超音波画像では描出することの困難な空気や骨などで隔てられた対象病変の場合には、CTガイド下の穿刺法（図3）が広く行われる。
- CTガイド下穿刺では、体位を工夫し、CTスキャン断面に近い穿刺経路を設定する。穿刺針が目的の部位に到達するまで、穿刺－スキャン－確認の作業を繰り返して、安全を確認しながら針を進める。

3 X線透視下穿刺

- X線透視はドレーンの入れ替え、位置調整や超音波ガイド下との併用などに広く使用されている。
- 以前は、経皮的胆汁ドレナージはX線透視だけを使用して行われていた。しかしながら、X線透視は2次元（平面）表示のため、3次元で（立体的に）位置の確認できる超音波ガイド下やCTガイド下と比較すると、手技の難易度が格段に高いため、今日ではほとんど行われることはなくなった。

経皮的ドレナージ法の分類②：ドレーンのタイプと挿入法別（表2-②）

- ドレーンのタイプと挿入法による分類としては、静脈留置針を穿刺して、外筒をそのまま用いる場合、トロッカーカテーテルを用いる場合（図4）、中心静脈カテーテルを用いる場合（図5）、ガイドワイヤーを用いてセルジンガー（Seldinger）法で目的の太さのドレナージチューブを留置する場合（図6）などがある。

経皮的ドレナージの合併症

- 経皮的ドレナージの合併症には、ドレーンの穿

図3 CTガイド下穿刺によるドレナージチューブの挿入

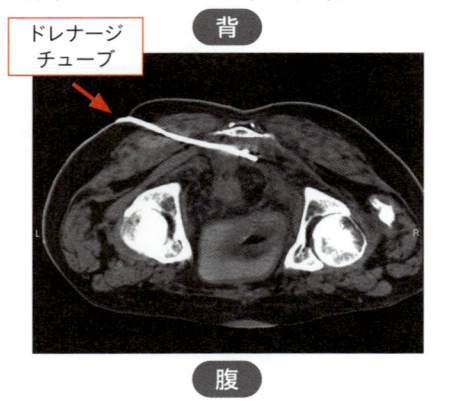

- 腹臥位にて、骨盤部の背側から穿刺ラインが設定され、ドレナージチューブ（→）が挿入された

図4 トロッカーカテーテルの挿入

- あらかじめ超音波でドレナージ目標の病変を確認し、局所麻酔を兼ねた試験穿刺を行う

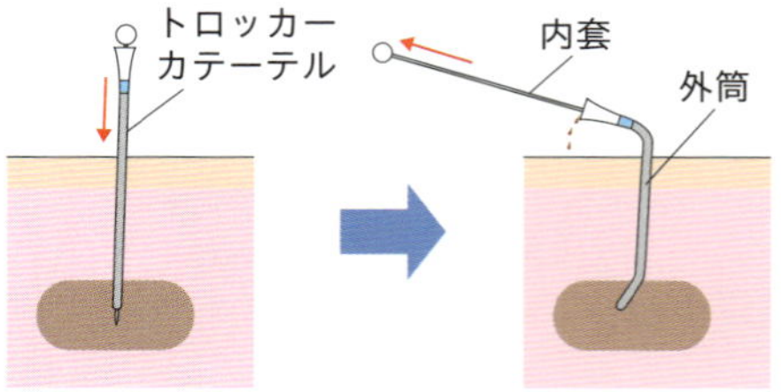

①トロッカーカテーテルを経皮的に挿入
②穿刺針（内套）の抜去により、外筒が留置カテーテルとなる

図5　中心静脈カテーテルに準じたドレーンの挿入

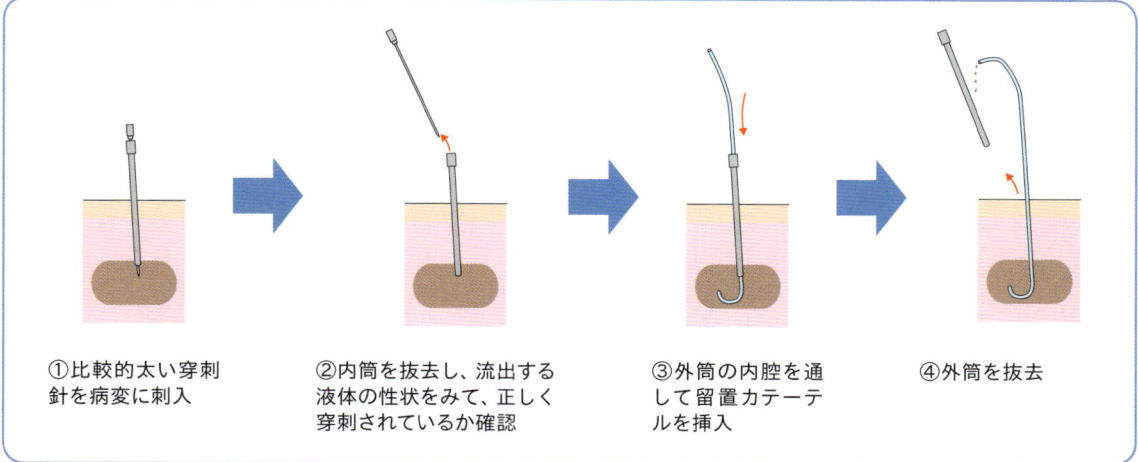

図6　セルジンガー法によるドレーンの挿入

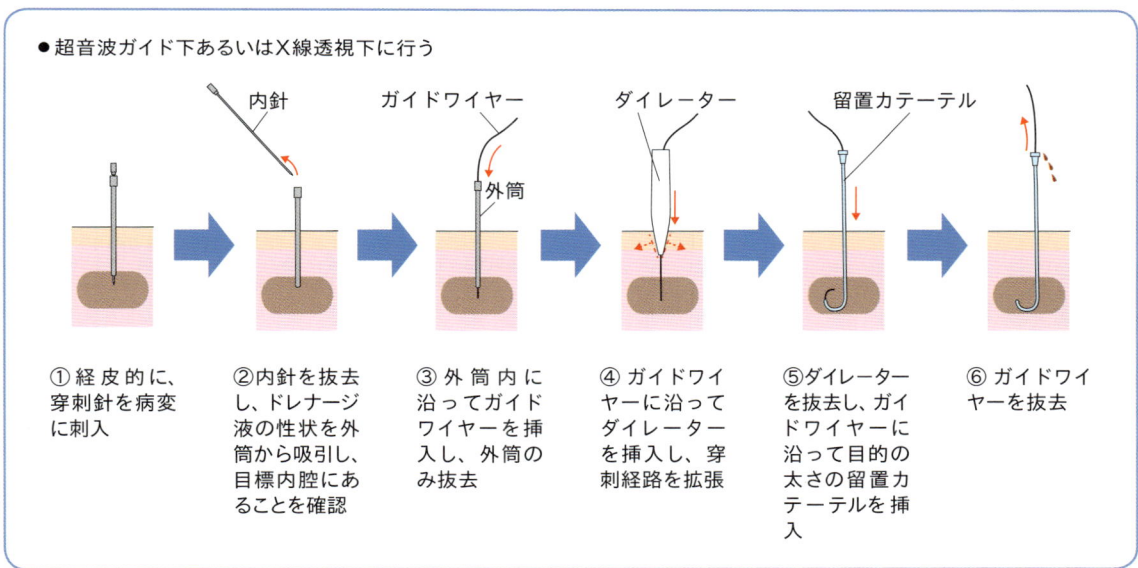

刺手技に伴うものと、挿入後の管理の中で生じるものがある（表3）。

1　穿刺手技に伴う出血

- 出血は、穿刺に伴う最も重大な合併症である。出血時間や凝固能は事前にチェックして、高度の凝固障害の症例は対象外とする。
- 穿刺にあたっては、太い脈管を避けることが重

表3　経皮的ドレナージ法の合併症

①分類穿刺手技に伴う合併症
● 出血 ● 穿刺経路の臓器損傷 ● 周囲への炎症の波及

②ドレーン管理に伴う合併症
● ドレーンの閉塞 ● 逆行性感染 ● ドレーンの逸脱、迷入、断裂 ● ドレーンの圧迫による臓器の損傷

要である。また、穿刺経路を必要以上に拡張しないなど、細心の注意が必要である。

2 穿刺経路での臓器損傷

- 不適切な穿刺経路の設定と手技によるものである。
- 十分に画像を検討して、安全な穿刺経路を設定する、穿刺針の先端の位置を常に確認しながら針を進めるなど、基本に忠実な手技を心がける必要がある。

3 周囲への炎症の波及（腹膜炎など）

- 経皮経肝胆管ドレナージ（PTCD）などでは、手技の途中、ガイドワイヤーのみの刺入時に、胆汁が穿刺経路を通って腹腔内に漏出して、腹膜炎を起こすことがある。
- 迅速な操作を心がけるとともに、腹壁の上から肝表面の刺入部を圧迫するなどの配慮が必要である。

4 ドレーンの閉塞

- ドレーンの挿入後には、ドレナージ量を経時的にチェックする必要がある。閉塞の疑いがあれば、洗浄して再開通を図る。場合によってはカテーテルの入れ替えが必要となることもある。なお、洗浄にあたってはドレーン内の圧が上昇しないように注意を払うことが重要である。
- 必要に応じて、X線写真にてドレーンの位置に変化のないことを確認する。

*

- 画像診断の進歩に伴い、経皮的ドレナージは手術的ドレナージに代わる第一選択のドレナージ法として普及してきている。しかしながら、この手技では危険な合併症も起こりうるので、その適応と限界を理解し、施行にあたっては十分に熟練した者またはその指導のもとに行うことが重要である。

（針原 康）

参考文献
1. Makuuchi M, Bandai Y, Ito T, et al. Ultrasonically guided percutaneous transhepatic bile drainage：a single-step procedure without cholangiography. *Radiology* 1980；136(1)：165-169.
2. 万代恭嗣, 他：超音波誘導PTCと超音波誘導PTBD. 胆と膵 1980；1：1072-1080.
3. 伊藤徹, 他：腹腔鏡膿瘍の超音波診断および超音波ドレナージ法. 救急医学 1981；5：45-52.
4. 藤原良将, 久直史：ドレナージのためのCT、超音波ガイド. 特集 治療的ドレナージ, 臨床外科 1993；48(4)：435-442.
5. 渡邊五郎, 他：超音波経皮経肝胆嚢ドレナージ法. 臨床外科 1983；38：595-599.

❶ ドレナージの方法と管理

一般手術時の
ドレーンの処置

> **Point**
> ◆ 一般（開腹）手術では、術後管理として「出血」「縫合不全」「感染」などの術野の情報を得る目的でドレーンが留置される。
> ◆ ドレーン留置中は、ドレーン排液の異常（色・性状・量・臭気）や固定部のずれ、ゆるみなどに気付き、早急に対応する。
> ◆ ドレナージは賛否両論あるものの、最小限かつ最短期間での留置は有意義である。

ドレナージの種類[1]

1 目的による分類

●手術時に留置するドレナージは目的に応じて以下のタイプに分類する。

①治療的ドレナージ（therapeutic drain）：腹膜炎や膿胸など、術野に感染を伴う手術の際に遺残膿瘍排出・洗浄を目的としたもの。

②予防的ドレナージ（prophylactic drain）：術後管理上、予防的に術野や消化管腔内にドレーンを挿入し、排液や排気により、体液の貯留を防ぐことを目的としたもの。

③情報ドレナージ（information drain）：出血、縫合不全、胆汁漏、膵液瘻などの術後合併症を早期に発見することを目的としたもの（予防的ドレナージと重複する点が多い）。

2 排液による分類 （表1）

●留置部位により予想される排液内容や期間に応じて、適切なドレーンを選択する。

①開放式ドレーン（open drain）（表1-①）：ペンローズドレーンなど一端が切離開放されている管を用い、滅菌ガーゼで覆う方法。ドレナージの効果は大きいが、逆行性感染の危険性が高くなる。

②半閉鎖式ドレーン（semi-closed drain）（表1-②）：開放式ドレーン同様に一端が切離開放されている管を用い、パウチで覆う方法。開放式と閉鎖式の両者のよい点を持つが、パウチ管理が困難かつ高価である。

③閉鎖式ドレーン（closed drain）（表1-③）：ドレーンをチューブで排液バックに接続し、外界から遮断する方法。逆行性感染を起こしにくく、米国疾病管理予防センター（Centers for Disease Control and Prevention：CDC）のガイドライン[2]では閉鎖式ドレーンを推奨している。その他の方法と比較し、身動きが制限されるなどの欠点は認めるが、排液量の計測・採取がしやすい、排液の性状を細かく観察しやすいなどの利点がある。

表1　一般手術におけるドレーンの種類

種類	①開放式ドレーン	②半閉鎖式ドレーン	③閉鎖式ドレーン
方法	●ペンローズドレーンなど一端が切離開放されている管を用い、滅菌ガーゼで覆う	●開放式ドレーン同様に、一端が切離開放されている管を用い、パウチで覆う	●ドレーンをチューブで排液バックに接続し、外界から遮断する ●以下の2種類がある ①受動的：自然の圧差や毛細管現象を利用して排液が誘導される。ドレーンに接続した排液バックはドレーン挿入部より低く設置する ②能動的：低圧持続吸引システムに接続し、陰圧をかけて排液する
利点	●ドレナージ効果が大きい	●ドレナージ効果が大きい	●逆行性感染のリスクが低い ●排液量の計測・採取がしやすい ●排液の性状を細かく観察しやすい
欠点	●逆行性感染のリスクが高い	●パウチ管理が困難 ●コストがかかる	●体動が制限される

ドレーンの使用法[1,3]

1　目的

●術後管理として出血、縫合不全、感染などの術野の情報を得るために留置される。

2　留置法

●感染を合併すると、ドレーンからの洗浄やドレーン交換などの処置が必要になる。したがって、目的の部位に、できるだけ直線的に、刺入部から最短距離でドレーンを留置することが重要である。

●具体的には、手術操作が終了し、閉創直前に最も体液が貯留しやすい部位に挿入部から最短距離となるように留置する。
●留置方向・位置が定まった時点で、体動などでずれないように皮膚の挿入部に対して素直な位置で皮膚に固定する。
●最終的に、その位置をX線透視下に確認し、屈曲や蛇行を認めた場合は即座に修正する。
●閉創後、テープによる固定を追加する。

3　留置部位

●"体液が最も貯留しやすい部位"とは、腹部では仰臥位となった際に最も背側になる位置である（図1）。

図1 体液が最も貯留しやすい部位

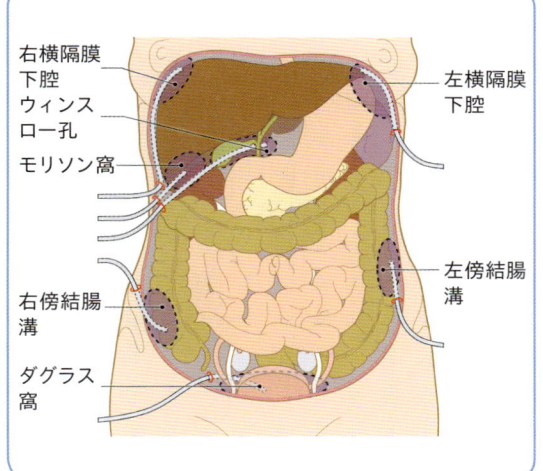

- 右横隔膜下腔
- ウィンスロー孔
- モリソン窩
- 右傍結腸溝
- ダグラス窩
- 左横隔膜下腔
- 左傍結腸溝

- 上腹部の手術では「左右横隔膜下」と「ウィンスロー孔（肝下面）」に、下腹部の手術では「ダグラス窩」と「傍結腸溝」に体液は貯留しやすい。また、「消化管吻合部」や「実質臓器切離部」にも体液は貯留しやすい。
- 縫合部への負担軽減として、「胆管」や「消化管」の管腔内に減圧ドレナージを留置することもある。

4 固定法

- ドレーンを固定する際には、呼吸性変動を考慮し、1cm程度の"あそび"を作る。
- ドレーンが屈曲・閉塞しないように固定する。
- 自然抜去や迷入などが起きないように、また患者が苦痛にならない部位で、患者の状況に応じた方法で固定する。

5 管理法

- 管理においては、排液の「色」「性状」「量」「臭気」などを確認し、量の増加、異臭の出現など、通常の経過にあてはまらない性状の変化を認めた場合は、全身状態を評価し、緊急手術に備えた対応が必要である。
- 腹腔内であれば、排液の色は術直後が「血性」あるいは「淡血性」であり、術後1日目以降が「淡血性」あるいは「漿液性」となる。排液量は100〜300mLから漸減するのが一般経過である（図2）。
- 排液の色・性状が変化した場合は、それぞれの変化に応じ対応する。血性が強くなれば「出血」を疑い、混濁するならば「感染」や「縫合不全」を、褐色となるなら「胆汁漏」を疑い対応する（図3）。
- 排液が急激に減少した場合は、ドレーンの「屈曲・閉塞」「逸脱」「刺入部・接続部からの脇漏れ」の有無を確認し、適切に対応する。
- そのほかの管理においては、ドレーン自体の観察も必要である。ドレーンの固定がずれていないか、刺入部のずれがないかを常に確認する。
- 開放式・閉鎖式ドレーンのいずれにせよ、内腔が開存していることが必須であり、効果的に排液されているかの確認も必要である。

6 ドレーンの抜去

- ドレーンの抜去に関しては明確な基準がない。
- 逆行性感染予防のためにも、量・性状ともに通常経過で術後合併症がないと判断されたものに関しては、早急にドレーンを抜去する。
- 術後合併症が起きた場合はドレーン排液の量・性状は変化する。
- 通常経過では、情報ドレーンは1〜2日で抜去する。
- 皮下ドレーンに関しては、漿液性排液が減少する術後2日目に抜去することをルチーンとしている。
- 予防的ドレーンの場合は、食事開始後など縫合不全が起きていないことが確認できてから抜去することが多い。
- 出血・縫合不全などの合併症が起きた場合、第一に再手術を行う。手術部位感染（surgical site infection：SSI）が起きた場合は限局的であればドレーン交換・洗浄で対応する。ドレーン交換は透視下でガイドワイヤーを用いて行う。

図2 正常なドレーン排液の色の変化（肝切除の一例）

時期	術直後	術後1日目以降	
排液の色	血性 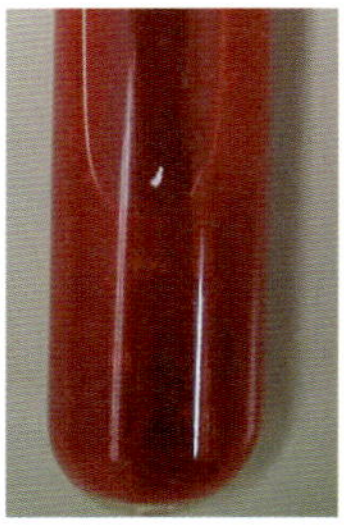	淡血性 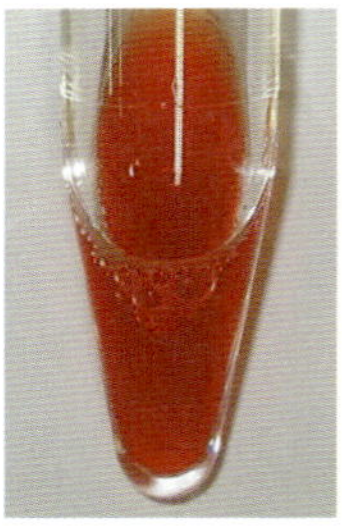	漿液性 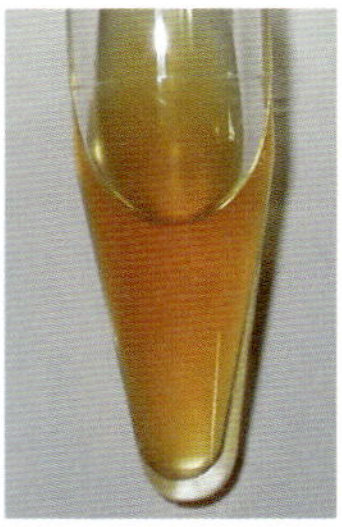

図3 異常なドレーン排液の色と原因（例）

排液の色	血性	緑色～茶褐色	混濁	褐色
考えられる原因	出血	腸液漏出（縫合不全などによる）	感染・縫合不全	胆汁漏

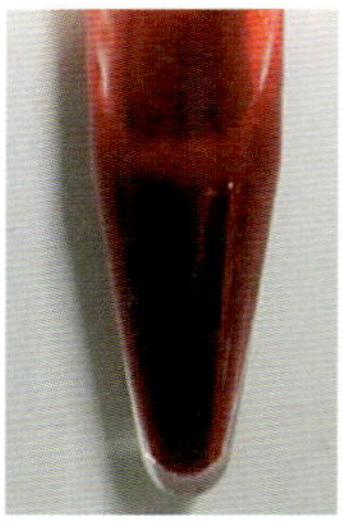

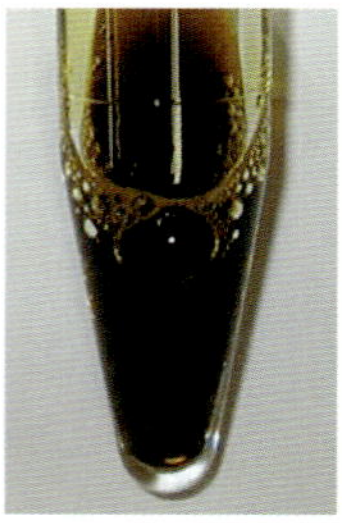

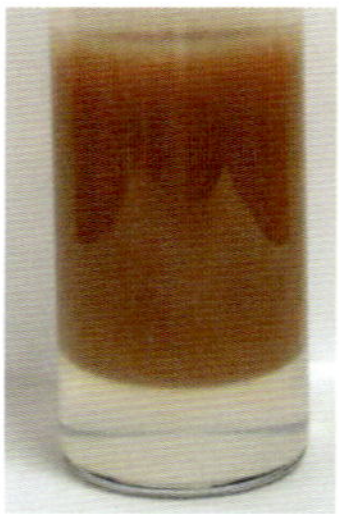

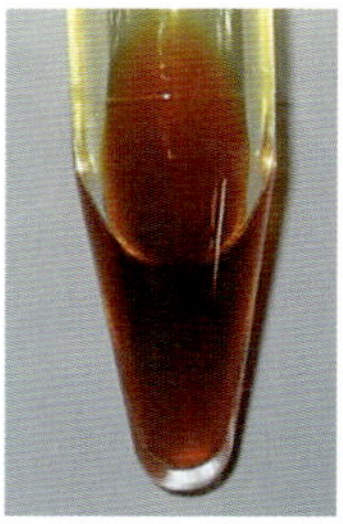

7 感染の原因と予防

- 縫合不全によるドレーン感染は質の高い手術を目指すことで予防できるが、ドレーン刺入部の汚染によるSSIの場合は手術だけでは防げない。
- Ceriseら[4]の報告から、ドレーン刺入部の汚染がSSIの原因となることが示唆されることからも、刺入部が汚染されないように管理を行うことが重要である。
- 処置前後に手指衛生（手洗い・手指消毒）を徹底し、手袋着用にてガーゼ交換・排液バック・ドレーンキャップの処理などの清潔操作が必要である。
- ドレーンを下着の中に通すことはもってのほかである。下着を通さずにすむ位置に留置できないのであれば、T字帯を用いるべきである。
- もちろん、ドレーンの早期抜去もSSI予防となる。

*

- ドレナージの方法を理解し、その管理を正しく行うことは、医師および看護師にとって必須の基本手技である。

（高山由理子、高山忠利）

引用文献
1. 井上昌也：ドレーンの種類と目的別使用法．特集 ドレーンは必要か？，外科 2014：76(7)：710-714.
2. Mangram AJ, Horan TC, Pearson ML et al. Guideline for prevention of surgical site infection. 1999. Centers for Disease Control and Prevention (CDC) Hospital Infection Control Practice Advisory Committee. *Am J Infect Control* 1999; 27(2): 97-132.
3. 安達洋祐：消化器外科のエビデンス 気になる30誌から 第2版．医学書院，東京，2011：285-301.
4. Cerise EJ, Pierce WA, Diamond DL. Abdominal drains: their role as a source of infection following splenectomy. *Ann Surg* 1970; 171(5): 764-769.

❶ ドレナージの方法と管理

内視鏡手術時のドレーンの処置

> **Point**
> ◆ 腹部における代表的な内視鏡手術である「腹腔鏡手術」は、傷が小さく目立たず患者に与える影響も少ないため、"低侵襲手術"と呼ばれ、手術件数も飛躍的に増加しつつある。
> ◆ ドレナージ方法・留置部位は、開腹手術と大きな違いはないが、ポート孔よりドレーン留置を行うことが多い。
> ◆ ドレーンの排液量・性状の観察、ルートの管理が術後ケアで重要なポイントである。

内視鏡手術時に行われるドレナージ

- 内視鏡手術は低侵襲であるため、術翌日からの歩行が可能で、創部の痛みが少ないことが特徴の1つである。術後管理においても早期離床が実現できる。
- 腹腔鏡手術は、患者の体内にカメラを挿入して詳細な手術を行うため、拡大視効果が得られ、開腹手術と比べ出血量が少ないという特徴がある。
- 消化器外科領域の手術では、開放式ドレナージを選択している施設は約5～6％と低く、多くは閉鎖式ドレナージを選択している[1]。
- 感染予防のため、閉鎖式ドレナージのなかでも陰圧で吸引するドレナージ(低圧持続吸引システム)の使用と、できるだけ早期の抜去が推奨されている[2]。
- 腹腔内感染や縫合不全などの合併症を併発すると、ドレーン交換や洗浄などの処置が必要となり、長期にわたりドレーンの留置が必要となる場合もある。

内視鏡手術時のドレナージ方法

- ドレーン挿入の原則は、皮膚から目的部位に最短距離でストレートに挿入することである。内視鏡手術ではポート孔を利用できることから、ドレーンを挿入するための創を新たに設けることはほとんどない。この点が、開腹手術との違いである。
- 術式によってドレーンを留置する部位は異なるが、開腹手術と同様に腹腔内に体液が貯留しやすい部位となる。消化器外科領域別の代表的な術式と基本的なドレーン留置部を**図1**に示す。
- 使用するドレーンの種類や挿入する本数に関しては、術式、手術所見などによって変わることがあるため、一定の決まりはない。筆者らの施設では、閉鎖式低圧持続吸引システムによるドレナージを使用している。
- 大腸癌同時性肝転移に対し、腹腔鏡下S状結腸切除術および肝部分切除術を施行した症例を例に、内視鏡手術の具体的なドレナージ法を概説する(**図2**)。本術式におけるドレーン挿入は

合計2本となった（図3）。

ドレーン管理の注意点と実際

- 消化器外科手術は、領域別にきたしやすい術後合併症が異なるため、起こりうる合併症をあらかじめ予想して、表1の点に注意して管理する。
- ドレーンに対する患者への説明や教育は非常に重要であり、患者と良好な関係を保ち、ドレーンへの理解と協力を得ることが必要である。
- ドレーン管理では排出された体液の性状や量が臨床上大切であり、看護のポイントとして、注意深く観察し記録することで、その変化にいち早く気づくことが重要である。

1 ドレーンの性状

- ドレーンからの正常な排液の色は、滲出液の混じった「淡血性」あるいは「淡黄色」である。
- 異常な排液の色には、「濃赤色」「黄色」「灰白色」「白色」「便汁」などがある。

2 ドレーンの排液量

- 排液量が多ければ体液喪失につながるため、バイタルサインにも注意が必要である。また、排液がドレーン挿入部脇から滲出液が漏れてくる場合がある。
- 排液量のカウントを行い、交換回数などもあわせて排液回収バック内の量に加えて報告する。
- ドレナージ不良の場合も同様に、ドレーン挿入部脇から滲出液が漏れることがある。最近では、低圧持続吸引システムによるドレナージを行う機会が多いが、排液バックに容量上限まで排液が貯留したり、排液をカウントする際に持続吸引をかけ忘れるとドレナージが効かなくなる可能性があるため、排液バックの取り扱いに習熟しておく必要がある。

図1 内視鏡手術における代表的な術式とドレーン挿入部

領域	代表的な術式	基本的なドレーン挿入部
上部消化管領域	幽門側胃切除術	ウィンスロー孔（b）
	胃全摘術	ウィンスロー孔（b） 左横隔膜下（f） 膵周囲
肝胆膵領域	肝切除術	右横隔膜下（a） ウィンスロー孔（b） 肝切離断端
	胆嚢摘出術	肝下面（c） モリソン窩（d）
	膵頭十二指腸切除術	ウィンスロー孔（b） 膵管空腸吻合部 膵周囲
下部消化管領域	右半結腸切除術	右傍結腸溝（e）
	左半結腸切除術	左傍結腸溝（g）
	S状結腸切除術	ダグラス窩（h） 左傍結腸溝（g）
	低位前方切除術	ダグラス窩（h）
	虫垂切除術	右傍結腸溝（e） ダグラス窩（h）

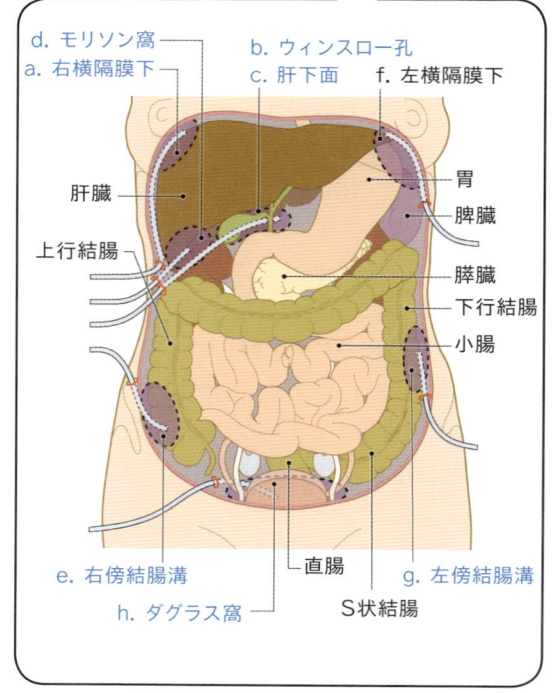

図2 内視鏡手術におけるドレナージの例
（大腸癌同時性肝転移に対し、腹腔鏡下S状結腸切除術および肝部分切除術を施行）

a. 情報（インフォメーション）ドレナージ

- 大腸吻合部における縫合不全の早期発見のために、情報ドレナージを行った

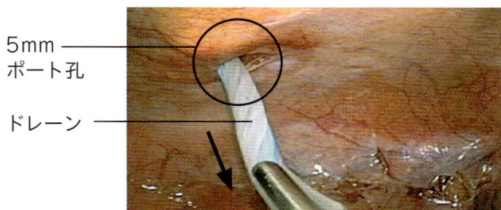

①左側腹部の5mmポート孔を利用し、ドレーンを腹腔内に挿入

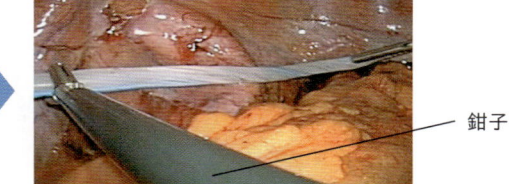

②ドレーン先端をダグラス窩に挿入し、鉗子を用いて誘導

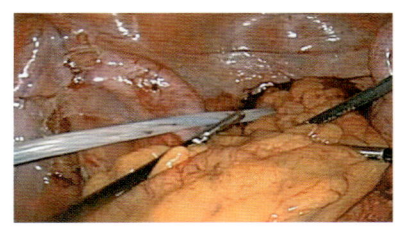

③腹腔内でドレーンのねじれをなくし、ストレートになるように調整

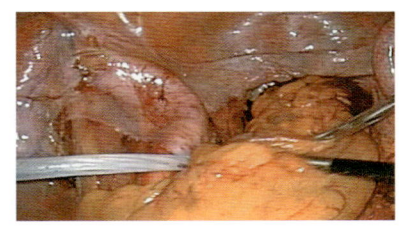

④ダグラス窩へドレーン先端を留置

b. 予防的ドレナージ

- 肝部分切除後の肝切離断端部に対し、出血や胆汁漏の予防を目的にドレーンを挿入した

①肝部分切除術後の肝切離断端部

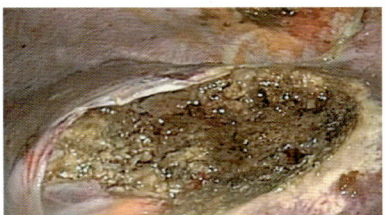

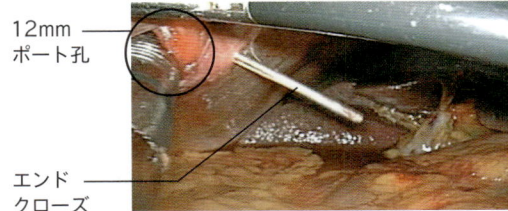

②右側腹部の12mmポート孔からドレーンを挿入。12mmポートは、腹膜を閉鎖しないと腸管などの陥入による腹壁ヘルニアとなる可能性があるため、エンドクローズを用いて腹壁の縫縮を実施

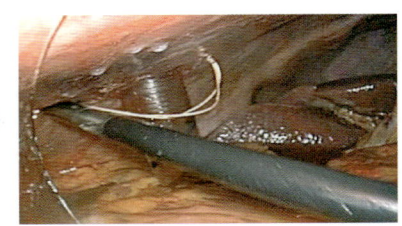

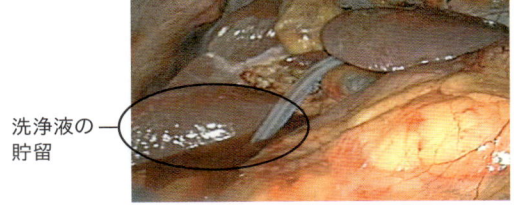

③モリソン窩に腹腔内洗浄液の貯留を認める

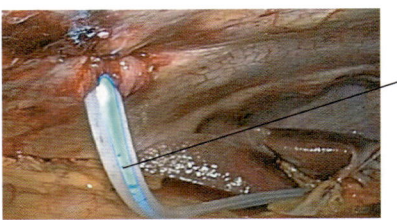

④洗浄液を十分に吸引したのち、ドレーンを最短距離かつストレートになるように調節し、肝下面に挿入

内視鏡手術時のドレーンの処置

図3 術後創部(外面)

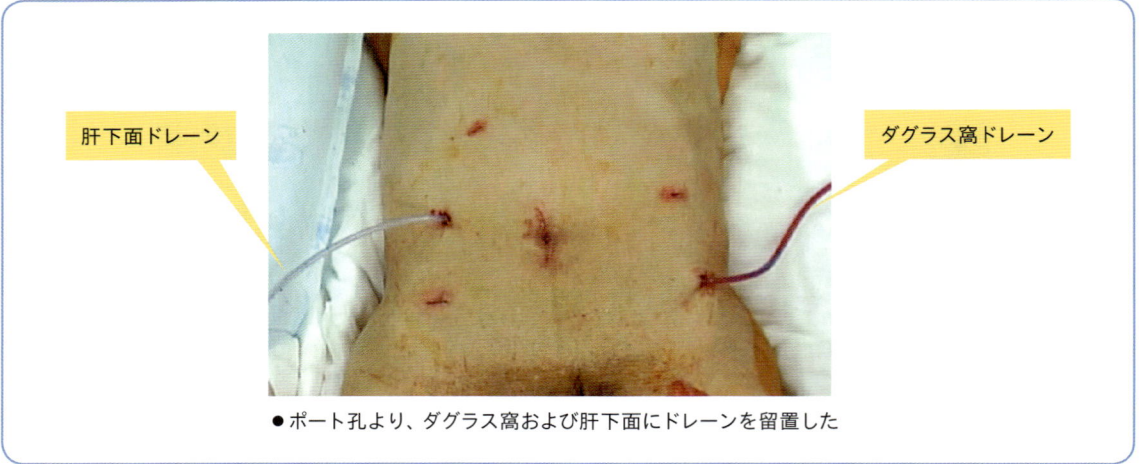

肝下面ドレーン　　　　　　　　　　ダグラス窩ドレーン

●ポート孔より、ダグラス窩および肝下面にドレーンを留置した

表1 ドレーン管理における注意点

分類		チェックしたいポイント	対応
排液	色	□淡血性または淡黄色か？	→濃赤色(血性)・黄色・灰白色・白色・便汁の場合は異常 ●淡黄色：腹水の流出 ●黄色：胆汁漏 ●灰白色：膵液瘻に伴う感染 ●白色：リンパ漏 ●便汁：縫合不全
	量	□排液量が多くないか？ □排液カウントの結果は？ □ドレナージ不良になっていないか？	→バイタルサインも注意 →ドレーン挿入部脇からの漏れを確認 →排液量に加えて交換回数も報告 →バック容量の上限まで貯留させない →排液カウント時、持続吸引を忘れない
時期	術直後	□術後出血はどうか？	→濃赤色(血性)の排液が持続的に流出している場合、出血を疑う →バイタルサインと排液量の変化をチェック →つづく場合は、医師へ報告
	術翌日〜1週間程度	□性状の変化はどうか？ □臭気はどうか？	→排液の色に異常がないかチェック →粘液調や便汁の場合、縫合不全を疑う →臭気のある場合、感染や縫合不全を疑う
	離床時	□体動や汗の量はどうか？ □(腹帯などで)ルートの屈曲はないか？ □(開放式のとき)消化液による皮膚の発赤はないか？ □(受動的閉鎖式のとき)排液バックの位置は？ □患者への説明はしたか？	→体動や汗で固定テープ・糸がずれやすくなるため、固定できているか確認 →テープの位置を変えるなど工夫 →皮膚保護材をドレーン周囲に貼付 →ドレーン挿入部より低い位置に置く →ドレーンへの理解と協力を得る

3　術後早期の注意点

● 術直後、特に気をつけなければならない合併症は「術後出血」である。通常は時間とともに色調が薄くなるが、ドレーンから濃赤色(血性)の排液が持続的に流出している場合は、出血を疑うサインである。

● バイタルサインとともに排液量の変化をチェッ

クし、明らかな出血がつづく場合には医師と連携を図る。

4 術翌日からドレーン抜去までの注意点

- 術翌日から1週間程度のうちは、特にドレーン排液の「性状の変化」に注意する。
- 黄色の場合は「胆汁漏」、白色では「リンパ漏」、灰白色では「膵液瘻に伴う感染」などの可能性がある。また淡黄色で排液量が多い場合は、「腹水の流出」を考慮する。消化管吻合を伴う手術の場合に、ドレーンから粘液調の排液や便汁を認めた際は「縫合不全」などを疑う必要がある。
- 感染を伴うと、排液の色調変化とともに独特の「臭気」を発することがある。

5 離床時の注意点

①ルートの管理（固定）

- ドレーンルートの管理も、看護のうえで重要な役割を占める。ドレーンルートが他の点滴ラインとともにきちんと整理されていると、離床をよりスムースに導く。
- 術後の離床に伴う体動や汗などが原因で、固定するテープが剥がれやすくなるため、ガーゼ交換時にドレーンが抜けないようにしっかり固定されているかを確認する。
- ドレーンは自然に抜けないように皮膚と糸で固定されているが、ドレーン留置が長期にわたる場合は、固定の糸が脱落する場合もあるため、注意が必要である。
- 腹帯などでドレーンルートが折れ曲がり排液不能になっていることもある。屈曲しないようにテープ固定の位置を変えるように処置する。

②スキンケア

- 開放式ドレーンの場合は、消化液が皮膚に付着するとスキントラブルを起こすことがある。ドレーン周囲に皮膚の発赤が見られた場合には、皮膚保護材をドレーン周囲に貼付する。

③排液バックの位置

- 受動的閉鎖式ドレーンの場合は、ドレーン挿入部より排液バックが低い位置になるようにする。また、排液バックが挿入部より高い位置にあると、排液が腹腔内に逆流する可能性があり、ドレナージ不良や逆行性感染の原因となる。

（片桐敏雄、大塚由一郎、金子弘真）

引用文献
1. 竹末芳生：消化器手術における創閉鎖法と腹腔内ドレーン使用法の標準化. 日本外科感染症学会雑誌 2014；11（2）：93-101.
2. Mangram AJ, Horan TC, Pearson ML et al. Guideline for prevention of surgical site infection, 1999. Hospital Infection Control Practices Advisory Committee. See comment in PubMed Commons belowInfect Control Hosp Epidemiol 1999；20（4）：250-80.

① ドレナージの方法と管理

ドレナージにおける医療安全対策

> **Point**
> ◆ ドレナージ管理を安全に行うためには、ドレーン留置の目的、特徴、観察項目を知り、異常の早期発見と対応ができるようにする。
> ◆ ドレーンは患者にとっては異物であることを理解し、ドレナージの必要性を理解できるように説明し同意を得る。また、医師とコミュニケーションを図り、不要なドレーン留置を避けるケアを行う。
> ◆ 安全を考慮した固定器具の選択、固定技術を習得し、ドレーントラブルに至らないような予防策（記録なども含め）を講じることが必要である。

- 看護師は、ドレーン留置中の患者が日常生活の制限を可能な限りきたさないように、その設定やドレーンの固定器具の選択・固定方法の工夫が求められる。また、必要性を理解することが困難な患者が少なくないことをふまえ、トラブルが起こらないように、予防策を講じることが重要である。
- 日本医療機能評価機構の報告において、ドレーン・チューブ関連のインシデント・アクシデント報告数の割合が多いことがわかる（図1）[1]。

- 一例として、移動時のドレーン・チューブ類の偶発的な抜去事例を表1[2]に示す。

ドレーン管理を安全に行うために、ドレーン留置の目的・特徴を知る

- ドレナージは、患者を管理するにあたって臨床上きわめて重要な処置であり、種類や目的ごとに得られる情報、管理方法などについて熟知し

図1　平成25年項目別報告数割合

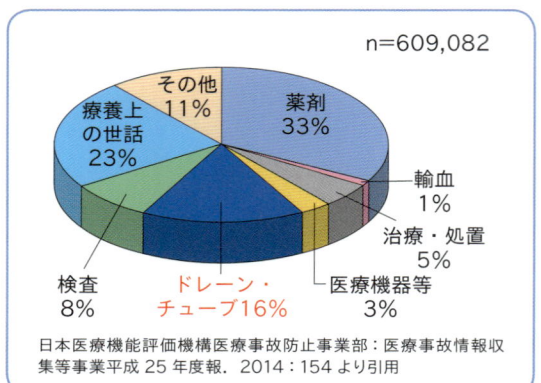

n=609,082
- 薬剤 33%
- 輸血 1%
- 治療・処置 5%
- 医療機器等 3%
- ドレーン・チューブ 16%
- 検査 8%
- 療養上の世話 23%
- その他 11%

日本医療機能評価機構医療事故防止事業部：医療事故情報収集等事業平成25年度報．2014：154 より引用

表1　移動時のドレーン・チューブ類の偶発的な抜去（事例）

- 患者の頭側に麻酔科医師、右側に看護師、左側に外科医師が立ち、患者を手術台からストレッチャーに移動しようとした。患者には腹部正中に1本、左右側腹部に各1本の計3本の排液ドレーンが入っていた
- 看護師は、腹部正中と右側腹部の排液ドレーンは安全に移動できる位置であることを目視で確認したが、左側腹部の排液ドレーンは患者の左側に立っている医師が確認したと思った
- 全員でドレーン・チューブ類が安全に移動できる位置であるか確認や声かけをしないまま移動したところ、左側腹部の排液ドレーンが抜けた

日本医療機能評価機構医療事故防止事業部：移動時のドレーン・チューブ類の偶発的な抜去．医療安全情報 No.85，2013．より引用

ておかなくてはならない（→p.2、24参照）。
- 事故防止のためには、①ドレーン挿入目的の理解、②ドレーン挿入部位・長さの把握、③使用される機器に関する知識・技術の習得、④起こりやすい事故とリスクの把握が理解できていることが重要である。
- 特に看護師は、事故発生の第一発見者となる確率が高い。そのため、医師などと連携して、事故発生時の対応をマニュアル化しておくなど、安全管理への意識を高める必要がある（図2）。

ドレーン挿入中の観察項目を知り、異常の早期発見と対応を行う

- ドレーン挿入中の観察ポイントは以下のとおりである。
① ドレーンが逸脱していないか、迷入していないか
② ドレーンが破損・断裂していないか
③ ドレーンの固定が外れていないか、屈曲していないか、ねじれていないか
④ ドレーン接続部の外れはないか
⑤ ドレーンの排液はあるか、閉塞していないか
⑥ ドレーンの排液の性状は変化したか、排液増量、色調変化、異臭はないか
- 異常を発見したら、医師への報告を行い、適切な処置を行う。

安全を考慮した固定器具の選択、固定技術を習得する

- ドレーンを固定する物品、テープの一例を図3に示す。
- また、ドレーンを安全に固定する方法（よい・悪い例）を図4に示す。

図2 医療安全対策マニュアルと携帯用ポケット版（例）

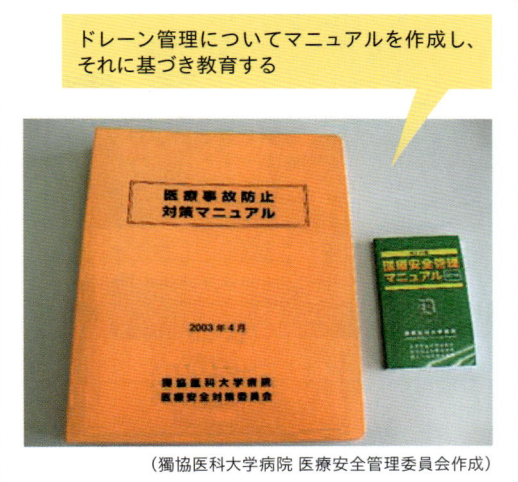

（獨協医科大学病院 医療安全管理委員会作成）

図3 ドレナージで用いる固定用テープ（例）

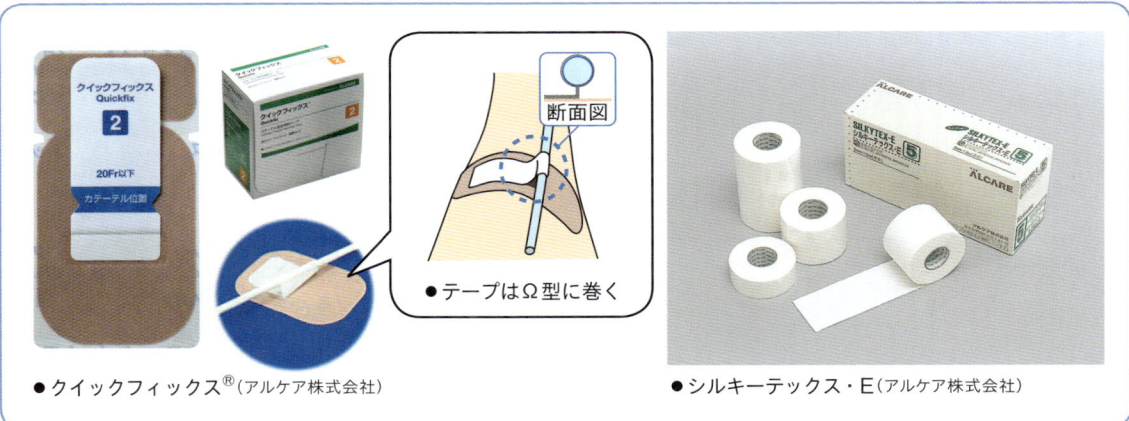

- クイックフィックス®（アルケア株式会社）
- シルキーテックス・E（アルケア株式会社）

図4 ドレーンを安全に固定する方法

悪い例

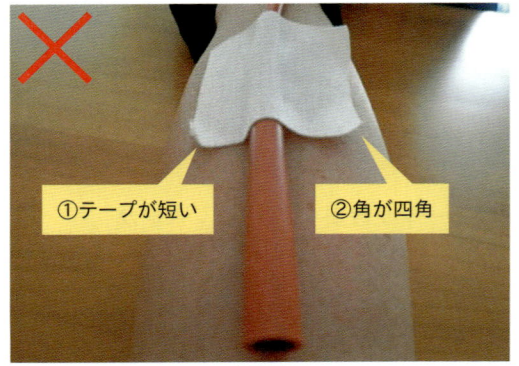

①テープが短い ②角が四角

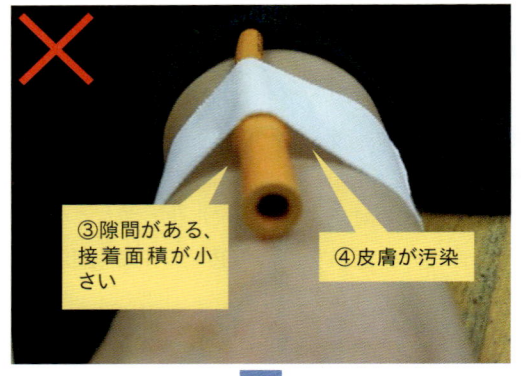

③隙間がある、接着面積が小さい ④皮膚が汚染

よい例

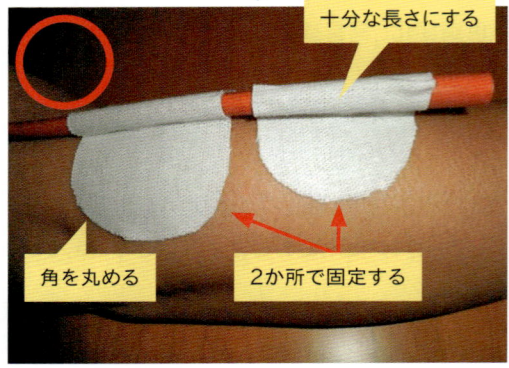

十分な長さにする
角を丸める
2か所で固定する

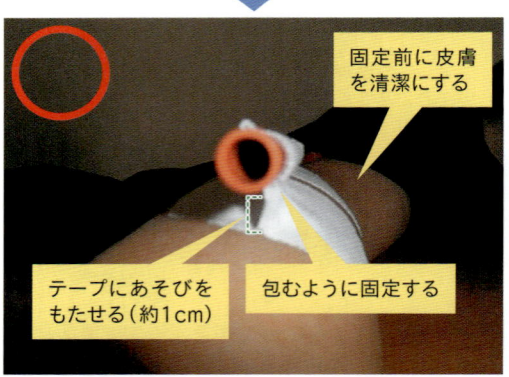

固定前に皮膚を清潔にする
テープにあそびをもたせる（約1cm）
包むように固定する

不適切な固定方法	対応
①テープが短いと引っ張って貼るために、皮膚に緊張がかかり、発赤や緊張性水泡形成が起こる	●テープは十分な長さにする：皮膚の緊張とドレーンの脱落を防止できる ●2か所で固定する：1か所が剥がれても対処しやすい
②角が四角のまま貼付すると角から剥がれやすい	●角を丸める
③テープと皮膚の間に隙間がある、接着面積が小さいと、ドレーンが動き、固定が不十分になる	●ドレーンを包むように固定する（Ω型留め）：テープの粘着部分で留めることができ、ドレーンに可動が加わってもテープの剥がれが起こりにくい
④皮膚が汚染した状態で貼付すると、テープの固定力が低下し、チューブが脱落する	●皮膚を清潔にして固定する

患者の状態をアセスメントし、ドレーントラブルを防ぐ

- ドレーン挿入中には、患者、医療者、器械トラブルなどが要因となり、「外れ」「閉塞」「抜去」「切断」などの事故が起こりやすい。特に、ドレナージ中の事故は、患者の生命の危機に直結する危険性が高いため、注意深い観察と予防策を実施することが必要である。
- 報告が多いトラブルと観察ポイント、予防策、発生時の対応を表2（p.22）に示す。

記録の徹底

- 管理しているドレーンの状態がわかるように記録する。
- ドレーン挿入中の患者が不穏状態などで、安全を確保するために拘束を余儀なくされた場合などには、経過表を利用して記録すると簡便かつ医師と情報共有もでき、推奨できる記録になると考える。
- 図5に経過表の記録の一部を紹介する。

事例報告

- 当院における日本医療評価機構からの報告の類似事例について以下に述べる。
- **発生日時**：〇年〇月〇日〇時〇分
- **報告者職種**：看護師
- **報告者レベル**：3a（間違いが実施されたが、患者に影響がなかった事例）
- **リスクマネジャーレベル**：3a
- **タイトル**：ドレーン予定外抜去
- **事例の具体的内容**：ストレッチャーに移動する際に介助者は5人いたが、ドレーンが毛布に引っかかり抜けてしまった。排液量が少量で翌日抜去予定であったために処置は行わず、患者への影響はなかった。

図5 経過表による記録（獨協医科大学病院の例）

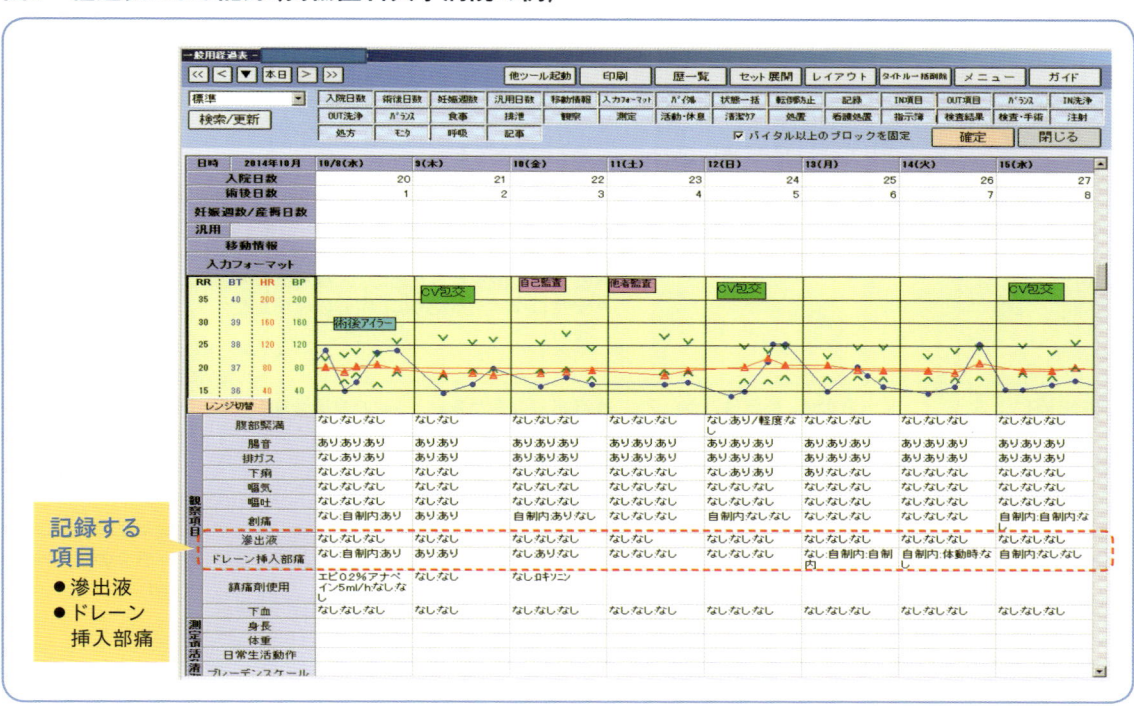

表2　ドレーン関連のトラブルとその予防・対応

トラブル	確認ポイント	予防対策	発生時の対応
①予定外抜去	□せん妄、意識障害などがないか？	●薬剤の使用などを医師と検討する ●必要時、安全確保のために拘束を選択する ●患者の手の届きにくい体位、寝衣、視野に入らないような工夫をする	→患者の状態を観察する →ドレーン・チューブ先端部の観察を行い、体内に残存がないか観察する →抜去部位を観察し、清潔なガーゼで覆う →応援を呼び、すみやかに医師に報告する →処置を行い、記録する
	□患者はドレーンの必要性を理解しているか？	●必要性を理解できるように説明する	
	□患者はドレーン・チューブを確認しながら行動できるか？	●行動を観察し、安全に行動できるように説明する ●できない場合は介助する	
	□体位交換時、ベッドアップ時、寝衣交換時、移動時にベッドやリネンに引っかかり抜けないように配慮しているか？	●医療者は処置前後にドレーン類が引っ張られていないか確認する ●患者のベッド周囲の環境整備を行う	
	□ドレーンの適切な長さや固定具を選択しているか？	●施設で採用されている固定器具の特徴や長所、短所を理解して用具を選択する ●固定する皮膚を正常にする	
	□固定に十分な固定方法を習得しているか？	●施設で安全のための固定方法のルールを決め、マニュアルを作成する ●固定方法を学習する	
②接続部の外れ	□セットする際に外れないように、接続は確実か？	●体位変換時、ベッドアップ時、寝衣交換時、移動時の前後には、ドレーンの位置の確認、引っ張られていないかを確認する ●接続が確実にされているか観察を行う	→患者の状態を観察する →清潔操作で再接続する
③ドレーンの閉塞	□患者の状態はどうか？ □不適切な体位・肢位により、屈曲して閉塞することを患者が理解しているか？	●患者の体位・肢位の観察とドレーンが屈曲していないか観察する ●ドレーンの観察と確認の徹底 ●排液の性状の観察と定期的なミルキングを行う	→医師に報告し、適切な処置を行う
④ドレーンの屈曲	□処置の前後に、ドレーンが屈曲していないか確認しているか？	●やわらかいまたは細いドレーンの場合は、あて木をあてる	→医師に報告し、適切な処置を行う
⑤ドレーンの切断		●ドレーンの再固定時に、はさみを使用しない ●安全に処置を行うために、人員を確保する ●安全に作業するために、周囲の環境を整える	→応援を呼び、適切な処置を行う →医師に報告し、適切な処置を行う
⑥滲出液によるスキントラブル	□滲出液の量、性状はどうか？	●滲出液の量が多いときはパウチ管理を検討する ●ドレーン挿入部皮膚に皮膚保護剤/材を使用したり、撥水性のある皮膚保護クリームの使用を検討する	→皮膚状態を観察して適切な処置を行う
⑦感染	□臥床時、離床時にはドレーン挿入部より排液バックが高くなっていないか？	●臥床時、離床時にはドレーン挿入部より排液バックを高く設定しない ●排液バックから排液を行なう際は、逆行性感染に注意して取り扱う	→感染の対応を行う

●事例が発生した原因や背景：
・ドレーンの固定はマニュアルに沿った固定器具を使用し、固定方法を実施していたため問題なかったと考える。
・移動時の介助人数は十分であったが、ドレーンの固定状態や十分な長さがあるか観察が不足していた。
・移動前に毛布などの障害物を除去するなど環境整備ができていなかった。
・リーダー役が主導し、メンバーがドレーンが抜けない位置にあることの確認を怠った。

●実施した、もしくは考えられる改善策：
・移動前には安全に移動できる環境整備を徹底する。
・移動時はドレーンの長さなどに問題はないか、安全確認を徹底する。
・リーダー役が安全のための声かけと移動時の声かけを行い、メンバーはドレーンが抜けない位置にあることを確認し、声かけの合図で移動することを徹底する。

*

●ドレーンの安全管理において、医療者はドレーン留置中の患者がさまざまな不安を抱えて生活していることを理解する。
●トラブルを予防するためには、患者の状態を適切にアセスメントし、対応することが求められる。看護師は、ドレーンの特徴を知り、固定器具の選択および固定方法を工夫するための知識・技術を磨き、研鑽を重ね、ドレーンに関するトラブルが1件でも減ることが期待される。

（橋本美雪）

引用文献
1. 日本医療機能評価機構医療事故防止事業部：医療事故情報収集等事業平成25年度報. 2014：154.
2. 日本医療機能評価機構医療事故防止事業部：移動時のドレーン・チューブ類の偶発的な抜去. 医療安全情報No.85, 2013. http://www.med-safe.jp/pdf/med-safe_85.pdf
（2015年6月1日アクセス）

参考文献
1. 村上美好 監修：写真でわかる 看護安全管理 事故・インシデントの背景要因の分析と対策. インターメディカ, 東京, 2007.
2. 川村治子：ヒヤリ・ハット11,000事例によるエラーマップ完全本. 医学書院, 東京, 2003.
3. 中島和江, 武田裕, 八田かずよ 編：クリニカルリスクマネジメントナーシングプラクティス. 文光堂, 東京, 2003.
4. 永井秀雄, 中村美鈴 編：臨床に活かせるドレーン＆チューブ管理マニュアル. 学研メディカル秀潤社, 東京, 2011.

① ドレナージに用いられる器具

ドレーンチューブ
（ドレーン）

> **Point**
> ◆ ドレナージをする際、体内に挿入、留置する管をドレーンチューブ（ドレーン）といい、周術期管理で重要な役割を果たす。
> ◆ ドレーンには、構造上、主に「フィルム型」「チューブ型」「マルチスリット型」「サンプ型」の4種類がある。
> ◆ 各ドレーンの形状・特性を理解し、目的に応じて適切なドレーンを選択・使用することが重要である。

- ドレナージ（drainage）とは、腹腔内、胸腔内や創傷部に貯留した血液、リンパ液、消化液、膿汁、滲出液などを体外へ誘導、排除することである。その歴史は古く、Hippokratesの時代から膿胸や腹水の治療的ドレナージが行われてきた。
- ドレナージをする際、体内に挿入、留置する管をドレーンチューブ（ドレーン）という。
- 19世紀後半にSimsらが婦人科手術でドレーンを用いて以来、ドレナージは個々の疾患に対する成否を含め、周術期管理の重要な役割を果たしている。

ドレーンの種類

- ドレーンの材質としては、「組織反応が少ない」「柔軟性・耐久性にすぐれている」「抗血栓性で、管腔内が凝血塊などで閉鎖しにくい」ものが要求される。
- 種類は大きく以下の4種類に分類される（**表1**）。

1 フィルム型（図1）

- 主に情報・治療的ドレナージを目的とする、開放式ドレナージで用いる。
- 毛細管現象を利用し、皮下や体内に貯留した液体をドレナージする。

2 チューブ型（図2）

- 予防的・治療的ドレナージを目的に使用する、管状のドレーンである。
- 主に腹腔内、胸腔内のドレナージに用いる。
- 素材はゴム、シリコン、シリコンおよび塩化ビニルの合成などがある。

3 マルチスリット型（図3）

- 主に情報・治療的ドレナージを目的とし、低圧持続吸引システムと接続することにより、持続吸引が可能である。
- ドレーンにスリットが入っており、組織を巻き込みにくい。

表1 ドレーンの種類と特徴

種類	長所	短所
1. フィルム型（図1） ①ペンローズ ②フィルム	●やわらかく、挿入部の違和感や組織障害が少ない ●漿液性滲出液の排出にすぐれる ●屈曲しても排液可能	●ドレーン先端位置が不確実 ●粘稠性の高い排液には不向き ●ドレーンの入れ替えが困難 ●内腔が潰れやすく洗浄が困難
2. チューブ型（図2） ①デュープル ②プリーツ ③単孔	●形状が安定しており、内腔が保たれ、洗浄が容易 ●粘稠性の高い排液もドレナージ可能 ●入れ替えが比較的容易	●材質が硬く、組織損傷の可能性がある ●側孔に組織が絡みつく、埋入するなどで、抜去が困難になる場合がある
3. マルチスリット型（図3）	●低圧持続吸引システムと接続することにより、持続吸引が可能 ●組織を巻き込みにくい	●粘稠性の高い排液で閉塞する可能性がある
4. サンプ型（図4） ①2腔 ②3腔	●内腔が閉塞しにくい ●粘稠性の高い排液もドレナージ可能	●空気が逆流し、逆行性感染の危険性がある

図1 フィルム型ドレーン

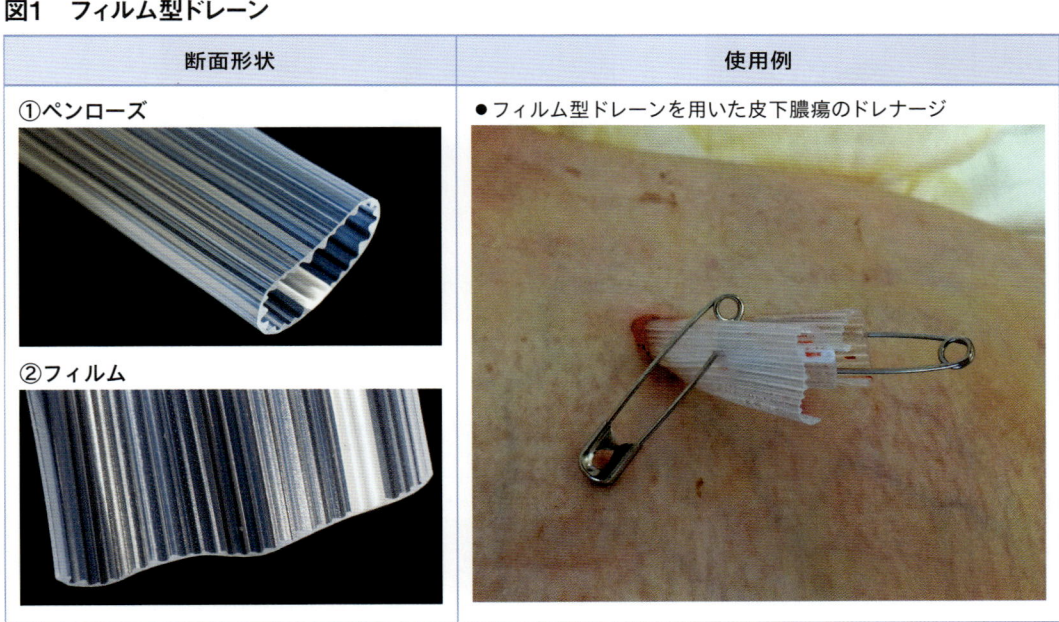

断面形状	使用例
①ペンローズ ②フィルム	●フィルム型ドレーンを用いた皮下膿瘍のドレナージ

4 サンプ型（図4）

- 予防的・治療的ドレナージを目的に使用する。
- 閉塞しにくく、粘稠性の高い排液が予想される場合に用いる。
- 2腔型（ダブルルーメン）、3腔型（トリプルルーメン）があり、持続洗浄も可能である。
- 一方の腔から外気を導入し、他方の腔から排液する（サンプ効果）。

*

- ドレナージは術後患者の短期予後を左右する重要な手技で、適切なドレナージで難を逃れたという経験をもつ外科医は多い。各ドレーンの形状・特性を理解し、ドレナージの目的に応じて適切なドレーンを選択し、使用することが重要である。

（加藤正人）

図2 チューブ型ドレーン

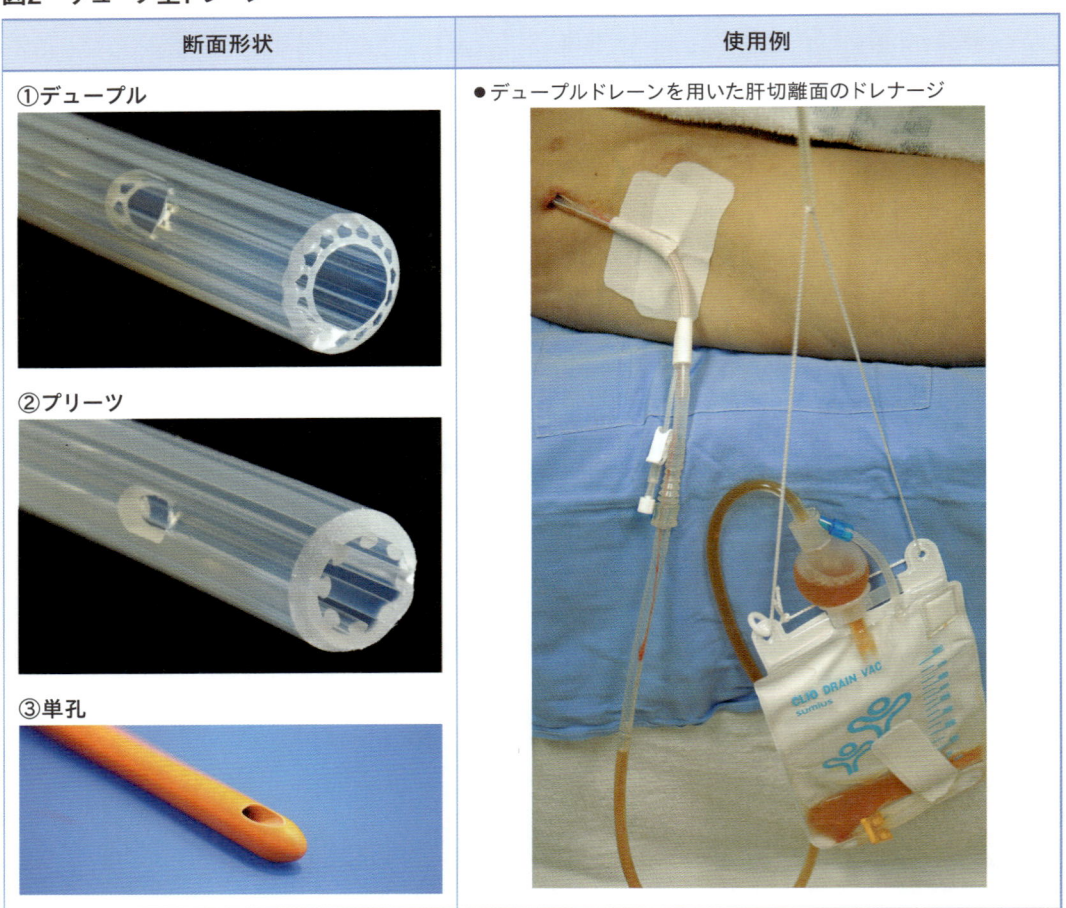

断面形状	使用例
①デュープル ②プリーツ ③単孔	●デュープルドレーンを用いた肝切離面のドレナージ

図3 マルチスリット型ドレーン

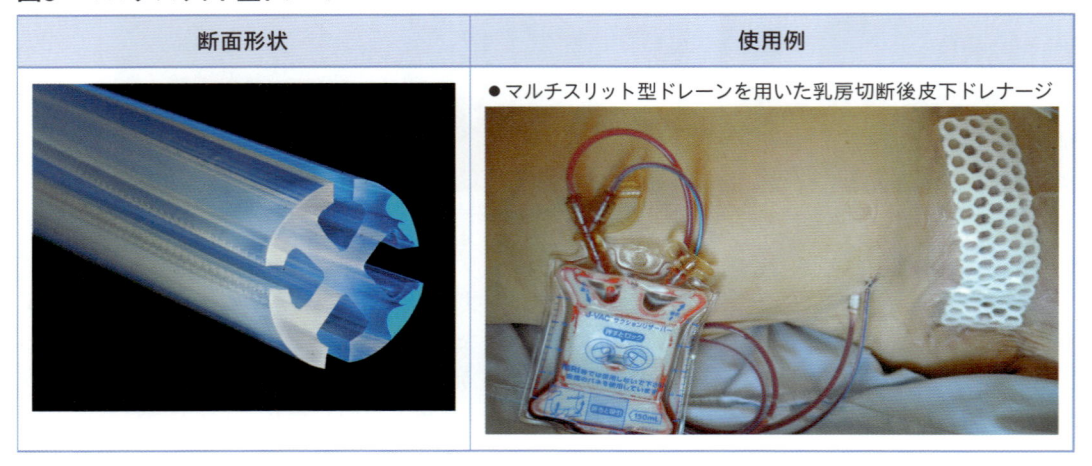

断面形状	使用例
	●マルチスリット型ドレーンを用いた乳房切断後皮下ドレナージ

図4 サンプ型ドレーン

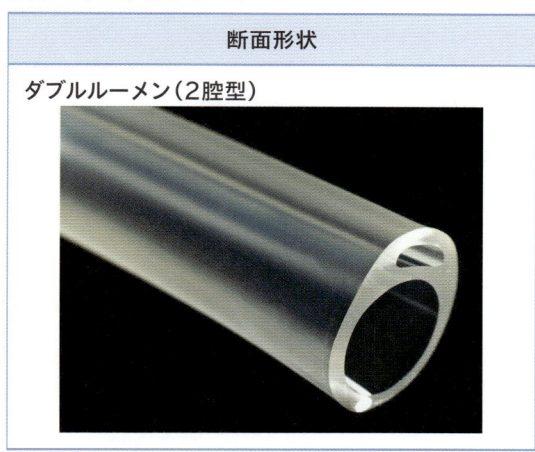

断面形状
ダブルルーメン（2腔型）

参考文献
1. Robinson JO. Surgical drainage : an historical perspective. *Br J Surg* 1986 ; 73(6) : 422-426.
2. 井上昌也：ドレーンの種類と目的別使用法. 外科 2014 ; 76(7) : 710-714.

1 ドレナージに用いられる器具

ドレーンチューブ（ドレーン）　27

① ドレナージに用いられる器具

穿刺針

> **Point**
> - 穿刺針の選択は、ドレナージの方法（ガイドワイヤー使用または1ステップ）によって異なる。
> - 経皮経肝胆管ドレナージ（PTBD、PTCD）、経皮的腎瘻造設などでは、ガイドワイヤー使用の穿刺針（内針＋外筒の二重構造）を用いる。
> - 胸腔ドレナージ（トロッカーカテーテル）、経皮的膀胱瘻造設などでは、1ステップの穿刺針（内套のみの一重構造またはスケーターカテーテル）を用いる。

穿刺針を必要とする状況

- 穿刺針は、ドレナージを必要とする液体または気体が貯留する閉鎖された腔に、切開解放を行わずに到達するためのルート作成に必要とされる。
- ほとんどは経皮的にドレナージを行うが、開腹手術中に、例えば肝表から肝内胆管を穿刺し胆管ドレナージを行うなどの場合もある。

穿刺針の種類と特徴

- ドレナージの方法により、用いられる穿刺針の種類は異なる。
- ドレナージの方法は、「ガイドワイヤーを使用する方法」と、キット製品を使用する「1ステップドレナージ法」の、大きく2つに分けられる。
- それぞれの穿刺針の特徴やドレナージ部位の比較を表1に示す。

1 ガイドワイヤーを使用する方法

- この方法は、的となるドレナージ目標内腔が比較的小さい場合に用いられる。
- 代表例は、経皮経肝胆管ドレナージ（PTBD、PTCD）（→p.189参照）、経皮的腎瘻造設（→p.232参照）などである。
- PTBDに用いる穿刺針を図1に示す。
- ドレナージ方法の具体的な手技については、他稿を参照されたい（→p.4参照）。

2 1ステップドレナージ法

- 1回の穿刺刺入操作でドレーンを留置できることから、ガイドワイヤーを使う方法と対比して、「1ステップドレナージ法」と呼ばれる。
- 代表例は、胸腔ドレナージのためのトロッカーカテーテル挿入（→p.61参照）、経皮的膀胱瘻造設（→p.233参照）などである。
- この方法は、ドレナージ目標の腔が大きい場合に可能で、各目的に応じた特殊なキットが製造販売されている。胸腔トロッカー用穿刺針のほ

表1 ドレナージ方法の違いによる穿刺針の役割と特徴

ドレナージ方法	ガイドワイヤー使用	1ステップ（キット製品）
①ドレナージの特徴	●腔が比較的小さい（または細い） ●ルートの出血危険性：大 ●比較的細くてもよい ●超音波、穿刺針、ガイドワイヤー、ダイレーター、チューブがあれば、どこでも穿刺留置可能	●腔が比較的大きい ●ルートの出血危険性：小 ●比較的太いチューブが必要 ●特殊なキットが必要
②穿刺針の役割	●ガイドワイヤー挿入のためのルート確保	●チューブ留置そのもの 　（ルート作成、チューブ挿入の芯）
③穿刺針の特徴	●内針と外筒の二重構造 ●針が細い、通常18G（または21G、外筒にガイドワイヤーが入ればよい） ●先端形状が鋭利	●針自体は内套のみの一重構造（針の外に留置チューブ）または内針と外筒の二重構造（外筒の外に留置チューブ＝スケーターカテーテル） ●針が太い、チューブの内径に一致（スケーターカテーテルは、6〜14Frまであり） ●先端形状は鋭利または鈍
④ドレナージ部位	●腹腔内膿瘍ドレナージ（→p.130参照） ●経皮経肝胆嚢ドレナージ（PTGBD）（→p.183参照） ●経皮経肝胆管ドレナージ（PTBD・PTCD）（→p.189参照） ●肝膿瘍ドレナージ（→p.194参照） ●経皮的腎瘻造設（→p.232参照）	●経皮経肝胆嚢ドレナージ（PTGBD）（スケーターカテーテル） ●肝膿瘍ドレナージ（スケーターカテーテル） ●腹腔内膿瘍ドレナージ（スケーターカテーテル） ●胸腹腔ドレナージ（胸腔トロッカー、アスピレーションキット）（→p.58参照） ●経皮的膀胱瘻造設（キット）（→p.233参照） ●内視鏡的胃瘻造設（キット）（→p.161参照）

図1 PTBD用穿刺針

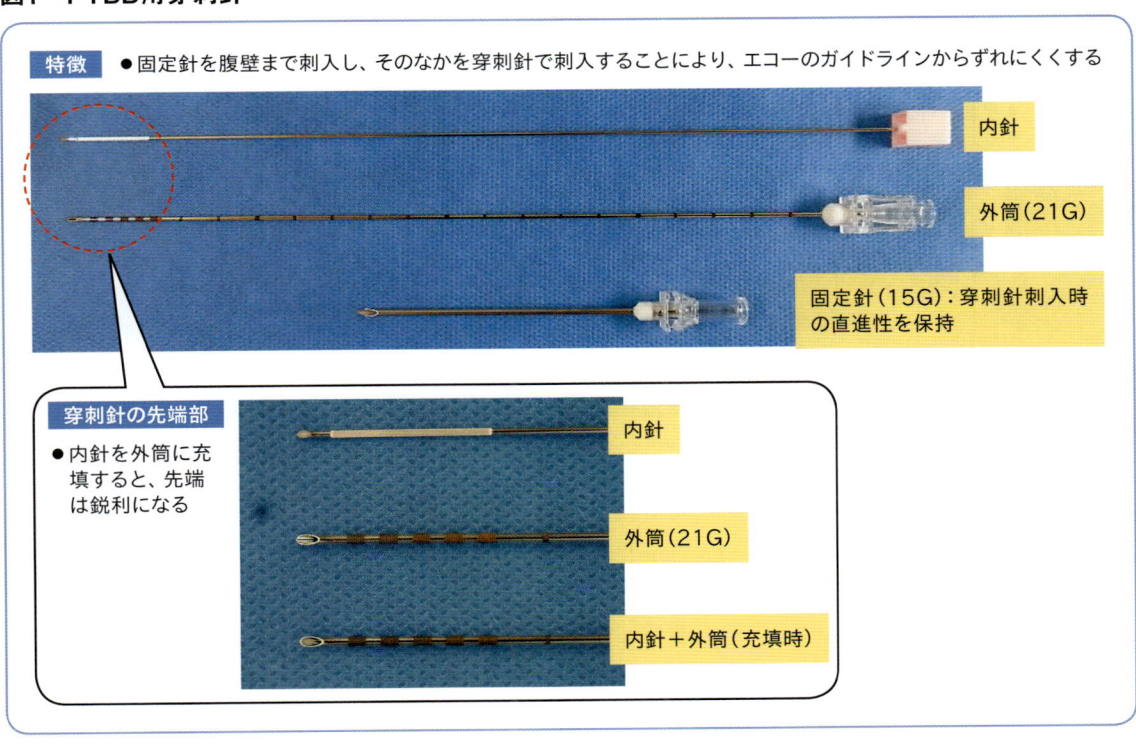

特徴 ●固定針を腹壁まで刺入し、そのなかを穿刺針で刺入することにより、エコーのガイドラインからずれにくくする

- 内針
- 外筒（21G）
- 固定針（15G）：穿刺針刺入時の直進性を保持

穿刺針の先端部
●内針を外筒に充填すると、先端は鋭利になる

- 内針
- 外筒（21G）
- 内針＋外筒（充填時）

か、経皮経肝胆嚢ドレナージ（PTGBD）、肝膿瘍ドレナージ、CTガイド下ドレナージなどで汎用される「スケータードレナージカテーテルセット」などがある（図2）。
- シース[*1]を用いた1ステップドレナージと同様の方法もあり、内視鏡的胃瘻造設や経皮的膀胱瘻造設（図3）などのキットがある。この場合、まず穿刺針（内套）のまわりにドレナージチューブの代わりにシースがかぶせられたものを、1ステップドレナージと同様に穿刺する。次に、シースを残して内套を抜去したのち、シースの中にドレナージチューブを深く挿入し、シース（ピールオフタイプ）を分割抜去してチューブを留置する。
- トロッカーカテーテルを用いたドレナージ方法の具体的な手技については、他稿を参照されたい（→p.6参照）。

（野家 環）

図2　1ステップドレナージ用キット

①胸腔トロッカー

特徴
- 穿刺針の先端は、鈍・鋭的の両タイプがある（写真の製品：鋭的タイプ）

内套（穿刺針）
トロッカーカテーテル

②スケータードレナージカテーテルセット

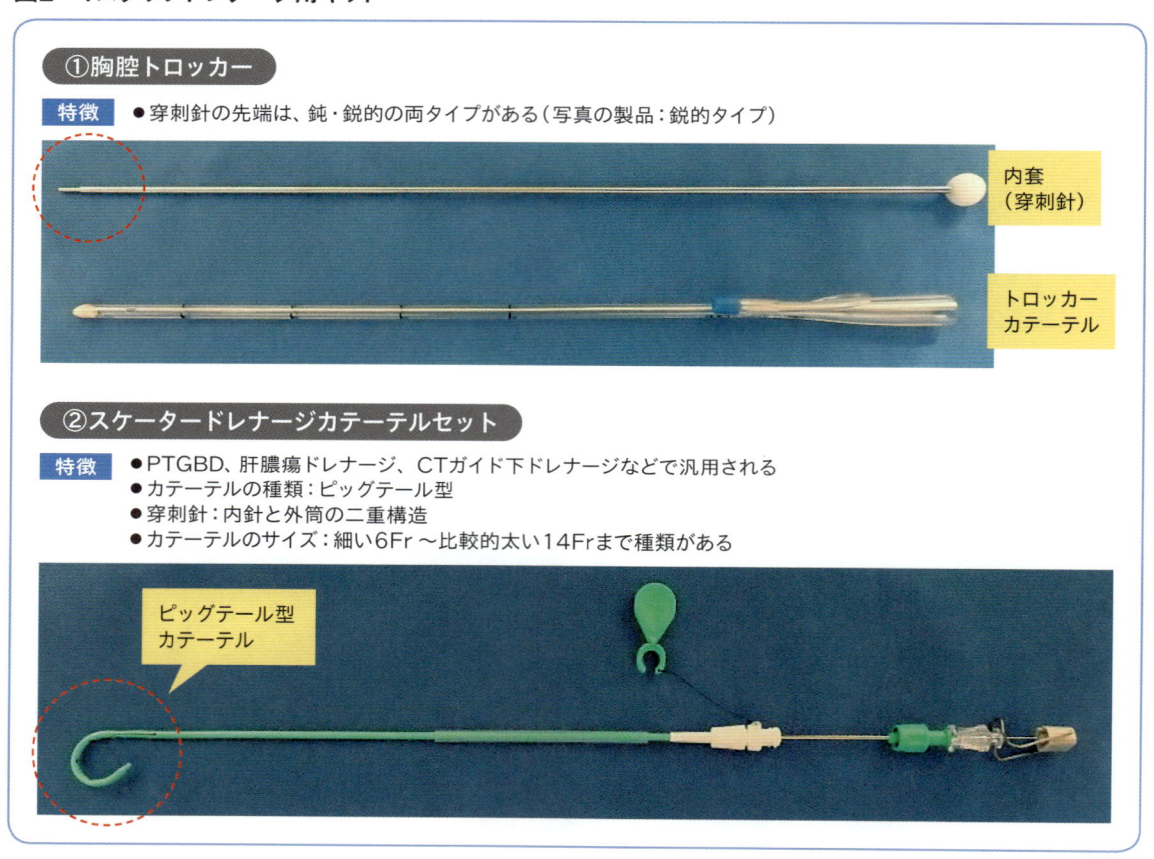

特徴
- PTGBD、肝膿瘍ドレナージ、CTガイド下ドレナージなどで汎用される
- カテーテルの種類：ピッグテール型
- 穿刺針：内針と外筒の二重構造
- カテーテルのサイズ：細い6Fr〜比較的太い14Frまで種類がある

ピッグテール型カテーテル

図3　経皮的膀胱瘻造設キット

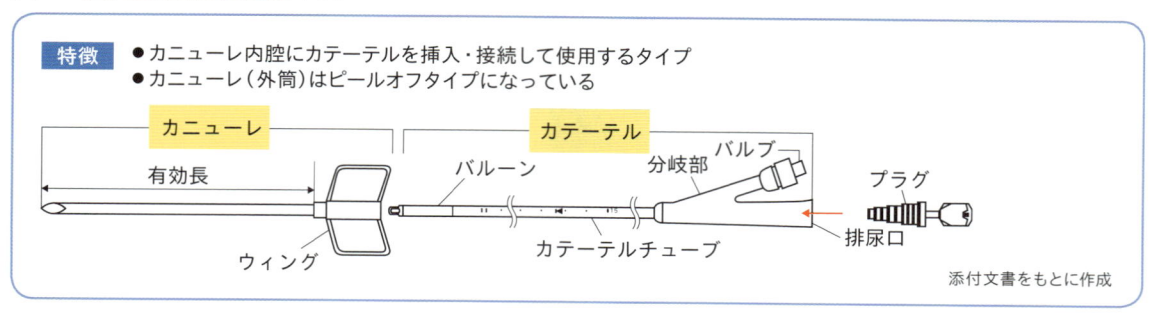

特徴
- カニューレ内腔にカテーテルを挿入・接続して使用するタイプ
- カニューレ（外筒）はピールオフタイプになっている

カニューレ：有効長、ウィング
カテーテル：バルーン、カテーテルチューブ、分岐部、バルブ、プラグ、排尿口

添付文書をもとに作成

[*1]【シース】＝カテーテルを挿入する際に体内への入口となる器具、外筒。

1 ドレナージに用いられる器具

切開器具

> **Point**
> - 皮膚切開で用いるメスには、先端が丸い「円刃刀」と尖った「尖刃刀」がある。
> - 膿瘍腔の大きさに応じて、「ペアン鉗子」「モスキートペアン鉗子」を用いて切開孔を開大する。
> - 膿瘍の状態にあわせて、メスによる「鋭的切開」またはペアン鉗子・モスキートペアン鉗子による「鈍的切開」を行う。

- ここでは、表在の感染性病変に対する切開処置に用いる必要物品（表1）について概説する。具体的な手技については、他稿を参照されたい（→p.265参照）。

消毒薬

- 手術野の皮膚の消毒には、10％ポビドンヨード（PVP-I）、10％ PVP-I配合50％エタノール製剤、0.5％クロルヘキシジングルコン酸塩（CHG）配合エタノール製剤を用いる。
- 創傷部位・粘膜には10％ PVP-I、0.01-0.025％ベンザルコニウム塩化物（BAC）、0.01-0.05％両性界面活性剤を用いる。

表1　表在感染性病変に対する切開処置の必要物品
①消毒薬
②滅菌覆布、滅菌ゴム手袋
③局所麻酔薬
④局所麻酔用注射器
⑤メス（図1）
⑥ペアン鉗子・モスキートペアン鉗子（図2）
⑦スワブ培地・滅菌スピッツ（図3）
⑧鋭匙（図4）
⑨洗浄用注射器・生理食塩水
⑩込めガーゼ、ペンローズドレーン（図5）

滅菌覆布、滅菌ゴム手袋

- 消毒後に術者は滅菌ゴム手袋を使用し、術野に穴あき滅菌覆布（ドレープ）を装着する。小さな膿瘍の場合、既製品では穴が大きすぎるため、穴のないドレープに予定切開線の大きさに応じた小孔をあけて使用する。

局所麻酔薬

- 高血圧などの循環器系の合併症、甲状腺機能亢進症、糖尿病などがない場合は、アドレナリン含有1％リドカイン塩酸塩を用いると切開部からの出血を少なくすることができる。
- 循環器系の合併症を有する患者では、高血圧、心不全、不整脈などを悪化させる可能性があるため、アドレナリンを含まない局所麻酔薬を使用する。

局所麻酔用注射器

- 5mLあるいは10mLの注射器（シリンジ）に27G注射針を装着して、局所麻酔を施行する。
- 局所麻酔薬は、小さな膿瘍では予定切開線に沿って注入し、大きな膿瘍では膿瘍の周囲に注入する。

メス（図1）

- 皮膚切開に用いるメスには、先端のとがった「尖刃刀」と先端の丸い「円刃刀」がある。ドレナージには、尖刃刀（No.11）や切開部の小さな円刃刀（No.15）を用いることが多い。
- 液体貯留の確認のために、18G注射針で試験穿刺を行うこともある。
- 表皮だけをメスにより切開し、真皮、皮下組織は電気メスで切開すると止血が容易である。

ペアン鉗子・モスキートペアン鉗子（図2）

- 皮膚、皮下組織をメスにて切開し、膿汁の排液が確認できれば、膿瘍腔の大きさに応じてペアン鉗子・モスキートペアン鉗子で切開孔を開大する。異物や壊死組織があれば、可及的に除去しておく。
- 膿瘍が皮膚に自潰しかけている場合、メスによる「鋭的切開」を行うと、組織が易出血性であるため止血に難渋することがある。この場合は、皮膚の脆弱部をペアン鉗子・モスキートペアン鉗子を用いて用手的に「鈍的切開」を行うこともある。

図1　メス

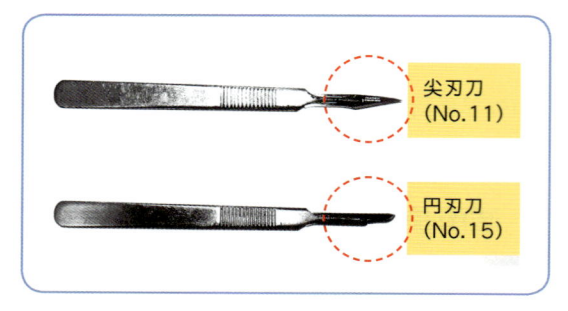

- 尖刃刀（No.11）
- 円刃刀（No.15）

図2　ペアン鉗子・モスキートペアン鉗子

- 先端の形状が直線状と曲線状のものがある

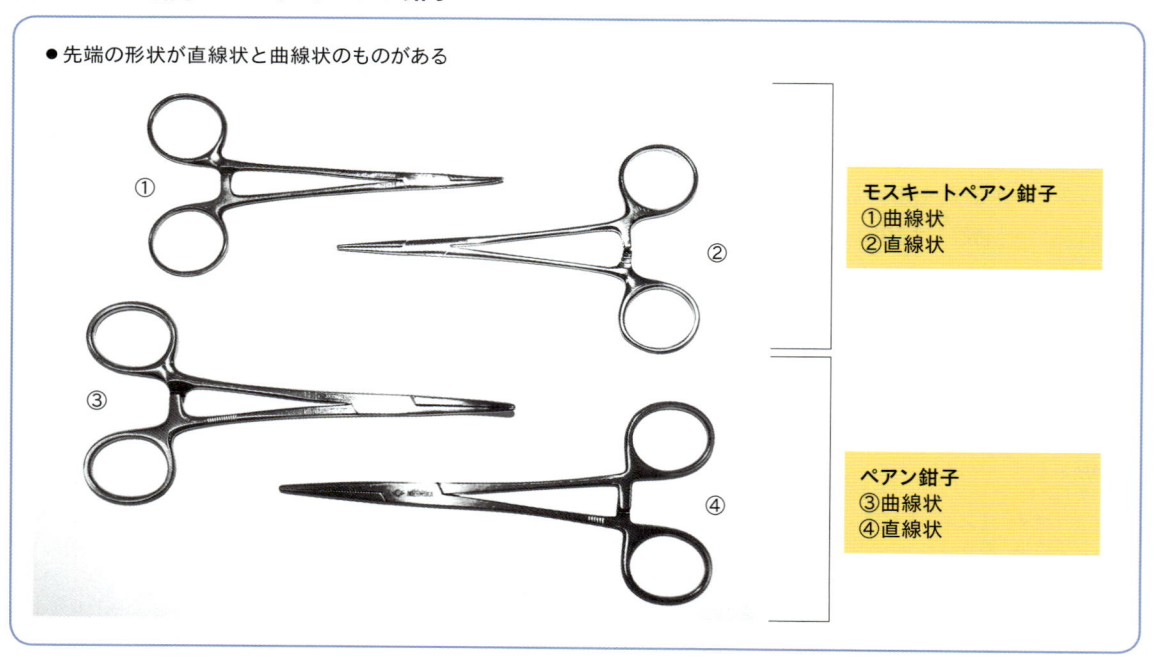

モスキートペアン鉗子
①曲線状
②直線状

ペアン鉗子
③曲線状
④直線状

図3　細菌培養容器

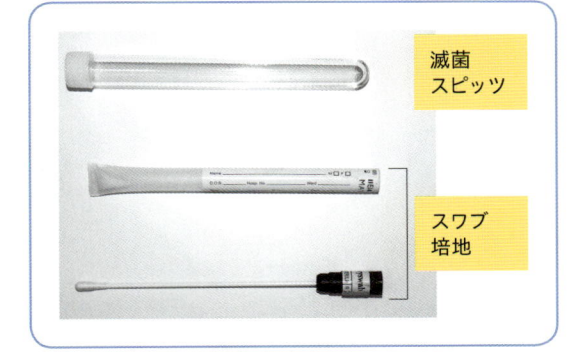

滅菌スピッツ

スワブ培地

図4　鋭匙

- 切開孔の大きさに応じて、各種サイズの鋭匙を使い分ける
  - ⓐ 8.3×11.8 mm
  - ⓑ 7.6×10.5 mm
  - ⓒ 7.0×9.6 mm
  - ⓓ 6.2×8.6 mm

図5　ペンローズドレーン

- 切開孔の大きさに応じて、各種サイズのドレーンを使い分ける

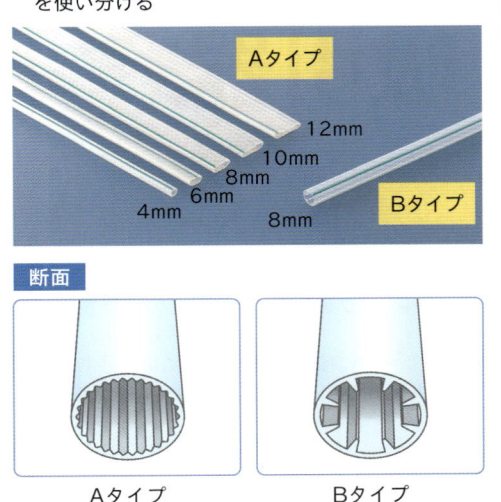

Aタイプ：12mm、10mm、8mm、6mm、4mm
Bタイプ：8mm

断面　Aタイプ　Bタイプ

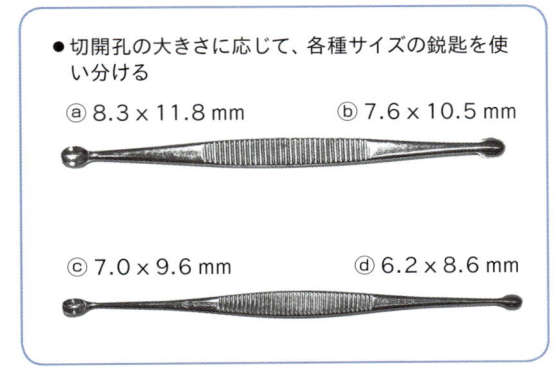

スワブ培地・滅菌スピッツ（図3）

- 起炎菌を同定するため、膿瘍腔の内溶液を注射器で吸引して、滅菌スピッツに入れる。もしくは、内容腔内を綿棒で拭いて、スワブ培地に入れて細菌検査に提出する。

鋭匙（図4）

- 膿瘍腔に比べて切開孔が小さい場合は、鋭匙により内腔を掻爬(そうは)して、内容を可及的に除去しておく。ただし、内腔は不良肉芽のため血管が豊富で、易出血性であるため、出血をきたさないように愛護的な操作が必要である。

洗浄用注射器・生理食塩水

- 20mLのシリンジに生理食塩水を充填して膿瘍内腔を洗浄する。
- 膿瘍腔が大きい場合には、シリンジに14Frのネラトンカテーテルを装着して、膿瘍腔内を十分に洗浄する。

込めガーゼ、ペンローズドレーン（図5）

- 切開孔が閉鎖しないように、切開部に込めガーゼを挿入しておく。ループ状にした数本のナイロン糸を挿入しておく方法もある（ナイロン糸ドレナージ）。
- 膿瘍腔が大きい場合は、ペンローズドレーンを留置する。

（石崎陽一）

❶ ドレナージに用いられる器具

吸引器

> **Point**
> ◆ 感染リスクを考慮して、現在の術後管理においては閉鎖式ドレーンが一般的である。
> ◆ ドレーンに接続する吸引器には、主に「電動式低圧持続吸引器」「チェスト・ドレーン・バックシステム」「機械式吸引システム」の3タイプがある。
> ◆ ドレナージ部位によって、適切な吸引圧の製品を選択、使い分けることが重要である。

- 近年、手術部位感染（SSI）に対する関心が高まるとともに、ドレーン管理についての考え方も変わってきた。米国疾病管理予防センター（CDC）の感染対策ガイドラインにおいては、閉鎖吸引式ドレーン（低圧持続吸引システム）を用いることが推奨されている。開放式ドレーンでは逆行性感染によるSSIを増加させることが証明され、現在では、ほとんどの手術で閉鎖式ドレーンが一般的となっている。
- ドレーンに接続する吸引器は、主に3タイプ（表1）に分類できる。
- ドレナージの部位によって、吸引圧の違いを考慮して吸引器の使い分けが必要である。
- 吸引器各種の使用方法については、Part3（p.271～）を参照されたい。

電動式低圧持続吸引器（図1）

- 腹腔内あるいは胸腔内に貯留した分泌物を、持続的に体外に誘導するための吸引器である。
- 吸引圧や吸引時間を自由に設定できるため、間欠的な持続吸引も可能となる。

表1　ドレーンに接続する吸引器

①電動式低圧持続吸引器

[特徴]
- 吸引圧・吸引時間を自由に設定でき、間欠的な持続吸引も可能

[製品例]
- メラサキュームMS-008EX（図1）（→p.298参照）
- ハマ・サーボドレインSD-3000（→p.294参照）

②チェスト・ドレーン・バック

[特徴]
- 胸腔ドレーンに用いられる
- 排液ボトル・水封室・吸引圧設定部の3連ボトル構成
- 吸引圧を自由に設定可能

[製品例]
- チェスト・ドレーン・バック（図2）（→p.286参照）
- エバキュエース（→p.274参照）

③機械式吸引器

[特徴]
- 持続的に吸引圧を発生させる機構と逆流防止弁が組み込まれている
- 製品によって吸引圧が異なる

[製品例]
- J-VAC®ドレナージシステム（図3-①、③）（→p.280参照）
- SBバック®（図3-②）（→p.272参照）
- クリオドレーンバック®（図3-④）

チェスト・ドレーン・バックシステム（図2）

- 胸腔ドレーン用に開発されたもので、吸引器（壁配管の吸引器や吸引ポンプ）に接続して、設定した吸引圧で低圧持続吸引ができる装置である。
- 「排液を貯留する部分（排液ボトル）」「水封室」「吸引圧設定部」の3つのチャンバーで構成されており、水封部に水を入れることによって、外気が逆流しないしくみとなっている。また、吸引圧設定部に注入する水の量によって、吸引圧を自由に設定することができる。

機械式吸引システム（低圧持続吸引システム）

- J-VAC®ドレナージシステムやマルチチャネルドレーンシステムなどのドレーンシステムは、用途によって吸引圧の異なるタイプの吸引器が存在する。
- いずれのシステムも、持続的に吸引圧を発生させる機構と逆流防止弁が組み込まれている。

1 バネ式吸引器（図3-①）

- 金属製のバネの働きにより、持続的な吸引圧を作り出すシステムである。
- 吸引圧は比較的高い。

2 バルーンによる吸引器（図3-②）

- SBバック®に代表される吸引器で、「吸引ボトル」と「排液ボトル」の2つのチャンバーからなり、吸引ボトルを陰圧にしてバルーンを膨張させ、バルーンの復元力によって陰圧を作り出すシステムである。
- 吸引圧は常圧用と低圧用の2種類が存在するため、用途によって使い分けができる。

3 シリコンバルブ型リザーバー（図3-③）

- シリコンの排液リザーバーを凹ませて吸引チューブを接続し、リザーバーの復元力で陰圧を作

図1　電動式低圧持続吸引器の例

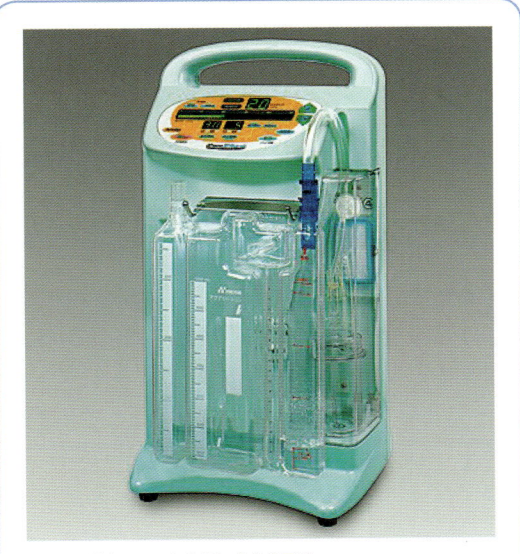

● メラサキューム MS-008EX
（泉工医科工業株式会社）

図2　チェスト・ドレーン・バック

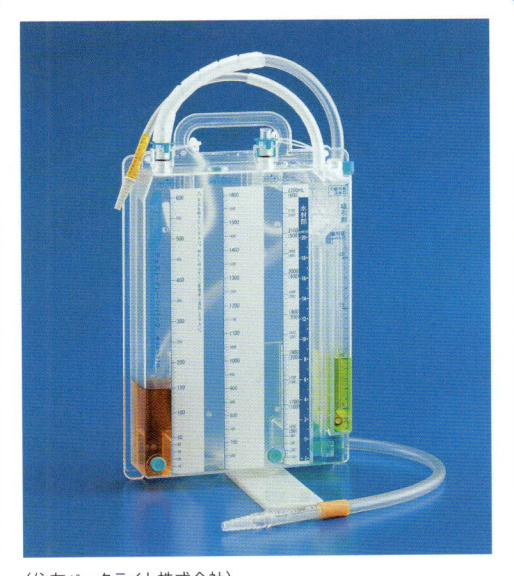

（住友ベークライト株式会社）

図3 機械式吸引システム（一例）

①バネ式吸引器

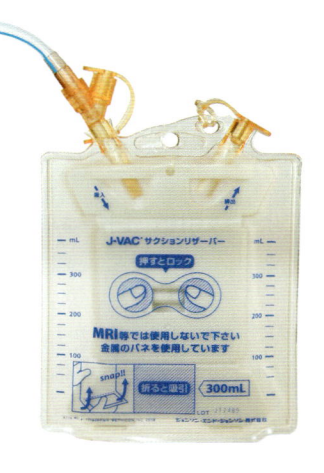

● J-VAC®ドレナージシステム（スタンダード型）
（ジョンソン・エンド・ジョンソン株式会社）

②バルーンによる吸引器

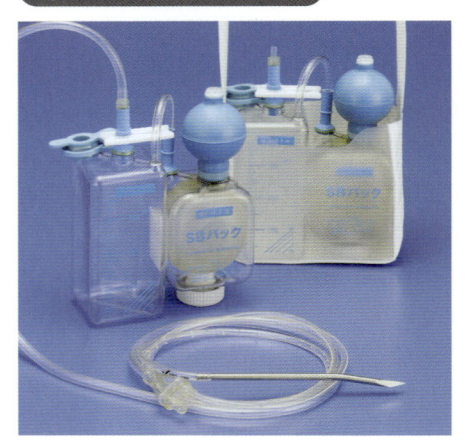

● SBバック®（住友ベークライト株式会社）

③シリコンバルブ型リザーバー

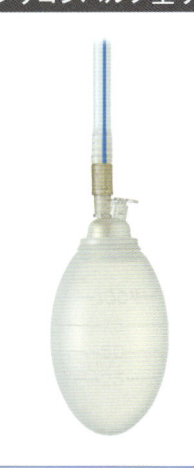

● J-VAC®ドレナージシステム（バルブ型）
（ジョンソン・エンド・ジョンソン株式会社）

④クリオドレーンバック®

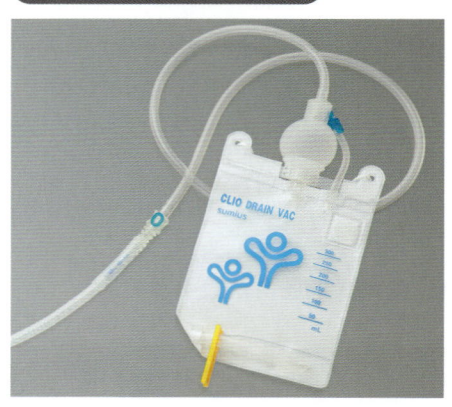

（住友ベークライト株式会社）

り出すシステムである。
- 吸引圧は、バネ式やSBバック®タイプに比べて低い。

4 クリオドレーンバック®（図3-④）

- 腹腔内のドレナージ用に開発された持続吸引システムで、排液バックの手前のゴム球を凹ませて超低圧吸引をかける。
- チューブが満たされたあとは、ゴム球を凹ませなければ、腹圧や落差圧を利用した排液方法に切り替えられる。

（三木健司）

PART 2 部位別ドレナージの実際と看護

- 脳神経
- 耳鼻咽喉
- 呼吸器
- 循環器
- 乳腺・内分泌
- 消化器①上部消化管
- 消化器②肝胆膵
- 消化器③下部消化管
- 泌尿器
- 婦人科
- 整形外科
- その他

② 脳神経

ドレーン

脳神経外科領域のドレナージ

主な適応
- ドレナージによって異なる（頭蓋内圧測定、急性水頭症、脳腫瘍、脳出血、クモ膜下出血、開頭術・頭蓋形成術などの術後、硬膜下・脳内血腫、脳膿瘍、脳腫瘍など）

目的
- 主に、①髄液循環の障害時に髄液を排液する、②術後の血液や滲出液を排液する、③クモ膜下出血による脳槽内の出血を排液するなど

合併症
- 頭蓋内圧亢進、脳ヘルニア、頭蓋内出血、感染など

抜去のめやす
- ドレナージ部位によって異なる

観察ポイント
- 髄液の流出や拍動、排液の性状・量および圧の設定や固定部などを観察する

ケアのポイント
- **圧の管理**：頭蓋内圧亢進や脳ヘルニア、頭蓋内出血など重大なリスクがあるため、移動や清拭、体位変換などの際は圧の設定に注意する
- **感染予防**：頭蓋内腔は非常に感染に弱く、髄液を排除するドレーンは長期留置となる場合も多いため、無菌操作や逆流防止、排液操作などケア前後の消毒の徹底などに努める

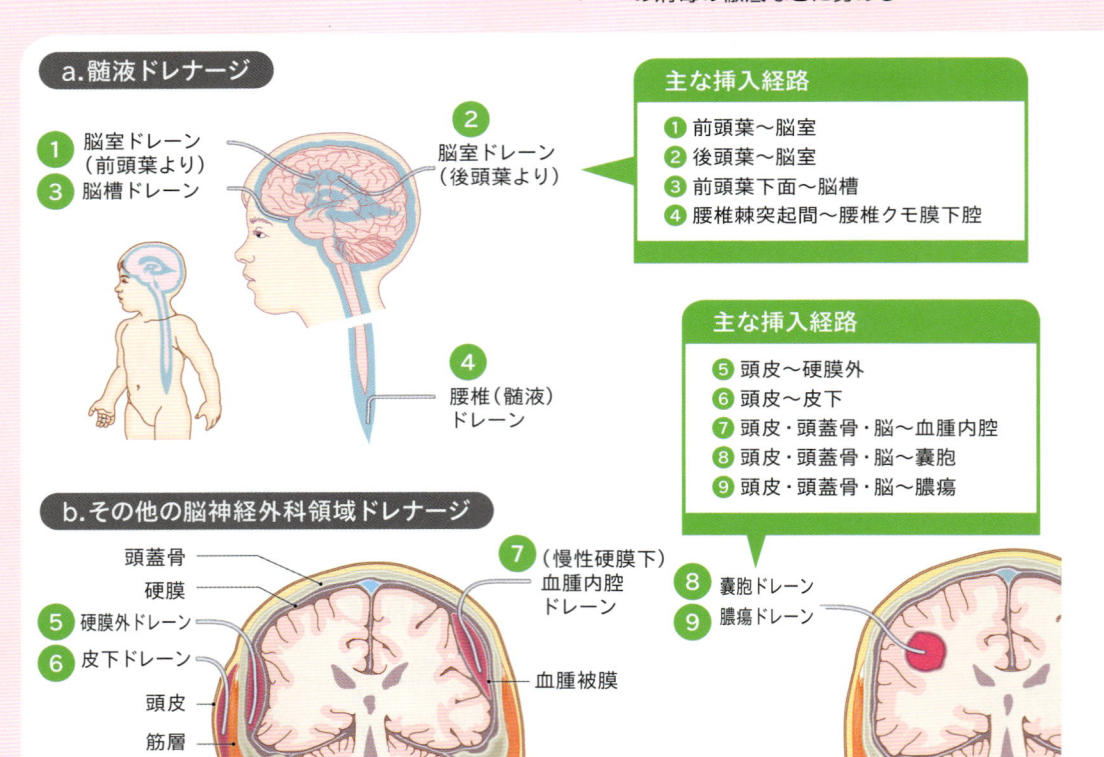

a. 髄液ドレナージ

1. 脳室ドレーン（前頭葉より）
3. 脳槽ドレーン
2. 脳室ドレーン（後頭葉より）
4. 腰椎（髄液）ドレーン

主な挿入経路
1. 前頭葉〜脳室
2. 後頭葉〜脳室
3. 前頭葉下面〜脳槽
4. 腰椎棘突起間〜腰椎クモ膜下腔

主な挿入経路
5. 頭皮〜硬膜外
6. 頭皮〜皮下
7. 頭皮・頭蓋骨・脳〜血腫内腔
8. 頭皮・頭蓋骨・脳〜嚢胞
9. 頭皮・頭蓋骨・脳〜膿瘍

b. その他の脳神経外科領域ドレナージ

- 頭蓋骨
- 硬膜
5. 硬膜外ドレーン
6. 皮下ドレーン
- 頭皮
- 筋層
7. （慢性硬膜下）血腫内腔ドレーン
- 血腫被膜
8. 嚢胞ドレーン
9. 膿瘍ドレーン

- 頭蓋内腔は閉鎖空間であり、頭蓋内腔からドレーンという形態で脳脊髄液（以下、髄液）や頭蓋内腔の液体を排除することは、とりもなおさず頭蓋内圧（脳圧）の変化をきたしうる。適切な圧の均衡を保つことが、脳という圧変化に敏感な臓器のためには非常に重要である。
- 頭蓋内（脳および髄液）は絶対的無菌環境にあり、かつリンパ組織がないこともあって感染抵抗性に乏しい。頭蓋外とつながるドレーンでは頭蓋内の無菌環境をいかに保つかということも重要となる。
- 脳神経外科領域におけるドレーンは、大きく2つに分類される。すなわち「髄液の排液を目的とするもの」と「それ以外のもの」である。
- 本稿では、まずドレナージを行うにあたって知っておくべき髄液循環について述べ、次に脳神経外科のドレーン一般に注意すべきことを述べる。個々のドレーンについては髄液循環にかかわるドレーンについて述べ、その後それ以外のドレーンについて解説する。

髄液循環

- 髄液腔は本来、互いに交通しているが、病的状態では流れが障害され、あるいは吸収が障害されることで頭蓋内圧亢進、ひいては生命の危険につながりうる。したがって髄液を排液するドレーン管理には髄液循環の知識が不可欠である。
- 髄液の産生量は成人で1日450〜500mL程度とされているが、全髄液量は約150mLであり、1日に3回入れ替わっている計算となる。
- 髄液の循環については、概念が大きく変わりつつある。これまで髄液は両側の側脳室で脈絡叢から産生されモンロー孔を通って第3脳室に入り、中脳水道を経て第4脳室に至り、第4脳室から正中のマジャンディ孔、両側のルシュカ孔を経てクモ膜下腔に流出し、その後、一部の髄液は脊髄周囲のクモ膜下腔を灌流しつつ最終的には大脳表面のクモ膜下腔を流れて上矢状静脈洞へと吸収されるとされていた。古典的な髄液循環経路の考え方である（図1）。
- 最近では、この経路で髄液は拍動しているが大きな流れをつくっているわけではない、髄液は脈絡叢以外に脳実質のなかでも血管から漏出するかたちでつくられている、脳室周囲の毛細血管からも髄液は吸収される、さらに脳神経に沿って髄液吸収経路があり、特に嗅神経からは鼻腔のリンパ管へと流出する経路もあるなどとする説（図2）が提唱され、従来の説が書き換えられつつある。
- 臨床の現場では、「古典的」髄液循環経路（図1）

図1　これまでの髄液循環の考え方

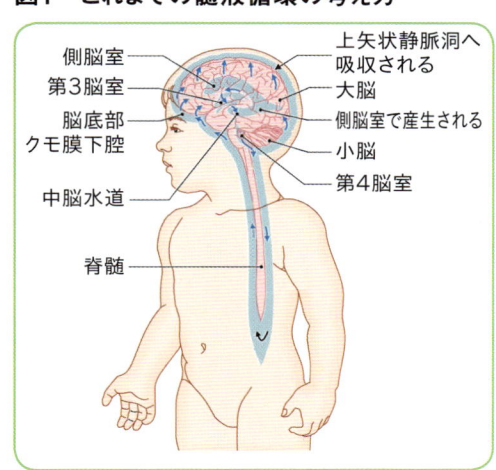

側脳室／第3脳室／脳底部クモ膜下腔／中脳水道／脊髄／上矢状静脈洞へ吸収される／大脳／側脳室で産生される／小脳／第4脳室

図2　新しい髄液循環の考え方

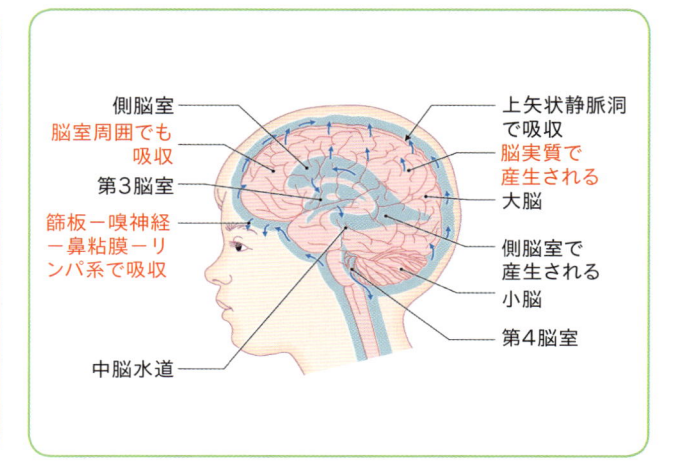

側脳室／脳室周囲でも吸収／第3脳室／篩板ー嗅神経ー鼻粘膜ーリンパ系で吸収／中脳水道／上矢状静脈洞で吸収／脳実質で産生される／大脳／側脳室で産生される／小脳／第4脳室

脳神経外科領域のドレナージ

が妨げられると水頭症を生じると考えてよい。松果体部に腫瘍があって中脳水道が圧迫される場合、小脳の出血で第4脳室が圧迫される場合などである。髄液循環の動態はともかく髄液腔が交通している経路を知っておくことが、髄液に関するドレーン管理に重要なことは今も変わらない。

脳神経外科領域のドレーン一般に注意すべきこと

1 圧管理：ドレーンの高さを管理する重要性

- 脳神経外科領域のドレーンは、ほとんどの場合ドレーン回路が用いられる。ときに先端をガーゼで覆うだけのドレーン（ペンローズドレーンなど）が用いられる他科とはこの点で大きく異なる。前述の通り、髄液は無菌であり感染に弱く、わずかな細菌の汚染でも重度の髄膜炎を引き起こす可能性が高いからであり、またドレーン挿入が頭蓋内圧管理を目的とすることが多いからである。
- ドレナージ回路自体は、大気圧との交通部（通常、フィルターを介している）のある「開放式ドレナージ回路」と、完全に閉鎖空間となっている「閉鎖式ドレナージ回路」とがある。
- 開放式ドレナージとしては「脳室ドレーン」「脳槽ドレーン」「腰椎ドレーン」などがあり、閉鎖式ドレナージとしては「硬膜外ドレーン」「硬膜下ドレーン」「血腫腔ドレーン」「膿瘍ドレーン」などがある（p.38図、表1）。
- 頭蓋内圧（脳圧）は頭蓋内のさまざまな疾患で上昇するが、それが脳へ血液を送る圧（血圧）より高くなると頭蓋内灌流圧が0となり、図3で示すように脳への酸素や栄養の供給が断たれ、結果的に脳の神経細胞の死に至る。
- 頭蓋内腔は小脳テント（小脳天幕）によって主として大脳が入るテント上と小脳・脳幹が入るテント下の「2つの部屋」に分かれる。頭蓋内圧亢進があるときにこれらの2つの部屋の圧に大きな差ができると、圧の高い方の内容物（脳）が反対側に入り込んで、脳幹を圧迫する脳ヘルニアを生ずる（図4〜6）。結果的に脳幹の機能障害を生じ呼吸障害・停止といった重大事態が生じうる。
- 頭蓋内圧の管理は、頭蓋内灌流圧の観点、および脳ヘルニア防止の2つの意味で脳神経外科において重要である。髄液腔に挿入されたドレーンは、頭蓋内圧（脳圧）測定や髄液を排除することによる頭蓋内圧コントロールを行うため、頭蓋内圧管理において重大な役割を果たす。
- 脳室ドレーンの項で詳細を述べるが、圧設定（通常、ドレーンの高さで設定される）のなされてい

表1　脳神経外科領域のドレナージ

髄液ドレナージ	●脳室ドレナージ ●脳槽ドレナージ ●腰椎ドレナージ
その他	●硬膜外ドレナージ ●血腫腔ドレナージ その他

図3　頭蓋内圧上昇の影響

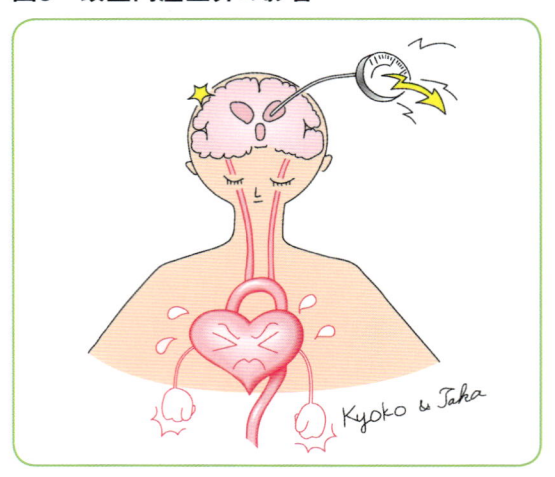

図4　代表的な脳ヘルニア（鈎ヘルニア、テント切痕ヘルニア）

例：急性硬膜外血腫のとき
- 圧迫される運動神経線維
- 急性硬膜外血腫
- 骨折
- 圧迫される脳幹部
- 圧迫される動眼神経
- 小脳テント
- 反対側の片麻痺、異常肢位
- 散瞳（瞳孔不同）対光反射の減弱、消失

図5　脳室ドレナージによる髄液の排除

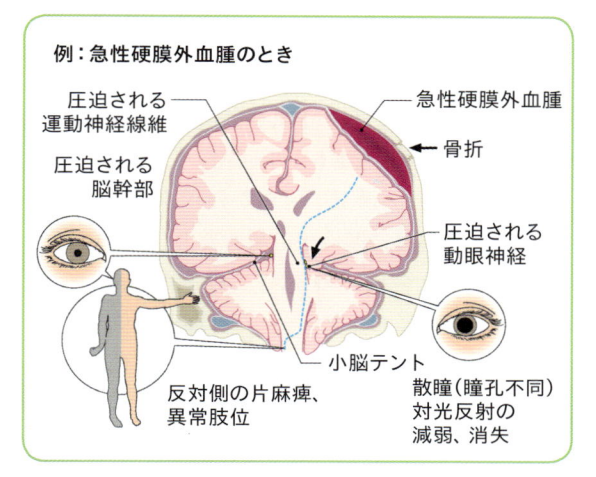

- 脳幹部が圧迫される
- 小脳テント
- 水頭症により下行性ヘルニア（両側性）の危険あり
- 脳室ドレナージにより脳室のサイズが減少し、脳ヘルニアの危険が減った

図6　脳室ドレナージによる頭蓋内圧のコントロール

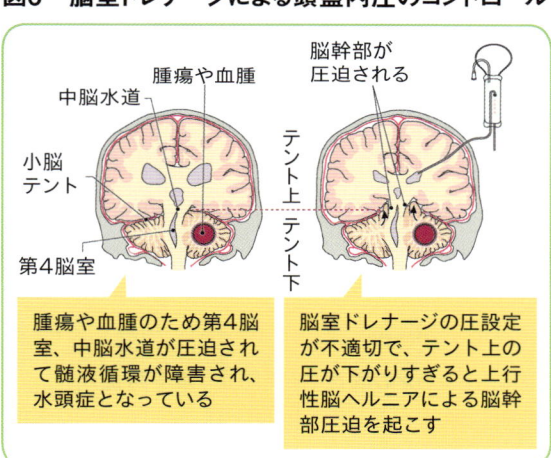

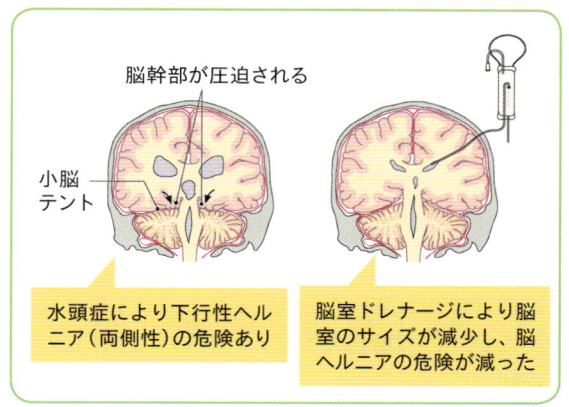

- 中脳水道
- 腫瘍や血腫
- 脳幹部が圧迫される
- 小脳テント
- 第4脳室
- テント上／テント下
- 腫瘍や血腫のため第4脳室、中脳水道が圧迫されて髄液循環が障害され、水頭症となっている
- 脳室ドレナージの圧設定が不適切で、テント上の圧が下がりすぎると上行性脳ヘルニアによる脳幹部圧迫を起こす

図7　髄液ドレナージの回路

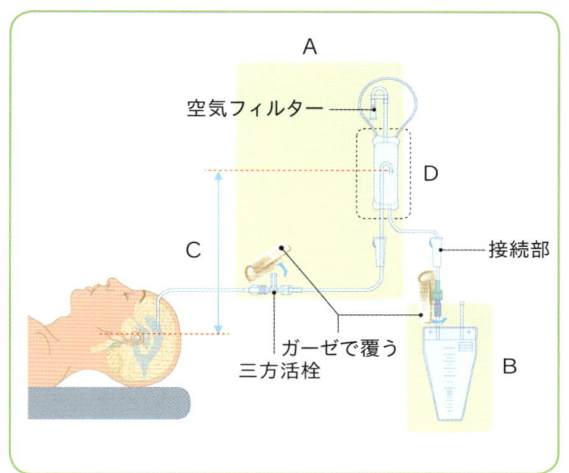

- A
- 空気フィルター
- D
- C
- 接続部
- 三方活栓
- ガーゼで覆う
- B

るドレーンで圧のコントロールに問題があって圧が上昇すると、ただちに頭蓋内圧亢進や脳ヘルニアが生じ生命の危険が出てくる。逆にドレーンの異常で頭蓋内圧が極端に下がると、頭蓋内静脈の破綻などによる頭蓋内出血の可能性が生じる。ドレーン（通常、ドレナージ回路が用いられる）と頭部との相対的な位置関係（高さ）の設定が重要となる。

● 具体的にはドレナージ回路（図7のC部）での高さで示されるドレーンの圧設定（額からの高さや、外耳道からの高さで指示されることが多い）が狂わないように、回路の固定、また頭部の高さの設定に注意を払う。患者を検査や体位変換、清拭などで移動する場合、一時的にドレーンを固定したり、短時間ドレーンをクランプする（後述）必要がある。また体位の移動後、再設定をきちんと確認する必要がある。

● 頭蓋内圧は通常8〜15mmHg（10〜15cmH$_2$O）が正常値であるが、これが常に30mmHgを超えるようになると、引き続きさらに圧の上昇を招くことが病態として知られている。その結果、頭蓋内灌流圧が低下し、あるいは脳ヘルニアのため、生命の危険が切迫してくる（図4）。

2 感染防止：無菌操作、逆流防止の重要性

- 前述のように、頭蓋内腔は非常に感染に弱い。しかも髄液を排除するドレーンは、ときには週単位の長期留置が必要となることもある。その意味からも、無菌操作は厳重に行う必要がある。
- 施設により基準があり、髄液ドレーンに関する排液操作を医師に限る施設もあるが、厳重な無菌操作に注意すれば看護師が行うことも差し支えない。この場合でも図7の回路のAの部分の操作は医師が行うことが望ましい。
- 図7で示すBの部分の操作の場合、消毒は必ずポビドンヨード（イソジン®）やクロルヘキシジングルコン酸塩エタノール消毒液（ヒビテン®アルコール）などの消毒薬を用い、鑷子での無菌操作下に数回の消毒を行ったのちに排液操作などを行う。操作の終了時、活栓を閉じ蓋をする前にも同様の厳重な消毒を行うようにする。アルコール綿での用手的な消毒での操作は行ってはならない。また、こういった回路の中継点は無菌のガーゼやドレープで覆うことが望ましい。
- ドレーン回路の空気フィルターが濡れる事態は、感染予防およびすみやかな髄液流出の観点から望ましくない。もし空気フィルターが濡れた場合は、すみやかにドレーン回路の交換を行う。
- 回路の滴下部以下に何らかの理由で流出障害が生じてD部に髄液が貯留したり、あるいはドレーンバッグ（図7のB部）に髄液が充満して髄液が逆流すると、ドレーンが不潔となりやすい。早急に回路の交換を行う、バッグの廃液を行う、流出障害の原因を取り除くなどの対処が必要である。
- 脳室ドレーン、脳槽ドレーンなどは留置が長期にわたることも多いため、皮膚からの感染に注意する必要がある。ドレーン刺入部の消毒を怠らないとともに、刺入部にイソジン®ゲルを塗布するなど感染予防に努める。

ケアのポイント
（脳神経外科領域のドレーン一般）

1. 抜去防止の工夫

- 脳神経外科領域におけるドレーンの抜去事故は、それ自体が患者の生命に直接かかわる事態となりうる。また、患者に意識障害があることも少なくないため、無意識の体動や手の動きによってドレーンが抜去されることのないように注意すべきである。
- 必要に応じて四肢、体幹の抑制が必要であり、ドレーンの固定方法にも工夫もこらす必要がある。
- 創部ガーゼの下で抜去防止の工夫が医師によってなされている場合もあるが、基本的にはガーゼの上に図8のようにドレーンのループを1つ作ることにより、外力が直接ドレーン挿入部にかかることを防止できる。

2. スパゲッティ症候群対策

- クモ膜下出血のクリッピング術後など、脳室、脳槽（場合によってはそれぞれ複数）、

図8　ドレーンの固定（抜去防止、落下防止）

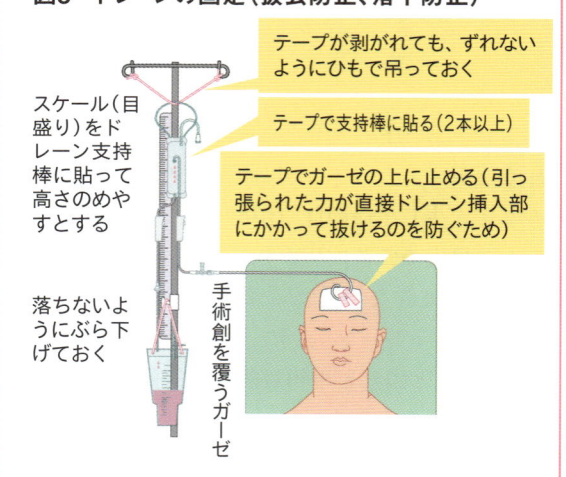

- テープが剥がれても、ずれないようにひもで吊っておく
- テープで支持棒に貼る（2本以上）
- テープでガーゼの上に止める（引っ張られた力が直接ドレーン挿入部にかかって抜けるのを防ぐため）
- スケール（目盛り）をドレーン支持棒に貼って高さのめやすとする
- 落ちないようにぶら下げておく
- 手術創を覆うガーゼ

硬膜外ドレーンなど狭い術野の周囲に多くのドレーンが挿入されることが少なくない。それぞれがからまないように適宜環境整備を行う。

- 特に脳室ドレーンと脳槽ドレーンは、同一素材のチューブ、回路が用いられることが多く、それぞれのドレーンの途中に小さな絆創膏（テープ）を貼り、「右脳室」、「脳槽」などのように区別して書いておくと取り扱いが容易となる。

脳室ドレーン

1 適応と目的

- ①脳圧測定目的、②急性水頭症に対する髄液排除目的、③脳腫瘍、脳出血、クモ膜下出血術後などの水頭症予防、脳圧コントロール目的の「安全弁」として挿入、④薬液や人工髄液の注入（灌流）目的などがある。

①脳圧測定目的

- 脳圧の測定は、クモ膜下チューブ、頭蓋骨（硬膜外）ボルトなどの方法が用いられることが多いが、脳室ドレーンをこの目的で用いることもある。

②髄液排除目的

- 高血圧性脳出血が脳室内に及んだ場合、重症クモ膜下出血でただちに根治手術ができない場合、脳腫瘍が中脳水道を圧迫して髄液の循環・吸収障害を起こした場合などに適応となる。
- いずれの場合でも、髄液循環の障害により、急激に脳室が拡大して水頭症となり、頭蓋内圧亢進をきたして生命の危険が生じた場合に適応となる。また、脳室内に出血が及んでいる場合、髄液とともに血液を流し出し、循環障害そのものの原因を軽減する目的もある。

③「安全弁」としての目的

- 術後管理として用いられる場合が主である。
- クモ膜下出血の術後管理の際、のちに述べる脳槽ドレーンとともに挿入され、髄液の循環管理に用いられる。また、小脳出血や小脳や脳幹の腫瘍などの後頭蓋窩の手術後、髄液循環の管理目的でも用いられる。
- 術後一過性であっても脳浮腫により髄液循環が悪化し、水頭症を生じて頭蓋内圧亢進をきたすことがある。このような場合には、脳室ドレーンを解放して圧のコントロールを図る。ただし、後頭蓋窩（テント下）の圧が高い場合、テント上の圧のみを下げると、上方への脳ヘルニアが起こる（図6）。ドレーンの開閉、あるいは圧の設定（ドレーンの高さの設定）が重要である。患者の状態把握、医師との綿密な意思疎通が重要である。

④頭蓋内灌流（注入）目的

- クモ膜下出血の術後、クモ膜下腔より血液を洗い流すための目的で脳室ドレーンより薬液を注入し、脳槽ドレーンより髄液を流出させることがある（図9、10）。この場合、流入量と流出量のバランスが大切であり、常に流出量が流入量を上回るようにする必要がある。
- 頭蓋内にものを入れる以上、無菌操作に特に注意が必要である。点滴セットを点滴バッグ（薬液のバッグ）に刺す場合には、ポビドンヨードやクロルヘキシジングルコン酸塩エタノール消毒液を用いて消毒のうえ、無菌操作に注意して行う。また、点滴液（薬液）はソフトバッグ（空気針の無用なもの）を用いる。

2 器材

- 既製品の脳脊髄液のドレナージ回路が用いられ

図9　脳槽ドレナージと脳室ドレナージを用いた頭蓋内灌流

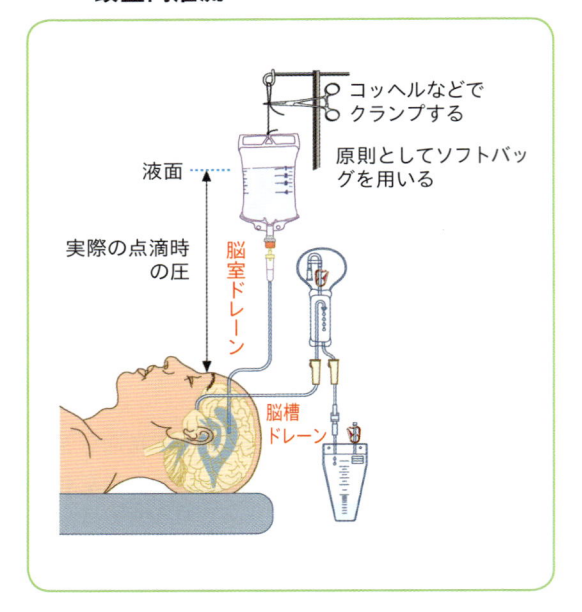

図10　頭蓋内灌流の実際

- 脳室に薬液を入れ、脳槽からドレナージし血性髄液を流している
- 髄液が粘稠なため、図7のD部に相当する部分に血性髄液が貯留しており、早めに流し出す必要がある

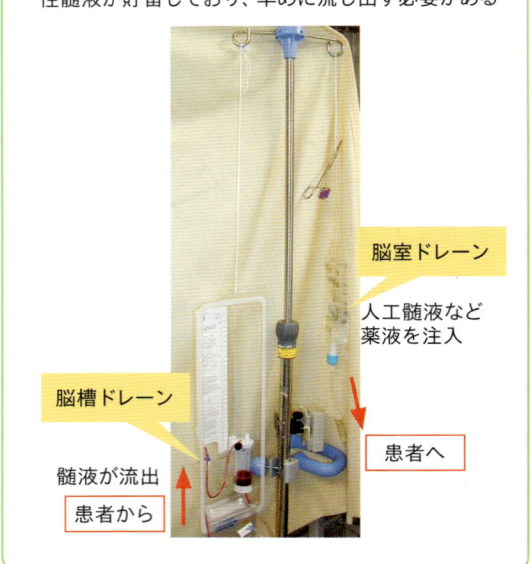

る。空気フィルターの付いた開放的ドレナージ回路である。

3　抜去のめやす

- 水頭症が改善、あるいは挿入の原因となった病態が改善した段階で、脳室ドレーンは抜去される。
- ドレーン高を徐々に上げ、髄液の流出量が少なくなってきた段階で、意識や神経所見の悪化がみられなければ抜去される。もちろん脳室-腹腔シャント術などの治療がなされれば、その段階でドレーンは抜去される。
- 髄液流出量が50mL/日程度以下になった段階で抜去されることが多い。

ケアのポイント
（脳室ドレーン）

1. 固定

- 固定については、前述したとおりである。
- 直接外力が加わっても抜けないような工夫が必要であるが、紹介した絆創膏（テープ）でループを作る方法などの場合、チューブが細くて柔らかいので、固定部で折れ曲がって回路の通過が悪くならないように注意する必要がある。
- 繰り返しになるが、脳圧の管理に直接に関係するため、ドレーンの高さの管理が重要である。ベッドの高さやベッドの背板の角度を変えた場合、設定された高さが変わらないようにドレーンの高さも変える必要がある。
- 座位での食事の許可が出ている場合、医師の指示に従って食事中はドレーンをクランプする必要がある。ワンタッチ式のクランプが接続された回路が用いられていない場合、ペアン鉗子の先をゴム管で覆ったもの（図11）やプラスチックの鉗子が用いられるが、重みでドレーンが引っ張られないように注意すべきである。2本以上のテープで体（頭部のガーゼの上など）に固定をする。

図11　ペアンによるクランプ

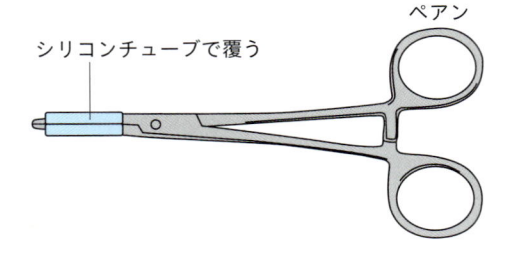

2. ドレーン挿入中の観察、異常時の対処

①滴下・拍動

- ドレナージ回路が用いられている場合（図7）、髄液滴下の様子や心拍に一致した拍動の様子を観察することが重要である。
- 一定のスピードで滴下が見られたものが急に滴下が見られなくなった場合や、拍動が見られなくなった場合、ドレーンのどこかが詰まっているか、折れ曲がっているか、あるいは脳室がすでに小さくなり流出が起こらなくなっていることが考えられる。
- 脳室が小さくなる機序としては、髄液の流出が多くて脳室が小さく（つぶれた）状態となっている場合と頭蓋内圧が高くなって脳室が押されて小さくなっていることがある。いずれにしてもそれまでの病態とは違ったことが起こっているのであり、患者の一般状態と照らし合わせて厳重な経過観察が必要となる。

②性状の変化

- 髄液の性状の変化には、常に注意すべきである。
- これまで透明であった髄液が急に血性を帯びてくる場合、特に注意を要する。どこかで新たに出血が生じている可能性がある。
- 濁りが生じてくると、炎症（髄膜炎）が起こっている可能性を考えなくてはいけない。
- 根治手術がなされていない動脈瘤が残存している、あるいは根治術前のクモ膜下出血の症例では、動脈瘤の破裂とともにドレーンから血性髄液が噴出してくるのが観察され、それに伴い患者の意識、呼吸はじめ一般状態の急激な悪化をみる。ただちに医師に報告し、また気道確保など全身状態の維持に努める。

③漏れ

- 創の上に当てられたガーゼが濡れてきた場合、ドレーンに髄液が流れずに周囲に漏れてきていることが考えられる。感染のリスクが高くなり、またドレーンを挿入している本来の目的からも望ましくない。まず回路の途中に折れ曲がりや閉鎖がないかなどの確認し、ただちに医師に報告、適切な処置が必要である。
- 医師がただちに処置できない場合、周囲を消毒し厚めのガーゼを当てなおして医師の処置を待つ。
- ドレーン回路の閉塞などがなく漏れが生じている場合（多くはドレーンの挿入が長期にわたる例であるが）、皮膚のドレーンの挿入部の周囲に一針の縫合を追加することも多い。

3. 排液の処理

- ドレーン排液バッグが充満してきた場合、排液が多量になると逆流のリスクがある。また、排液バッグ内で細菌繁殖の場所を提供していることとなる。
- 接続部を清潔操作で消毒し、排液バッグごと交換する。
- 排液量は個々の患者によって異なるが、1日の髄液産生量である約500mL/日以下がめやすである。

4. ドレーン抜去後の観察

- 抜去後、髄液の循環障害が完全に改善されていない場合、再び水頭症が悪化して意識障害、頭蓋内圧亢進症状などを生じることがあり、神経学的所見の観察を十分に行う必要がある。

脳槽ドレーン

1 適応と目的

- 脳動脈瘤破裂に伴うクモ膜下出血の場合に、クモ膜下腔に広がった血液が徐々に分解される。この分解産物が脳の動脈に影響して、脳血管攣縮（cerebral vasospasm、スパズム）を生じると考えられている。
- クモ膜下腔に広がった血液を髄液とともに体外に排除し、その後に起こる脳血管攣縮を予防あるいは少しでも軽減しようとする目的で行われるのが脳槽ドレーンである。
- 血液の洗い流しを早める目的で、脳室ドレーンから人工髄液や乳酸加リンゲル液の注入も行われる。この場合、脳槽ドレーンが流出路となる（灌流）（図9、10）。
- 後述するが、開頭術が行われないコイル塞栓術の術後では、腰椎のクモ膜下腔へ挿入したドレーンから血性髄液を排除する。

2 器材

- 通常は、脳室ドレーンと同様の器材が用いられる。

3 抜去のめやす

- クモ膜下出血の量にもよる。筆者らは出血量があまり多くないときでも2週間程度の留置を原則と考えている。

ケアのポイント
（脳槽ドレーン）

1. 固定
- 脳室ドレーンと同様の管理が必要である。高さの管理が重要である点も同様である。
- 一般的にはクモ膜下出血の術後には、血腫を洗い流すために脳槽から髄液を流出させることが大切である。つまり脳室ドレーンより脳槽ドレーンの圧設定を低くする（ドレーンの高さを低い場所とする）のが通常である。

2. ドレーン挿入中の観察、異常時の対処
- 脳室ドレーンと同様の観察が必要であるが、それに加え注意すべきことがある。特にクモ膜下出血の分解産物を洗い流す目的で前述の灌流が行われている場合、流出量は灌流のために流し込んだ液体量より多くなくてはいけない。もしin＞outであると、in-out差の液体は頭蓋内に残り、頭蓋内圧の亢進を生じる。
- 流出量が流入量より少ない場合、ドレナージ回路の途中が折れていないか、閉塞がないかなどを確認のうえ、一時灌流液の注入を中止して、医師に報告して指示を仰ぐ。
- 排液の量・性状は、脳槽ドレーンは、ほとんどがクモ膜下出血の術後挿入されることが多いため、通常は「淡血性」である。徐々に赤い色調は薄くなってくる。

3. 排液の処理
- 脳室ドレーンと同様である。

硬膜外ドレーン

1 適応と目的

- 硬膜外ドレーンは開頭術の術後、頭蓋骨の開頭部（骨をいったん切り取った部分）と硬膜の間に挿入され、硬膜の表面や骨の断端、皮下の筋肉、皮下組織からにじみ出る血液が貯留して脳

を圧迫するのを防ぐことを目的とする。
- 脳室ドレーンや脳槽ドレーンと異なり、本来髄液の流出を目的とするものではない。
- 開頭術の術後、あるいは頭蓋形成術の術後に設置されることが多い。

2 器材

- 脳室管よりも太い硬めのチューブが硬膜外ドレーンとして用いられ、その先端は排液バッグに直接接続される。陰圧の排液バッグが用いられることもある。
- 脳室ドレーンのようなドレナージ回路が用いられることはない。

3 抜去のめやす

- 通常、術翌日に抜去される。ときに48時間程度留置されることもある。
- 流出が自然に少なくなり、あるいは血性の流出液が透明になってくれば抜去可能である。
- 本来、硬膜は、水が漏れないように縫合されるが、わずかの髄液の漏れは起こりうるため、いつまでも硬膜外ドレーンを留置すると、硬膜の水漏れ部の修復が遅くなり、縫合不全から髄液の皮下貯留につながる。必要以上に長期に留置すべきではない。

ケアのポイント
（硬膜外ドレーン）

1. 固定

- 脳室ドレーンと同様であるが、髄液を扱うドレーンにくらべ、管の長さが短い。ループを作る余裕がないことが多い。
- 脳室ドレーンにくらべて丈夫なドレーンが用いられるので、頭皮への固定もより確実にされていることが多い。
- 排液バッグは頭蓋内の血液や滲出液を弱い陰圧で吸引することを目的として、ベッド上あるいはベッドより少し低く置かれることが多い（図12）。

2. ドレーン挿入中の観察・異常の対処

- ドレーンの流出液は当初「血性」で、徐々に量が減少するとともに血性も徐々に薄くなる。
- 血性の排液が、流出量が減少せず続く場合は注意する。出血傾向が生じていたり、硬膜や皮下の血管に対する止血が不完全で再出血している可能性を考える必要がある。
- いままである程度流出があったものが急になくなる場合は、凝血塊がドレーンをふさいでいる可能性がある。
- 流出液に異常がみられる場合、いずれにし

図12　排液バッグの位置

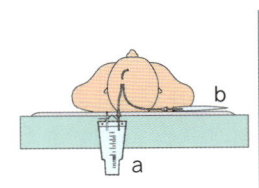

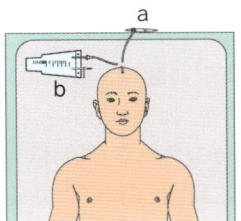

aまたはbの位置に置く

ても頭蓋内（硬膜外）に血腫を形成している危険があり、患者の意識状態、神経症状を詳細に観察する必要がある。これらにわずかでも異常が認められた場合は、医師に報告し、早期にCTスキャンなどの検査を行う。
- 凝血などが詰まりやすいドレーンであり、（医師より特に禁止されていない場合には）適宜ドレーンをしごいて流出を促すようにする。現在使われている素材であれば切断の可能性はあまりないが、引きちぎることのないように十分に注意する。
- 通常の流出量であれば、ドレーンが抜去されるまで排液バッグを交換する必要はない。

皮下ドレーン

- 脳神経外科領域では、皮下ドレーンが留置されることはあまり多くない。特殊な開頭術で皮下の出血が多い場合や、感染が疑われる場合などに用いられることがある。
- 頭蓋形成術では、形成する人工骨に多くの穴が空いている場合、あるいはチタンメッシュが用いられる場合など、硬膜と骨との間の出血も皮下に漏れるので、硬膜外ドレーンを留置せずに皮下ドレーンを留置して、滲出液やわずかな出血を排除する場合もある。
- 基本的な管理は、硬膜外ドレーンとほぼ同様と考えてよい。

血腫腔ドレーン（慢性硬膜下血腫）

1 適応と目的

- 慢性硬膜下血腫は、硬膜と脳表との間に徐々に血液混じりの液体が貯留して、脳を圧迫し症状を呈する病態である。数週間〜数か月前に軽微な頭部外傷の既往があることが多いが、既往のはっきりしないことも少なくない。
- 硬膜下血腫は、硬膜の下に被膜に覆われて存在する。血腫はさらっとした液体のことが多いが、かなり粘稠な液体のこともある。
- 手術は、穿頭術により硬膜を切開し、血腫を流出させ、また場合により術中に血腫を洗浄するが、術中処置のみでは血腫は十分に流出しない。残存血腫の流出を図り、圧迫されている脳がもとの位置に戻ってくることを促すために、術中ドレーンを留置し、術後流出させる。

2 器材

- ドレーンは、既製品（同素材）の脳室管またはやや太めの脳室管、排液バッグが用いられる。
- ドレナージ回路は用いず、直接排液バッグに接続される。硬膜外ドレーンと似た状態となる。

3 抜去のめやす

- 通常、術翌日または翌々日に抜去される。CTなどで血腫内容が十分に流出したと判断された場合に抜去される。
- まだ血腫の残存があり、かつドレーンの流出が不十分となってきた場合、ドレーンを数cm引き抜き、さらに半日から1日程度血腫内容の流出を促してから抜去することもある。

ケアのポイント
（血腫腔ドレーン）

1. 固定

- 固定時の注意点は、脳室ドレーン、硬膜外ドレーンと同様である。
- 排液バッグの設置方法は、硬膜外ドレーンと同様、通常ベッド上あるいはベッド直下に置かれることが多い。

2. ドレーン挿入中の観察・異常の対処

- 流出量、性状の観察が重要である。
- 通常、50〜60mL/日程度の流出量である。
- 「暗赤色」あるいは若干「キサントクロミー（黄色調）」を帯びた血腫内容液、および血腫を洗浄した場合は洗浄液（本来無色透明）が混じったものが流出してくる。
- 血腫の被膜が完成していない場合など、流

出液の主体が髄液となることがある。
- ドレーン抜去までに排液バッグが充満するほどは流出しないことが多いが、もし充満した場合は、脳室ドレーンと同様、無菌操作に十分に気をつけて排液バッグの交換を行う必要がある。
- ドレーンは血腫内腔に挿入されているが、血腫は被膜に取り囲まれているとはいえ、その被膜自体は丈夫なものではない。薄い被膜1枚を隔ててドレーンは脳と接しているため、硬膜外ドレーンとは異なり、流出不良時にしごく（ミルキング）操作は医師の指示がない場合は行わないほうがよい。

腰椎ドレーン（スパイナルドレナージ）(図13)

1 適応と目的

- 腰椎クモ膜下腔に挿入し、髄液の排除を目的とする。脳室から腰椎クモ膜下腔までの髄液の交通にブロックがないことが大前提となる。
- 主な適応を表2に示す。

2 器材と挿入・固定方法

- 腰椎硬膜外麻酔のドレーンセットがそのまま用いられる。
- 硬膜外針を腰椎穿刺に用いる。硬膜外麻酔時

表2　腰椎ドレーンの主な適応

①クモ膜下出血で、コイルによる動脈瘤塞栓術が行われた場合
● 血性髄液を洗い流す目的での挿入（脳槽ドレーンの項目を参照） ● 開頭術が行われていないため、腰椎ドレーンで血性髄液を排除する
②外傷による頭蓋底の小さな骨折に伴い、髄液漏がある場合
● 床上安静で髄液漏が止まらない場合、腰椎ドレーンから髄液を排除して髄液圧（頭蓋内圧）を下げ、その間に髄液漏の治癒を期待する
③皮下に髄液の貯留があり、単純な圧迫ではなかなか治らない場合
● 後頭蓋窩手術の術後など
④脳を術中圧排することが大きい場合
● 頭蓋底腫瘍の手術など ● 術前にドレーンを挿入、術中髄液を排除して脳の圧排を容易とし、さらに頭蓋底手術の術後の髄液が皮下や副鼻腔に漏れることを防止する
⑤交通性水頭症で直達手術（シャント術）がただちにできない場合
● 手術前に、水頭症による意識障害など症状の改善を図る
⑥重症の細菌性髄膜炎があり、通常の抗生物質全身投与では対処が困難な場合
● 髄液の循環をよくすることで細菌の繁殖を抑え、また、場合によってはドレーンを経由して抗生物質の髄注（髄腔内投与）を行う

図13　腰椎ドレナージの固定

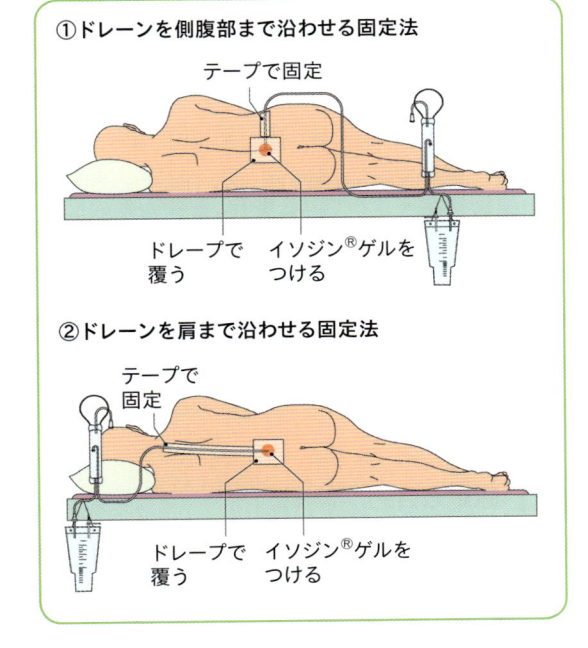

①ドレーンを側腹部まで沿わせる固定法

②ドレーンを肩まで沿わせる固定法

と同様に、腰椎穿刺の体位をとった患者に穿刺し、硬膜外で針を止めずにそのまま硬膜下クモ膜下腔に進め、そこからドレーンを挿入する。
- ドレーンは皮膚に一針固定し、さらにドレープで覆い、側腹部までテープで固定してからベッド上を這わす（図13-①）。あるいは肩まで這わせてテープで確実に固定する（図13-②）。
- ドレーンの先端は脳室ドレーンと同様、ドレナージ回路に接続する。

3 抜去のめやす

- 目的により挿入期間が異なる。周術期管理目的で挿入された場合は数日で抜去されることもあるが、クモ膜下出血や重症髄膜炎の場合は1〜2週間に及ぶこともある。
- あまりに長期にわたる場合は、感染の危険が増すため、入れ替えが必要な場合がある。

ケアのポイント
（腰椎ドレーン）

1. ドレーン挿入中の観察・異常時の対処

- 髄液の流出、拍動を認めるかどうか確認する。
- 基本的に、ドレーンの管理は脳室ドレーン、脳槽ドレーンと同様であるが、クモ膜下腔に挿入されているドレーンが細いため閉塞しやすい。
- ドレーン刺入部からの漏れを認めたときは、脳室ドレーン、脳槽ドレーンと同様に感染の機会が増えるので、医師に報告して早めの処置が必要である。
- 腰髄、馬尾で神経根にドレーンチューブが触れるために、坐骨神経痛様の痛みや腰痛を生じることがある。この場合、痛みが楽な姿勢で安静をとらせるとともに、医師に報告して適切な処置を講ずる。
- 排液は髄液であり、脳室、脳槽ドレーンと同様であり、無色透明が基本である。クモ膜下出血であれば血性やキサントクロミーを呈し、感染すると白濁する。

2. 排液の処理

- 1日1回、または排液バッグが充満した場合、排液バッグを交換する。
- 脳室ドレーン、脳槽ドレーンと同様に、無菌操作に注意する。

その他のドレーン

- 脳膿瘍、脳腫瘍、脳内血腫の術後に血腫腔などに挿入されることがあるが、多くはない。それぞれの症例に応じて医師の指示もかなり異なる。
- 脳膿瘍に挿入されている場合、感染が他の部位に及ばないように十分な注意を図ることが望ましい。

脳内視鏡手術後のドレーン

- 脳神経外科の代表的な内視鏡手術として、側脳室にファイバースコープを挿入して行う手術の場合について記載する。

1 適応と目的

- 水頭症に対する手術、および腫瘍の生検術の術後にドレーンが挿入されることが多い。

- 水頭症に対しては、第3脳室の底部に窓を開け、髄液を脳底部のクモ膜下腔に流出させて水頭症を改善させる（第3脳室底開窓術）。
- 脳室系に接している腫瘍に対しては、内視鏡下に生検術を行う。腫瘍があるために髄液循環が障害されている場合は、第3脳室底開窓術を追加する。

2 器材と固定

- 通常の脳室ドレーンと同様の器材が用いられる。固定についても変わることはない。

3 抜去のめやす

- 手術翌日のCT検査で大きな問題がなければ、翌日抜去されることが多い。ときに2日目の抜去となることもある。
- 長期の留置は、硬膜下の水腫（外水頭症）を生じる危険があるとされている。

ケアのポイント
（脳内視鏡手術後ドレーン）

1. ドレーン挿入中の観察、異常時の対応

- 観察、異常時の対応は、通常の脳室ドレーンの場合と同様である。
- 内視鏡手術後で注意すべき点を、以下に付け加える。
- ドレーンは、開放されている場合とクランプされている場合がある。
- 水頭症が手術で治療されている場合、安全弁としてドレーンは挿入されていても髄液を流出させていないことも多い。この場合、手術による新たな第3脳室の底の髄液の流出路が何らかの理由で閉塞すると、再度水頭症による症状をきたす。具体的には頭痛、悪心、意識障害など頭蓋内圧亢進症状を呈した場合は、ただちにあらかじめ指示された高さでドレーンを開放し、医師に連絡する。
- 排液の性状・状態は、通常は透明な髄液であることがほとんどである。
- 生検した腫瘍組織から再出血があると髄液が血性を増すので、この場合もただちに神経所見、全身状態を医師に報告する。

2. 排液の処理

- 脳室ドレーンの場合と同様である。

---

*

- 脳神経外科領域におけるドレーン管理のポイントを表3に示す。
- 管理の基本に述べた圧管理と無菌操作の重要性に注意しつつ、ドレーンの状態に変化があった場合（流出量、排液の性状、抜去後など）は、それに応じて、意識、局所神経症状などの神経学的所見の変化を十分に観察・評価することが、脳神経外科におけるドレーン管理のポイントである。

（藤巻高光、大内道晴）

表3 脳神経外科領域のドレーン管理の基本

① 感染：頭蓋内腔は特に感染に弱い。無菌操作を厳重に行う
② 高さ：ドレーンの高さは圧力に関係する。弱い脳を保護するため、高さの管理に注意する
③ 拍動：頭蓋内圧は心拍に同期して拍動する。ドレーンも拍動があるのが本来で、拍動がなくなったら注意する
④ 髄液：髄液は450〜500mL/日つくられる。全髄液量は150mLで、1日3回入れ替わっている。したがって、髄液ドレーン流出不良は、頭蓋内圧亢進につながる恐れがあるため注意する
⑤ 神経症状：ドレーンの状態が変わったら、必ず神経症状もチェックする

❷ 耳鼻咽喉　ドレーン

頭頸部手術後ドレナージ

主な適応
- 「唾液腺手術」「喉頭全摘術」「耳下腺手術」「頸部リンパ節郭清術」「甲状腺手術（→p.110）」など

目的
- 血液や滲出液を排液し、「術後血腫」「死腔」など合併症を予防、早期発見する

合併症
- 血管損傷、出血、感染、神経損傷

抜去のめやす
- 排液量10mL/日以下がめやす。通常の頸部手術では、術後2～5日程度で抜去可能

観察ポイント
- ドレナージのルート・固定・圧のほか、排液量・性状、挿入部の感染、皮膚トラブルなどを観察する

ケアのポイント
- **ドレーン固定**：屈曲しないよう前開きの衣服で、離床時も引っ張られない位置に固定する
- **排液の観察**：性状・量を観察し、合併症の予防・早期発見に努める

a. 喉頭全摘術

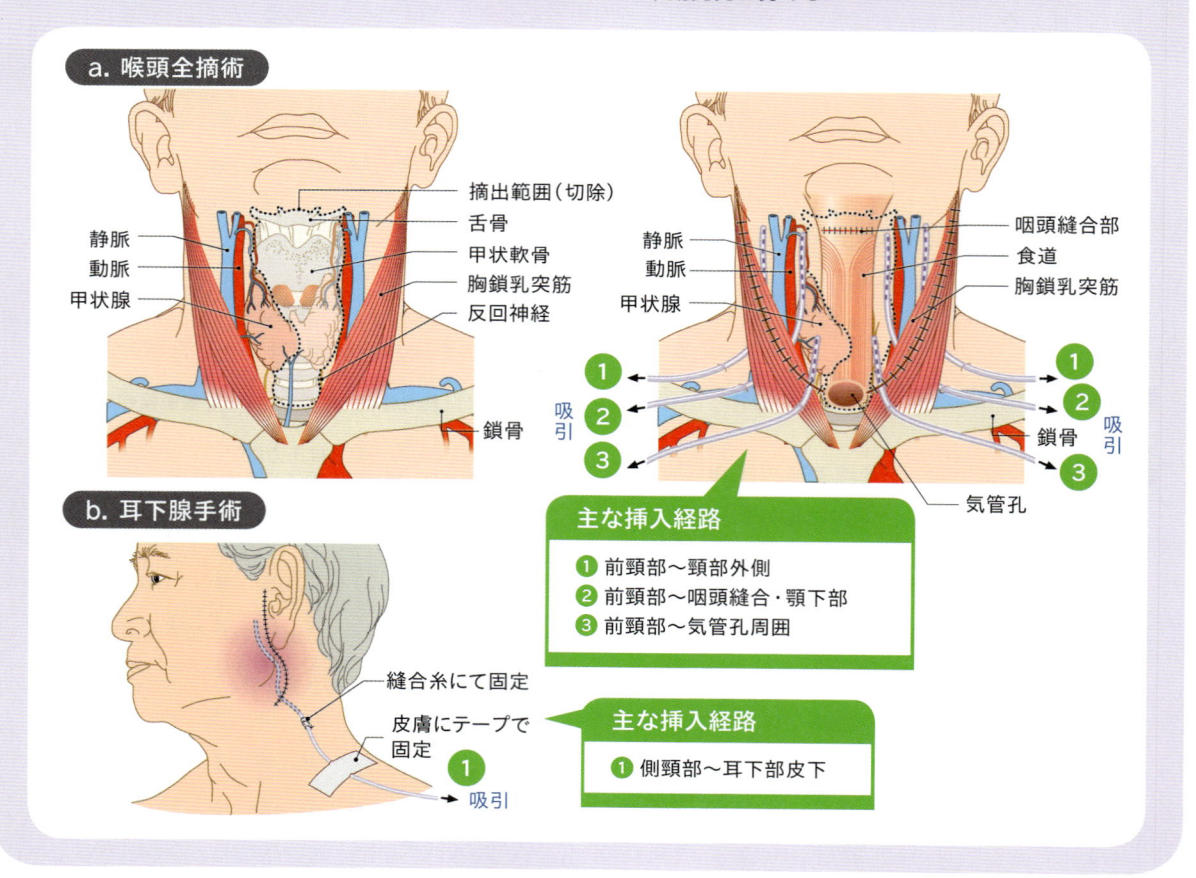

（左図ラベル）摘出範囲（切除）、舌骨、甲状軟骨、胸鎖乳突筋、反回神経、静脈、動脈、甲状腺、鎖骨

（右図ラベル）咽頭縫合部、食道、胸鎖乳突筋、静脈、動脈、甲状腺、鎖骨、気管孔
① ② ③ 吸引

主な挿入経路
1. 前頸部～頸部外側
2. 前頸部～咽頭縫合・顎下部
3. 前頸部～気管孔周囲

b. 耳下腺手術

縫合糸にて固定、皮膚にテープで固定
① → 吸引

主な挿入経路
1. 側頸部～耳下部皮下

頭頸部手術後ドレナージの定義

- 頭頸部は、腹腔や胸腔のような腔の構造ではなく、術後の血液や滲出液が貯まるスペースがないように思われがちだが、唾液腺手術・喉頭全摘術、耳下腺手術・頸部リンパ節郭清術・甲状腺手術といった頭頸部外科で行われる手術の術後においては、ドレーンは合併症の予防・早期発見するために重要である[1]。
- 頭頸部手術におけるドレーンは、術式や手術部位により、刺入部や本数が症例ごとに変わる。ドレーンの目的を正しく理解し、臨機応変に観察やケアを行うことが求められる。

目的と適応

1 術後血腫の予防

- 頭頸部の場合、腹腔や胸腔のようにスペースに余裕はないため、少量の出血が起こっても皮下や組織間隙に血腫が生じやすい。
- 手術では当然、十分な止血が行われるが、閉創後も微少な出血(oozing)はどうしても起こりうる。さらに、麻酔覚醒後の血圧上昇や体動により、それらの量は増加する。これらの血液を予防的ドレナージによって体外へ排出し、血腫の形成を防ぐことが必要である。

2 死腔の予防

- 腫瘍の摘出やリンパ節郭清によって、組織が切除された部位や血腫が生じた部分には死腔を生じやすい。特に顎下部や鎖骨上窩に生じやすく、死腔は「感染」や「膿瘍形成」の原因となり、頸動脈周囲に感染が波及すると「血管破綻」を起こす。
- 喉頭全摘や遊離空腸再建のような咽頭粘膜縫合を行う手術では、縫合部周囲に死腔が生じると「咽頭瘻孔」の原因となりうる。
- 閉鎖式ドレーンと低圧持続吸引システムを用いて、創部内を陰圧に保ちつつ排液を行い、組織間を密着させながら死腔を生じないように治癒させることが重要である(図1)。

3 適応

- 「唾液腺手術」「喉頭全摘術」「耳下腺手術」「頸部リンパ節郭清術」「甲状腺手術」などが、頭頸部手術後ドレナージの適応となる。
- 一方、慢性中耳炎の「鼓室形成術」や慢性副鼻腔炎などに対する「鼻・副鼻腔手術」では、ドレナージはほとんど行われない。

挿入経路と留置部位

- **耳下腺手術**：耳下部皮下で顔面神経と接触しない位置に留置する。
- **気道・食道系に達する創となる手術や頸部郭清など**：臥位になった際に、邪魔にならないように頸部前面から挿入し、手術範囲で異なるが、特に死腔を生じやすい顎下部、後頸部、鎖骨上窩、気管傍に留置する。

合併症

1 ドレーン刺入・留置の合併症

①血管損傷・出血

- ドレーンを留置するときは、皮膚の内側から外側に向かって刺入するが、その際に皮下の静脈を損傷することがあり、術後血腫や刺入部からの出血を引き起こすことがある。

②神経損傷

- 血管損傷と同様に、刺入の際に神経を損傷することがある。

図1　ドレナージによる死腔予防効果

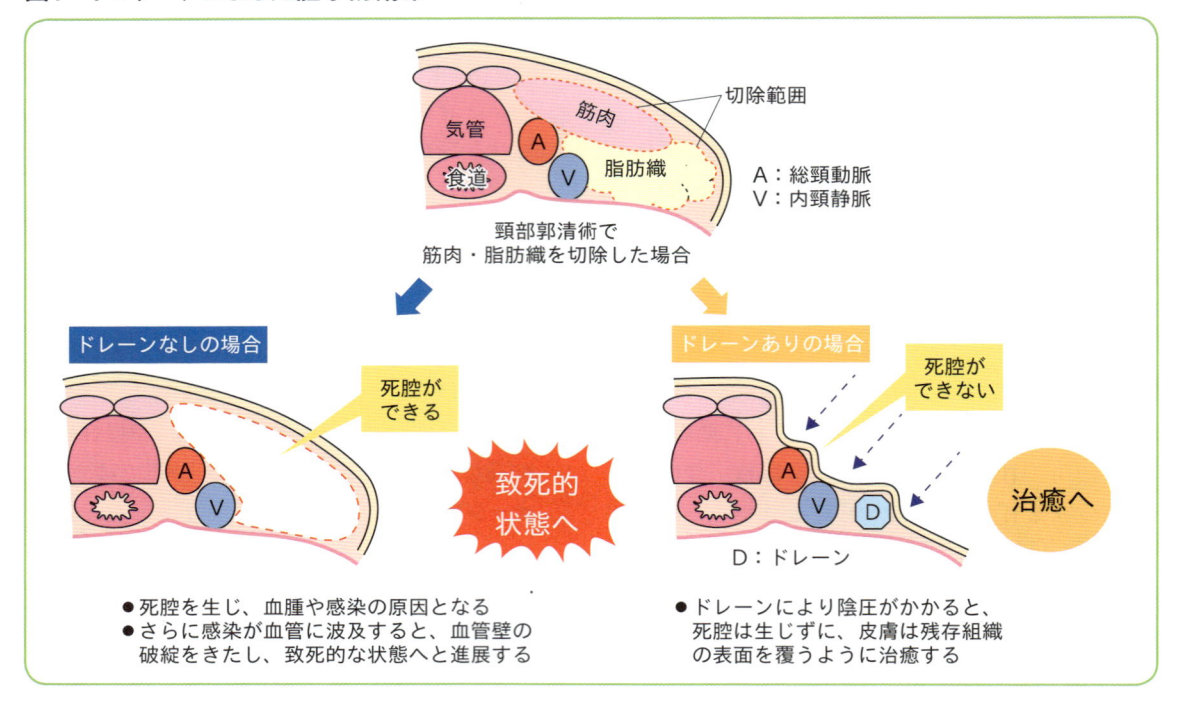

（図：頸部郭清術で筋肉・脂肪織を切除した場合）
- 切除範囲／筋肉／脂肪織
- A：総頸動脈
- V：内頸静脈

ドレーンなしの場合：死腔ができる → 致死的状態へ
- 死腔を生じ、血腫や感染の原因となる
- さらに感染が血管に波及すると、血管壁の破綻をきたし、致死的な状態へと進展する

ドレーンありの場合：死腔ができない → 治癒へ
- D：ドレーン
- ドレーンにより陰圧がかかると、死腔は生じずに、皮膚は残存組織の表面を覆うように治癒する

③感染

- 刺入部の皮膚の感染をきたすことがあるため、フィルムドレッシング材でカバーすることが望ましい。

2　頭頸部手術後の合併症

①術後出血

- 急激に排液量が増加する場合は、「術後出血」が疑われる。
- 一般的な外科手術では、1時間あたり100mL以上の排液が認められた場合は、再開創が必要とされるめやすになる。しかしながら、頸部の場合はさらに少ない量でも、血腫を形成し急速に窒息に至る可能性があるので注意が必要である。

3　術後血腫

- 術後血腫は、気管、食道、頸部大血管、筋肉といった構造物の間隙を這うように進展していく。さらに増大すると、血管の圧迫により静脈還流障害を引き起こし、咽頭や喉頭の粘膜の浮腫をきたす。
- 粘膜側まで血液が浸みると、粘膜下血腫を形成する。さらに悪化すると気管や咽頭を管腔外から直接圧迫し、狭窄を起こす。
- つまりは血腫の形成は、気道閉塞をきたし、窒息死や低酸素後脳症といった重篤な後遺症を引き起こす可能性がある。

4　リンパ管損傷

- 鎖骨下静脈と内頸静脈が合流する「静脈角」といわれる部位には、リンパ本幹が流入する。特に左側ではリンパ管が発達し「胸管」と呼ばれており、腹部（腸管）からのリンパ液が流入している（図2）。そのために同部の術中操作で損傷や不十分な処理があると、大量の黄色透明のリンパ液が頸部に漏出する。
- さらにリンパ管が損傷した状態で術後に食事が

図2　リンパ管

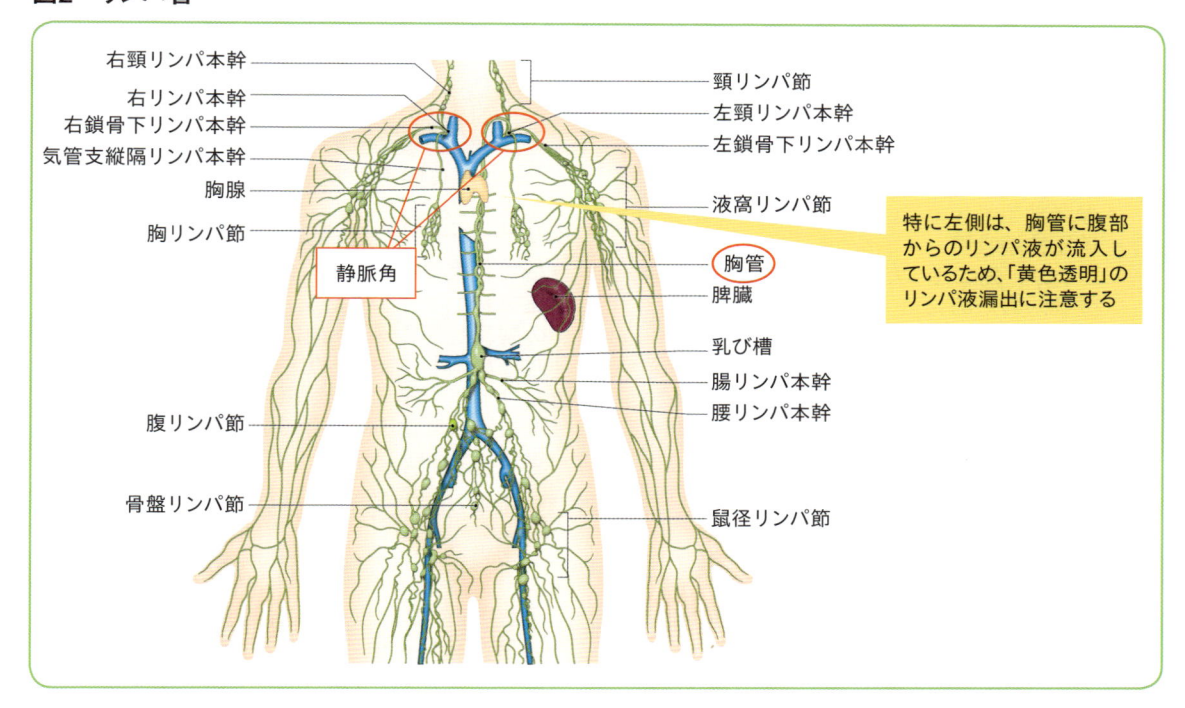

- 右頸リンパ本幹
- 右リンパ本幹
- 右鎖骨下リンパ本幹
- 気管支縦隔リンパ本幹
- 胸腺
- 胸リンパ節
- 静脈角
- 頸リンパ節
- 左頸リンパ本幹
- 左鎖骨下リンパ本幹
- 腋窩リンパ節
- 胸管
- 脾臓
- 乳び槽
- 腸リンパ本幹
- 腰リンパ本幹
- 腹リンパ節
- 骨盤リンパ節
- 鼠径リンパ節

特に左側は、胸管に腹部からのリンパ液が流入しているため、「黄色透明」のリンパ液漏出に注意する

再開されると、リンパ液の中に腸管で吸収された脂肪が含まれるために「乳び」と呼ばれる白濁した性状を呈することとなる。
- これらの状態がみられた場合は、禁食、創部圧迫や手術といった処置が必要になる。

5　感染・膿瘍形成

- 甲状腺手術や耳下腺手術では清潔度が高いが、術野が口腔や咽頭腔、気管と交通するような手術では術後感染のリスクが高い。発熱や創部の腫張・発赤が生じた場合は、感染を疑う。
- 咽頭粘膜の縫合や、皮弁による口腔や咽頭再建を行った部位に瘻孔が生じると、口腔内の唾液が細菌とともに頸部に流入するため、膿瘍を形成する可能性がある。発熱が継続する場合や、ドレーンから膿性や唾液状の排液が認められた場合は、早急な対応が必要である。
- 術後創部内に死腔があると感染、膿瘍が生じやすいため、死腔を生じさせないようドレーンを留置することが重要である。

6　血管破綻

- 頸部に膿瘍や感染が生じた際に、頸動脈の破綻をきたすことがある。特に放射線治療を過去に受けていた場合は、血管壁が脆弱になっているため、その危険が高い。
- 大血管が破綻した場合は、致死的な出血をきたす可能性がある。

利点と欠点

- **利点**：頸部の死腔を予防することであり（図1）、また創部内の状況を排液の性状から把握できることである。
- **欠点**：手術操作が広く及ぶような場合はドレーンを複数本入れることもあり、体動や更衣の際の妨げになることが挙げられる。

（今野 渉、平林秀樹、春名眞一、篠崎聡美）

ケアのポイント

- 頭頸部手術後ドレナージにおける観察のポイントは以下の通りである（図3）。

1. ドレナージの観察

①陰圧はかかっているか？
- 頭頸部手術後では、閉鎖式ドレーンおよび低圧持続吸引システムが用いられることが多いが、先に述べたように、死腔予防や血腫予防のためにはしっかり陰圧がかかり、吸引が持続していることが重要である。
- 陰圧が十分にかかっていると、創部は凹んでいるように見える。しかし、ドレナージの効果が不十分であると創部は腫張し、縫合部やドレーンの刺入部からの血液の漏出がみられることがあるので、創部全体の観察も重要である。

②ドレーンの固定は？
- ドレーンが適切に固定されていないと、ドレーントラブルの原因となり、術後回復の妨げとなる。
- ドレーンが創部から抜けてないことを確認する。ドレーンは一般的に刺入部に黒い点のマークが付けられているため、その位置が創部から離れたところにある場合は抜けている可能性があり対処が求められる（図4）。
- ドレーンの途中で折れがないこと、各コネクター接続部での折れがないことを十分に確認する。
- 衣服は、ドレーンの屈曲を予防するために前開きのものが望ましい（図5）。
- 臥床中は、ドレーンが身体の下に入らないように固定する。
- 離床後は患者の行動を考慮し、引っ張られない位置に固定することが重要となる。

③リザーバーの排液容量は？
- 低圧持続吸引システムは、製品によって陰圧を発生させる構造が異なるが、ほとんどの製品がリザーバー内に排液が充満すると陰圧がかからないため注意する。
- リザーバー内の排液を廃棄後、排液量の計測後に再度陰圧をかけるのを絶対に忘れないことが重要である。

2. 排液の量は？

- 手術当日は、こまめに排液量をチェックする。
- 当科では24時間あたりの排液が10mL以下を抜去のめやすとしている。
- 通常の頸部手術では、術後2～5日程度で抜去可能となるが、排液量が減少しない場合や逆に増加していく場合は、「術後出血」や「リンパ管損傷」「咽頭瘻孔」が疑われる。

3. 排液の性状は？

- 通常、術直後の排液は血液が主体なので「血性（暗赤色）」を呈している。数時間から1日が経過すると、徐々に血液と滲出液の混じった「淡血性」、その後に完全に止血が得

図3　ドレーン留置時の観察ポイント

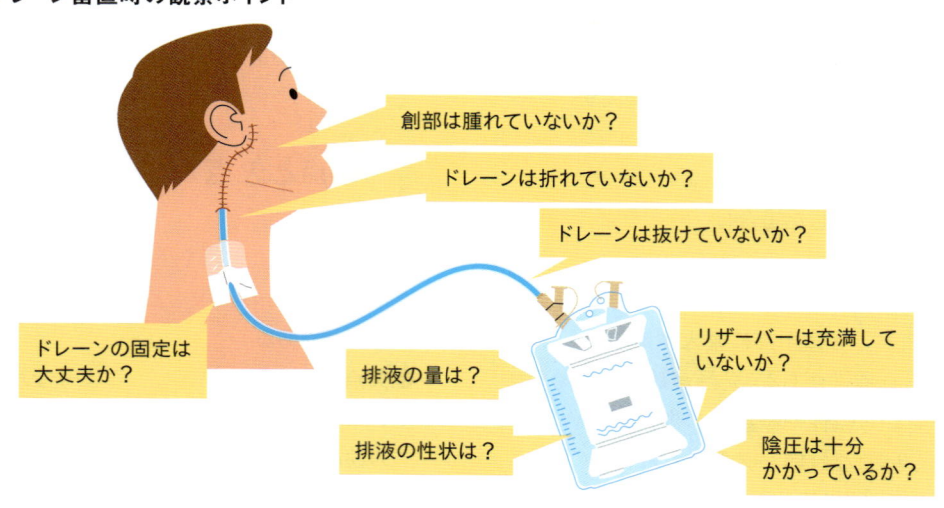

- 創部は腫れていないか？
- ドレーンは折れていないか？
- ドレーンは抜けていないか？
- ドレーンの固定は大丈夫か？
- 排液の量は？
- 排液の性状は？
- リザーバーは充満していないか？
- 陰圧は十分かかっているか？

られてくると、滲出液の「漿液性（淡黄色透明）」へと変化していく。
- 排液中に鮮血が持続する場合は、「術後出血」が疑われるので注意が必要である。
- 膿性である場合は「感染」、泡が混じり唾液のにおいがする場合は「咽頭瘻孔」が疑われ、早急な対応が必要となる場合が多い。
- 大量の黄色透明の排液や、白濁した乳び状が認められる場合は「リンパ管損傷」を疑う。

4. 感染の徴候は？

- 創部の状態を観察し、「発赤」「腫脹」「疼痛」「熱感」「滲出液」の状態を観察する必要がある。
- これらの症状が現れた場合は、創部に感染が起こった可能性があることを考慮し、慎重な観察が必要となる。悪化が見られた場合には、すぐに医師へ報告することが重要である。

5. 皮膚トラブルは？

- ドレーンを皮膚に固定することにより、皮膚トラブルを起こしやすい。そのため、皮膚の状態を観察し、状態に合ったフィルムドレッシング材を選択することが重要である。
- 毎日清拭し、フィルムドレッシング材を貼り替えることが必要である。

図4 ドレーンの事故抜去

- ドレーンのマーカー部が刺入部から離れており、このような場合は事故抜去を考える

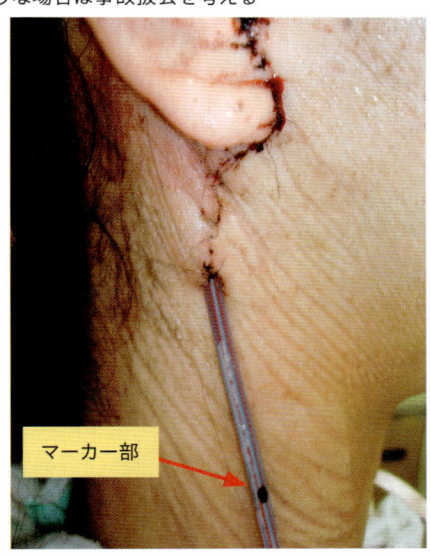

図5 ドレーンの固定方法

①適切な固定方法
- 離床後は患者の行動を考慮し、引っ張られない位置（前胸部）に固定する
- 衣服は前開きタイプがよい

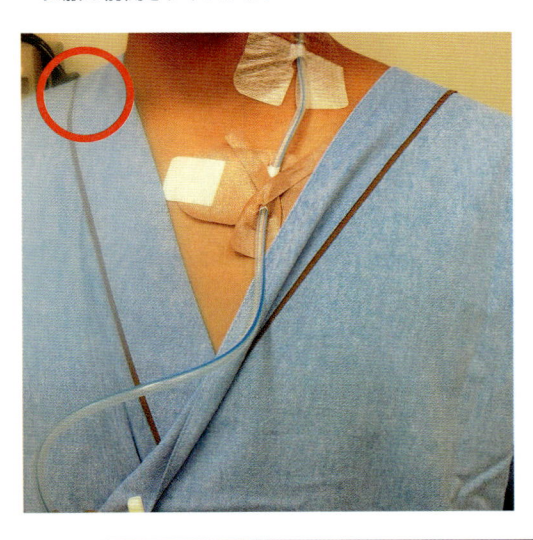

②不適切な固定方法
- 患者の行動に配慮せずに固定すると、抜去リスクが高まる
- 丸襟（ラウンドネック）の衣類では、ドレーンが屈曲することがあるため避ける

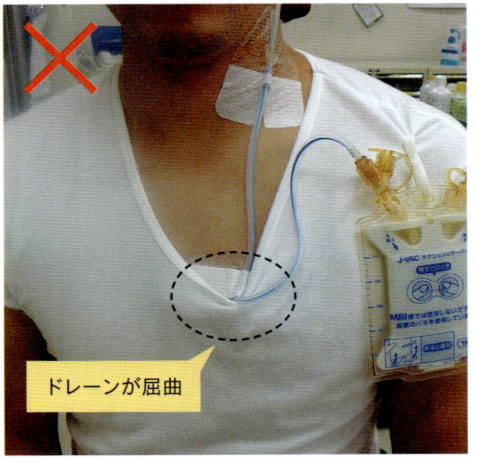

引用文献
1. 行木英生：術後の管理と看護 術直後の局所管理と合併症の早期発見．JOHNS 2001；17(3)：327-332．

② 呼吸器 ドレーン

胸腔ドレナージ

主な適応
- 胸腔内に空気・液体が貯留した場合（気胸・胸水）
- 開胸手術や胸腔鏡手術を行った場合（肺切除術・食道切除術・縦隔腫瘍、胸膜腫瘍の切除術、心臓手術など）

目的
- 肺の再膨張、術後出血、肺からのエアリーク、リンパ液漏出の監視

合併症
- 挿入時の血管・神経損傷、挿入時先端による臓器損傷、逆行性感染、膿胸

抜去のめやす
- ドレーンを2～3時間クランプ後、胸部X線写真で肺の虚脱がみられない場合
- 胸水：1日量が4mL/体重kg（成人ならば1日200mL）よりも少なくなった場合（ただし血胸・膿胸を除く）

観察ポイント
- ドレーン刺入部の皮膚トラブルやドレーンチューブの屈曲・ずれなどがないか観察する
- 水封室を確認し、陰圧や呼吸性移動、気泡（エアリーク）の状態などをチェックする

ケアのポイント
- ドレナージ回路：適切な吸引圧の維持および感染予防のため、ドレナージボトルは転倒させないようチェックする
- ドレナージ回路：エアリークや気胸があるときにクランプは行わない。また、ミルキングも日常的には行わない

a. 気体貯留時（気胸）

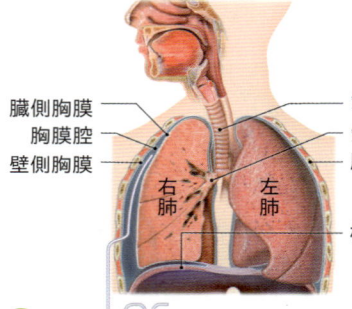

（臓側胸膜／胸膜腔／壁側胸膜／気管／気管支／肋骨／横隔膜／右肺／左肺）

❶

主な挿入経路
❶ 手術時：前～中腋窩線上の第6～8肋間から肺尖部
❷ 気胸時：前胸部鎖骨中線第2肋間から肺尖部

b. 液体貯留時（出血・胸水）

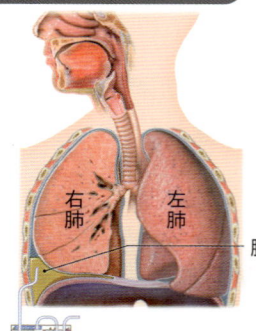

（右肺／左肺／胸水）

❶

主な挿入経路
❶ 手術時：前～中腋窩線上の第6～8肋間から横隔膜背面
❷ 胸水時：前胸部鎖骨中線第2肋間から横隔膜背面

胸腔ドレナージの定義

1 胸腔の解剖

- 胸腔は胸壁・縦隔・横隔膜によって囲まれた空間であり、左右の肺がそれぞれ左胸腔、右胸腔の中に収まっている（**図1**）。
- 胸腔は体外とは隔絶されており、横隔膜・胸壁の運動によってその容積が大小に変化することによって、左右の肺が受動的に膨張・縮小して換気が行われる。
- 肺自体は表面の肺胸膜の弾性のために常に縮小しようとするため、胸腔の中は常に陰圧である（安静時で約 $-5cmH_2O$）。

2 胸腔ドレナージの目的

- 正常な胸腔内には空気は存在せず、ごく少量の胸水が存在するだけであるが、種々の疾患のために胸腔内に空気や液体が貯留することがある。また、開胸手術や胸腔鏡手術を行った場合には、閉胸後にも胸腔内に空気が遺残したり、血液やリンパ液が貯留しうる。
- 胸腔内に気体や液体が貯留すると、肺が圧排され、容積が小さくなり、十分な換気が行われなくなるために呼吸機能低下をきたす。また、術後に胸腔内に出血があった場合、外から出血の程度を把握するのは困難である。
- すなわち胸腔ドレナージ、特に手術後に行う胸腔ドレナージは、①開胸操作によっていったん虚脱した肺の再膨張のため、②胸腔内術後出血、肺からの空気漏れ（エアリーク）、その他リンパ液などの漏出の監視のために行うものであり、

図1 胸腔の解剖

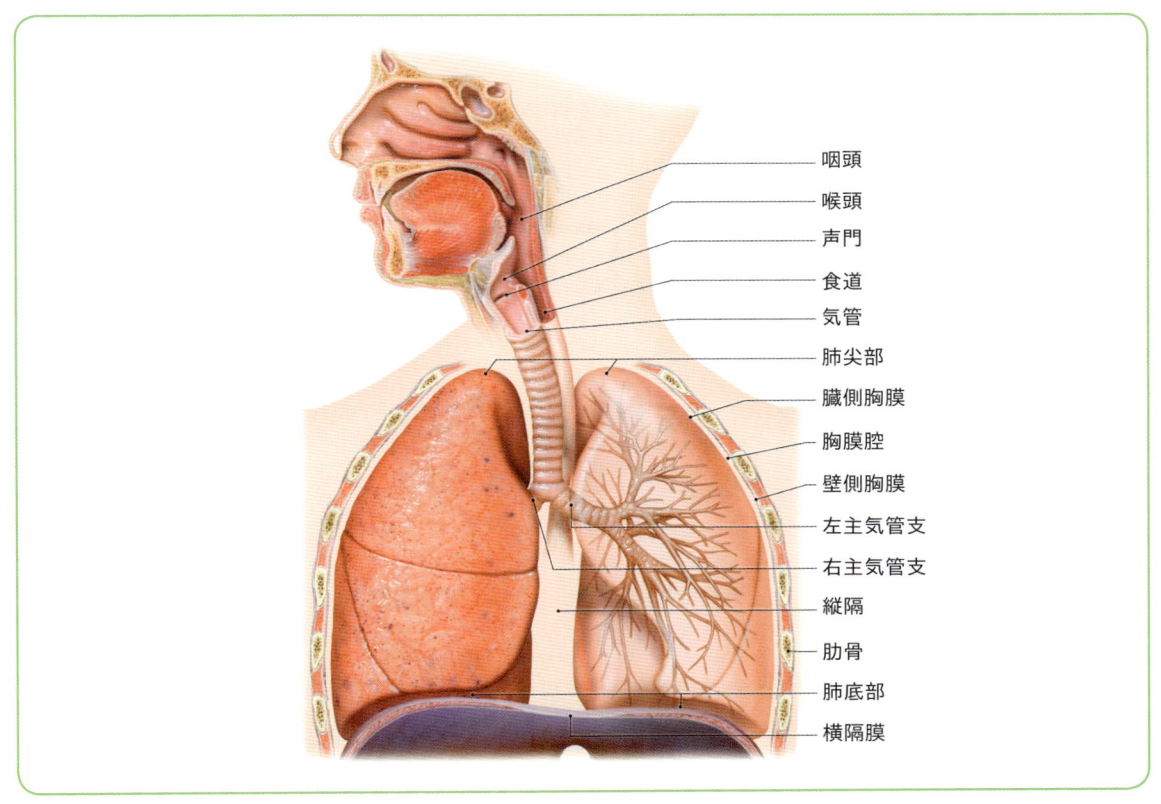

（ラベル：咽頭、喉頭、声門、食道、気管、肺尖部、臓側胸膜、胸膜腔、壁側胸膜、左主気管支、右主気管支、縦隔、肋骨、肺底部、横隔膜）

該当する手術では手術中に胸腔ドレーンを必ず挿入しなければならない。

3 胸腔ドレナージの方法

- 前述の通り、胸腔内は陰圧であるため、腹腔ドレナージのように、ただ排液チューブを挿入しただけでは外界から胸腔に空気が逆に流入し、かえって肺が虚脱してしまう。このため、常にドレーンチューブに陰圧をかけておく必要がある。または、胸腔内に外界から空気が流入しないような工夫が必要である。
- このため、通常は胸腔ドレーンに持続陰圧吸引装置をつなげる（図2）。
- 吸引圧は通常10cmH$_2$O程度とする。図2に示した3つの瓶が一体となったディスポーザブル製品（Pleur-evac®、キューインワン〈図3〉など）が市販されている。
- ドレーンは、手術中閉胸前に比較的太いもの（24Fr以上）を留置する。

図3　製品の一例（キューインワン）

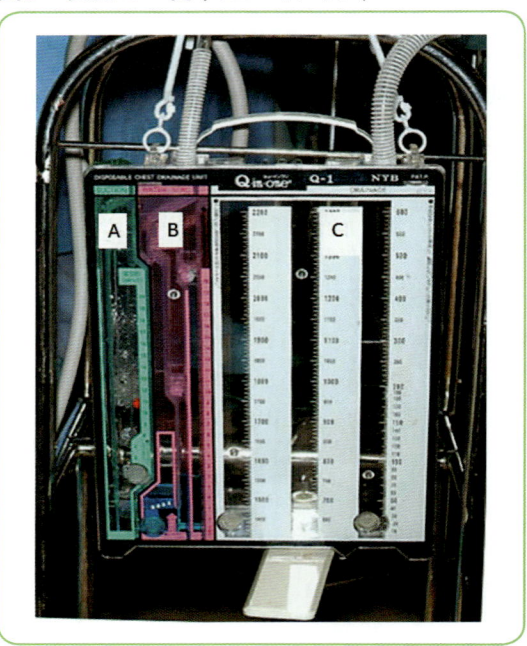

図2　持続陰圧吸引の原理

- 持続陰圧吸引装置は第1・第2・第3の3つの気密な瓶によって構成される
- 胸腔内には(a−b)cmH$_2$Oの陰圧が発生することになる

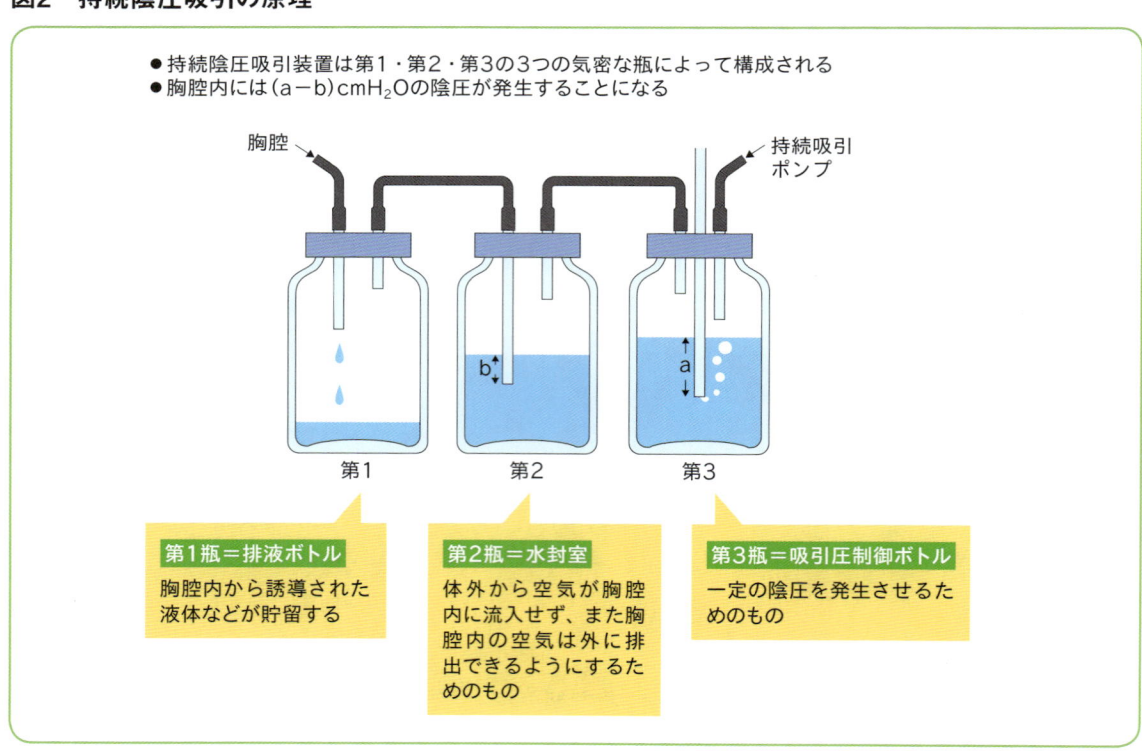

第1瓶＝排液ボトル
胸腔内から誘導された液体などが貯留する

第2瓶＝水封室
体外から空気が胸腔内に流入せず、また胸腔内の空気は外に排出できるようにするためのもの

第3瓶＝吸引圧制御ボトル
一定の陰圧を発生させるためのもの

適応（胸腔ドレナージが必要となる手術）

- 「肺切除術」「食道切除術」「縦隔腫瘍、胸膜腫瘍の切除術」など、胸腔内の臓器に対する手術を行った場合には、開胸手術・胸腔鏡手術などの手術経路にかかわらず胸腔ドレナージが必要となる。
- 「胸骨正中切開から行われる心臓手術」や「前縦隔腫瘍の手術」においても、右または左の縦隔胸膜が切開されて胸腔が大気に開放される場合がある。このようなときには胸腔ドレナージが必要となる。

挿入経路・留置部位

- 胸腔ドレナージを行うためには、ドレーンを胸壁から胸腔内に刺入する必要がある。手術時は、全身麻酔下に、手術終了直前に胸腔ドレーンが留置されるが、気胸や胸水貯留に対しては局所麻酔下に胸壁皮膚を切開し、肋間を通して胸腔内にドレーンの先端を挿入する。

1 手術時の挿入・留置

- 手術時は、胸腔内のドレーンの位置を観察しながら挿入できる。
- エアリークの観察を重視する場合には、ドレーンの先端が肺尖部に到達するように注意する。
- 術後胸腔内の出血や胸水をドレナージするためには、曲がったドレーンを留置し、先端が横隔膜背面となるように留意する。

2 手術時でない場合（気胸・胸水貯留時など）

- 手術時ではない場合に胸腔ドレナージを行う際、挿入時にドレーン先端が胸腔内の肺や心臓・肋間動脈など、外側から見えない臓器・組織を損傷しないことが最も重要である。一般的に安全な刺入経路としては、前胸部鎖骨中線第2肋間であり、気胸に対してはこの経路がよく使われる。
- 胸腔ドレーンの挿入を行う場合、刺入予定部位を十分に局所麻酔し、皮膚を必要最低限切開する。ペアン鉗子などを用いて、前胸壁の筋層、および肋間筋を鈍的にある程度剥離しておく。
- ドレーン固定用の糸、およびドレーン抜去直後に結紮縫合するための糸をあらかじめ皮膚切開部にかけてから、トロッカーカテーテルを創部に進め、鈍的に胸腔内に進める。トロッカーを肋間に進めるときには、肋間の足側の肋骨に沿わせるようにして挿入し、肋骨下縁にある肋間動静脈や肋間神経を損傷しないように注意する。
- トロッカーカテーテルの先端が胸腔内に到達すると、呼吸性にトロッカーカテーテルを通して空気が出入りすることが確かめられる。胸腔内にトロッカーカテーテル先端が到達したら、ゆっくりと先端を肺尖部まで進める。

合併症とチェックポイント

1 合併症

- 胸腔ドレナージの合併症は、①挿入時の肋間動静脈・肋間神経損傷（血管損傷すれば出血、神経損傷すれば疼痛、感覚異常）、②挿入時先端による肺や心臓の損傷、③ドレーンからの逆行性感染、膿胸が挙げられる。

2 チェックポイント

- 胸腔ドレナージの管理で特に気をつけたいチェックポイントを次頁に示す。

①術後出血

- 1時間あたり200mL（または4mL/kg）以上の血性排液がつづく場合には、「術後出血」を疑い、再手術・止血術を考慮する。
- 胸腔ドレーンが凝血のために閉塞すると、一見排液が減少するので注意する。ドレーン閉塞時は、ドレナージの水封部液面の呼吸性移動が消失する。
- ドレーン閉塞が疑われた場合、ドレーンをミルキングして閉塞の有無を確かめる。ミルキングを行っても閉塞が解除されない場合があることに留意する。
- 上記のほか、血圧低下・頻脈・尿量減少など、術後出血を疑わせるバイタルサインの変化に注意する。
- もしもドレーンの閉塞ならびに出血の持続が疑われる場合には、胸部X線撮影を行い診断する必要がある。

②エアリーク

- 肺切除術後、肺切除縫合部が破綻して肺内から胸腔内に大量のエアリークが出現することがある。この場合、術後胸腔ドレナージにて連続性に、すなわち患者の吸気時・呼気時にかかわらず水封室における多量のエアバブルが見られる[1]。
- エアリークを認めた場合、または逆に呼吸時に水封室の水面が上下に動かない場合には、**図4**に示すようにドレーンや吸引装置の異常のないことをチェックしたうえで、患者の状態を判断する必要がある。
- エアリークの排出が不十分であると胸腔内の空気が皮下に侵入して「皮下気腫」（**図5**）をきたす場合がある。このような場合には、再手術、肺再縫合が必要となる。

利点・欠点

- **利点**：胸腔内の状態、特にエアリークや出血の有無についてリアルタイムに情報を得られる。
- **欠点**：局所の疼痛、運動制限があるとともに、

図4　胸腔ドレナージにおけるトラブル対策

観察ポイント：水封室の気泡（エア）

①持続陰圧吸引時にエアリークが認められる

チェックすべき項目
- □ ドレーンが抜けていないか？
- □ ドレーン接続のゆるみ・外れはないか？
- □ ドレーン本体または途中に穴は開いていないか？
- □ 持続陰圧吸引装置が破損していないか？
- □ ダブルルーメン（2腔型）のドレーンの場合、注入用チューブが開放されていないか？
- □ 胸腔ドレーン刺入部がゆるんでいて、隙間から空気が入っていないか？

↓

上記が除外された場合、胸腔内におけるエアリーク（肺瘻、気管支瘻など）を疑う

観察ポイント：水封室の水面

②水封室水面の呼吸性移動がみられない

チェックすべき項目

胸腔ドレーン挿入直後の場合
- □ ドレーン先端が胸腔内に入っていないのではないか？（胸腔外・肺実質内・肺外臓器など）→胸部X線写真にて確認
- □ 胸腔内貯留物の粘稠度が非常に高いのではないか？（凝血・粘稠な膿、または胸膜肥厚など、もともと液体がない場合）

ドレナージ経過中に発生した場合
- □ ドレーンが抜けかかり、先端が胸腔外に出たのではないか？→胸部X線写真にて確認
- □ ドレーンが折れ曲がって閉塞していないか？
- □ ドレーンが凝血などで閉塞していないか？（出血が疑われる場合はミルキングを行うこと）→胸部X線写真にて確認

中島淳：胸腔ドレナージ．臨牀看護 2003；29（6）：808 より引用

挿入時に肋間動静脈・神経や胸腔内臓器（肺・心臓など）を損傷する危険がある。

図5 皮下気腫をきたす原因

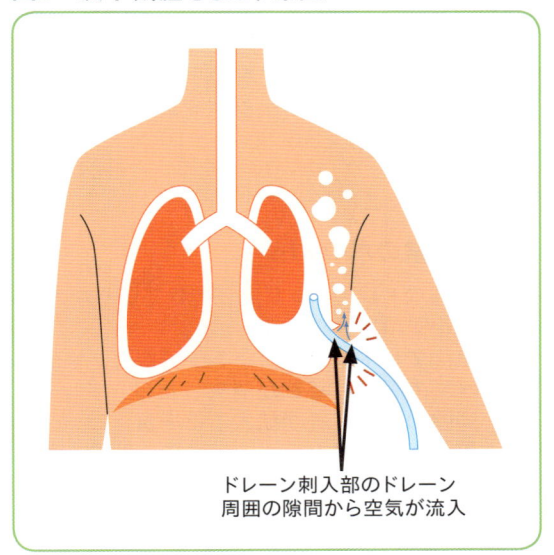

ドレーン刺入部のドレーン周囲の隙間から空気が流入

胸腔ドレナージの抜去

1 抜去時期

- 胸腔ドレナージが不要と判断されたら、すみやかに胸腔ドレーンは抜去されるべきである。
- ドレーン抜去の時期は、原因疾患が治癒し、エアリークや多量の胸水の発生がなくなったときである。具体的には、2～3時間程度ドレーンをクランプしたあとに胸部X線写真を撮影し、肺が虚脱していないことを確認してから胸腔ドレーンを抜去してもよい。
- 胸水については、めやすとして1日量が4mL/体重kg（成人ならば1日200mL）よりも少なくなった場合（ただし血胸・膿胸を除く）に胸腔ドレーンを抜去してもよい。

2 ドレーン抜去法

- 抜去後ただちにドレーンの創を閉じる必要があるため、ドレーン挿入の際にあらかじめ抜去後に縫合する糸をかけておくことが推奨される。
- ドレーン抜去の際に空気が胸腔内に流れ込むのを防止するため、抜去時は患者に息こらえをしてもらい、ドレーンはできる限り手際よく抜くことが必要である。
- 抜去後に胸部X線写真を撮影し、気胸の再発などがないことを確認する。

（中島 淳、宇野光子）

Column

胸腔ドレナージの新しい機器

- 近年コンピュータ制御による持続ドレナージ吸引装置が市販されている。設定した吸引圧を発生させドレナージを行うだけでなく、毎分あたりのエアリークの量(mL/分)のリアルタイム表示および経過記録・トレンド表示が可能である。さらにドレーンの閉塞や外れに対してアラームを発するなど安全性が高まっている。
- 本体は小さく、またバッテリーが内蔵されているため、患者の移動は容易である。
- ドレーンの観察時に、最近のエアリークの変化を知ることができるため、胸腔ドレーンの抜去時期をより早く安全に行うことが可能である。結果として、入院期間を短縮することができる(図)。

（中島 淳）

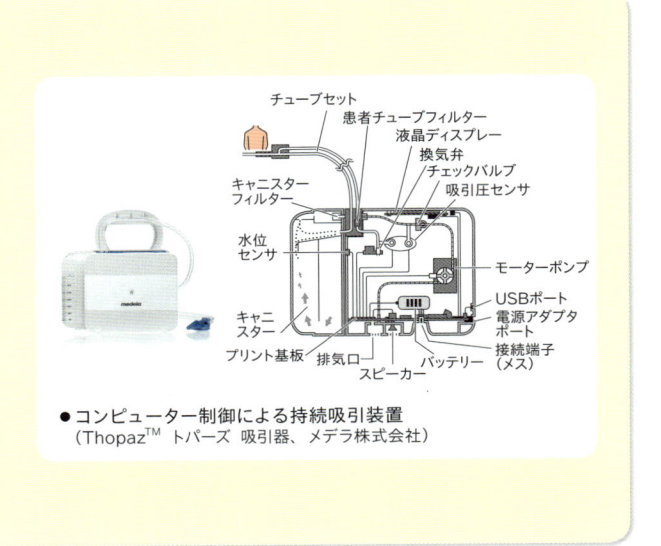

- コンピューター制御による持続吸引装置
（Thopaz™ トパーズ 吸引器、メデラ株式会社）

ケアのポイント

- 胸腔ドレナージの管理には、胸腔内の解剖生理（図1）に加え、ドレナージに通常使用される胸腔ドレナージボトルの原理（図2）と構造（→p.286、part3「チェスト・ドレーン・バック」の項目を参照）を十分に理解しておくことが必要である。

1. 観察のポイント

- 適切なドレナージが実施できているか、図6に示す項目を確認する。
- 気胸ではドレナージが不十分だと、水封部水面の呼吸性移動が消失したり、ドレーン周囲の皮下気腫が拡大する場合がある。
- 緊張性気胸はドレナージ直後に解除されるが、再膨張性肺水腫に注意が必要で、呼吸状態、咳・痰の有無、SpO_2の低下を観察する。
- 肺切除術では、胸腔内出血の把握のために排液の性状と量、ドレーン閉塞の有無を観察するとともに、バイタルサインの変動に注意する。
- 膿胸では、有瘻性か無瘻性かが観察上重要である。

2. 管理上の注意

- 時期に合わせた管理ポイントを表1に示す。
- そのほか、特に注意したい点を以下に挙げる。

①ドレナージボトルの転倒予防

- ドレナージボトルが転倒すると、水封室の

図6　胸腔ドレーン挿入中の観察点・リスク

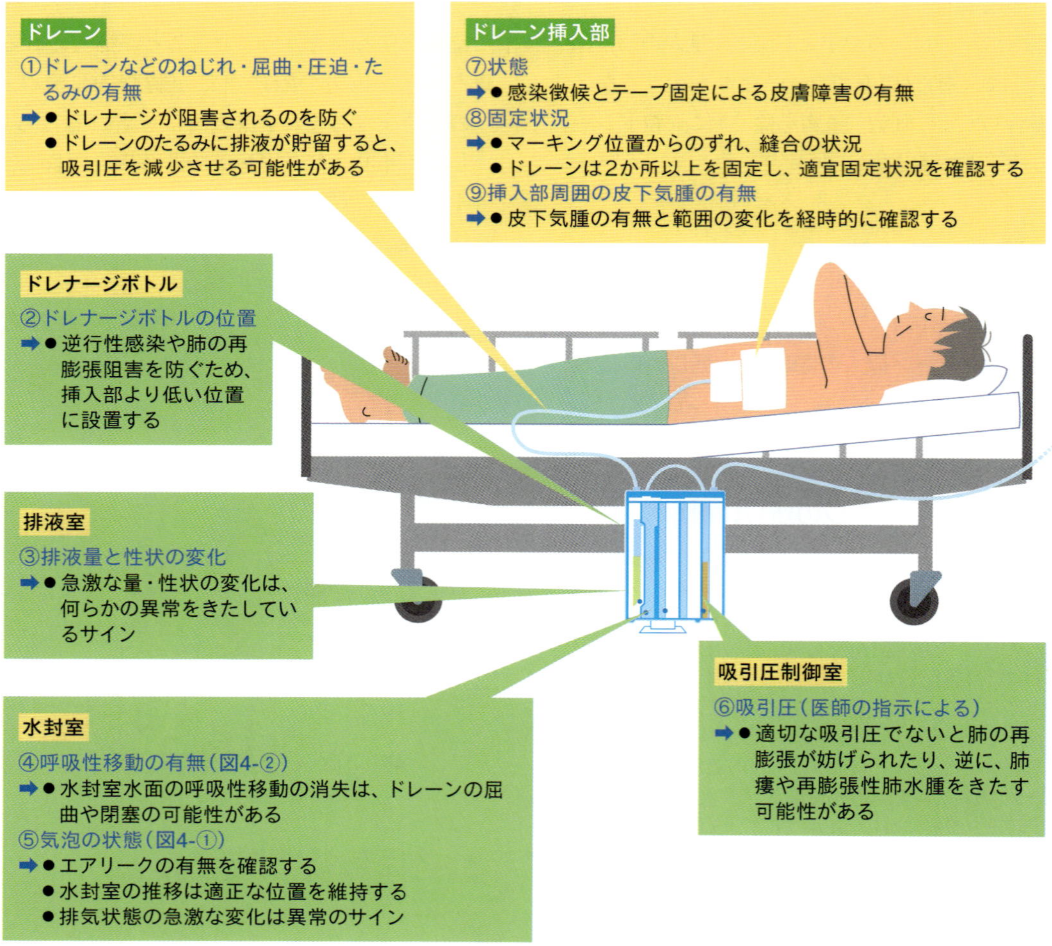

ドレーン
①ドレーンなどのねじれ・屈曲・圧迫・たるみの有無
→ ●ドレナージが阻害されるのを防ぐ
　●ドレーンのたるみに排液が貯留すると、吸引圧を減少させる可能性がある

ドレーン挿入部
⑦状態
→ ●感染徴候とテープ固定による皮膚障害の有無
⑧固定状況
→ ●マーキング位置からのずれ、縫合の状況
　●ドレーンは2か所以上を固定し、適宜固定状況を確認する
⑨挿入部周囲の皮下気腫の有無
→ ●皮下気腫の有無と範囲の変化を経時的に確認する

ドレナージボトル
②ドレナージボトルの位置
→ ●逆行性感染や肺の再膨張阻害を防ぐため、挿入部より低い位置に設置する

排液室
③排液量と性状の変化
→ ●急激な量・性状の変化は、何らかの異常をきたしているサイン

水封室
④呼吸性移動の有無（図4-②）
→ ●水封室水面の呼吸性移動の消失は、ドレーンの屈曲や閉塞の可能性がある
⑤気泡の状態（図4-①）
→ ●エアリークの有無を確認する
　●水封室の推移は適正な位置を維持する
　●排気状態の急激な変化は異常のサイン

吸引圧制御室
⑥吸引圧（医師の指示による）
→ ●適切な吸引圧でないと肺の再膨張が妨げられたり、逆に、肺瘻や再膨張性肺水腫をきたす可能性がある

水が移動して外気が胸腔に逆流し、肺虚脱や逆行性感染の危険性がある。また、排液が水封室に移動し適切な胸腔圧での管理が行えなくなる可能性があるため、患者の歩行時やベッド移動時などは十分に注意する。
- 万一、転倒した場合はすみやかにボトルを交換する。

②ドレーンクランプ
- エアリークや気胸があるときにドレーンをクランプすると、肺胞内に空気が充満し「緊張性気胸（図7）」の誘因となりうる。そのため、X線撮影や体位変換などで患者の移動が必要な場合においても、指示がない限りはドレーンをクランプしない。
- ただし、胸腔からのエアリークがなく、ドレーンの抜去を考慮するときだけはクランプしてもよい。あるいはドレナージ装置の交換時に、一時的なクランプが必要となる。
- 胸水が多量に貯留した場合には装置を交換する必要があるが、交換の際は必ずトロッカーカテーテルを鉗子などでクランプしておき、空気が流入しないように注意する。また接続部位の消毒を前後にわたり入念に行う。

③ミルキング
- ドレーン全体をミルキングすることにより、胸腔内を一過性に過陰圧状態にする危険性があるため、日常業務としてのミルキングは行わない。ただし、排液によりドレーンが閉塞するリスクがある場合は実施することもある。

3. トラブル・異常時の対応
- 胸腔ドレナージ実施中に起こりうるトラブル・異常時の対応を表2に示す。

表1　胸腔ドレーンの管理ポイント

時期	管理ポイント
①手術直後（帰室時）	●必ず各ドレーンの挿入部位を確認する（術後は胸腔ドレーンだけでなく、縦隔・心嚢ドレーンや反対側の胸腔ドレーンが入っている場合がある） ●ドレーンがしっかりと挿入部に固定されているか確認する ●出血量およびエアリークの程度を監視する
②手術当日～翌朝	●1～2時間ごとに排液量およびエアリークのチェックを行う
③手術翌日～挿入期間中	●図6に挙げた観察点を確認する ●常に清潔を保持するため、ドレーン刺入部は最低1回/日は必ずポビドンヨード（イソジン®）などで消毒し、割ガーゼ、ガーゼを用いて表面を被覆する ●排液量などが落ち着いた慢性期においては、各勤務帯に最低1回観察し、排液量・エアリークについては毎日記録する

（時間の経過）

図7　緊張性気胸

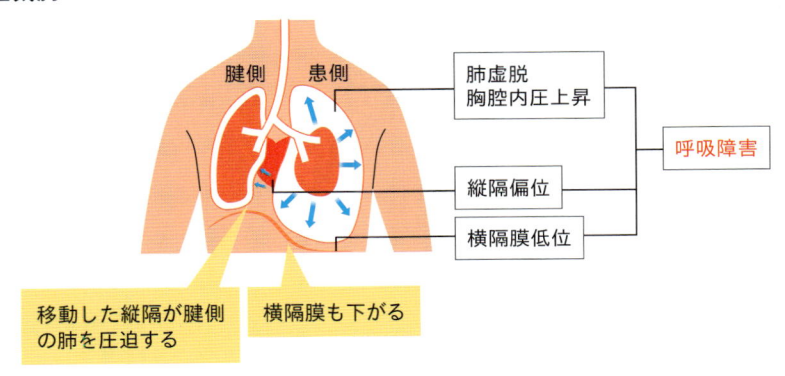

- 健側／患側
- 肺虚脱　胸腔内圧上昇
- 縦隔偏位
- 横隔膜低位
- 呼吸障害
- 移動した縦隔が健側の肺を圧迫する
- 横隔膜も下がる

表2　起こりうるトラブル・異常時の対応

起こりうるトラブル・異常	対応
ドレーンとドレナージボトルの接続外れ	● ドレーンをドレーン鉗子でクランプし、ただちに医師に報告する ● バイタルサイン・患者の自覚症状・挿入部周囲の状態を確認する
ドレーンの完全抜去	● ドレーン先端の形状を確認し、抜去部をガーゼで圧迫固定し、ただちに医師に報告する ● バイタルサイン・患者の自覚症状・ドレーン抜去部の状態を確認する
ドレーンの一部抜去	● ドレーンが何cm抜けているか確認し、ただちに医師に報告する ● バイタルサイン・患者の自覚症状・ドレーン抜去部の状態を確認する
ドレーンの閉塞	● 排液がない場合や、挿入部からの滲出液がある場合はミルキングローラーでミルキングを行う
ドレーン挿入部の発赤・腫脹・痛み	● 挿入部の感染を疑い、医師に報告する
皮下気腫の出現・拡大	● 皮下気腫の範囲をマーキングし、変化を経時的に観察する （表皮に直接マジックや皮膚鉛筆で範囲を描くと拡大がわかりやすい） ● 皮下気腫の範囲が頸部や顔面に拡大・移動するような場合は、すみやかに医師に報告する
ドレーンからの排液増加	● 排液の量・性状やバイタルサイン・呼吸状態を経時的に観察し、変化があるようなら医師に報告する ● 体動にかかわらず1〜1.5L以上の急激な排液がある場合、再膨張性肺水腫や迷走神経反射が起こる場合があるため注意する
新たなエアリークの発生	● エアリークの部位により対応が異なるので医師に報告のうえ、部位に応じた対応を行う ● バイタルサイン・患者の自覚症状・ドレーン挿入部の状態を確認する

引用文献
1. 中島淳：胸腔ドレナージ．臨牀看護 2003；29(6)：804-809．

参考文献
1. 東京大学医学部附属病院看護部 監：ナーシング・スキル日本版．エルゼビア・ジャパン．
https://nursingskills.jp/（2015年6月1日アクセス）

② 呼吸器　ドレーン

縦隔ドレナージ

主な適応
- 心臓・縦隔術後のドレナージ（術後出血・体液排出）
- 壊死性降下性縦隔炎、膿瘍のドレナージ（感染）

目的
- 心臓、縦隔手術後：術後出血の監視、余分な体液の排出
- 食道破裂、壊死性降下性縦隔炎、膿瘍のとき：膿の排出

合併症
- ドレーン回路の接続不良、出血、感染

抜去のめやす
- 排液量：「＜100mL/日」となれば抜去を考慮する
- 色・性状：「淡血性」から「漿液性」になることがめやす

観察ポイント
- ドレーンの挿入部、固定部、接続部（タイガンバンドのゆるみ）、排液量・性状、ドレナージの吸引圧などを観察する

ケアのポイント
- **ドレナージ回路**：閉鎖回路として持続吸引を行う。ドレーンを開放してしまうと体液貯留や、胸腔と交通がある場合は気胸の原因となりうるため注意
- **感染予防**：胸骨正中切開後の場合、縦隔炎を起こすと感染コントロールに難渋するため、特に清潔管理に注意が必要

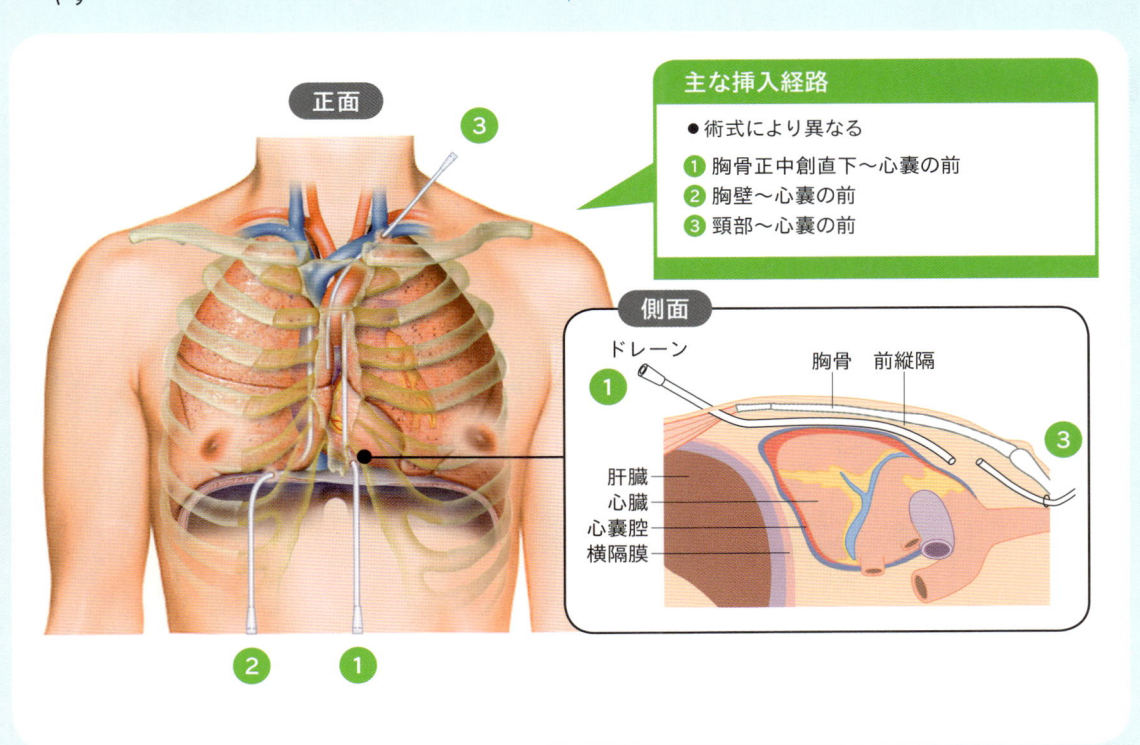

正面

主な挿入経路
- 術式により異なる
1. 胸骨正中創直下〜心囊の前
2. 胸壁〜心囊の前
3. 頸部〜心囊の前

側面

ドレーン　胸骨　前縦隔
肝臓
心臓
心囊腔
横隔膜

縦隔ドレナージの定義

- 縦隔とは、胸腔内の両側肺、横隔膜、胸椎、胸骨に囲まれた部位をいい、心臓や大血管、気管、食道など重要な臓器を含んでいる。ほかに胸腺、リンパ節、胸管、神経なども含まれている。縦隔と胸腔には壁側胸膜によって隔てられている（図1）。
- 縦隔ドレナージは、心臓や縦隔手術後に必須となる。
- 縦隔腫瘍の手術などでは、しばしば壁側胸膜を合併切除することがある。こうなると胸腔と縦隔は交通することになり、縦隔ドレナージのほかに胸腔ドレナージも同時に必要になる。

適応

- 適応として最も多いのは、心臓や縦隔手術後のドレナージで、術後出血の監視や余分な体液の排出を目的とする。
- このほか、食道癌や食道損傷により食道が破裂して縦隔内に感染をきたした場合と、頭頸部の炎症が下降して縦隔に感染が波及することによって生じる壊死性降下性縦隔炎や縦隔膿瘍（図2）に対するドレナージがある。
- これらは当然、感染に対するドレナージが主な目的である。縦隔にはそれほど大きなスペースがないため、少量の液体貯留でも感染を起こしやすく、深刻な状況が発生することがある。つまり、縦隔に感染を起こすと、早期に全身へ波及し重篤な状態になりやすい。
- このため、縦隔の感染は早期に診断し治療（原則はドレナージ）を行う必要がある。

挿入経路と留置部位

- 縦隔手術後のドレーン挿入経路は、手術アプローチによっても変わる。
① **胸骨正中切開創の場合**：正中創の直下から挿入し、心嚢の前に留置するのが通常（図3）である。
② **胸壁から胸腔鏡や開胸などによるアプローチの場合**：胸腔を経由したドレナージとなる。

図1　縦隔の解剖

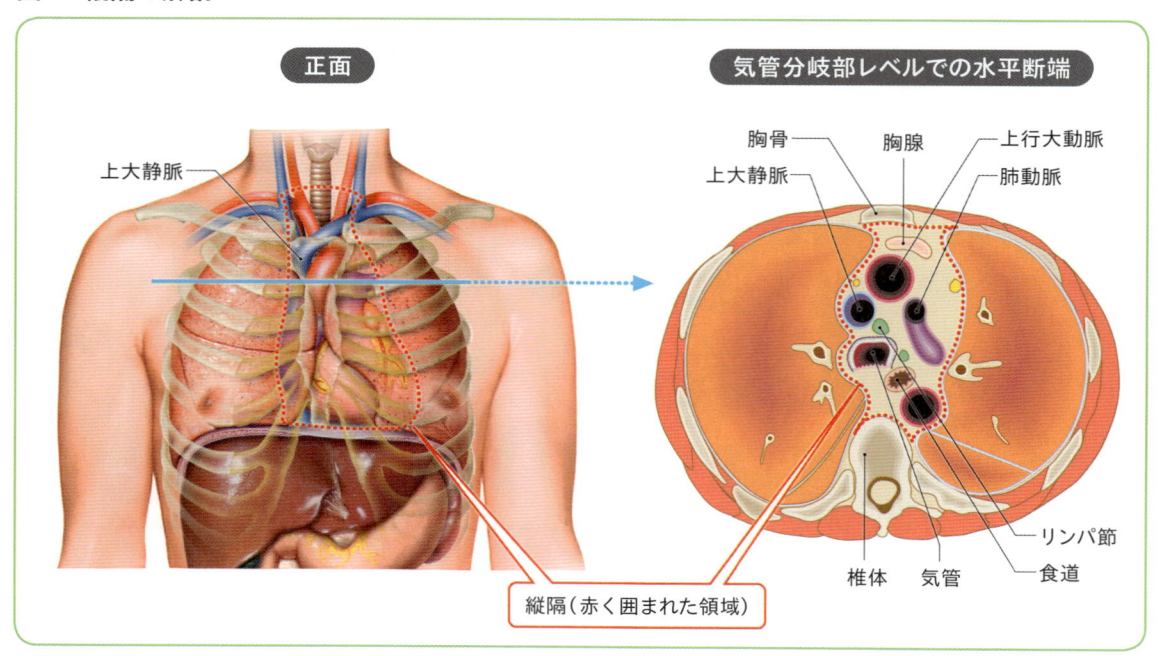

図2 縦隔膿瘍（壊死性降下性縦隔炎）のCT

- 頸部の感染が縦隔内（傍気管）に波及、縦隔腫大と内部に空気を認め（→）、嫌気性菌による膿瘍が疑われる

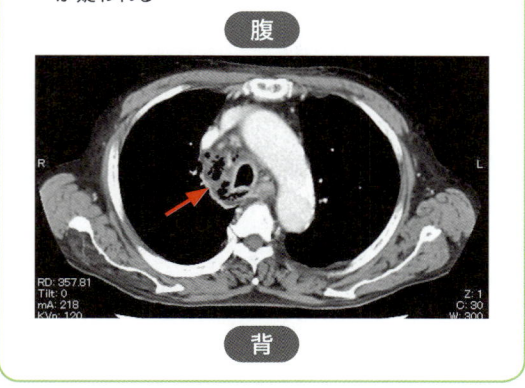

図3 胸骨正中切開後のドレーン留置部位（胸部X線）

- 矢印左（→）：縦隔ドレーン
- 矢印右（→）：胸腔ドレーン

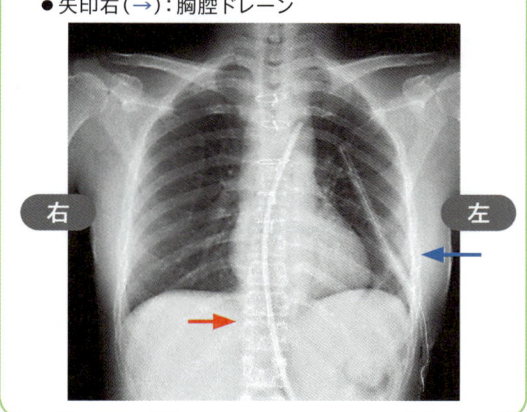

③壊死性降下性縦隔炎の場合：頸部からドレナージを行うこともある。
④手術操作で縦隔と胸腔に交通がある場合：胸腔ドレーンで縦隔のドレナージもあわせて行うことがある。

合併症

1 ドレーン回路の接続不良

- 縦隔内は胸腔内と同様に陰圧であるため、閉鎖回路として持続吸引を行う必要がある。このため、ドレーンを開放してしまうと縦隔に体液が貯留したり、胸腔と交通があるときは気胸の原因となることがあるため、注意が必要である。

2 出血

- 挿入部から出血することがあり、止血をよく確認する。

3 感染

- 挿入部の皮膚やドレーン回路から逆行性感染を起こすことがあり、ドレーンの清潔管理に注

図4 胸骨正中切開術後の縦隔炎（縦隔造影検査）

- 創部感染から縦隔炎を発症、胸骨下に造影剤の貯留（矢印）が認められる

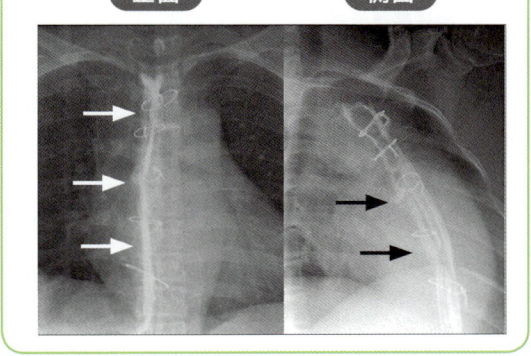

意する。
- 手術後のドレナージ（特に胸骨正中切開後の場合）では、縦隔炎を起こすと骨髄炎を併発したり、胸骨を固定しているワイヤーなどの異物のため感染コントロールに難渋するため、特に清潔管理に注意が必要である。
- 胸骨正中切開後に縦隔炎を合併した症例の縦隔造影検査画像を図4に示す。保存的に軽快したものの、治癒に1か月以上要した。

利点と欠点

- **利点**：手術以外の縦隔炎に対するドレナージでは前述の通り、早期に対応する必要がある。しかし、適切にドレナージされれば、スペースは大きくはないので治癒が可能である。
- **欠点**：スペースが小さく、胸骨や胸腔と隔てられているのでアプローチ経路が限定される。

（橘 啓盛、田中清美、近藤晴彦）

ケアのポイント

1. 観察（表1）

- 縦隔ドレーン挿入中の患者の看護は、ドレーン留置による合併症に注意するとともに、ドレナージが有効に行えているか、排液の量や性状などに異常がないか観察を行っていくことが大切である。

2. 逆行性感染の予防

- 留置中は呼吸性変動と陰圧がかかるため、逆行性感染の危険性があり、清潔の確保と医師の指示による消毒が必要である。

3. 患者指導

- ドレーン留置の必要性を説明し、ドレーンを引っ張る・排液バックを倒すなどしないよう指導する。
- ドレーン留置による不安の軽減や訴えの傾聴にも努める。

表1　縦隔ドレナージの観察ポイント

観察箇所	観察ポイント
①ドレーン挿入部	●皮膚の発赤・熱感・腫脹・疼痛の有無 ●滲出液や出血の有無 ●皮下気腫の有無（胸腔ドレーンの併用がほとんどのため、併用時は胸腔ドレーン挿入中の看護に準ずる） ●固定糸のゆるみの有無
②ドレーン固定部	●ずれがないか継続して観察していくためにも、はじめにドレーンとテープ、皮膚にマーキングを行っておく ●固定テープの剥がれ、汚染の有無 ●ドレーン固定ずれの有無
③接続部の固定状況	●ゆるみの有無：接続部のゆるみは逆行性感染、肺虚脱（胸腔と交通がある場合）、ドレナージ不良の原因となる ●（タイガンバンドを使用している場合）タイガンバンドのゆるみの有無 タイガンバンドがゆるいと、接続部にゆるみが生じる
④排液量・性状	●排液の増加：急激な血性排液は出血を疑い医師に報告 ●急激な排液の減少・消失：ドレーンの閉塞や屈曲・ねじれ・凝血による閉塞・挿入部からの漏れの有無などを観察し、医師に報告 ●排液の性状：排液が混濁・膿性の場合は感染を疑い医師に報告
⑤ドレナージの吸引圧	●縦隔内は陰圧に保たれているため、医師の指示に応じた吸引圧が設定されているか

参考文献
1. 道又元裕 監修：見てわかる循環器ケア. 照林社, 東京, 2013.
2. 道又元裕 監修：見てわかる呼吸器ケア. 照林社, 東京, 2013.
3. 永井秀雄, 中村美鈴 編：臨床に活かせる ドレーン&チューブ管理マニュアル. 学研メディカル秀潤社, 東京, 2011.

② 循環器　ドレーン

心嚢ドレナージ

主な適応
- 心嚢液貯留あるいは心タンポナーデ

目的
- 心嚢液、心タンポナーデにおける貯留液を体外に排出させ、心房、心室の圧迫を解除する
- 心嚢液の性状を観察・検査し、心嚢液貯留の原因を検索する

合併症
- 心筋損傷（出血、心タンポナーデ増悪）、肺損傷（気胸、血胸）、肝損傷・胃損傷（出血、感染）、チューブによる機械的心筋損傷・不整脈（出血、心室性不整脈、心房細動）、逆行性感染（縦隔洞炎）

抜去のめやす
- 排液量：「＜100mL/日」となれば抜去を考慮する
- 色・性状：「淡血性」から「漿液性」になることがめやす

観察ポイント
- 特に術後2時間以内は心タンポナーデを起こしやすいため、症状やバイタルサイン、排液をよく観察する

ケアのポイント
- 患者理解：ハイリスクな処置・治療のため、患者の疼痛・不安などのケアを行う
- 感染予防：易感染状態のため、滲出液の管理に注意する

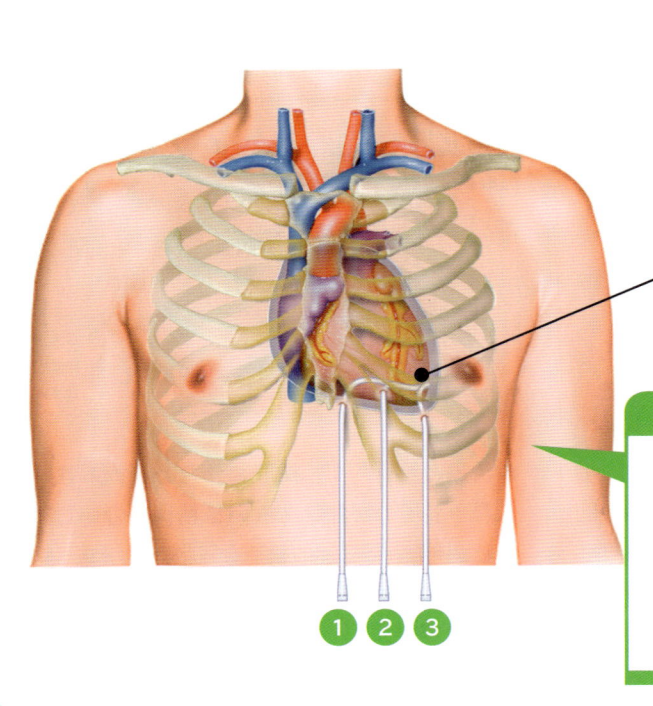

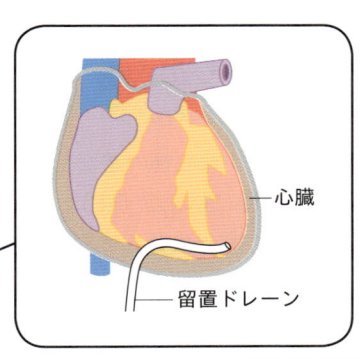

心臓
留置ドレーン

主な挿入経路
- 術式により異なる
① 経皮的持続心嚢ドレナージ（剣状突起下左側寄り〜心嚢）
② （開窓術）剣状突起下心嚢ドレナージ術（上腹部正中〜心嚢）
③ （開窓術）胸骨傍前側方切開心嚢ドレナージ術（胸骨左側第4肋間〜心嚢）

図1 心嚢液貯留の状態

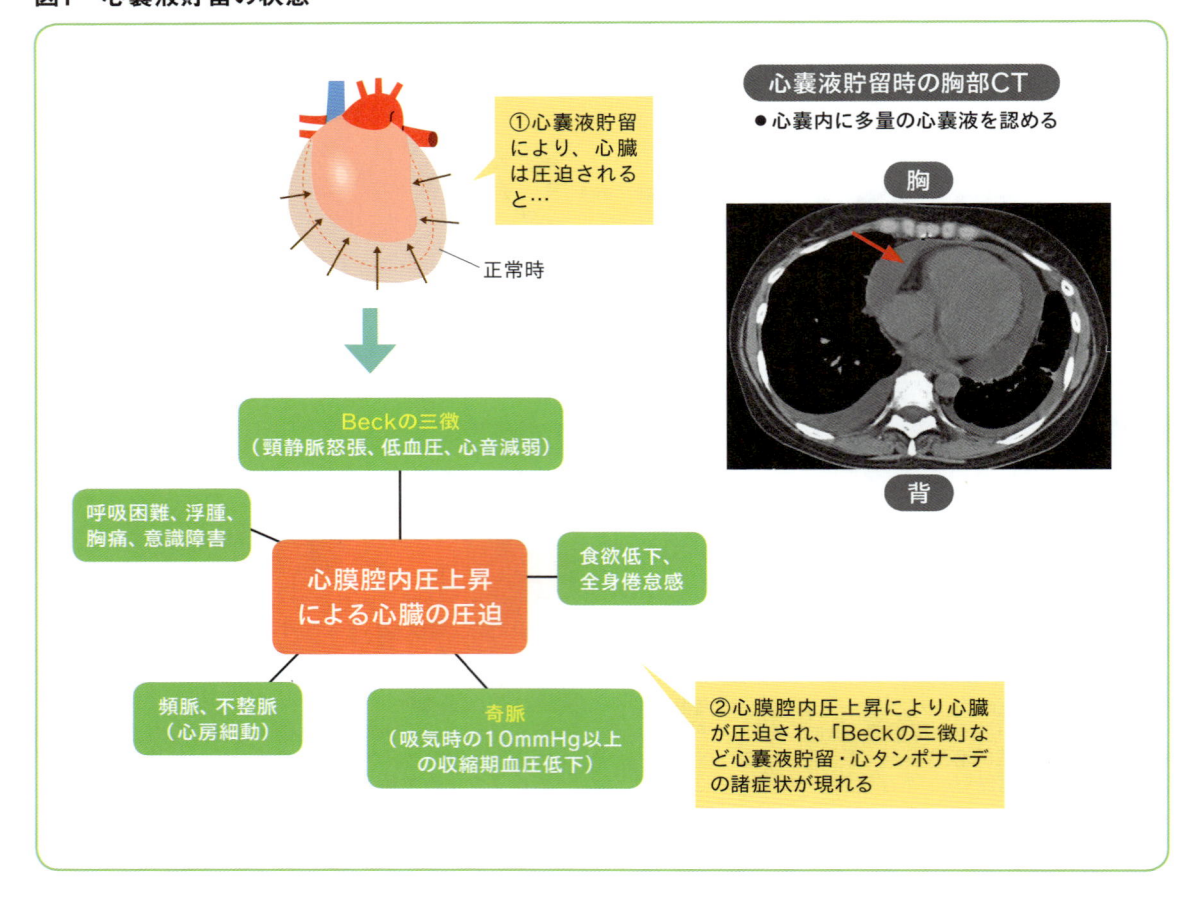

心嚢ドレナージの定義

- 心膜は、心臓および大血管の基部を包む袋状の膜である。心膜腔には正常時15～50mLの心嚢液が存在し、摩擦を減少させるはたらきをしている。
- さまざまな病態により心嚢液が増加すると、心膜腔内圧が上昇し心臓が圧迫され拡張障害を引き起こし、種々の症状が発現する（図1）。
- 右房への静脈還流が減少し心拍出量が低下し、心臓のポンプ機能が失われた状態を「心タンポナーデ」という。
- 心嚢ドレナージは、心嚢液貯留あるいは心タンポナーデにおける貯留液（血液、リンパ液、膿などの分泌物）を体外に排出させ、心房、心室の圧迫を解除する。

図2 心窩部アプローチの心嚢穿刺

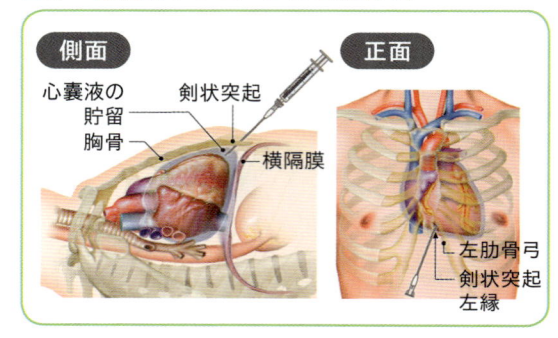

- 治療と並行して、採取された心嚢液の性状（色調や混濁の有無、あるいは粘稠度合い）を観察し、検査（生化学的検査、細胞診や培養）することで、心嚢液貯留の原因検索に役立てる。
- 心嚢穿刺に引き続く経皮的持続心嚢ドレナージ術（図2）や、外科手技的な開窓によるドレナージが行われる。

適応と禁忌

- 心タンポナーデでは、心嚢液を排除しないと血行動態と臨床症状が改善しない。そのため、心嚢ドレナージが必要不可欠であり、かつ唯一の治療法であるといえる。
- 心嚢液貯留の病態把握のためには、貯留量よりも、その貯留速度（慢性／急性）や多岐にわたる原因疾患（表1）の鑑別が重要である。
- 慢性疾患による心嚢液貯留では、心膜はゆっくり伸展するため、心膜腔内圧は緩徐に上昇する。「浮腫」を中心にした症状が出現する。
- 急性の心嚢液貯留では、たとえ心嚢液量が少なくても、心膜の伸展が追いつかず、心膜腔内圧は急激に上昇する。症状の中心は「低血圧」である。
- 特に急性の心嚢液貯留では、迅速な原因究明が重要である。なぜならば、心嚢ドレナージの適応外になる場合があるからである。心破裂や急性大動脈解離といった疾患に対する心嚢ドレナージは、副次的な出血を招くことがあり、しばしば致死的な状況に陥る。原疾患の治療（つまり外科手術）を最優先すべきである。
- 血行動態の維持が困難な場合や、原疾患治療がすぐにはできない環境などでは心嚢ドレナージを行う余地はあるが、根本的な治療にはなりえないことを認識しておく。

挿入経路と留置部位

- 心臓超音波検査では、心嚢液貯留はエコーフリースペース（echo free space）として描出できる（図3）。
- 心嚢ドレナージ施行の際は、心臓超音波検査を行い、適切な挿入経路を選択する。

1 経皮的持続心嚢ドレナージ術

- 経皮的持続心嚢ドレナージ術では、皮膚穿刺部位から心嚢まで他臓器や腫瘍などに接触せずに到達できる経路を選択することが重要である。
- 局所麻酔にて行う。また、透視室で施行するほ

表1　心嚢液貯留をきたす主な原因疾患

貯留速度		主な原因疾患
慢性の貯留	心膜炎	● 感染性（細菌性、結核性、ウイルス性） ● 膠原病（全身性エリテマトーデス、関節リウマチなど） ● 心不全
	悪性腫瘍	● 心膜転移性（肺がん、乳がん、白血病、悪性リンパ腫） ● 非腫瘍性（抗がん薬、放射線治療）
	代謝異常	● 尿毒症 ● 甲状腺機能低下症
急性の貯留	急性大動脈解離	● 大動脈解離（Stanford A型）からの出血
	心筋梗塞後合併症としての心破裂	● 急性心筋梗塞後の心破裂 ● 心筋梗塞後症候群
	カテーテル治療の合併症	● カテーテル検査（心筋生検）や治療 ● 経静脈的ペースメーカー植え込みに伴う心筋穿孔
	外傷	● 交通事故 ● 胸部刺創　など

図3　心臓超音波検査

- 心嚢液は、エコーフリースペースとして描出される

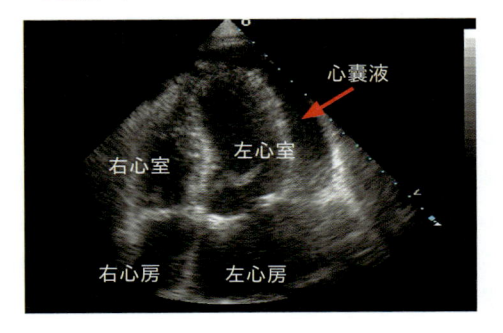

図4　Argyle™ アスピレーション セルジンガー キット

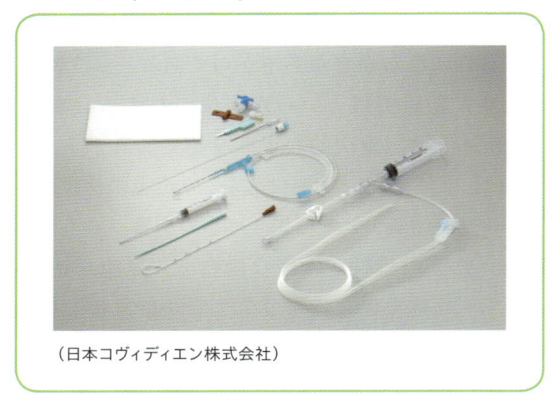

（日本コヴィディエン株式会社）

図5　外科的開窓術による心嚢ドレナージに頻用されるアプローチ

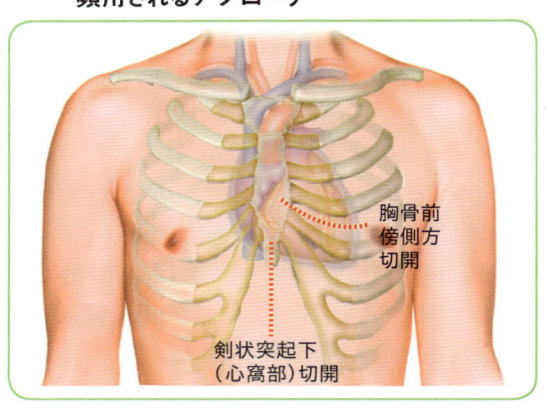

胸骨前傍側方切開

剣状突起下（心窩部）切開

うが安全であり、合併症を減らすことができる。
- 一般的には、剣状突起下の若干左側寄りからアプローチすることが多い。ほかには、心尖部外方や左胸骨縁第4肋間から施行されることもある。
- 心嚢液が吸引できることを確認したら、セルジンガー法（Seldinger法）にてドレーンを挿入する（心嚢穿刺用としてセット化されたものが便利である、図4）。
- 心嚢液を緩徐に持続的に排出させるために、原則としてドレーンを心嚢内に留置する。

2　開窓術による心嚢ドレナージ

- 他臓器が介在するために安全に穿刺できない場合は、外科的な開窓術（図5）による心嚢ドレナージを行うべきである。
- 局所麻酔でも可能ではあるが、かなり疼痛を伴う処置であり、基本的には全身麻酔で行う。

①剣状突起下心嚢ドレナージ術
- 外科的なアプローチとして、剣状突起下心嚢ドレナージ術がよく行われる。
- 剣状突起をまたぐように上腹部正中を小切開して横隔膜に沿って剥離すると、容易に心嚢に到達することができる。このアプローチでは開腹しないように注意する。

②胸骨傍前側方切開心嚢ドレナージ術
- 心嚢に最も近いアプローチは、胸骨傍前側方切開心嚢ドレナージ術である。
- 胸骨左側の第4肋間を小切開して心嚢に到達できる。このアプローチでは肺損傷に注意する。

合併症（表2）

- 心嚢ドレナージを要する患者は全身状態不良なケースが多く、施術による合併症が発生した場合、致命的状況に陥ってしまう。
- 気管挿管、電気的除細動などの準備を整え、血

表2　心嚢ドレナージに起因する合併症

原因		合併症
穿刺あるいは開創時の周辺組織損傷	心筋損傷	● 心膜腔内のあらたな出血 ● 心タンポナーデの増悪
	肺損傷	● 気胸 ● 血胸
	肝損傷、胃損傷	● 腹腔内出血 ● 感染
留置ドレーンと心臓の接触	ドレーンによる機械的心筋損傷、不整脈	● 心膜腔内のあらたな出血 ● 心室性不整脈 ● 心房細動
感染	逆行性感染	● 縦隔洞炎

行動態をモニターする。集中治療室での管理を原則とすべきである。

1 心嚢内周辺組織の損傷

- 心嚢ドレナージにおいて最も重篤な合併症は、心嚢内周辺組織の損傷である。
- 施術中に心筋損傷をきたさないように、心臓超音波検査や胸部CTで位置関係を検討する。心臓と心膜に局所的に癒着が認められる場合もあり、注意すべきである。
- 肺損傷による気胸、血胸、あるいは意図しない開腹による肝損傷や胃損傷なども、施術時に発生しうる合併症として挙げられる。
- 体動にともなって、ドレーンによる機械的損傷が発生しうるため、ドレナージ開始後はベッド上安静とする。

2 肺水腫

- 急速な心嚢ドレナージが肺水腫を招く可能性がある。排液は緩徐に行う。

3 不整脈

- ドレーンと心臓が接触することによる不整脈が発生することもある。心室性期外収縮が頻発するようであれば、留置位置についての再検討が必要である。

4 逆行性感染

- ドレーン管理が長期に及ぶと逆行性感染（ドレーンを介した感染）の危険性が高くなる。

- 貫通部皮膚創を清潔に保つことを心がける。また、適正な抗生物質の予防的投与や、感染発現前のドレーン抜去が望ましい。

利点と欠点

1 経皮的持続心嚢ドレナージ術

- 経皮的持続心嚢ドレナージ術は局所麻酔で施行可能であり、侵襲が少ない。しかし、ドレーンの留置位置は自由に設定できず、完全には排液できない場合もある。
- 使用できるドレーンが細く、心嚢液の性状によっては排液できない可能性がある。また、試験穿刺において血性の心嚢液が吸引された場合、周辺組織損傷による血液吸引との判別が困難になる。

2 開窓術による心嚢ドレナージ術

- 外科的な開窓術による心嚢ドレナージは、原則として全身麻酔が選択されるため、麻酔による不利益も考慮しなければならない。
- 太いドレーンをねらった場所に留置することが可能であり、粘性の高い心嚢液や感染性膿の排液には、きわめて有効である。
- ドレーンを利用して心嚢内を洗浄することができる。

（田中慶太、成瀬好洋、達増和佳奈）

ケアのポイント

1. 心タンポナーデの観察
- 心嚢ドレナージからの排液が有効に行われないと、心嚢液が貯留し心タンポナーデを生じることがある。
- 心タンポナーデは術後3日間、特に術後2時間以内に起こることが多い。血圧や脈圧の低下、中心静脈圧(central venous pressure：CVP)の上昇、頻脈、胸部X線での心陰影の拡大などがみられる。

2. ドレーン接続・固定部の観察
- ドレーンと排液バックの接続を確認する。体動や移動によって、テープ固定や接続が外れていないか、誤抜去、屈曲がないか観察する。

3. 排液の観察
- 排液量の増減や性状の変化、ドレーンの閉塞がないか、一定時間ごとに排液を観察する(表3)。
- 適宜ミルキングを行い、凝血を予防する。

4. 患者理解
- 心嚢ドレナージは、心嚢穿刺や開窓術といったハイリスクな処置や治療が行われるため、患者の感じる①疼痛・不快感、②不安などに対するケアが求められる。

①疼痛・不快感[1]
- 心嚢ドレーンは、閉塞予防のために28〜32Frの太いドレーンを使用することがあり、患者が感じる疼痛は増強する。
- 患者からの訴えのみでなく、血圧や脈拍の上昇、苦痛表情の観察を行う。
- 体位調整や、ドレーン固定の工夫によっても、疼痛や不快感の軽減となる。そのうえで、医師の指示に従い、鎮痛薬の使用を検討する。

②不安
- 共感的理解を示し、病状と術後経過の十分な説明を行う。
- 患者の理解・協力が得られるように、可能であれば術前オリエンテーションを行う。そのうえで、医師の指示に従い、鎮静薬の使用を検討する。

5. 感染予防
- 術後は易感染状態であるため、ドレーンはできるだけ早期に抜去することが望ましい。
- ドレーン挿入部に、滲出液の染み出しがあると感染をきたしやすい。
- ドレーン挿入部の発赤、腫脹、熱感、血液データ(白血球やCPRなど)を観察し、感染徴候の早期発見に努める。
- 滲出液は細菌の培地となりやすい。そのためドレーンの圧迫や屈曲、閉塞を予防し、ミルキングや体位交換で貯留した液の排出を促す。
- 検査や処置など移動の際は、逆行性感染予防のため排液バックをドレーン挿入部より高く持ち上げない。

表3　心嚢ドレナージの排液量と性状の観察

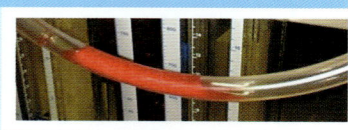

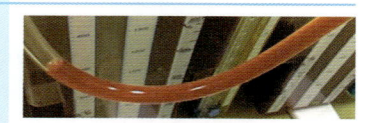

正常	
血性	
淡血性	

異常	
血性	●排液量：持続100mL/2時間以上、急激な増加時200mL/時以上 ●原因：出血 ●対応：❶医師への報告　❷バイタルサインの確認　❸再開胸止血術の適応検討
凝血塊	●排液量：急激な減少 ●原因：心タンポナーデの可能性 ●対応：❶医師への報告　❷バイタルサインの確認　❸再開胸術の適応検討　❹ミルキング開始

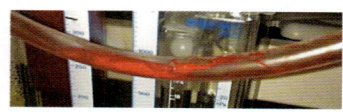

引用文献
1. 西水千恵,井出恵伊子：心臓手術後のドレーン管理における看護上の留意点.臨牀看護 2003；29(6)：943-948.

参考文献
1. Schiavone WA. Cardiac tamponade: 12 pearls in diagnosis and management. *Cleve Clin J Med* 2013；80(2)：109-116.
2. Heart Disease DDX.Org. http://heartdiseaseddx.org/pericarditis(2015年6月1日アクセス)
3. 成瀬好洋：心臓外科手術後ドレナージ.臨牀看護 2003；29(6)：831-833.
4. 清水潤三,曽根光子：はじめてのドレーン管理.メディカ出版,大阪,2007.

❷ 循環器

ドレーン

心臓外科手術（開心術）後ドレナージ

主な適応
- 心臓外科手術（開心術）を行うすべての患者

目的
- 治療的ドレナージ：術後、縦隔・心囊内・胸腔に貯留した血液や滲出液を体外に排出、および開胸で虚脱した肺を再膨張させるため
- 予防的ドレナージ：術後出血や滲出液による心タンポナーデの予防
- 情報ドレナージ：術後出血、縫合不全、感染などの観察・早期治療のため

合併症
- 術後出血、心タンポナーデ、再出血、感染

抜去のめやす
- 排液量：縦隔・心囊内ドレーンは「＜100mL/日」、胸腔ドレーンは「＜200mL/日」となれば抜去を考慮する
- 色・性状：「淡血性」から「漿液性」になることがめやす

観察ポイント
- 排液量が急激に変化したときは、血圧・脈拍・脈圧を測定し、ただちに医師へ報告する

ケアのポイント
- **ミルキング**：特に術直後は凝血塊が形成されやすく、少なくとも1〜2時間ごとに実施する
- **ドレーンの固定**：最近は早期リハビリテーションが増えており、抜去しにくい固定方法・管理の工夫が必要

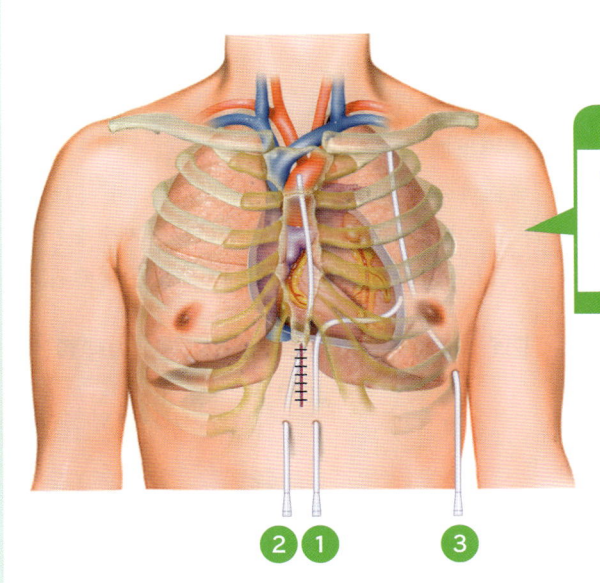

主な挿入経路
1. 剣状突起下心囊ドレナージ（上腹部正中創〜心囊内）
2. 縦隔ドレナージ（胸骨正中創直下〜縦隔）
3. 胸腔ドレナージ（第5または第6肋間〜胸腔）

- 心臓外科手術の特徴は、多くの場合で手術中に人工心肺を用いることである。
- 人工心肺を使用する際に、ヘパリンの作用や人工心肺自体が凝固線溶系の活性因子となり、出血しやすい状態になる。そのため、心臓外科手術では、主に術後出血の観察のために必ずドレーンが挿入される。
- 心臓外科手術の術後管理において、ドレーンの管理はとても重要である。

ドレーンの適応・目的

- **治療的ドレナージ**：手術により縦隔、心囊内、胸腔に貯留した血液や滲出液を体外に排出するため、および開胸したことで虚脱した肺を再膨張させるために行われる。
- **予防的ドレナージ**：術後出血や滲出液による心タンポナーデの予防のために行われる。
- **情報ドレナージ**：術後出血、縫合不全、感染など外部から観察できない縦隔内・胸腔内の情報を排液の量や性状から観察し、その変化からしかるべき治療にすぐに対応できるよう行われる。

ドレーンの挿入経路・留置部位

- 主な留置部位は、「縦隔」「心囊内」「胸腔」である。
- 目的と部位により、ドレーンの種類を使い分ける。大量出血の可能性がある部位に留置する場合には、チューブ型ドレーン（図1-①）が使用される。持続的に用いる可能性が高い部位にはマルチスリット型ドレーン（図1-②）が使用される。

合併症

1 ドレナージに伴う合併症

- ドレナージに伴う合併症を以下に示す。

①感染・異物反応
②ドレーンによる機械的損傷（冠状動脈バイパスグラフト損傷など）
③ドレーンの脱落・断裂（ドレーン固定の不具合、不適切なミルキングなど）
④ドレーン抜去困難（胸骨閉鎖ワイヤーによるドレーンの巻き込みなど）
⑤ドレーン抜去創部の醜状瘢痕形成

2 術後合併症

①術後出血

- 術直後、持続的に＞200mL/時間の血性の排液がみられる場合には、「術後出血」を予測し、再開胸・止血術が検討される。

②心タンポナーデ

- 排液量が急に減少している場合、止血が得られた場合はよいが、ドレーンが閉塞している可能性があるため、十分確認が必要である。
- 心タンポナーデの特徴的徴候としてBeckの三徴（頸静脈怒張、低血圧、心音減弱、→p.72参照）、奇脈などがあるが、臨床症状のみから診断を下すことが困難な場合もある。
- 心囊液貯留の診断には、心臓超音波検査が非常に有用である。

③再出血

- 血性の排液がいつまでもつづく、もしくは淡血性の排液が血性に戻るときは縫合不全などによる「再出血」の可能性があり、緊急手術の適応と

図1　心臓外科手術で用いるドレーンの種類（例）

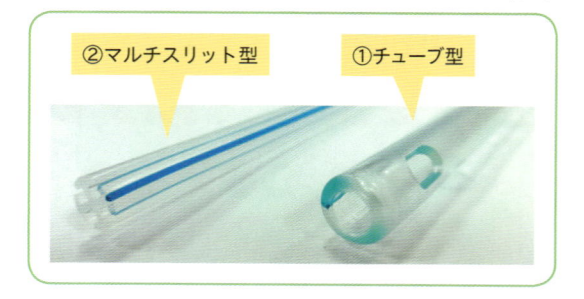

②マルチスリット型　　①チューブ型

なる。

④感染
- 排液が混濁した場合には感染による「縦隔炎」「膿胸」の可能性、またリンパ漏による「乳び胸」[*1]の可能性があり、それぞれの治療が必要である。

ドレーンの抜去

- 縦隔・心囊内ドレーンは、排液が減少して＜100mL/日、胸腔ドレーンは＜200mL/日となれば抜去を考慮する。
- 色、性状としては「淡血性」から「漿液性」になることがめやすとなる。
- ドレーン抜去時には胸腔内の陰圧によって外気が体内に引き込まれないようにする必要がある。
- ドレーン挿入時に縫合閉鎖用の糸がかけてある場合は糸を結紮する。そうでない場合にはフィルムドレッシング材を貼付して密閉する。

（山田靖之、福田宏嗣、河野由江）

ケアのポイント

1. ドレナージ排液の観察
- 量・色・性状（表1）を観察し、必要があればただちに医師に報告する。そのほか、何か異常があれば、すぐにバイタルチェックを行う。
- 術後3日目までは、術直後とほとんど同じ「血性」か、あるいは少し淡い色調になる。経過が順調であれば、それ以降の色調は「淡血性」から「淡々血性」、さらに淡黄色の「透明・漿液性」に変化していく。

2. ドレーン管理
①ドレーン挿入部の固定
- 固定のポイントを図2に示す。
- ドレナージを効果的に行うために、ドレーンの固定は非常に重要である。固定が不十分であれば留置部位が変わり、十分なドレナージができなくなる可能性がある（図3）。
- 体動により、ドレーンが引っ張られるリスクを防ぐ管理も重要である。最近は"ファーストトラック"と呼ばれる早期リハビリテーションが行われているため、ドレーンを留置したまま歩行が開始となる傾向にある。そのため、これまで以上にドレーンの長さや接続方法に工夫が必要である。

②ミルキング
- 排液の色が「血性」の期間は、血液凝固による凝血塊によりドレーン閉塞の可能性があるため、ミルキング（図4）を行う。

表1 心臓外科手術後におけるドレーン排液の観察点

①排液量
正常：＜100mL/日
- チェックしたら、排液バックの目盛に油性ペンで線を引く
- 量の変化に注意する
- 増えたとき→出血の可能性
- 減ったとき→心タンポナーデ、ドレーンの閉塞、もしくは出血が止まった可能性
- 急激に量が変化したとき→血圧・脈拍・脈圧を測定し、ただちに医師に報告する

②排液の色
正常：血性→淡血性→漿液性

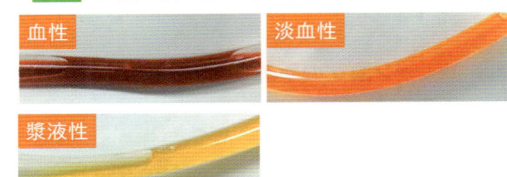

- 血性の場合は、ドレーンの閉塞などを起こす可能性があるため注意する

③性状
正常：サラサラ～凝血塊
- 凝血塊の場合は、ドレーンの閉塞を起こす可能性があるため、こまめにミルキングを行う

[*1]【乳び胸】＝血液や尿に脂肪成分が溶け、乳白色に濁ったもの（＝乳び）が胸管から漏出し、胸腔内に貯留した状態。

- 特に手術直後には、血液凝固能の回復に伴って凝血塊が形成されやすい状態にあるため、少なくとも1～2時間ごとにミルキングを行う必要がある。
- ドレーンから排液バックまでの接続チューブ内に排液が貯留すると、ドレーンに適切な陰圧がかからなくなる。よって、適宜接続チューブ内の排液を排液バック内に進める必要がある。

③ドレーンの取り扱い
- ドレーンにねじれ・屈曲がある場合や、身体の下敷きになっている場合は、閉塞のリスクとなるため解除する。
- ドレーンが身体より上になっている場合は、逆行性感染のリスクがある。
- ドレーンが垂れ下がっていると、排液が貯留し適切な陰圧がかからなくなるほか、ドレーンを踏んで事故抜去のリスクとなる。

④低圧持続吸引器
- 排液バックがドレーン挿入部よりも高い位置にあると、逆行性感染のリスクがある。
- そのほか、以下の点を確認する。
  - 吸引圧が指示通りに設定されているか
  - 正しい高さ（胸腔ドレナージバックは身体よりも20cm以上低くする）に設置されているか
  - コンセントがつながり充電されているか

図2　ドレーン固定のポイント

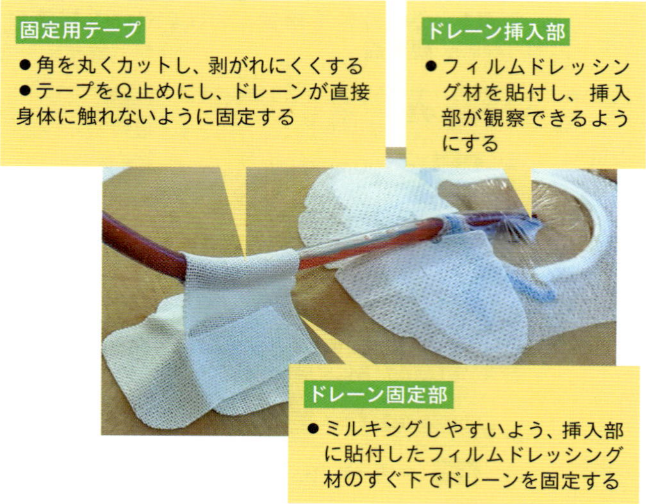

固定用テープ
- 角を丸くカットし、剥がれにくくする
- テープをΩ止めにし、ドレーンが直接身体に触れないように固定する

ドレーン挿入部
- フィルムドレッシング材を貼付し、挿入部が観察できるようにする

ドレーン固定部
- ミルキングしやすいよう、挿入部に貼付したフィルムドレッシング材のすぐ下でドレーンを固定する

主なチェックポイント

①ドレーン挿入部
- □ドレーン挿入部が見える？
- □挿入部から、滲出や出血がない？
- □フィルムが剥がれていない？

②テープ固定部
- □固定用テープは、剥がれていない？
- □テープ固定部に発赤・表皮剥離はない？
- □テープに汚染はない？

図3　ドレーン固定の不適切例
- ドレーンが動きやすい
- 身体にドレーンが直接触れる

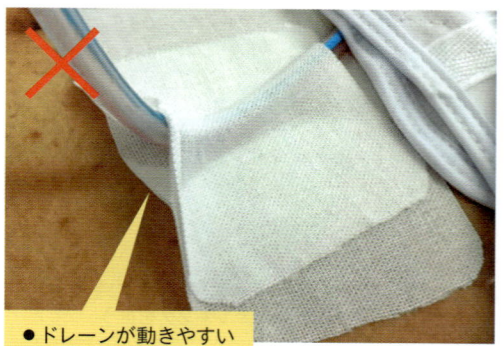

図4　ミルキングのポイント
①ドレーンが引っ張られないように、片手でしっかり固定する
②反対の手でミルキングする

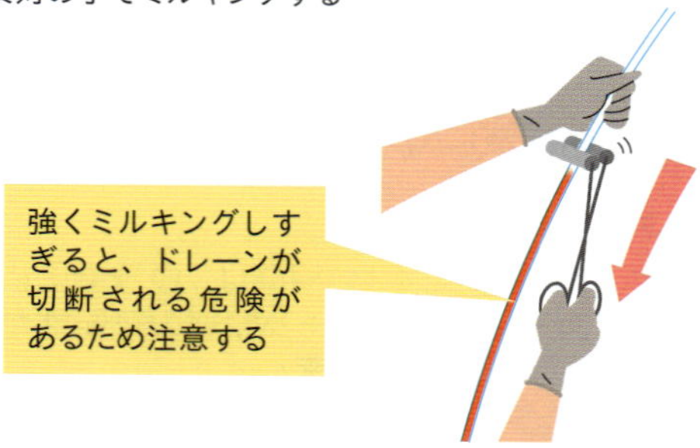

強くミルキングしすぎると、ドレーンが切断される危険があるため注意する

❷ 循環器

カテーテル

スワンガンツカテーテル

主な適応
- 重症の左心機能低下患者
- 急性心不全患者、慢性心不全の急性増悪時
- 心臓手術後の患者

目的
- 心拍出量、肺動脈圧、右心房圧（中心静脈圧）、右心室圧および肺動脈楔入圧の測定による心不全や心臓手術後の血行動態評価

合併症
- 不整脈、深部静脈血栓症、肺動脈損傷

抜去のめやす
- 検査時：心内圧・心拍出量・酸素飽和度測定終了後
- 長期留置時：血行動態安定後、カテーテル感染が疑われるとき

観察ポイント
- それぞれの波形を理解したうえで数値をチェックし、勤務帯ごとに加圧バッグの圧や0点の設定を確認する

ケアのポイント
- **長期留置時**：深部静脈血栓症（DVT）や感染リスクに注意し、留置中はバルーンが収縮した状態でロックされているか確認する
- **固定方法**：内頚静脈や大腿静脈は抜去しやすいため、固定方法を工夫し感染予防に努める

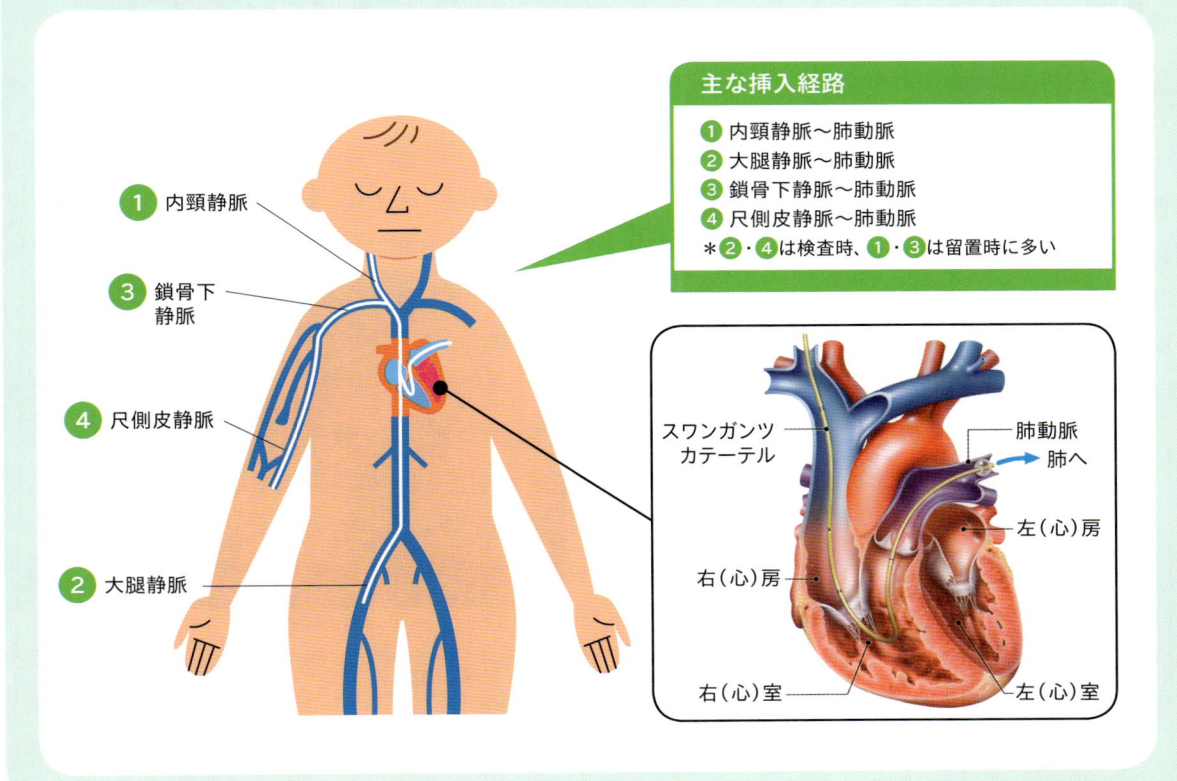

主な挿入経路
1. 内頚静脈〜肺動脈
2. 大腿静脈〜肺動脈
3. 鎖骨下静脈〜肺動脈
4. 尺側皮静脈〜肺動脈

＊❷・❹は検査時、❶・❸は留置時に多い

1. 内頚静脈
3. 鎖骨下静脈
4. 尺側皮静脈
2. 大腿静脈

スワンガンツカテーテル　肺動脈　肺へ　左（心）房　右（心）房　右（心）室　左（心）室

スワンガンツカテーテルの定義

- スワンガンツ（Swan-Ganz）カテーテルは、米国のJeremy Swan博士とWilliam Ganz博士により1970年代に静脈から挿入して右心カテーテル検査を行うために考案・開発され、臨床応用された多目的カテーテルである[1]。

1 カテーテルのしくみ

- 先端にバルーンが付いているため、血流に乗せて右心房、右心室を経由して肺動脈まで安全にカテーテルを進めることができるしくみになっている。
- カテーテルの基本構造として、
    a. カテーテル先端に開放する腔（図1- a ）
    b. 右房内に位置する側孔に開放する腔（図1- b ）
    c. バルーンに開放する腔（図1- c ）
  の3つの腔を有している（図1）。a と b により肺動脈圧、右房圧（right arterial pressure：RAP、中心静脈圧）の長時間モニタリングが可能である。

2 カテーテルの特色

- スワンガンツカテーテルは、以下の2つの血行動態指標を測定できる点に特色がある。

①肺動脈楔入圧

- スワンガンツカテーテル先端のバルーンを拡張して肺動脈内を末梢に進めていくと、最終的に肺動脈の小さな枝を拡張したバルーンで閉塞することになり、カテーテルの先端圧は左心系の肺静脈圧を反映する。このときの圧を肺動脈楔入圧（pulmonary capillary wedge pressure：PCWP）といい、肺血管床に病変がない場合には、左房圧（left arterial pressure：LAP）と近似し、さらに僧帽弁に問題がなければ左室拡張末期圧（left ventricular end-diastolic pressure：LVEDP）と近似することになる。
- 左室拡張末期圧は左室機能が低下すると上昇する。つまり、右心カテーテルを用いて肺動脈楔入圧を測定することによって、左室機能をリアルタイムに評価することができる。

図1 スワンガンツカテーテルの構造と機能

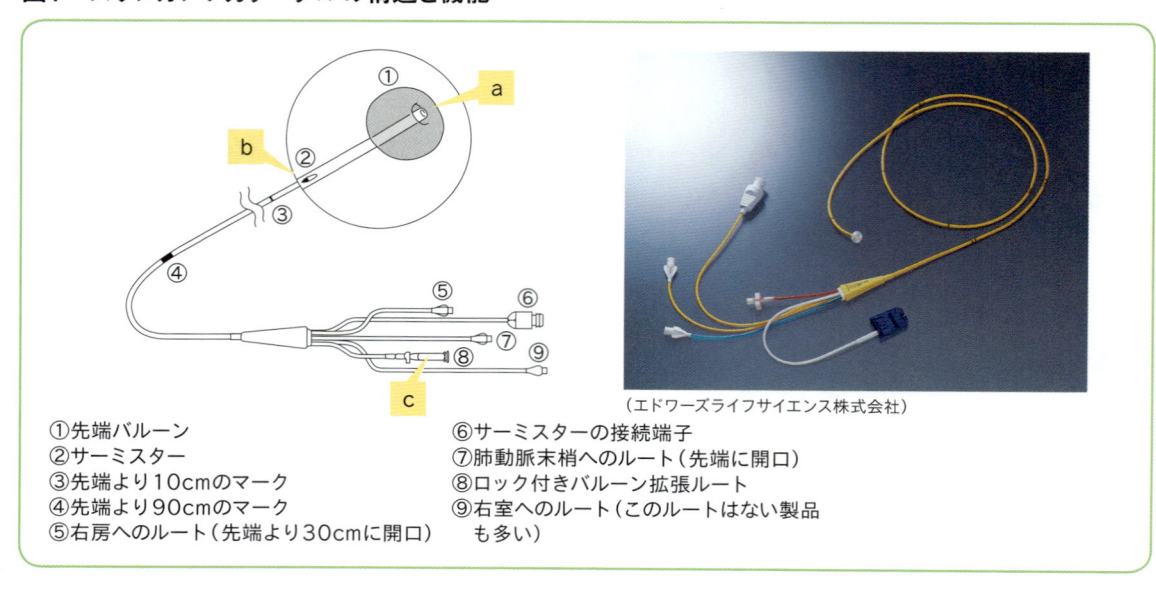

①先端バルーン
②サーミスター
③先端より10cmのマーク
④先端より90cmのマーク
⑤右房へのルート（先端より30cmに開口）
⑥サーミスターの接続端子
⑦肺動脈末梢へのルート（先端に開口）
⑧ロック付きバルーン拡張ルート
⑨右室へのルート（このルートはない製品も多い）

（エドワーズライフサイエンス株式会社）

②心拍出量

- スワンガンツカテーテルは、先端にサーミスター（温度センサー、図1-②）を装備している。
- 右房に位置する先端から30cmの部位に冷水の注入孔が開いており、ここから注入された一定量の冷水が右房・右室で混和され、還流量（心拍出量）に応じた温度変化として感知されるようになっている。つまり、還流量が多ければ温度変化が少なく、還流量が少なければ温度変化が大きくなる原理を用いて、心拍出量（cardiac output：CO）が算出される。

スワンガンツカテーテルの適応・禁忌

- 前述したように、スワンガンツカテーテルにより右心系の圧に加え、左房圧・左室拡張末期圧の推定値ともいえる肺動脈楔入圧および心拍出量の測定が可能である。このため、同カテーテルを肺動脈に留置し、冠疾患集中治療室（CCU）において重症の左心機能低下患者の血行動態評価・モニタリングを持続的に行うことができる[2]。
- 急性心不全患者の血行動態評価を行う際には「Forrester（フォレスター）分類」（図2）がよく用いられる。もともと急性心筋梗塞患者における血行動態評価に用いられる分類であったが、現在では心筋梗塞以外の急性心不全や慢性心不全急性増悪時の血行動態評価に幅広く用いられている。
- スワンガンツカテーテルは、静脈アプローチで施行でき、血行動態を計測する際にも造影剤などは必要ない。そのため、安全性に関してはほ

図2　Forrester分類

- Forrester分類は、心拍出量を体表面積で補正した心係数（cardiac index：CI）と肺動脈楔入圧（PCWP）による分類であり、以下のように分けられる

  Ⅰ型：PCWP<18mmHgかつCI≧2.2L/分/m²
  Ⅱ型：PCWP≧18mmHgかつCI≧2.2L/分/m²
  Ⅲ型：PCWP<18mmHgかつCI<2.2L/分/m²
  Ⅳ型：PCWP≧18mmHgかつCI<2.2L/分/m²

- 基本的に肺動脈楔入圧は「うっ血」を反映し、心係数は「ポンプ機能」の指標ととらえられ、その病型に基づいて至適な治療法の決定が可能となる
- 予後予測に関しては、肺動脈楔入圧が高く、心係数が低いⅣ型が最も予後不良の病型ということになる

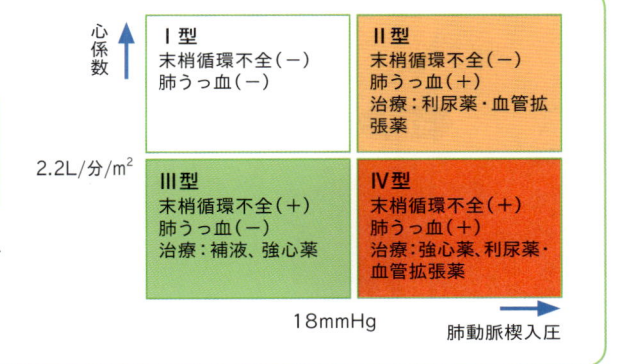

	Ⅰ型 末梢循環不全(-) 肺うっ血(-)	Ⅱ型 末梢循環不全(-) 肺うっ血(+) 治療：利尿薬・血管拡張薬
2.2L/分/m²	Ⅲ型 末梢循環不全(+) 肺うっ血(-) 治療：補液、強心薬	Ⅳ型 末梢循環不全(+) 肺うっ血(+) 治療：強心薬、利尿薬・血管拡張薬
	18mmHg	肺動脈楔入圧

（縦軸：心係数）

図3　スワンガンツカテーテルの先端部位と圧波形（大腿静脈アプローチの場合）

- スワンガンツカテーテルを肺動脈まで進めたのち、心臓内の各部位にて圧力測定を行う

肺動脈楔入部

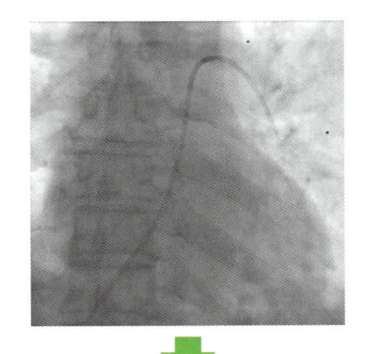

肺動脈楔入圧（PCWP）

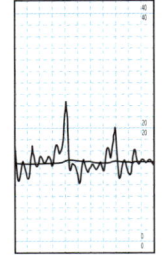

（次頁へつづく）

| 肺動脈 | | 肺動脈圧(PAP) |

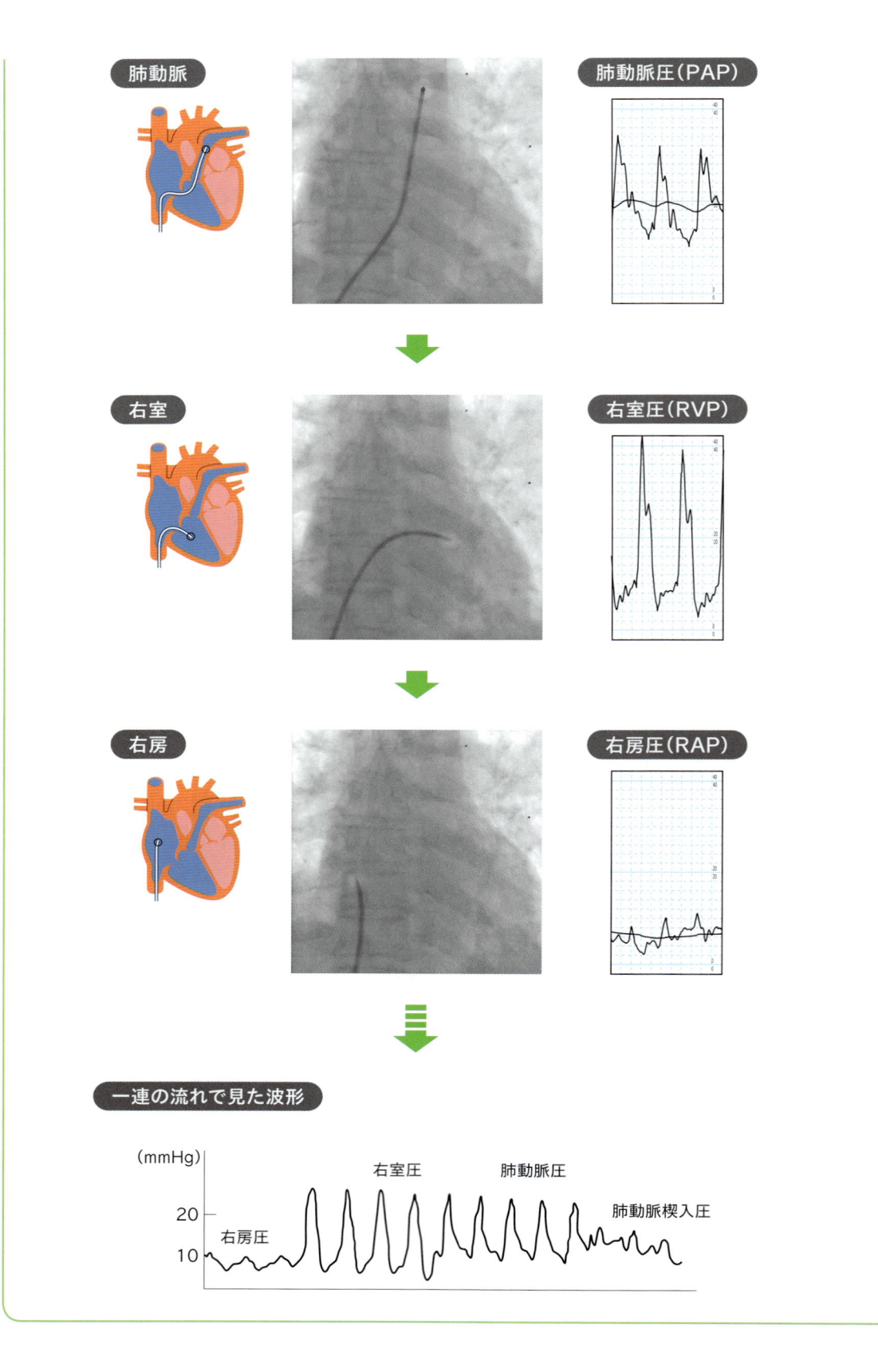

⬇

| 右室 | | 右室圧(RVP) |

⬇

| 右房 | | 右房圧(RAP) |

⬇

一連の流れで見た波形

(mmHg)

右房圧 — 右室圧 — 肺動脈圧 — 肺動脈楔入圧

とんど問題がなく、基本的に禁忌症例は存在しないと考えられる。

挿入経路と留置部位

- スワンガンツカテーテルの挿入を行う際、①内頸静脈、②大腿静脈、③鎖骨下静脈、④尺側皮静脈からのアプローチが可能である。しかし、③鎖骨下静脈からの穿刺には気胸のリスクがある。また、④尺側皮静脈はあまり発達しておらず、攣縮によるリスクや血管自体に個体差がある。手技的にも他部位とくらべ容易ではないため、あまり使用されていないことから、一般的には①内頸静脈か②大腿静脈が用いられる。

1 内頸静脈アプローチ

- 内頸静脈からは右房・右室へのカテーテルの走行が素直なので、先端の圧波形を確認しながら容易に肺動脈まで到達することが可能である。そのため、CCUなどのベットサイドで非透視下に行うことができる。

2 大腿静脈アプローチ

- 大腿静脈アプローチの場合は、透視下での挿入となる。カテーテル先端のバルーンを拡張させ血流に乗せて進めていけば、右室までは比較的容易にカテーテルは進む（p.83図3）。しかしながら、右室から肺動脈に上がりにくいことがあり、反時計方向のトルクをかけながらカテーテル先端が肺動脈方向を向いた瞬間を狙ってタイミングを合わせてカテーテルを進めるとうまく上がる。
- スワンガンツカテーテルを肺動脈に進め、先端の圧が肺動脈楔入圧波形になったらバルーンから空気を抜く。その後、カテーテルを少し引き、バルーンを拡張させると肺動脈楔入圧波形が得られ、収縮させると肺動脈圧波形となる位置に固定する。

合併症

1 不整脈

- スワンガンツカテーテルが右室流出路を通過する際に、カテーテルの接触により「心室頻拍」などの不整脈が出やすいので注意が必要である。

2 深部静脈血栓症

- 長期間留置する場合は、大腿静脈から挿入すると「深部静脈血栓症（deep vein thrombosis：DVT）」から「肺血栓塞栓症（pulmonary thromboembolism：PTE）」を起こすリスクが高まる。このため長期間の留置が予測される場合には、上大静脈経由で挿入し、禁忌がなければヘパリンを1万単位/日程度持続静注する。

3 肺動脈損傷

- 長期間留置の際にカテーテルが先に進み、肺動脈の細い部分に自然と楔入している場合がある。そのまま先端のバルーンを拡張すると、「肺動脈損傷」を起こし致死的となることもあるため、先端バルーンを拡張する場合には必ず圧波形を確認することが大切である。

利点と欠点

- スワンガンツカテーテルの利点は、肺動脈楔入圧の上昇（18mmHg以上）をうっ血の指標、心係数の低下（2.2L/分/m²）を心拍出量低下（ポンプ機能障害）の指標として、心不全症例や心臓手術後の症例における連続的な血行動態評価とすみやかな治療法の決定を可能にする点であろう。
- これといった欠点はないが、長期間留置する場合には血栓源や感染源となるため注意する。

（高橋 潤、雀地洋平）

ケアのポイント

1. 波形と数値の理解
- スワンガンツカテーテル留置の目的は、血行動態指標をリアルタイムに測定し治療に反映させるためである。そのため、モニタリングされている数値が正しい値でなくてはならない。カテーテルの先端位置で圧波形が変わるため、波形を理解して数値を確認する（図3）。

2. 確認したい点
- スワンガンツカテーテルは、加圧バッグ、トランスデューサーと接続しモニタリングしている。各勤務帯で加圧バッグの圧不足の有無やヘパリン加生理食塩水の残量を確認する。また、患者の第4肋間中腋窩線または前腋窩線の位置に0点を設定する。
- スワンガンツカテーテルの先端に付いているバルーン（図1）は、カテーテルを末梢に進めるときや肺動脈楔入圧を測定する際に拡張させる。バルーンの長時間拡張や過剰な拡張は、肺動脈損傷や肺梗塞の原因になる。そのため、バルーン拡張用シリンジが、収縮した状態でロックされているか確認する（図4）。

3. 固定方法
- スワンガンツカテーテルの一般的な挿入部位である内頸静脈や大腿静脈は、体位変換やベッドアップなど体動による事故抜去のリスクが高いため注意する。
- 内頸静脈の挿入部位のフィルム固定は、下顎や襟足の髪により困難であることやカテーテルの重みで剥がれやすい（図5）。大腿静脈の場合は、排泄物による汚染の影響を受けやすい。その結果、感染のリスクが高くなるため固定方法などに注意し、清潔の保持に努める。

図4　留置時におけるバルーン拡張用シリンジの確認ポイント

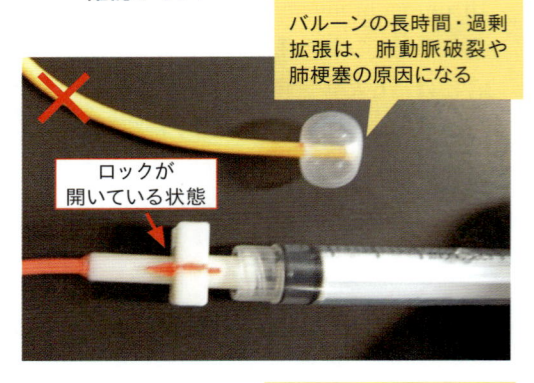

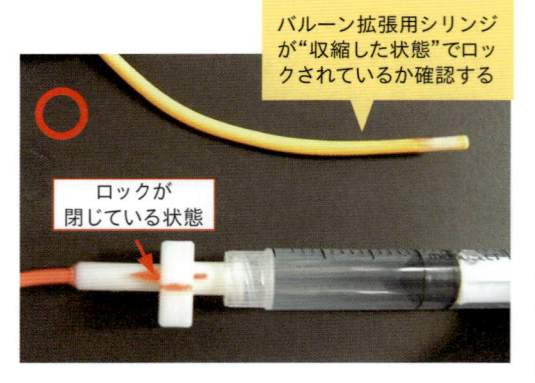

- バルーンの長時間・過剰拡張は、肺動脈破裂や肺梗塞の原因になる
- ロックが開いている状態
- バルーン拡張用シリンジが"収縮した状態"でロックされているか確認する
- ロックが閉じている状態

図5　固定時のポイント（内頸静脈）

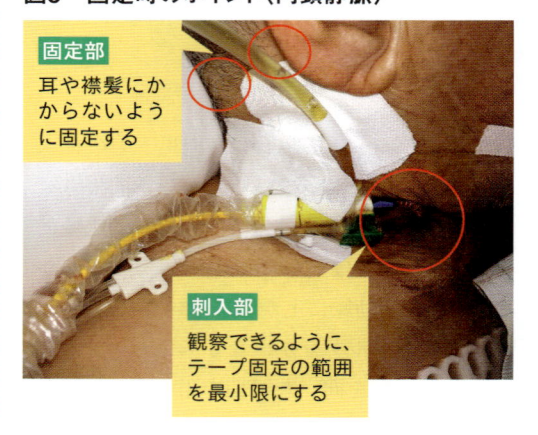

- 固定部：耳や襟髪にかからないように固定する
- 刺入部：観察できるように、テープ固定の範囲を最小限にする

引用文献

1. Swan HJ, Ganz W, Forrester J, et al. Catheterization of the heart in man with use of a flow-directed balloon-tipped catheter. *N Engl J Med* 1970；283(9)：447-451.
2. Bernard GR, Sopko G, Cerra F, et al. Pulmonary artery catheterization and clinical outcomes: National Heart, Lung, and Blood Institute and Food and Drug Administration Workshop Report. Consensus Statement. *JAMA* 2000；283(19)：2568-2572.

❷ 循環器　カテーテル

一時的（体外式）ペーシングカテーテル

主な適応
- 徐脈性不整脈（洞不全症候群、完全房室ブロック、徐脈性心房細動）のうち、脳虚血症状（めまい、失神など）や心不全症状がある患者
- 心臓手術後の患者

目的
- 正確な人工的ペーシングの維持、合併症の防止（感染、ペースメーカー症候群など）、ペースメーカー装着患者の身体的・精神的苦痛の緩和

合併症
- ペースメーカー症候群

抜去のめやす
- 自己脈が回復したとき、恒久式ペースメーカー植え込み後、感染時もしくは感染が疑われるとき

観察ポイント
- 胸部X線写真で、カテーテル先端のずれがないか確認する
- 心電図波形をモニタリングし、「ペーシング不全」「センシング不全」などペースメーカーの機能不全がないか観察する

ケアのポイント
- **誤操作の防止**：誤操作を防ぐために設定変更時は確実な引き継ぎが重要
- **出血・血腫**：血小板薬や抗凝固薬使用時はカテーテル挿入部の出血・血腫の有無を確認する

- 右鎖骨下静脈から一時的（体外式）ペーシングリードを右心室内に挿入している状態

主な挿入経路
1. 鎖骨下静脈
2. 内頸静脈
3. 大腿静脈〜下大静脈

（図中ラベル：上大静脈、右心房、右心室、電極先端）

一時的（体外式）ペーシングカテーテルの定義

- 一時的（体外式）ペーシングとは、右鎖骨下静脈から一時的ペーシングリードを右心室内に挿入している状態を示す。
- ペースメーカーの種類としては、この本体を体外に置く体外式（一時的）（図1）のほか、本体を手術的に体内に挿入する植え込み型（永久的）や、電極を経静脈的に挿入する時間的余裕がない場合に用いる経皮的ペーシング（電極シールを体表に貼付する）などがある。
- わが国において心疾患で受療している患者数は増加傾向にあり、心疾患は死因別死亡数全体の15.5％を占め、がんに次ぐ第2位となった（平成25年）[1]。
- 心疾患の治療において、一時的（体外式）ペースメーカーは一般的によく使用されている。

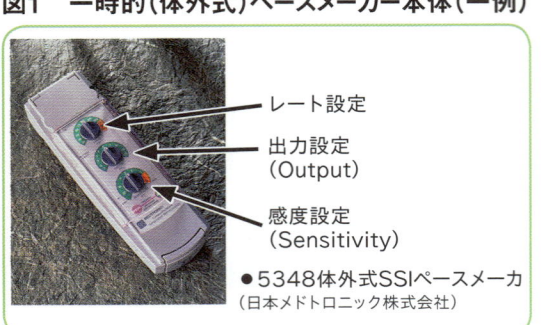

一時的（体外式）ペーシングカテーテルの適応と目的

- 心疾患では刺激伝導系に障害をきたすことが多く、それに対してしばしばペースメーカーが用いられる。また心疾患に対する外科的治療法では、術後不整脈をきたしやすく、その際も一時的にペースメーカーを使用する場合がある。
- 主な適応疾患は、徐脈性不整脈（洞不全症候群、完全房室ブロック、徐脈性心房細動）である。これらのうち、脳虚血症状（めまい、失神など）、または心不全症状がある場合に適応となる。
- 一時的ペーシングは、以下の目的で行われる。
  - 正確な人工的ペーシングの維持
  - 合併症の防止（感染、ペースメーカー症候群など）
  - ペースメーカー装着患者の身体的・精神的苦痛の緩和

挿入経路と留置部位

- ①鎖骨下静脈、②内頸静脈、③大腿静脈などからのアプローチが通常用いられる。
- X線透視下で、上記のいずれかより右心室内に電極（リード）挿入する。電極は、体外にある刺激発生装置とつながっている。

合併症

1 ペースメーカー症候群

- 自己の緩慢な心拍数に慣れていた患者がペーシングを継続されることで、動悸・胸内苦悶・胸痛などのペースメーカー症候群を起こす可能性がある。
- 症状出現時は、安静臥床にてバイタルサイン測定・12誘導心電図記録後、医師に報告し対応する。

利点と欠点

- 利点：短時間で留置可能であり、緊急時の対応にすぐれている。
- 欠点：長期留置ができない（感染を引き起こすため）。

（中原志朗、田口 功、金子美由紀）

図1　一時的（体外式）ペースメーカー本体（一例）

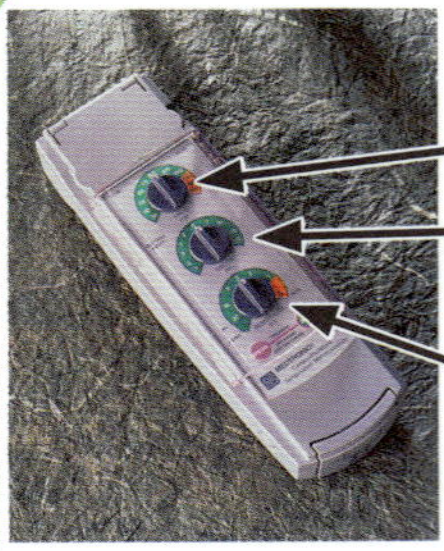

- レート設定
- 出力設定（Output）
- 感度設定（Sensitivity）
- 5348体外式SSIペースメーカ（日本メドトロニック株式会社）

ケアのポイント

1. 胸部X線写真

- 一時的(体外式)ペーシングカテーテル挿入はX線透視下で行う。その後、胸部X線写真を撮影し、カテーテルの位置を確認する。
- 患者の体動によりカテーテルの位置がずれることがある。胸部X線写真撮影時は、前回撮影した画像と比較し、カテーテル先端のずれがないかを確認する。

2. 心電図モニター

- 一時的(体外式)ペーシングカテーテル挿入後は、閾値を測定し、ペースメーカーの設定を行う。心電図波形を持続モニタリングし、「ペーシング不全(図2-①)」「センシング不全(図2-②、③)」を観察する。
- 正確なペーシング機能を維持するためのポイントを以下に示す。

①モニタリング

- 一時的(体外式)ペーシングの場合、それが必要なくなるまで、心拍数と心電図波形が確認できるようにモニタリングをする。
- 病院内での移送時でも携帯用モニターを使用し、医師もしくは看護師が側に付き添う。

②アラームの設定

- **下限アラーム**：医師の指示によるペーシング数より「2拍下げて」設定する。
- **上限アラーム**：医師の指示より「2拍上げて」設定し、異常時にすぐに発見できるようにする。

③ペースメーカーの機能不全の観察

- ペースメーカーを使用しなければならない患者は、何らかの原因で刺激伝導系に問題がある。したがって、作動不良があると心

図2 気をつけたい心電図

分類・波形	主な原因	対応
①ペーシング不全 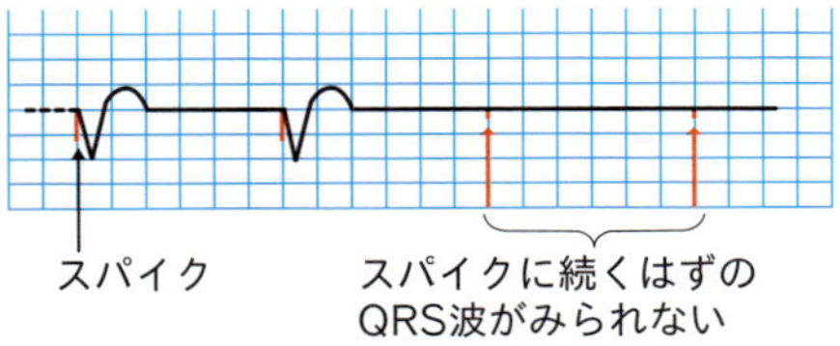 スパイク／スパイクに続くはずのQRS波がみられない	● 出力ダイヤルの設定の不適切 ● リード留置位置や固定の問題 ● 電池の消耗	● スパイクが出ない場合 　a. 電池の消耗→新しい電池と交換する 　b. 接続部のゆるみ→接続部を締め直す 　c. 本体およびリードの故障→交換する ● スパイクが出る場合 　a. 電極の位置不良→リード線の位置調節が必要 　b. 心筋の刺激閾値の上昇→本体の出力を上げる。リードの位置を変える
②センシング不全：オーバーセンシング (自己心拍以外の電気刺激(↓)を過剰に感知すること) 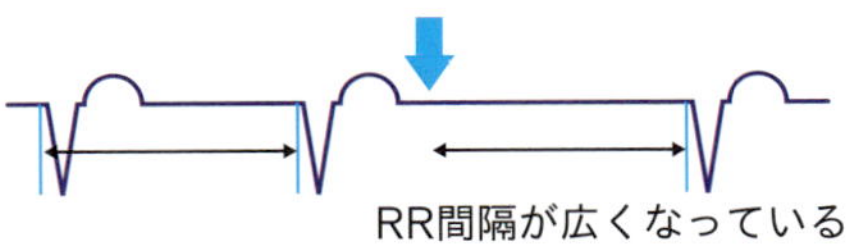 RR間隔が広くなっている	● 感度ダイヤルの設定が不適切(ノイズの混入) ● リード留置位置や固定の問題 ● コネクターなどの固定が不十分	● 電気毛布の使用など体外からの電磁気の影響、あるいは筋電位などを感知→本体の感度を下げる
③センシング不全：アンダーセンシング (正常な自己心拍が出てもそれを感知せずにスパイクを出してしまうこと) 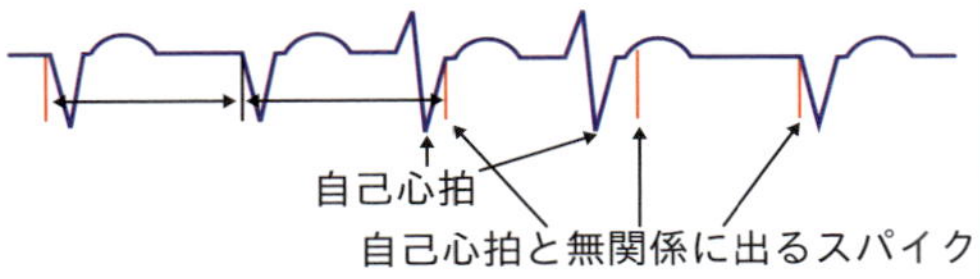 自己心拍／自己心拍と無関係に出るスパイク	● 感度ダイヤルの設定が不適切 ● リード留置位置や固定の問題	a. 電極の離脱→電極の位置を確認し、必要ならばリードの位置修正を行う b. 自己心拍形の変化→本体の感度を下げる ＊スパイク波がもう少し後ろに発生するとT波の上に乗りR on Tとなり、心室細動や心室頻拍に移行する危険性がある

拍に影響するため、直接生命に危険を及ぼす可能性があり、機能不全の観察と早期対処は重要である（図2）。
- 設定レートより徐脈であり、ペーシング不全、センシング不全がみられる場合は、接続不良、カテーテルの断線、本体の電池消耗等の原因が考えられるため、すみやかに医師に報告し対応する。

④誤操作の防止
- 誤って設定が変わってしまうことがないように、ペースメーカー本体の取り扱いには注意が必要である。設定変更時は記録し、自分の勤務時は常に設定状況を観察する。勤務交代時は、次の勤務者とダブルチェックを行い、設定状況を確実に引き継ぐ。
- ペースメーカーの条件設定を誤操作することを避けるため、ペースメーカー本体には透明プラスチックカバーが付いている。したがって、通常はカバーを閉じた状態にする。

3. 創部固定（図3）
- 挿入部が観察できるよう、固定には透明のフィルムドレッシング材を使用する。
- ジェネレーター本体、接続コードおよびペーシングカテーテル間で接続のゆるみがないことを確認する。
- 一時的（体外式）ペースメーカーでは、体動により少しくらい引っ張られても大丈夫なように、リード線にループを作り固定する。

4. 出血・血腫
- 抗血小板薬や抗凝固薬使用時は、出血リスクが高くなるため、バイタルチェック時にカテーテル挿入部の出血・血腫の有無を確認する。

5. 感染
- カテーテル長期留置は、局所感染・敗血症などを引き起こすリスクがある。適宜刺入部を観察し、発赤・腫脹・圧痛・膿性滲出液の有無を確認する。
- 大腿静脈より挿入時は、排泄物により不潔になりやすく、清潔に保つよう努める。
- 内頸静脈から挿入時は、頭髪、髭、頸部の可動により、フィルムドレッシング材が剥がれやすいという欠点があり注意する。

6. 精神的配慮
- 一時的（体外式）ペーシングカテーテルは、予期せず挿入となる場合が多く、患者と家族が状況を十分に理解するのに時間を要するケースがある。一方的な説明にならないよう、医療者・患者家族の相互理解状況の確認が必要である。
- ペーシングカテーテル留置により体動が制限され、臥床が余儀なくされるため拘束感が生じる。カテーテルの断線、接続のゆるみなどで抜去事故が起こらないよう確認し、医師の指示による安静度内で活動介助をすることが重要である。
- カテーテル挿入により十分な保清ケアができないため、瘙痒感が出現する場合がある。汚染予防や身体的不快感の軽減を図ることが大切である。

図3　創部固定のポイント

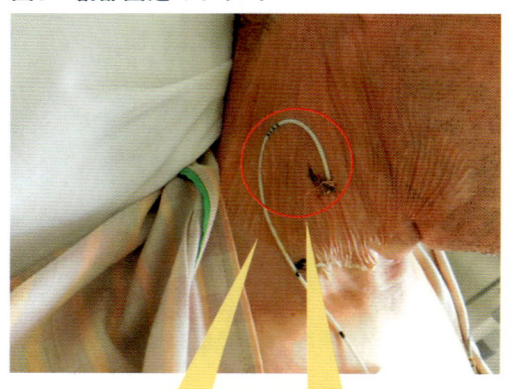

挿入部
観察が常にできるよう、透明のフィルムドレッシング材を使用する

固定部
体動により引っ張られても大丈夫なよう、リード線にループを作り固定する

引用文献
1. 厚生労働省：性別にみた死因順位（第10位まで）別死亡数，死亡率（人口10万対）構成割合．平成25年（2013）人口動態統計（確定数）の概況．

② 循環器

カテーテル

大動脈バルーンパンピング：IABP

主な適応
- 急性発症の重篤な心不全・心原性ショック
- 内科的治療に抵抗する心不全
- 急性冠症候群における梗塞領域の拡大予防、狭心痛の緩解、切迫梗塞の予防
- 人工心肺離脱困難例
- 急性心筋炎
- 慢性心不全加療中・基礎心疾患を有する患者の心不全増悪
- 虚血・低心拍出状態による重症不整脈改善
- ハイリスク症例の冠動脈再建術における予防的使用
- 循環動態からみた適応
  ・大動脈収縮期血圧≦90mmHg
  ・心係数≦2.0 L/分/m^2
  ・肺動脈楔入圧≧20 mmHg

目的
- 冠動脈血流量と脳血流を増やし、左心の後負荷軽減により心拍出量増加と心筋酸素消費量を減少させる（＝全身の組織灌流を改善）。

合併症
- 下肢虚血、出血、血栓塞栓症、バルーン破裂、動脈損傷、血小板減少

抜去のめやす
- 循環動態からみためやすとして、大動脈収縮期血圧＞100mmHg、心係数2.2〜2.5 L/分/m^2、肺動脈楔入圧＜20 mmHg

観察ポイント
- IABP駆動状況などモニター画面で確認し、循環動態を把握する
- 刺入部の出血、バルーン破裂（穿孔）などが起こっていないか、刺入部やカテーテルを観察する

ケアのポイント
- **体位調整**：腓骨神経麻痺や褥瘡を予防するため、安楽枕や体圧分散マットレスなどを用いて体位の調整を行う
- **合併症対策**：出血や末梢循環障害などの合併症や、カテーテル内に血液の逆流や水滴の付着がある場合は、すみやかに医師に報告する

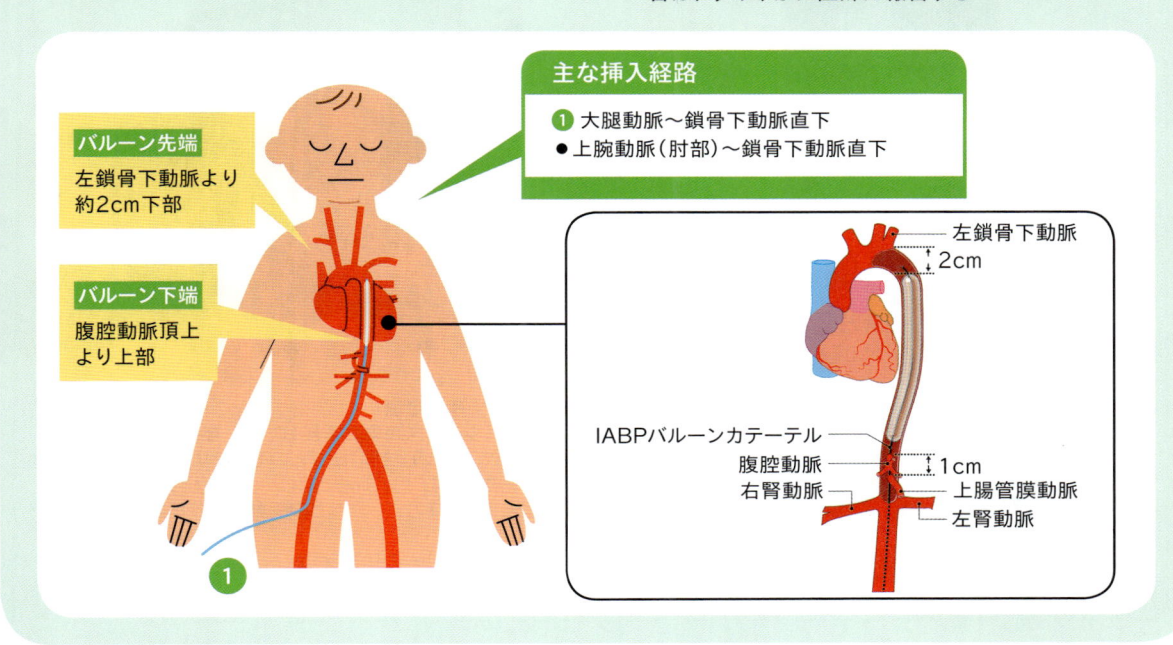

バルーン先端
左鎖骨下動脈より約2cm下部

バルーン下端
腹腔動脈頂上より上部

主な挿入経路
① 大腿動脈〜鎖骨下動脈直下
● 上腕動脈（肘部）〜鎖骨下動脈直下

左鎖骨下動脈
2cm

IABPバルーンカテーテル
腹腔動脈
右腎動脈
上腸管膜動脈
左腎動脈
1cm

大動脈バルーンパンピング（IABP）の定義

- 心筋梗塞後の心原性ショックや開心術後のショックによる低心拍出状態は、内科的な薬物療法では予後がきわめて不良である。大動脈バルーンパンピング（intra-aortic balloon pumping：IABP）は、このような状態に対して最も簡便かつ効果的な機械的補助循環装置である。
- 大腿動脈より30～40mLのIABPバルーンカテーテル（図1-①）を挿入し、バルーンを胸部下行大動脈に位置させ、拡張期に体外の駆動装置（図1-②）からヘリウムガスを充填する。バルーンを急激に膨張（インフレート）させることにより、バルーン手前の大動脈血流を増加させ、拡張期血圧が上昇し、主に拡張期に灌流されている冠動脈の血流量を増加させる（図2-①）。これは心拍出のない拡張期にバルーン上方の大動脈に逆行する脈を生み出すことから「カウンターパルセーション」とも呼ばれている。
- 収縮期に急激にバルーンを脱気（デフレート）させることにより、吸引効果で大動脈内の容積を

図1　IABP装置

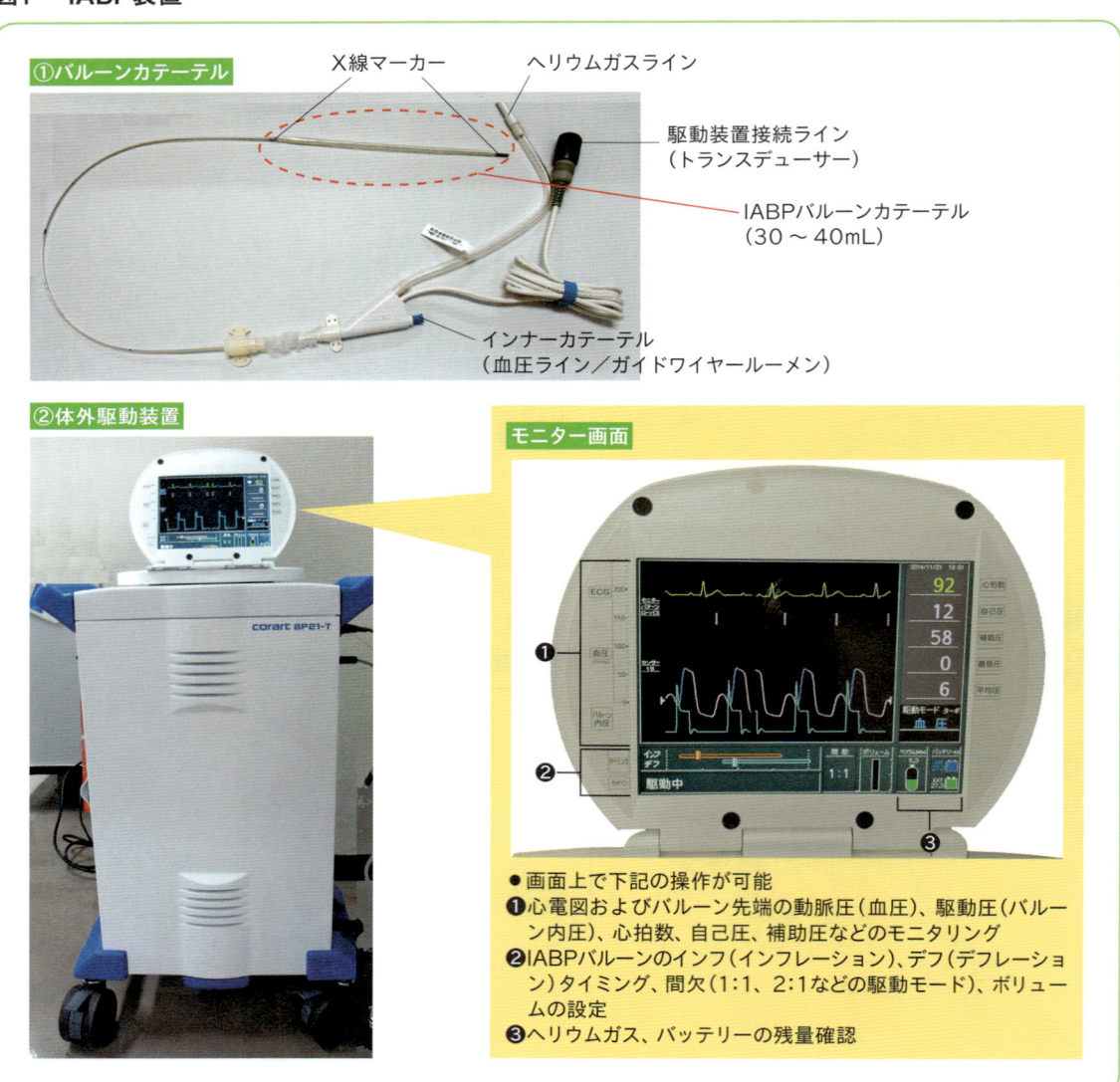

①バルーンカテーテル
- X線マーカー
- ヘリウムガスライン
- 駆動装置接続ライン（トランスデューサー）
- IABPバルーンカテーテル（30～40mL）
- インナーカテーテル（血圧ライン／ガイドワイヤールーメン）

②体外駆動装置

モニター画面
- 画面上で下記の操作が可能
- ❶心電図およびバルーン先端の動脈圧（血圧）、駆動圧（バルーン内圧）、心拍数、自己圧、補助圧などのモニタリング
- ❷IABPバルーンのインフ（インフレーション）、デフ（デフレーション）タイミング、間欠（1：1、2：1などの駆動モード）、ボリュームの設定
- ❸ヘリウムガス、バッテリーの残量確認

減少させ、収縮期血圧を低下させることにより心臓の後負荷を軽減し、左室の仕事量と心筋酸素消費量を減少させる（**図2-②**）。
- 上記のしくみにより、平均大動脈圧は、拡張期血圧の上昇と収縮期血圧の低下で相殺され、維持される。
- バルーン膨張ならびに拡張のタイミングは体外の駆動装置より調節が可能であり、バルーン先端の動脈圧を見ながら調整する（**図3**）。
- 最近の装置では自動でタイミングの調整が行われるものも多い。

適応・禁忌

- IABPの適応・禁忌を表1に示す。

図2　IABPの原理と効果

①拡張期

- 拡張期に急激にIABPバルーンを膨張（インフレート）させると、バルーン手前の大動脈血流が増加し、拡張期血圧を上昇するため、拡張期に灌流されている冠動脈の血流量が増加し、脳血流も増加する

心室拡張期にバルーンを急激に膨張（インフレート）
↓
大動脈拡張期血圧が上昇
↓
冠動脈血流量の増加
↓
脳血流量の増加

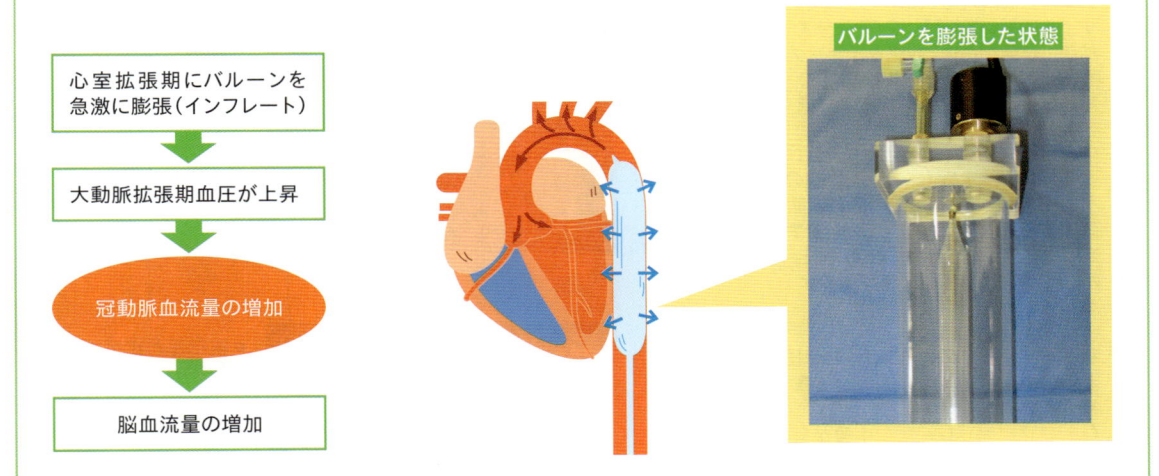

バルーンを膨張した状態

②収縮期

- 収縮期に急激にバルーンを脱気（デフレート）させると、吸引効果で大動脈内の容積が減少し、収縮期血圧が低下するため、より弱い力でも多くの血液を拍出できる

心室収縮期にバルーンを急激に脱気（デフレート）
↓
大動脈収縮期血圧が低下
↓
後負荷の軽減
↓
心拍出量の増加
心筋酸素消費量を減少

バルーンを脱気した状態

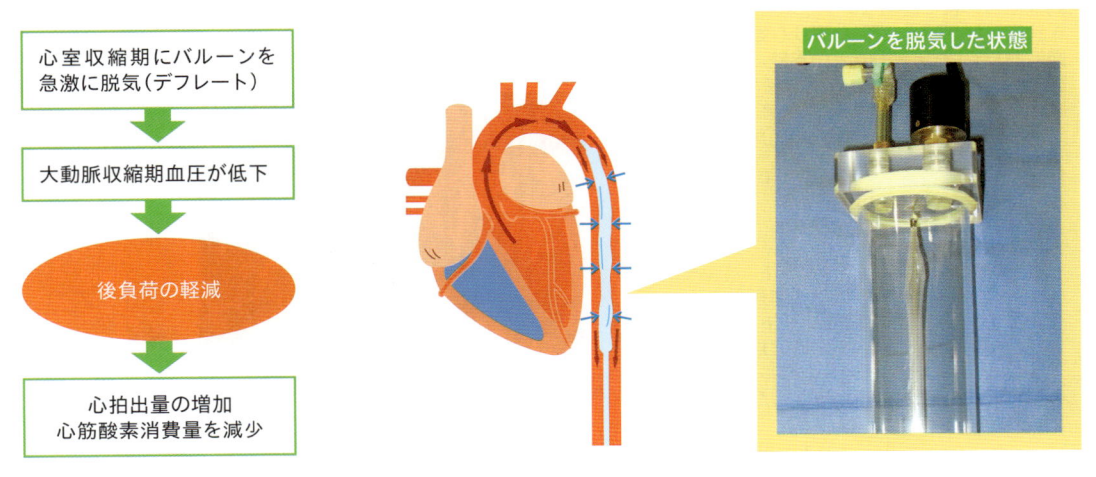

表1　IABPの適応・禁忌

適応	●急性発症の重篤な心不全・心原性ショック ●内科的治療に抵抗する心不全 ●急性冠症候群における梗塞領域の拡大予防、狭心痛の緩解、切迫梗塞の予防 ●人工心肺離脱困難例 ●急性心筋炎 ●慢性心不全加療中・基礎心疾患を有する患者の心不全増悪 ●虚血・低心拍出状態による重症不整脈改善 ●ハイリスク症例の冠動脈再建術における予防的使用 ●循環動態からみた適応 　・大動脈収縮期血圧≦90mmHg 　・心係数≦2.0L/分/m² 　・肺動脈楔入圧≧20 mmHg
禁忌	●中等度以上の大動脈弁閉鎖不全 ●胸部あるいは腹部の大動脈解離、大動脈瘤 ●高度の大動脈粥状硬化病変や下肢閉塞性動脈硬化症 ●コントロール不能な敗血症ならびに出血 ●承諾が得られない場合

図3　バルーン拡張・収縮のタイミング調整

1. アシスト「なし」の状態から、図で示すようにアシスト「1：2」の状態で拡張・収縮をさせ、収縮タイミングを調整してアシストされた拡張末期圧が、自己の拡張末期圧より低下し最低値を示すように（→異常a中❷が❶より低くなるように）タイミングを調整する（バルーン収縮のタイミングが早すぎると、自己の拡張末期圧と同等となる。また、遅すぎるとアシストされた拡張末期圧が、自己の拡張末期圧より高くなる）

2. 拡張のタイミングは、自己の動脈圧波形の大動脈弁閉鎖時にできる重複切痕のタイミングに合わせる（異常a、異常b）。（→異常a中❸が自己重複切痕の圧まで下がるように、❹を後方にずらす）。アシストされた収縮期圧が自己の収縮期圧を上回るように調節する

3. 動脈圧波形にて適切なタイミングを設定したのちに、可能な限り心電図同期して（心房細動などの不整脈ではバルーンの拡張と心臓の収縮が重なる危険性があるため）、アシストを「1：1」に変更する（正常）

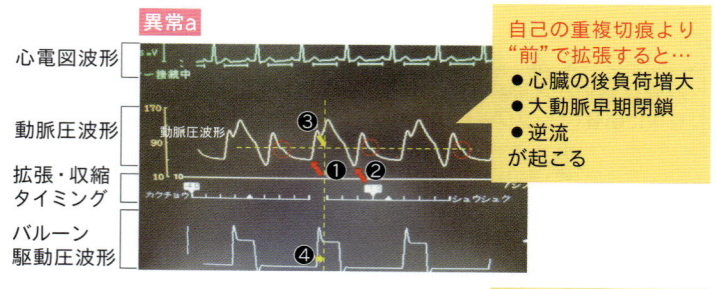

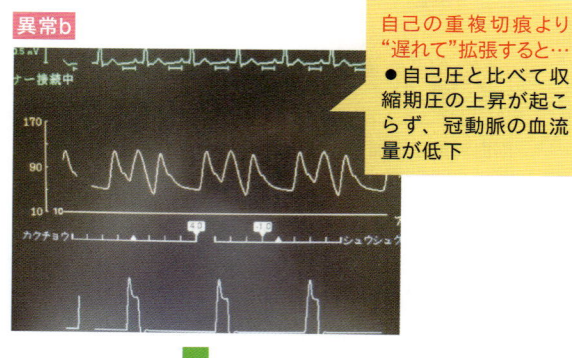

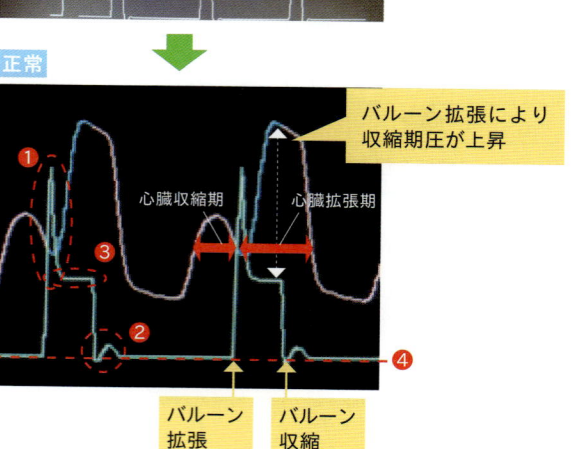

異常a
自己の重複切痕より"前"で拡張すると…
● 心臓の後負荷増大
● 大動脈早期閉鎖
● 逆流
が起こる

異常b
自己の重複切痕より"遅れて"拡張すると…
● 自己圧と比べて収縮期圧の上昇が起こらず、冠動脈の血流量が低下

正常
バルーン拡張により収縮期圧が上昇

❶アップシュート：バルーン拡張直後の内圧波形
❷ダウンシュート：バルーン収縮直後の内圧波形
❸プラトー：バルーンが拡張して内圧が安定した状態の波形
❹ベースライン：バルーンが収縮して内圧が安定した状態の波形

挿入経路と留置部位

- 通常、局所麻酔下で、セルジンガー法によりカテーテルイントロデューサー挿入キット（図4）に付属した穿刺針（18G）を用いて大腿動脈を穿刺し、ガイドワイヤーを挿入する。さらにダイレーターで拡張後、カテーテルシース（8Fr）を挿入する。
- シースよりガイドワイヤーを通してバルーンカテーテルを挿入し、先端が鎖骨下動脈直下に位置するように留置し、ガイドワイヤーを抜去する。
- 近年、上腕動脈（肘部）からの挿入も可能となった。

合併症

- 血流途絶や血栓形成、動脈損傷による下肢虚血
- 出血（穿刺部、血腫形成）
- 血栓塞栓症（バルーンに付着した血栓が流れて末梢に閉塞する）
- バルーン破裂（カテーテルからの血流逆流や駆動装置のガスリーク警報）
- 動脈損傷（穿孔、解離：高度動脈硬化ならびに蛇行血管は注意）
- 血小板減少（比較的頻度は高いが、抜去後自然回復する）

利点と欠点

1 利点

- 最も簡便な補助循環装置であり、経皮的に短時間で挿入が可能である。
- 圧迫止血が可能であり、抜去が容易である。
- 予防的な使用が可能である。

2 欠点

- 大動脈弁閉鎖不全では逆効果となる（大動脈弁閉鎖不全により拡張期に大動脈から左心室への逆流血液量が増加し、心負荷を増大する）。
- 大動脈解離、大動脈瘤、下肢閉塞性動脈硬化症、動脈の高度石灰化、蛇行では使用できない。
- 重度心不全でIABP使用時も効果が十分得られず、経皮的心肺補助装置（PCPS[*1]）が必要な場合
  - 大動脈収縮期血圧≦80mmHg
  - 心係数≦1.2 L/分/m^2
  - 肺動脈楔入圧≧30 mmHg
- IABPは、バルーン膨張ならびに拡張のタイミングが非常に重要である。このタイミングを間違えて収縮期に拡張させてしまうと、心臓の負荷を増強する場合もあり、逆効果である。血圧が

図4 カテーテルイントロデューサー挿入キット（一例）

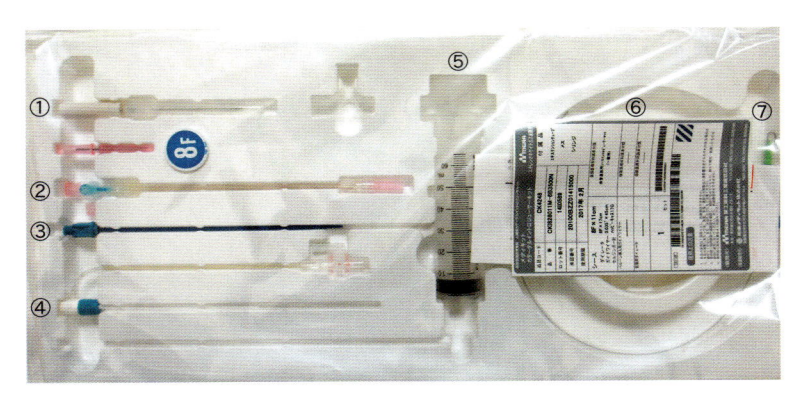

①穿刺針（18G）
②エクステンションチューブ
③ダイレーター
④カテーテルシース（8Fr）
⑤シリンジ
⑥ガイドワイヤー
⑦メス

*1【PCPS】=percutaneous cardiopulmonary support

低い場合にはすみやかに医師に報告することが必要である。

（堀中繁夫、寺﨑順子）

ケアのポイント

1. IABP駆動状況
- モニター画面（図1）でIABP駆動状況の確認と循環動態を把握する（図3）。

2. 固定部
- カテーテルの固定状況を確認する。カテーテル挿入部位は、穿刺部からの出血や血腫形成の有無が確認できるように、透明のフィルムドレッシング材で固定する。
- カテーテルの固定はテープが剥がれにくいようにドレーン全周を覆うΩ型で下腿部に固定する（図5）。
- カテーテル挿入側の下肢の可動範囲（30°程度の内外旋と足関節可動のみ）を患者に説明し、必要に応じて抑制する。外旋により腓骨神経麻痺を起こさないように下腿に安楽枕を入れ調整する（図6）。
- 体圧分散マットレスの使用や患者に合わせた間隔で体位変換を行い、褥瘡の予防を行う。体位変換時は看護師2人で行い、循環動態の変化やカテーテルの屈曲・抜去に注意する。
- 合併症（出血・末梢循環障害）出現の有無を観察し、出現時はすみやかに医師に報告する。カテーテル内に血液の逆流（図7）や水滴の付着がある場合は、バルーン破裂（穿孔）を疑い、すみやかに医師に報告する。

図5　カテーテルの固定状況（左足）

- カテーテル：固定用テープをΩ型に巻き付けて固定する
- 刺入部：透明のフィルムドレッシング材で固定する

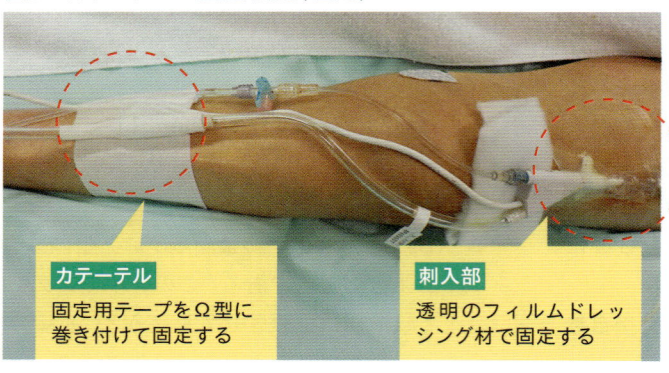

図6　枕を用いた体位調整

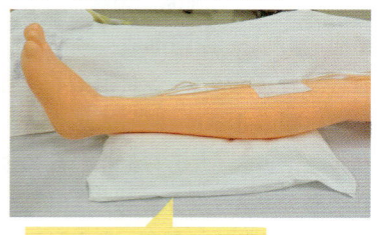

腓骨神経麻痺を予防するために、枕を下腿部に入れて調節する

図7　バルーン損傷によるカテーテル内への血液の逆流

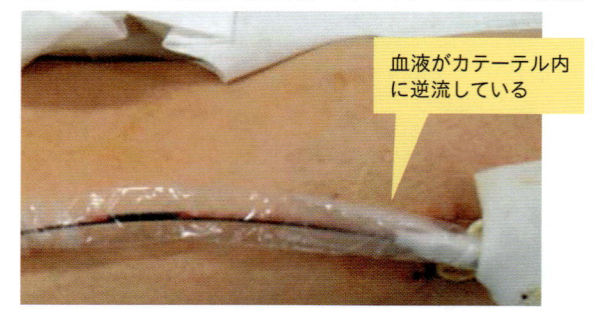

血液がカテーテル内に逆流している

参考文献
1. 許俊鋭：Ⅲ IABP. 許俊鋭 編，補助循環マスターポイント102 改訂2版，メジカルビュー社，東京，2009：46-56.
2. 四津良平：大動脈バルーンパンピング法（IABP）. 永井良三 編，循環器研修ノート 改訂第2版，診断と治療社，東京，2004：429-432.
3. 佐藤憲明：ドレーン・チューブ管理＆ケアガイド. 中山書店，東京，2014：198-200.
4. 中川温美：補助循環の理解とケア　IABP 患者管理の実際. 重症集中ケア 2014；11(3)：15-26.
5. 道又元裕 編：ICUケアメソッド クリティカルケア領域の治療と看護. 学研メディカル秀潤社，東京，2014.

② 循環器

カテーテル

経皮的心肺補助装置：PCPS

主な適応
- 心肺停止状態
- 心原性ショック状態
- 難治性心不全（心筋梗塞、劇症型心筋炎、カテコラミン離脱困難）での呼吸・循環補助
- 開心術後低拍出状態
- 薬剤抵抗性難治性不整脈
- 肺血栓塞栓症（PTE）

目的
- 右心系前負荷軽減と呼吸補助の効果により、循環の維持と酸素化の改善を得る

合併症
- 血栓塞栓症、空気塞栓、出血・血腫、下肢の動脈虚血、感染症

抜去のめやす
- 原疾患の改善
- 呼吸状態や血圧が維持できていること（人工呼吸器、循環作動薬使用下であってもよい）

観察ポイント
- PCPSが設定されている状態に管理されているかどうか、脱血不良がないか確認する
- カテーテル挿入部のほか、下肢の虚血や中心静脈カテーテル挿入部や口腔内などの出血、テープ固定部のスキントラブルなどがないか観察する

ケアのポイント
- **屈曲・抜去予防**：生命にかかわるため、体位変換や更衣時はカテーテルの位置に注意する
- **下肢虚血**：下肢の色調変化やドプラーによる評価を行い、保温に努める

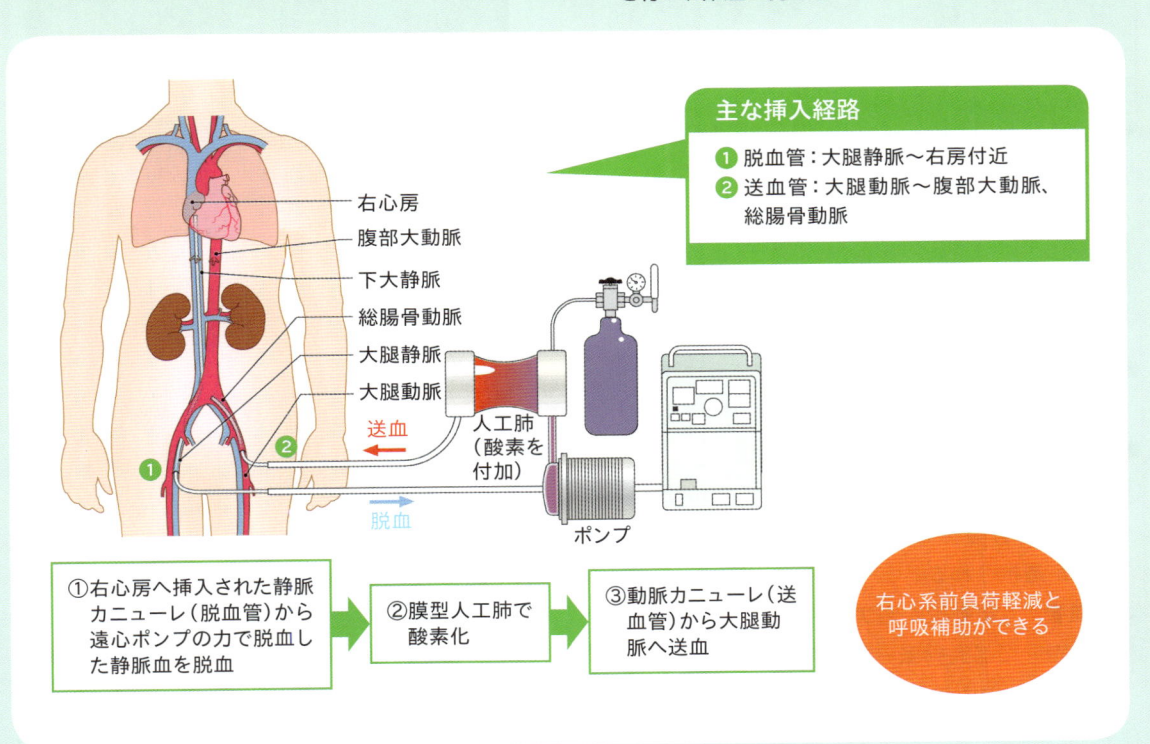

主な挿入経路
1. 脱血管：大腿静脈～右房付近
2. 送血管：大腿動脈～腹部大動脈、総腸骨動脈

（図：右心房、腹部大動脈、下大静脈、総腸骨動脈、大腿静脈、大腿動脈、送血、脱血、人工肺（酸素を付加）、ポンプ）

①右心房へ挿入された静脈カニューレ（脱血管）から遠心ポンプの力で脱血した静脈血を脱血

→ ②膜型人工肺で酸素化

→ ③動脈カニューレ（送血管）から大腿動脈へ送血

右心系前負荷軽減と呼吸補助ができる

経皮的心肺補助装置（PCPS）の定義

- 経皮的心肺補助装置（percutaneous cardiopulmonary support：PCPS）とは、機械的補助循環の1つであり、遠心ポンプと膜型人工肺を用いた閉鎖回路の人工心肺装置により、大腿動静脈経由で心肺補助を行う方法である。
- 自己の呼吸循環動態が破綻しているような状況において、右心房へ挿入された静脈カニューレ（脱血管）から遠心ポンプの力で脱血した静脈血を、膜型人工肺で酸素化し、動脈カニューレ（送血管）から大腿動脈へ送血するというシステムである。このPCPSにより、右心系前負荷軽減、呼吸補助が可能である（p.97図）。
- PCPSの装着期間は、あくまでも数日から数週にわたる一時的な補助循環法であり、その離脱には自己の呼吸循環動態の改善が必須である。改善がない場合には、補助人工心臓などへの移行が必要である。

適応と禁忌

- PCPSの適応・禁忌は一般的には表1の通りであるが、施設やそのときの状況により異なる。

挿入方法、挿入経路と留置部位

- 経皮的に大腿動静脈へ穿刺し、ガイドワイヤーのガイド下に挿入する（図1）。
- それぞれの経路と留置を以下に示す。
- ①脱血管：大腿静脈からアプローチし、カテーテル先端を右房付近へ留置する。18～22Frの太さが選択される。
- ②送血管：大腿動脈からアプローチし、カテーテル先端を腹部大動脈～総腸骨動脈に留置する。15～20Frの太さが選択される。

表1　PCPSの適応・禁忌

適応
一般的に以下のような高度の循環不全、呼吸不全に用いられる ● 心肺停止状態 ● 心原性ショック状態 ● 難治性心不全（心筋梗塞、劇症型心筋炎、カテコラミン離脱困難）での呼吸・循環補助 ● 開心術後低拍出状態 ● 薬剤抵抗性難治性不整脈 ● 肺血栓塞栓症（PTE）

禁忌
一般的に以下のようなアクセス不能例や、出血性の合併症を起こす場合に禁忌となる ● 高度の末梢動脈硬化症 ● 最近の脳血管障害 ● 播種性血管内凝固症候群（DIC）などの凝固障害 ● 顕性出血 ● 外傷 ● 高度大動脈弁閉鎖不全症

図1　大腿の挿入部位

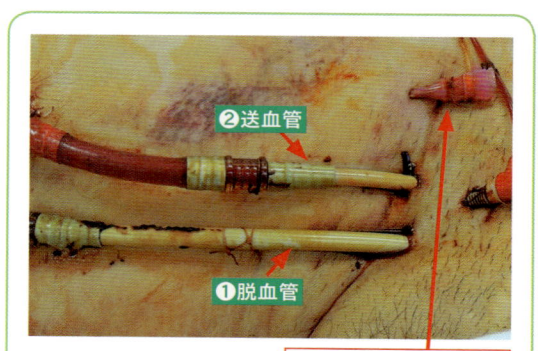

❶脱血管
❷送血管
下肢虚血予防のための順行性カテーテル

管理方法

- 補助流量は2.0～3.0L/分以上をめやすとする。
- 平均動脈圧60mmHg以上で尿量が確保できるようにする。
- 混合静脈血酸素飽和度（mixed venous oxygen saturation：$S\bar{v}O_2$）は60～70％以上を目標とする。

図2　PCPS機器のしくみ

血液循環の流れ

①右心房
- 下大静脈を通り、脱血管へ

↓

②脱血管
- 体格などにあわせて、18〜22Frを大腿静脈から挿入
- 右心房までの長さが必要な分、送血管より長い
- 先端に側孔があり、効率よく脱血できる

↓

③遠心ポンプ
- ポンプの中心から入った血液は、容器内にある羽が高速回転することで外側の出口に向かって送り出される
- 血液を圧迫しないため、血球が傷つきにくく長時間の使用に適しているが、前負荷・後負荷によっては同じ回転数でも流量が変動してしまう欠点がある

↓

④人工肺
遠心ポンプから送り込まれた血液は、人工肺内の細孔を通じて酸素と直接接触し、拡散の原理を利用して静脈血から動脈血へ交換される

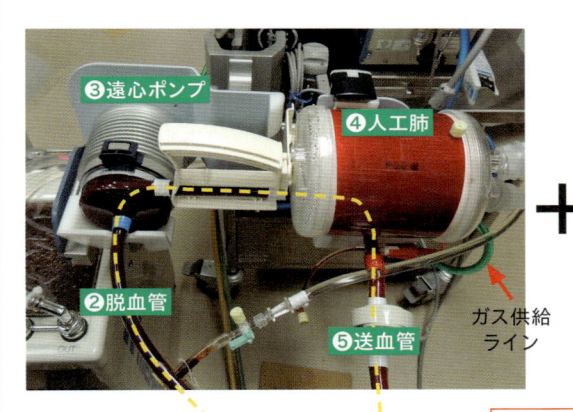

↓

⑤送血管
- 体格などにあわせて、15〜20Frを大腿動脈に挿入
- 先端に側孔があり、効率よく送血できる

↓

⑥大動脈
- 大腿動脈を通り、先端は腹部大動脈〜総腸骨動脈へ

（写真ラベル）③遠心ポンプ、④人工肺、②脱血管、⑤送血管、①右心房、⑥大動脈、ガス供給ライン、酸素ボンベ、駆動装置（遠心ポンプの回転数を調節する）、酸素ブレンダー（人工肺での酸素濃度・流量を規定する）、冷温水槽、ガス供給ライン

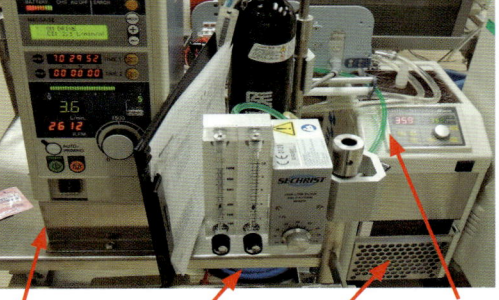

- ヘパリンの持続注入を行い、活性化凝固時間（accelerated coagulation time：ACT）を200〜250秒に管理する。

機器のしくみ

- PCPSの機器のしくみを図2に示す。血液は、脱血管→遠心ポンプ→人工肺→送血管の順に循環する。

合併症

1　血栓塞栓症

- 体外循環回路は生体にとって異物であり、ヘパリンなど抗凝固薬の効果が不十分である場合（もしくは十分であっても）回路内で血栓が生じることがある。

2 空気塞栓

- 回路の側孔や回路が損傷している場合など、回路内に空気が混入する場合がある。

3 出血、血腫

- PCPSに用いるカテーテルは、経皮的に血管を穿刺して留置し、さらに回路内での血液凝固を予防するため、抗凝固薬を投与する。そのため、カテーテル挿入部位からの出血や皮下血腫をきたすことがある。
- 外傷や消化管出血の際にも止血が困難となり、外科的止血や輸血を要することがある。

4 下肢の動脈虚血

- 動脈に挿入する送血管は太いため、下肢の血流が阻害されることがある。送血管挿入による下肢の虚血は、下肢の壊死のほかに、抜去後に「血行再建後症候群」を生じることがある。
- 血行再建後症候群とは、壊死した組織から遊離する毒性物質が、送血管抜去により全身に撒布されて代謝異常をきたす病態で、ときに致命的となる。
- 下肢の血流を保つため、順行性に動脈カテーテルを追加挿入し、下肢の虚血を予防する必要がある（図1）。

5 感染症

- 挿入部やカテーテルによる感染症を伴う場合がある
- 回路内での機械的刺激により、溶血性貧血、血小板減少が起こる。
- 経皮的に、X線透視下もしくは盲目的に太いカテーテルを挿入するため、血管の損傷や解離、血管外への穿孔をきたす場合がある。超緊急の事態でなければX線透視下での挿入が望ましいと考えられる。

利点と欠点

- **利点**：経皮的に穿刺を行うため、緊急時にも比較的容易に人工心肺を導入できる。
- **欠点**：前述のように多数合併症の可能性があり、それによってやむなく人工心肺の中止を余儀なくされてしまう場合がある。

*

- PCPS装着患者は、呼吸・循環ともに重篤な状態にある場合が多く、小さなミスが深刻な合併症につながる。PCPSを導入する患者の予後を明るいものにするためにも、PCPSの原理から構造までを詳細に理解し、看護にあたることが重要であろう。

（景山倫也、井上晃男、佐藤晃子）

ケアのポイント

- PCPS挿入中は、設定されている状態に管理されているかどうかを確認する。また合併症にいち早く気づき、早急に対応することが重要である。

1. 観察

- PCPS装着患者における観察項目を**表2**に示す。
- 主に、全身状態、合併症の発症部位、機器などについて観察する。

2. カテーテルの屈曲・抜去予防

- カテーテルの屈曲や抜去は、生命にかかわる重大なトラブルとなるため、カテーテル管理は看護師にとって最も必要なケアである。
- なかでもPCPS装着患者の体位変換や更衣時は、カテーテルの屈曲や位置の変化が生じやすく、医師や臨床工学技士などの他職種と協同し、安全に実施する必要がある。

3. 合併症の予防・早期発見

- PCPS装着中の患者で注意しなければならない合併症として、「出血」と「下肢の循環障害」などがある。

①出血

- 出血は、抗凝固薬の投与やPCPS回路（異物）の挿入による凝固異常により、PCPS挿入部だけでなく中心静脈カテーテル挿入部や口腔内などさまざまな部位に生じる。
- 出血部位を確認し、止血を図るとともに、循環動態の変動の有無を確認し、早期に対処していく必要がある。

②下肢の循環障害

- 下肢の虚血は、大腿動脈へのカテーテル挿入により生じやすく、下肢の皮膚色や冷感の有無、足背動脈や内踝動脈を触診またはドプラーで確認する。
- 靴下や電気毛布などで保温に努める。

③固定部のスキントラブル

- PCPS装着患者は、全身の浮腫を生じていることが多く、カテーテルの圧迫やテープ固定によるスキントラブルを生じやすい。
- 毎日テープ固定部を観察し、直接皮膚に触れて圧迫されることがないよう固定方法や皮膚保護材の調整を行い、スキントラブルを予防する。

表2　PCPS装着中の観察項目

全身状態	● バイタルサイン ● 鎮静レベル ● 尿量
合併症の発症部位	● カテーテル挿入部の状態（出血、血腫、感染徴候など） ● 皮膚の状態（スキントラブルなど） ● 末梢循環（特に送血管挿入部の下肢の皮膚色や冷感など）
機器関連	● 酸素濃度と流量 ● PCPSの灌流量、遠心ポンプの回転数 ● 送・脱血管の屈曲、色調、回路内血栓

参考文献
1. 松田暉 監修：新版 経皮的心肺補助法 PCPSの最前線. 学研メディカル秀潤社, 東京, 2004.
2. 日本循環器学会：循環器病の診断と治療に関するガイドライン（2010年度合同研究班報告）急性心不全治療ガイドライン（2011年改訂版）. 2011.

❷ 乳腺・内分泌　ドレーン

乳癌手術後ドレナージ

主な適応
- 乳癌の手術で腋窩リンパ節郭清を行った場合、乳房切除を行った場合、組織拡張器による再建を行った場合

目的
- 術後貯留するリンパ液・滲出液、血液などの排出、出血・感染などの観察など

合併症
- リンパ液貯留、出血、感染など

抜去のめやす
- 排液量がおよそ30mL/日以下のとき

観察ポイント
- 患者の移動や体動により、ドレーン留置位置が移動していないか観察する
- 排液の量・色・性状を観察し、出血などの合併症の早期発見・対処に努める

ケアのポイント
- **閉塞予防**：ドレーンの屈曲や吸引装置の不具合がないか確認し、必要に応じて触診やミルキングを実施する
- **固定部**：発赤腫脹時は感染を疑いただちに抜去するほか、固定によるスキントラブルなどに注意する

乳房切除術＋腋窩リンパ節郭清術後

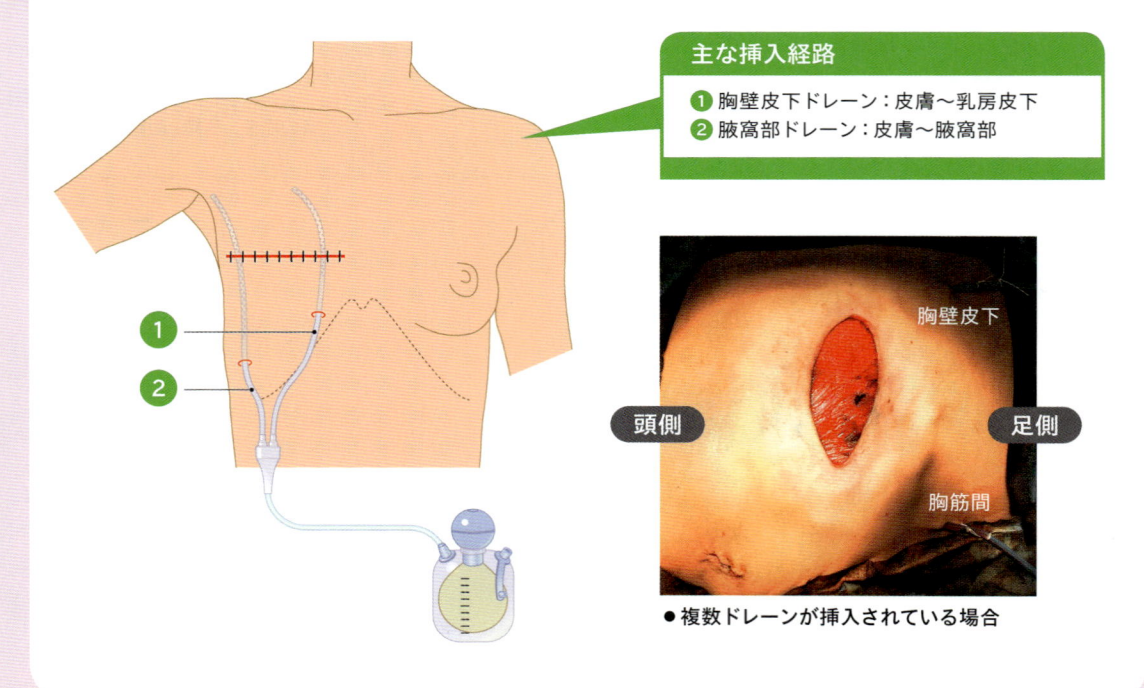

主な挿入経路
1. 胸壁皮下ドレーン：皮膚〜乳房皮下
2. 腋窩部ドレーン：皮膚〜腋窩部

●複数ドレーンが挿入されている場合
（胸壁皮下／頭側／足側／胸筋間）

- 近年、乳癌治療は外科的治療より薬物療法が主となり、手術は縮小化が著しく進んでいる。
- かつて主体であった「乳房切除＋腋窩リンパ節郭清」という術式は、相対的に全手術の50％以下に減少し、乳房温存手術の占める割合が多くなっている。
- 腋窩リンパ節の処置についても、腋窩リンパ節郭清が施行される割合は減少し、転移頻度が最も大きいと考えられているセンチネルリンパ節（見張りリンパ節）を数個生検し、迅速診断にて転移がなければ郭清を行わない方法が標準化されている。
- 上記の結果、ドレーンが必要な症例は少なくなり、入院期間が術後数日と短縮されたことも関係し、以前ほど厳密なドレーン管理やドレーントラブルは減少している。
- 本稿では、乳腺の術式別にドレナージの必要性、管理の要点について述べる。

乳癌の組織学的分類

1 非浸潤癌

- 「非浸潤性乳管癌」と「非浸潤性小葉癌」がある。
- リンパ管や血管内に癌が及ぶことはなく、リンパ節や遠隔臓器に転移を起こさない。
- 通常、リンパ節は無処置である。

2 浸潤癌

- 「浸潤性乳管癌」と「浸潤性小葉癌」がある。
- リンパ節転移や遠隔転移を起こしうる。
- ホルモンレセプターの有無、HER2遺伝子の増幅の有無、Ki67（増殖期の腫瘍核内に発現するタンパク）陽性の腫瘍細胞が15％以内か、それ以上か、組織学的悪性度（1〜3）により予後が左右される。
- 当然ながら、悪性度の高い浸潤癌ほど転移を生じやすいといえる。

乳癌の診断法

- 一般的な乳癌の診断法を以下に示す。
 ① **問診・視触診**：乳癌の診断の第一歩は、患者の自覚症状、特に腫瘤、乳頭からの異常分泌（血性のことが多い）があるかないかである。これらを問診してから視触診を行う。症例によっては腫瘤、リンパ節転移を触知できる。
 ② **画像診断**：マンモグラフィ検査、超音波検査を行う。腫瘤やリンパ節転移、乳腺内の広がりをある程度把握することが可能である。
 ③ **確定診断**：針生検による病理学的診断が必要である。ホルモンレセプター、HER2遺伝子タンパクの発現状況、Ki67に関する情報が得られる。
 ④ **造影MRI・CT検査**：術式を決めるためには乳癌の広がりや、多発病変の有無についての情報が必須であり、造影MRI、造影CTが多用される。これらの検査で乳房温存手術が可能か、腋窩リンパ節転移の有無について予測することが可能である。
 ⑤ **核医学検査（PET-CT）**：遠隔転移の有無については核医学検査、特にPET-CTが有望視されている。この検査でリンパ節転移、骨転移、臓器転移について知ることができる。

乳癌の術式と適応、ドレナージの必要性の有無

- 乳癌の術式とその適応、ドレナージの必要性を**表1**に示す。

ドレーンの挿入法

- 現在、乳癌手術でドレナージが必要になる場合は以下の3つである。

表1 乳癌の術式と適応、ドレナージの必要性

乳癌の術式	適応	ドレナージの必要性
①乳房部分切除（Brp[*1]）	●小範囲の非浸潤癌や小さな浸潤癌で、明らかなリンパ節のない症例	●必要性なし
②乳房部分切除＋センチネルリンパ節生検（Brp+SNB[*2]）	●Ⅰ～Ⅱ期で、明らかなリンパ節転移がない症例 ●手術中にリンパ節転移の有無を迅速診断し、転移がなければリンパ節郭清を省略する	●原則として必要性なし
乳房部分切除＋腋窩リンパ節郭清（Brp+Ax[*3]）	●術前に明らかにリンパ節転移が認められる症例 ●センチネルリンパ節生検の迅速診断で転移が陽性と確認された症例	●必要（乳房温存手術でドレーンが必要となるのはこのような症例）
④乳房切除術（Brt[*4]）	●乳腺内を広汎に広がる非浸潤癌 ●浸潤癌の一部が適応となることがある	●通常ドレーンは1本使用
⑤乳房切除術＋センチネルリンパ節生検（Brt+SNB）	●浸潤癌のなかで、温存手術では切除しきれない大きさの症例や、多発病変を有する症例	●リンパ節郭清を省略した場合は、Brtの場合と同じくドレーンを1本使用
⑥乳房切除術＋腋窩リンパ節郭清（Brt+Ax）	●浸潤癌で術前に腋窩リンパ節転移陽性、あるいはセンチネルリンパ節生検の迅速診断にて転移が陽性と確認された症例	●ドレーンは2本使用

＊1【Brp】＝ breast partial、＊2【SNB】＝ sentinel lymph node biopsy、＊3【Ax】＝ axillary dissection、＊4【Brt】＝ breast total

1 腋窩リンパ節郭清を行った場合

- 郭清の程度にもよるが、通常のレベル1、2の郭清では、術後しばらくリンパ液漏出がつづくため、腋窩にドレーンを挿入する。
- 出血の監視にも有用である。

2 乳房切除を行った場合

- 切除面が広いため、滲出液がたまりやすい。
- 特に太った患者では、滲出が長期間つづくことが多い。
- 胸壁にドレーンを挿入する。

3 組織拡張器による再建を行った場合

- 組織拡張器（ティッシュ・エキスパンダー）は大胸筋下を剥離して挿入するため、出血を監視するためにも胸筋間にドレーンを1本挿入する必要がある。

ドレーンの挿入法の実際

- 乳房切除、リンパ節郭清、組織拡張器による再建手術を行った症例におけるドレーンの挿入法を以下に示す。
- 乳房切除を行った場合の胸壁のドレーンは、**図1**のように挿入する。滲出液は手術野の下方に貯留しやすいため、ドレーンから有効に排液できるように皮下の位置に留意する必要がある。
- 腋窩郭清を行った場合のドレーンは、**図2**のように先端が郭清部位に達するように挿入する。神経や血管などを吸引しないように注意する。
- 組織拡張器による再建を行った場合は、大胸筋と小胸筋の間にドレーンを挿入する（**図3**）。組織拡張器と交錯しないように注意する。
- 通常は、3mm前後の細いドレーンを入れる。細いドレーンほどドレーン抜去後の傷跡が目立たないが、細いドレーンは出血などで詰まりやすいため注意する。
- ドレーンの材質はシリコン製の組織刺激性の少ないものを使用する。

図1　乳房切除術後における胸壁ドレーンの挿入

- 胸壁ドレーンの挿入法：剥離面の端に沿ってドレーンを挿入する

挿入位置の指標マーカー部（黒丸）
胸壁皮下のドレーン
頭側　足側

ドレーン挿入位置
滲出液を排液しやすいよう、皮下の位置（術野下方）へ留置

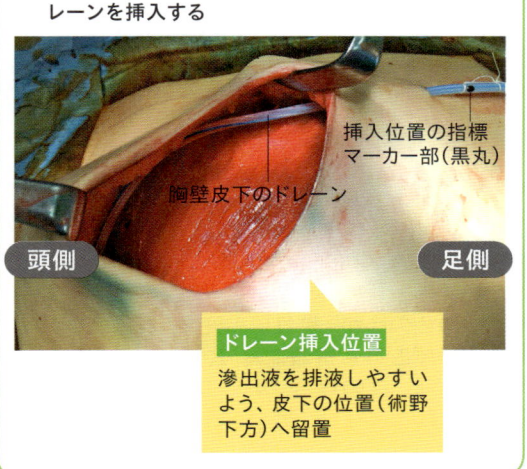

図2　腋窩リンパ節郭清術後のドレーン留置

ドレーン挿入位置
ドレーン先端が腋窩郭清部位に達するように挿入

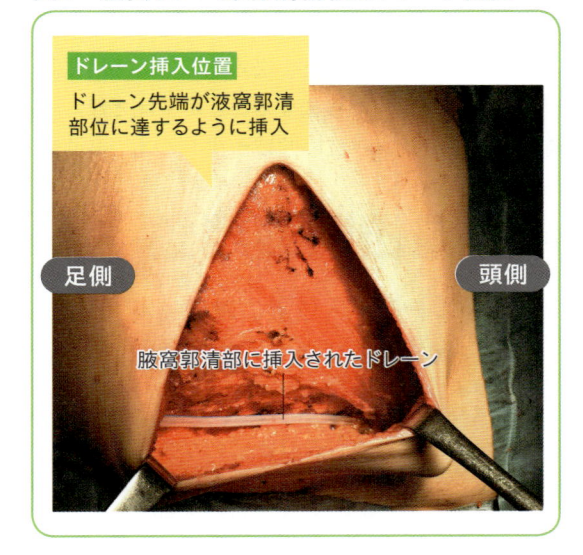

足側　頭側

腋窩郭清部に挿入されたドレーン

図3　組織拡張器による再建術後のドレーン挿入位置

ドレーン挿入位置
大胸筋と小胸筋の間にドレーンを挿入（組織拡張器と交錯しないように）

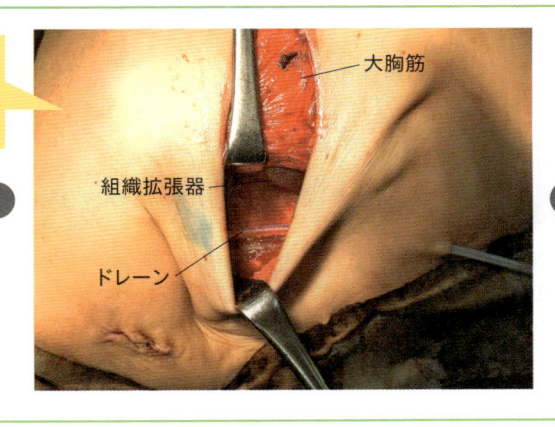

足側　頭側
大胸筋
組織拡張器
ドレーン

合併症

- 乳癌術後ドレナージの注意すべき合併症として、「リンパ液貯留」「出血」「感染」などが挙げられる。これらの合併症は、ドレーン管理と関係してくるため、『ケアのポイント』部分で後述する。
- まれではあるが、腋窩ドレーンがリンパ節郭清で露出された神経などと干渉して、疼痛などの原因となることがある。疼痛は、術後のリハビリの支障となりうる。

これからのドレーン管理について

- 多くの病院は、入院患者の医療費が包括化された診断群分類別包括評価（diagnosis procedure combination：DPC）にて算定している。入院期間が長期化すると赤字となるように設定されているので、クリニカルパスを採用し、術後の処置についてはおおよそ1週間の日程で定型化されていることが多く、ドレーン管理の様相も変わりつつある。
- 治療のほとんどが標準化され、ガイドラインが

- つくられている乳癌ではなおさらである。
- 今後ともこのような傾向は進むと思われる。排液量でドレーンの抜去を決めるのではなく、術後決まった日程で抜去することが主流となる。
- 万一、腋窩リンパ液の貯留が生じても、多くは外来にて穿刺すれば処置可能である。時代とともに乳癌の治療法は変わり、ドレーン管理も以前ほど個別化されることはなくなっていくものと考えられる。

（馬場紀行、初道智子、雀地洋平）

ケアのポイント

1. ドレーン挿入位置の確認

- 乳房切除術＋腋窩リンパ節郭清（p.102図）のように複数のドレーンが挿入されている場合は、その先端の位置について手術室からの正確な申し送りと確認が重要である。
- 腋窩ドレーンがトラブルを起こすとリンパ液貯留などの深刻な合併症を起こす。そのため、特に腋窩の位置は十分確認しておくべきである。
- ドレーン挿入の際、挿入部の近くに指標となる黒い丸（マーカー部）がチューブ上に見えるようになっているが（図1）、ドレーンが抜けてくるとこの印が挿入部から離れた位置に移動する。術後翌日から患者は自由に動くことができるため、挿入位置のずれの確認は要注意である。

2. 排液の観察

- 乳癌術後ドレナージでは、術後の排液量、排液の色や性状に注意して観察する。
- 手術室から帰室したら、排液の色、性状（濃さ）について観察し、その後の変化の基準としてとらえておく。

①正常時

- 術直後では「血性」であるが、経過とともに「淡血性」となり、その後「漿液性」となる。排液量も経過とともに減少する。
- 排液量を毎日測定する。順調であれば、抜去のめやすは、およそ30mL/日以下である。

②異常時

- 淡血性へと変化せず血性の排液が継続する、量が急激に増加する、膿性の排液がみられるときなどである。
- 「血性」で濃いようであれば、後出血の可能性がある。吸引が十分でないと創部に血腫が形成されることが多く、ときに再開創する必要がある。
- 術式などにもよるが、皮下脂肪の広域な切除や大胸筋、小胸筋の切除などは出血のリスクがある。
- 排液の色のほか、臭気にも注意する。万一、感染が起こると排液は濁り、異臭がすることがある。この場合、ただちに抜去する必要がある。

3. ドレーン閉塞の予防・対処

- ドレーンの材質はやわらかいため、患者の移動や帰室後の体動で強く屈曲してしまい、陰圧がかからなくなることがある。放置するとドレーン内外で滲出液が凝固してしまい、ドレーンが詰まってしまう。
- 血性の排液が色調の変化がないまま流出が止まった場合にも、ドレーンの閉塞が考えられる。
- ドレーン挿入部位の触診による排液貯留の有無の確認や、必要に応じてミルキングを実施する必要がある。

4. ドレナージ方法の理解

- ドレナージには、吸引器付きのドレナージキットが使用される。
- ドレナージを正しく行うためには、ドレナージのしくみを理解する必要がある。特に吸引圧をかけるための吸引バルーンの管理は重要であり、吸引圧が不十分などの場合には、ドレナージされなくなるため注意する（→Part3参照）。

5. 固定部のケア

- 術後は、皮膚弁を生着させるため、バストバンドや弾性包帯を使用して、圧迫固定が行われる。そのため、ドレーン刺入部や創部の観察が困難な場合がある。
- 固定によるスキントラブルや排液を排出する際の逆行性感染のリスクがあるため、感染徴候（挿入部は発赤腫脹していることが多い）には十分に注意する。

❷ 乳腺・内分泌　ドレーン

乳腺炎ドレナージ

主な適応
- 膿貯留を伴う化膿性乳腺炎（臨床的、画像的に膿貯留を認める場合）

目的
- 乳腺炎による膿瘍の排膿

合併症
- 逆行性感染

抜去のめやす
- 排膿がわずかになったところでドレーン、込めガーゼを抜去

観察ポイント
- ドレーンや込めガーゼの脱落がないか確認する
- ガーゼ交換時に排液の色・臭気・量を観察する

ケアのポイント
- **検体採取**：検体（膿）を適切に採取し、色調・性状・量を観察する
- **固定部**：保護ガーゼの剥がれがないか、テープかぶれが生じてないかを確認し、トラブル時は固定方法やテープ種類を検討する

a. 穿刺吸引法

- 超音波プローブ
- 膿瘍
- 穿刺針

主な挿入経路
1. 乳輪〜膿瘍部

b. 切開排膿法

傍乳輪切開　　円状切開

乳腺炎ドレナージの定義

- 「乳腺炎」は授乳期の女性にしばしばみられる症状であり、原因として授乳に伴う乳頭部の外傷や乳汁のうっ滞に伴う細菌感染が考えられている。
- 授乳と関連しない乳腺炎は、乳管閉塞、陥没乳頭などを基礎に「細菌性乳腺炎」として発症し、これらはしばしば繰り返される。
- 「肉芽腫性乳腺炎」のように原因不明のもの、「炎症性乳癌」のように鑑別が重要な疾患も一部に存在する。
- 乳腺炎ドレナージは、膿貯留を伴う化膿性乳腺炎の患者に介入して排膿することであるが、ドレナージ方法には針穿刺による単回または複数回の「穿刺吸引法」(p.107図-a)と外科的処置である「切開排膿法」(p.107図-b)がある。
- 通常は外来管理にて対処するため、管理が煩雑なドレーン留置による閉鎖式のドレナージ法はあまり行われない。

適応と禁忌

- 乳腺炎に対する治療として、細菌性乳腺炎が疑われる場合には感受性のある抗生物質の内服投与が行われる。
- ドレナージが適応になるのは局所に波動がみられたり、エコーにて液体貯留が確認されるなど膿貯留を認める場合である。
- 授乳期の場合、単なる乳房の緊満や乳管閉塞との鑑別が重要で、特に外科的に切開排膿をする場合は膿貯留の確認が必須である。臨床的、画像的に膿貯留が明確でない場合には、エコーガイド下に針穿刺を行い、膿貯留を確認してから切開排膿することが望ましい。

挿入経路と留置部位

- ドレナージの方法に関しては、外来管理で行われるため、患者の通院可能な程度も考慮して、現実的な選択をする必要がある。

1 穿刺吸引法

- 単回の針穿刺を行う場合は、直上の皮膚から最短経路で行うことが最も確実な方法と思われる。

2 切開排膿法

- 切開排膿を行う場合は、乳輪に沿った傍乳輪切開が整容的にはすぐれており、通常、この方法が採用される。しかしながら、膿の貯留部位によっては、直上の皮膚を切開して、より確実な排膿を行う必要もある。
- 膿の量が多い場合は、ペンローズドレーンなどを留置して排膿を促し、量が少ない場合や少なくなってきた場合は込めガーゼなどを挿入し、十分な排膿効果が得られる前に皮膚創部が先行して閉鎖してしまうことを予防する。

合併症

- 単回穿刺は、経験のある外科系医師が実施すれば、特に問題になる合併症はないと思われる。
- 切開排膿を行う場合は、十分なドレナージが得られない場合、逆行性感染の感染ルートを提供するだけに終わることもあり、実施のタイミングとその経路の選択が重要である。

利点と欠点

- ドレナージを実施することで、創傷治癒を早め、特に授乳中の場合、授乳に関する障害を早期に

改善することができる。また自壊排膿に比較して、創自体の整容性も保たれやすい。
- 切開をする場合は、十分に排膿されることが重要である。膿貯留がない状態で行っても効果がないばかりか創管理が煩雑になるだけの懸念もあり、介入のタイミングを見きわめることが重要である。

（川端英孝、大野木由美子）

ケアのポイント

1. ドレナージ実施時の介助
- 清潔野を保持しながら、処置しやすいように物品の位置や患者の体位を整える。
- 切開直後の膿を検体として提出する場合は、周囲に膿が触れないよう採取する。また、挿入時に出てきた膿の色調や性状、量を観察する。
- 患者が痛みや不安などから処置の最中に動くことがないよう、手を握ったり処置が終わるめやすを伝えるなどの声かけを行う。

2. ドレーン留置中の管理
- 排液の量が多いときは、ペンローズドレーン、量が減ってきたら込めガーゼなどが挿入される。これらのドレーンや込めガーゼは脱落しやすいため、脱落がないかを来院時に確認する。
- ドレーンはガーゼで保護するが、排液がガーゼの上層まで染みてくるようであれば適宜ガーゼを交換する。
- ガーゼ交換時に排液の色やにおいを観察し、排液量を測定する。保護ガーゼの剥がれがないか、テープかぶれが生じてないかを確認する。
- 発赤・かぶれなどスキントラブルを生じている場合は、皮膚に過度の圧がかかるテープの固定方法をしていないか確認し、テープをより肌にやさしい製品（カブレステープU®、優肌絆®など皮膚刺激が少なく、剥離時の痛みを低減するもの）に変更する。

3. 患者へのケア
- 外来通院患者は自己消毒を行う場合もある。患者が正しく清潔操作で消毒を行えるように指導し、継続できているか確認する。
- 固定に防水テープを使用することで、シャワー浴が可能である。
- 患者は授乳中であったり、消毒のために連日外来通院しなければならないため、日常生活や社会生活において困っていることなどがないか相談にのる。

参考文献
1. Grobmyer SR, Massoll N, Copeland EM. Clinical Management of Mastitis and Breast Abscess and Idiopathic Granulomatous Mastitis. In: Bland KI, Copeland ED, eds. *The Breast：Comprehensive Management of Benign Malignant Disease.* 4th ed, Philadelphia：Elsevier；2009：145-149.

❷ 乳腺・内分泌　ドレーン

甲状腺手術後ドレナージ

主な適応
- 腺腫様甲状腺腫、濾胞腺腫、バセドウ病、乳頭癌などのうち、甲状腺の切除範囲やリンパ節郭清の範囲にあわせて適応を決定する

目的
- 術後、創内に貯留する血液・リンパ液などの滲出液を創外へ排出し、その性状・量よりドレーン抜去時期を判断する

合併症
- 新たな瘢痕の形成、頸部不快感、入院期間の長期化、創部感染など

抜去のめやす
- バセドウ病、甲状腺良性疾患、甲状腺悪性疾患で、前頸部リンパ節郭清術までの手術の場合、手術翌日に抜去
- 左外側頸部リンパ節郭清を行った場合には、リンパ漏がないことを確認後に抜去

観察ポイント
- 特に術後6時間は術後出血のリスクが高いため、排液の性状・量の確認のほか、頸部腫脹、呼吸困難の有無を含むバイタルサインの変化について頻回の巡視を行う
- 体位変換や移動時は、ルートの屈曲、排液バックの位置に注意して観察する。バックが拡張している際は、エアリークのサインとして対処する

ケアのポイント
- **固定方法**：ドレーンは絹糸・テープで創外、皮膚に固定する
- **抜去予防**：ドレーンバックが歩行時に牽引されないようにポシェット、バッグなどに入れる

a. 甲状腺片葉切除術
- 舌骨
- 甲状軟骨
- 甲状腺
- 皮膚切開線
- 気管軟骨
- 鎖骨
- 胸骨柄

❶

b. 甲状腺全摘術および外側頸部リンパ節郭清時
- 舌骨
- 甲状軟骨
- 皮膚切開線
- 気管軟骨
- 鎖骨
- 胸骨柄

❶　❷

主な挿入経路
❶❷ 頸部手術創縁〜胸骨甲状筋下層、甲状腺切除部位、胸鎖乳突筋背側（必要に応じて2本挿入）

図1 頸部・甲状腺の解剖

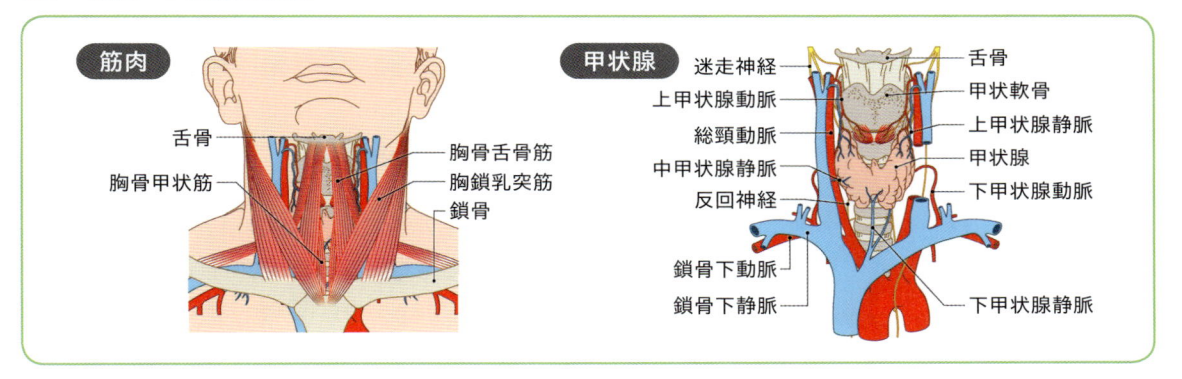

筋肉：舌骨、胸骨甲状筋、胸骨舌骨筋、胸鎖乳突筋、鎖骨

甲状腺：迷走神経、上甲状腺動脈、総頸動脈、中甲状腺静脈、反回神経、鎖骨下動脈、鎖骨下静脈、舌骨、甲状軟骨、上甲状腺静脈、甲状腺、下甲状腺動脈、下甲状腺静脈

甲状腺手術後ドレナージの定義

- 甲状腺手術後ドレナージとは、甲状腺手術後の創内に貯留する血液・リンパ液などの滲出液を創外へ排出することである。創外へ排出する機材をドレーンと呼ぶ。
- ドレーンから排出される血液・リンパ液などの滲出液の性状を確認し、排液量を測定することにより、留置したドレーンの抜去時期を適切に判断することができる。

適応と禁忌

1 甲状腺手術の適応・術式

- 甲状腺手術の対象には、「腺腫様甲状腺腫」、「濾胞腺腫」や「バセドウ病」などの良性疾患、「乳頭癌」を主とした悪性疾患がある。治療の目的により、甲状腺（図1）の切除範囲やリンパ節（図2）の郭清範囲が決まる。
- 濾胞性腫を含む結節性甲状腺腫では甲状腺片葉切除術（p.110図-a）、バセドウ病では甲状腺両葉を対象に甲状腺亜全摘〜全摘術（p.110図-b）を行う。
- 甲状腺乳頭癌を主とした悪性疾患では、甲状腺片葉切除または全摘術とリンパ節の郭清範囲に応じた前頸部および一側または両側の外側頸部リンパ節郭清術を行う。

図2 甲状腺の所属リンパ節

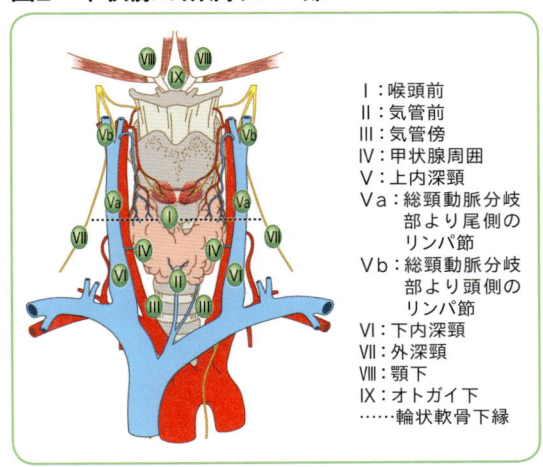

Ⅰ：喉頭前
Ⅱ：気管前
Ⅲ：気管傍
Ⅳ：甲状腺周囲
Ⅴ：上内深頸
Ⅴa：総頸動脈分岐部より尾側のリンパ節
Ⅴb：総頸動脈分岐部より頭側のリンパ節
Ⅵ：下内深頸
Ⅶ：外深頸
Ⅷ：顎下
Ⅸ：オトガイ下
……輪状軟骨下縁

甲状腺外科研究会 編：Ⅳ所見．甲状腺癌取扱い規約第6版，金原出版，東京，2005：7 を参考に作成

2 ドレーン留置の適応

- 甲状腺手術後のドレーン留置の適応は、甲状腺の摘出範囲、頸部リンパ節郭清の範囲などに応じて決める（p.110図）。
- 術中の出血量が少ない場合、小さい甲状腺腫瘍の切除、前頸部リンパ節郭清術などの切除範囲が小さい手術では死腔が少ないため、ドレーンを留置しない場合もある。
- 内視鏡下甲状腺切除術では超音波駆動メスの使用により、術中出血量は少なく、整容性を重視した手術でもあるため、ドレーンを留置することはまれである[1]。

図3　術後出血の診断と治療

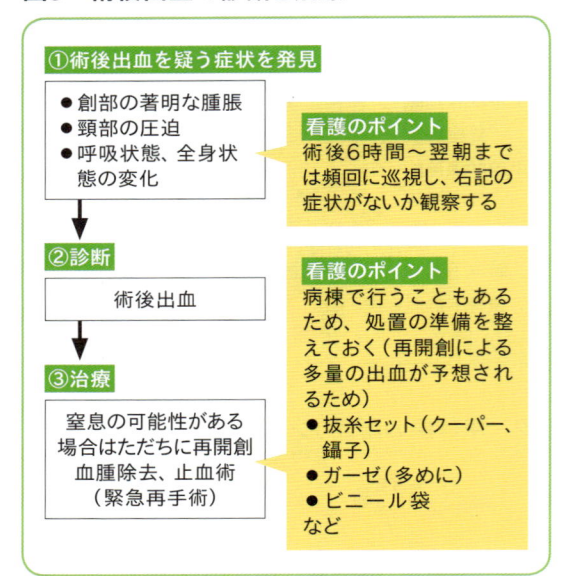

①術後出血を疑う症状を発見
- 創部の著明な腫脹
- 頸部の圧迫
- 呼吸状態、全身状態の変化

看護のポイント
術後6時間～翌朝までは頻回に巡視し、右記の症状がないか観察する

↓

②診断
術後出血

看護のポイント
病棟で行うこともあるため、処置の準備を整えておく（再開創による多量の出血が予想されるため）
- 抜糸セット（クーパー、鑷子）
- ガーゼ（多めに）
- ビニール袋
など

↓

③治療
窒息の可能性がある場合はただちに再開創血腫除去、止血術（緊急再手術）

3　甲状腺手術の合併症①術後出血（図3）

- 甲状腺手術後の合併症で最も緊急性の高いものは「術後出血」である。術後出血をきたした場合には、頸部の圧迫解除のため創部を再開創し血腫除去術が必要となる。適切な対応ができない場合には窒息し、死に至ることがある。
- 術後出血は、ドレーン留置により回避できたとの報告はなく、特に手術後6時間以内に起こる頻度が高いとされている。当科では、術翌日朝まではベッド上安静としている。ドレーンの排液の性状や排液量の確認だけでなく、頸部腫脹、呼吸苦の有無を含むバイタルサインの変化について術後頻回の巡視を行うことが重要である。
- 緊急時には、病棟での再開創、血腫除去や気管切開を行うこともあるため、準備を整えておく。

4　甲状腺手術の合併症②乳び漏（図4）

- 甲状腺癌のリンパ節転移症例では、転移部位により外側頸部リンパ節郭清術を行う。
- 外側頸部リンパ節郭清術では、「胸管損傷」に注意が必要である。胸管は、左静脈角と呼ばれる左内頸静脈と左鎖骨下静脈の合流部付近にある太いリンパ管のことである。胸管を損傷した場合には、ドレーンに淡黄色のリンパ液が排出され、脂肪分を含む食事を摂取したあとには乳びと呼ばれる白濁した液体が大量に排液（「乳び漏」）される。
- 乳び漏を生じた際、排液量が1日1,000mL以上持続する場合には、脂肪制限食または絶食を行い、経過観察する[2]。それでも排液量が減少しない場合には、早めに再開創し胸管を結紮するための再手術を検討する。
- まれに胸腔内にリンパ液が貯留して「乳び胸」（→p.79参照）となることがある。呼吸苦を訴えるような場合には、胸部X線で確認したうえで胸腔ドレナージが必要となる[2]。

挿入経路と留置部位

- 甲状腺手術後ドレナージでは、排液の性状の確認、排液量の測定、感染の回避などの観点から閉鎖式ドレーン（低圧持続吸引システム）を用いている（図5）。
- 一般的には、ドレーン挿入部位と留置部位は別々にすることが推奨されているため、低圧持続吸引システムは鋭的な操作でドレーンの挿入が行える構造になっている（図6-a）。しかし、甲状腺手術後においては、頸部に新たな瘢痕を形成すること、鋭的操作により前頸静脈から出血をきたすリスクがある[1,2]。そのため当科では、手術創縁の延長線上に小切開をおき、ドレーンを挿入している（図6-b）。ドレーンは、絹糸にて皮膚に固定している（図7）。
- ドレーンの先端は、手術切除範囲に応じて必要十分な範囲に留置する。通常、ドレーンは1本挿入しているが、両側の外側頸部リンパ節郭清術を行った場合など、必要と判断した場合には2本留置することもある。
- 低圧持続吸引システムは、携帯用吸引バックに接続し、持続的に陰圧をかけて貯留液を吸引する。

図4 乳び漏の診断と治療

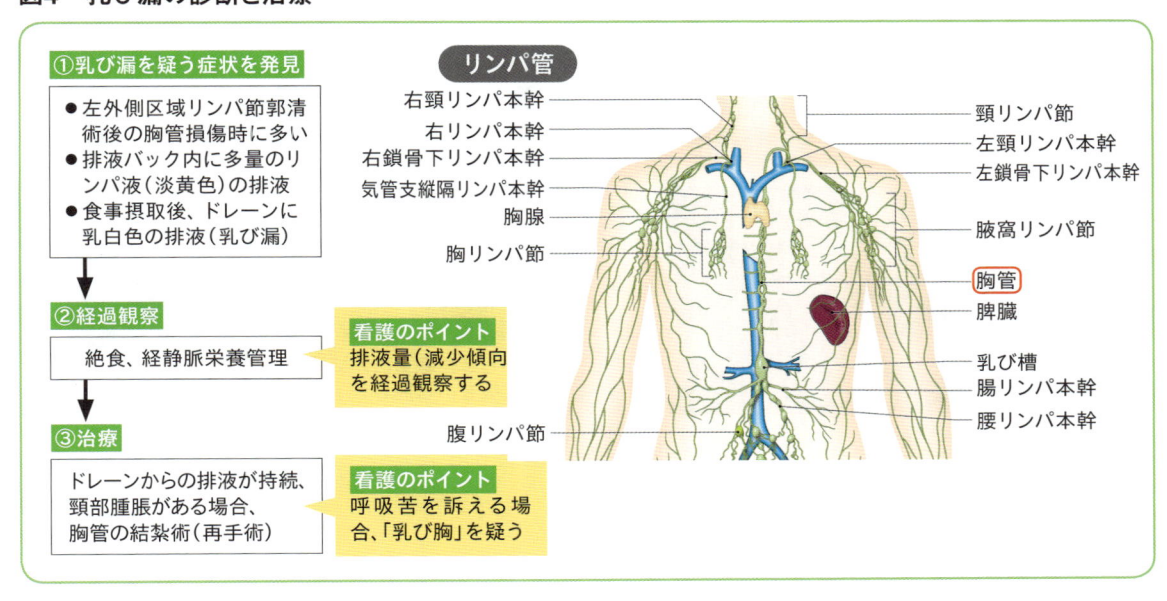

①乳び漏を疑う症状を発見
- 左外側区域リンパ節郭清術後の胸管損傷時に多い
- 排液バック内に多量のリンパ液(淡黄色)の排液
- 食事摂取後、ドレーンに乳白色の排液(乳び漏)

↓

②経過観察
絶食、経静脈栄養管理

看護のポイント
排液量(減少傾向)を経過観察する

↓

③治療
ドレーンからの排液が持続、頸部腫脹がある場合、胸管の結紮術(再手術)

看護のポイント
呼吸苦を訴える場合、「乳び胸」を疑う

リンパ管
- 右頸リンパ本幹
- 右リンパ本幹
- 右鎖骨下リンパ本幹
- 気管支縦隔リンパ本幹
- 胸腺
- 胸リンパ節
- 腹リンパ節
- 頸リンパ節
- 左頸リンパ本幹
- 左鎖骨下リンパ本幹
- 腋窩リンパ節
- 胸管
- 脾臓
- 乳び槽
- 腸リンパ本幹
- 腰リンパ本幹

合併症

- ドレーン挿入の合併症として、新たな瘢痕の形成、頸部不快感、入院期間の長期化、創部感染などが挙げられる。
- 最近の欧米からの文献[3]では、ドレーン留置の有無により術後出血や低カルシウム血症、反回神経麻痺などの術後合併症に統計学的有意差はないが、ドレーンを留置することにより、かえって入院期間の延長、創部の疼痛スコア、創部感染の確率が高くなるとの報告がある。

利点と欠点

- 甲状腺手術後ドレナージの利点として、適切なドレーン管理により、ドレーンの抜去時期や再手術など、次の治療方針決定の情報源となる。
- 一方で、ドレーン留置は、甲状腺手術後の合併症である術後出血やリンパ漏の回避および予防にはつながらない。さらに、ドレーンの長期留置により頸部不快感の増長、入院の長期化、創部感染をきたす可能性があることに注意する。

図5 低圧持続吸引システムの例

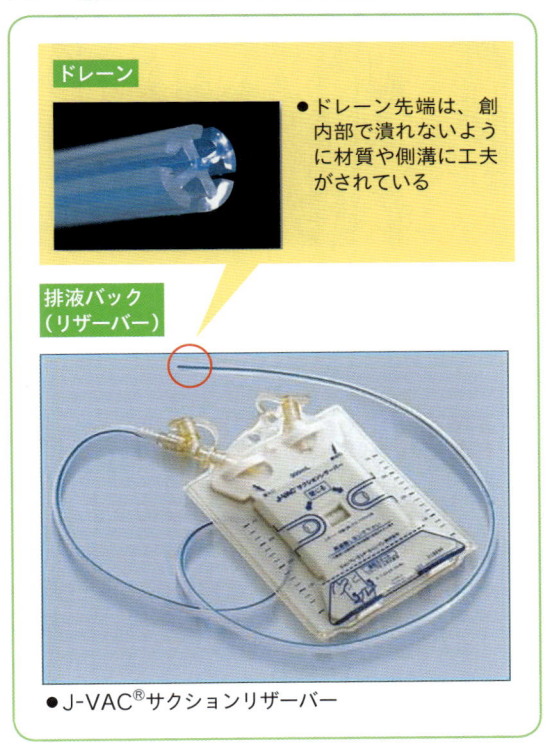

ドレーン
- ドレーン先端は、創内部で潰れないように材質や側溝に工夫がされている

排液バック(リザーバー)

- J-VAC®サクションリザーバー

(岡村律子、杉谷巖、齋藤牧子)

図6 ドレーン挿入操作

a. 鋭的穿刺による挿入方法

ドレーン挿入部は金属製で、鋭的に穿刺可能となっている

b. 小切開による挿入方法

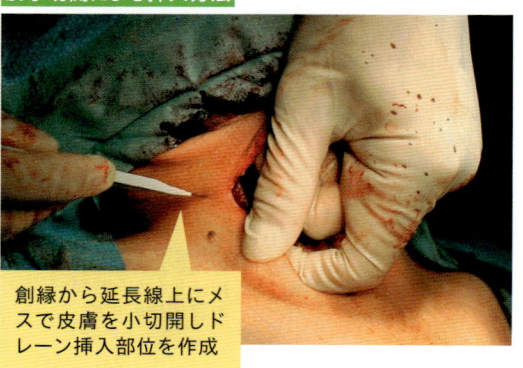

創縁から延長線上にメスで皮膚を小切開しドレーン挿入部位を作成

図7 ドレーン挿入時の固定

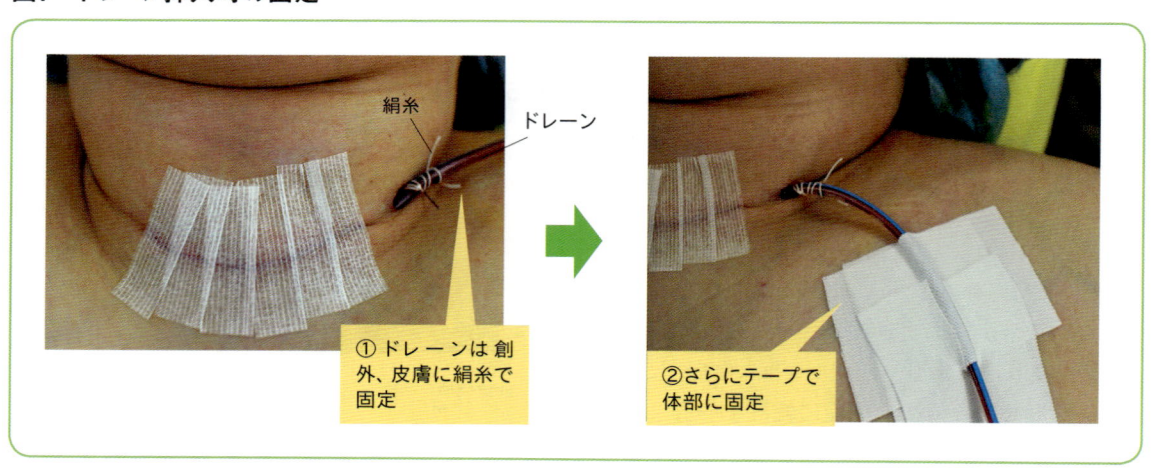

絹糸　ドレーン

① ドレーンは創外、皮膚に絹糸で固定

② さらにテープで体部に固定

ケアのポイント

1. 甲状腺手術による合併症のケア

①術後出血
- 頸部に血腫を生じ、頸部の圧迫感・腫脹・呼吸困難が出現するため、術後は頻回に創部および頸部の観察を行う。
- 急激に創部が腫脹した場合には、すみやかに医師へ報告する。

②リンパ漏
- 排液が淡黄色および乳白色で術後数日過ぎても減少しない場合は、リンパ漏が考えられる。このような場合は、すみやかに医師へ報告する。

③乳び漏
- 外側頸部リンパ節郭清術を行った場合、「乳び漏」が発生することがある。その場合、淡黄色から乳白色の排液を認める。
- 絶飲食とし、創部の圧迫で対応するが、改善しない場合は再手術が検討される。

2. 排液の量・性状の観察
- ドレーンを留置した場合には、ドレーンから排出される血液・リンパ液などの滲出液の性状の確認と排液量の測定を行う。
- 甲状腺手術後のドレーン排液量は、出血量

の多いバセドウ病や甲状腺切除術のみであった場合やリンパ節郭清術の範囲にかかわらず、術直後の6時間以降著明に減少するとの報告がある[4]。当科では、バセドウ病、甲状腺良性疾患、甲状腺悪性疾患で前頸部リンパ節郭清術までの手術では、手術翌日にドレーン抜去を行っている。
- 排液が急に減少した場合は、ドレーンが閉塞した可能性もあるため、術後出血を考慮し、創部の観察も行う。

3. ドレナージの管理

①ドレナージのルート
- ドレナージの管理として、①固定がドレナージの妨げになっていないか、②身体の下になっていないか、③ねじれや屈曲がないか、④排液バックはドレーン挿入部より低い位置にあるかを体位変換後や移動の度に確認する。
- 患者も自己管理できるように指導する。

②排液バック
- ドレーン挿入後は、排液バック内を陰圧に保つ。
- エアリークがある場合には、バック内に空気が充満し陰圧を保持できない（図8）。そのためエアリークを認めた場合には、創部、ドレーン挿入部、ドレーンとバックの接続部などを確認し、必要に応じて軟膏の塗布やテープで固定し、陰圧を保つようにする。

4. ドレナージの事故防止
- 排液バックが牽引されてドレーンが抜けてしまうことがあるため、創部付近での体幹へのテープ固定を行い（図7）、排液バックは首から下げられるような袋に入れて、身体から離れないようにする（図9）。
- 縫合不全、ドレーン挿入部の哆開、ドレーンの抜去などによって創内の陰圧が保持されなくなると、排液バックが拡張する。このような場合は、血腫や二次感染のリスクが高くなるので、すぐに医師へ報告する。

5. 感染予防
- 挿入部位を清潔に保つことで、感染を予防する。感染の徴候（発赤・腫脹・疼痛・熱感・膿性分泌物・臭気など）がないか創部を観察する。
- 患者が自己管理できるように指導する。

図8 エアリーク時の排液バック

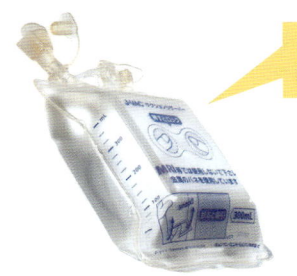

バック内部に空気が充満し、バックが膨らむ

図9 ドレーン事故抜去の予防

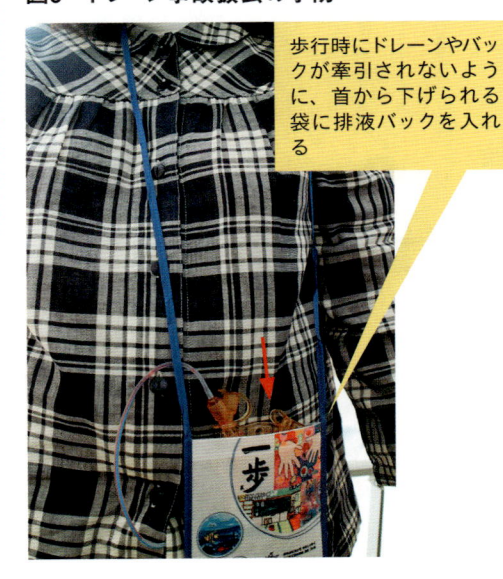

歩行時にドレーンやバックが牽引されないように、首から下げられる袋に排液バックを入れる

引用文献
1. 清水一雄, 赤須東樹, 五十嵐健人：甲状腺・副甲状腺手術後のドレナージ. 手術 2008；62(11)：1497-1502.
2. Minami S, Sakimura C, Hayashida N. Timing of drainage tube removal after thyroid surgery: a retrospective study. Surg Today 2014；44：137-141.
3. 杉谷巌：甲状腺手術後ドレナージ. 臨牀看護 2003；29(6)：794-799.
4. Woods RS, Woods JF, Duignan ES, et al. Systematic review and meta-analysis of wound drains after thyroid surgery. BJS 2014；101：446-456.

参考文献
1. 永井秀雄, 中村美鈴 編：臨床に活かせるドレーン＆チューブ管理マニュアル. 学研メディカル秀潤社, 東京, 2011：194-195.

❷ 消化器①：上部消化管 ドレーン

食道手術後ドレナージ

a. 食道亜全摘、3領域リンパ節郭清、胸骨後経路胃管挙上再建時

● 右開胸・開腹（胸腔鏡・腹腔鏡による小開胸・小開腹）アプローチ

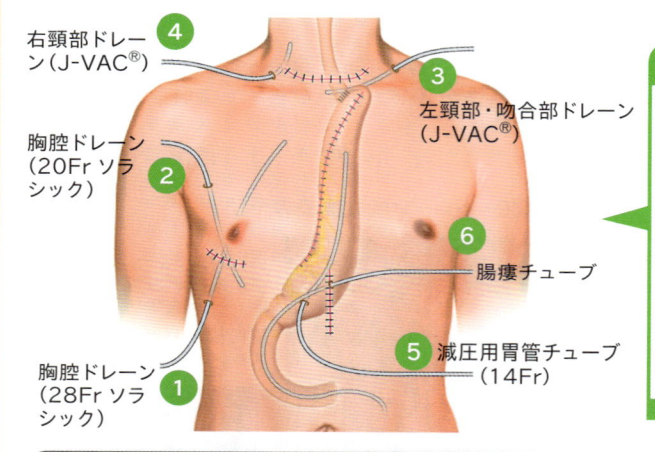

- 右頸部ドレーン（J-VAC®）❹
- 胸腔ドレーン（20Fr ソラシック）❷
- 胸腔ドレーン（28Fr ソラシック）❶
- 左頸部・吻合部ドレーン（J-VAC®）❸
- 腸瘻チューブ
- 減圧用胃管チューブ（14Fr）❺
- ❻

主な挿入経路
1. 胸部下側方～上縦隔後部
2. 右前胸部上側方～胸腔内前下方（横隔膜やや上方）
3. 左側頸部～食道胃吻合部の後面付近
4. 右側頸部やや下方～頸部郭清部（特に静脈角周辺）
5. 上腹部正中やや右方～胃管内吻合部付近
6. 上腹部正中やや左方～十二指腸内または空腸内

b. 食道亜全摘、3領域リンパ節郭清、胸壁前経路回結腸挙上再建時

● 右開胸・開腹（胸腔鏡による小開胸・通常開腹）アプローチ

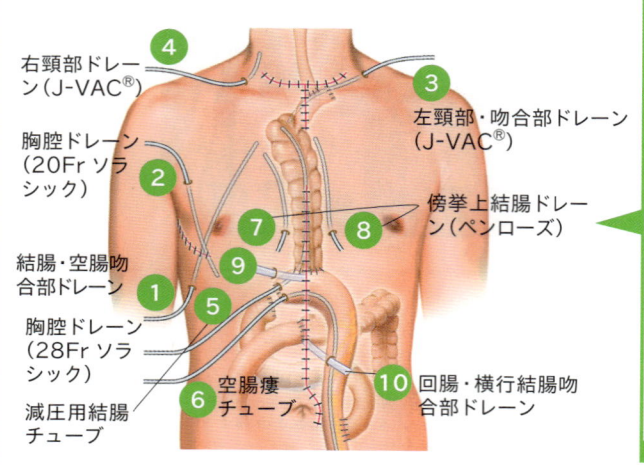

- 右頸部ドレーン（J-VAC®）❹
- 胸腔ドレーン（20Fr ソラシック）❷
- 結腸・空腸吻合部ドレーン ❶
- 胸腔ドレーン（28Fr ソラシック）
- 減圧用結腸チューブ
- 左頸部・吻合部ドレーン（J-VAC®）❸
- 傍挙上結腸ドレーン（ペンローズ）❼ ❽
- ❾
- 空腸瘻チューブ ❻
- 回腸・横行結腸吻合部ドレーン ❿

主な挿入経路
1. 胸部下側方～上縦隔後部
2. 右前胸部上側方～胸腔内前下方（横隔膜やや上方）
3. 左側頸部～食道胃吻合部の後面付近
4. 右側頸部やや下方～頸部郭清部（特に静脈角周辺）
5. 上腹部正中やや右方～（空腸経由）挙上結腸内（可能であれば食道回腸吻合部に近い回腸内）
6. 上腹部正中やや右方～空腸内
7. ❽ 前胸部下方～前胸部皮下（結腸の両側）
9. 上腹部正中やや右方～結腸・空腸吻合部
10. 上腹部正中やや左方～回腸・横行結腸吻合部

＊❷はエアリークがなく、滲出液・出血が少ない場合には留置しないことも多い
＊＊❺、❻は厳密な意味ではドレーンではないが、ドレーンと同様の管理を要するため合わせて記載

主な適応
- 悪性疾患：食道切除・再建術、下部食道噴門側胃切除・再建術など
- 良性疾患：食道局所切除術、腫瘍核出術、食道筋層切開・噴門形成術、噴門形成術など

目的
- インフォメーション：出血、滲出液、縫合不全、エアリーク、乳び漏、膵液瘻などのチェック
- 予防：(胸部)胸腔を陰圧に保ち気胸を防ぐ、(頸部)凝血塊による気管の圧迫予防、縫合不全時の膿胸や縦隔炎予防、(腹部)縫合不全時の腹膜炎や腹腔内膿瘍の予防など
- 治療：術後の血液、滲出液、エアリークの空気、膿などを排出する

合併症
- 逆行性感染、遺残膿瘍、臓器(腸管)・組織損傷、患者自由度の制限(早期離床の制限)など

抜去のめやす
- 胸腔ドレーン：エアリークがなく、滲出液が100mL/日以下をめやすとする
- 頸部ドレーン：右方ドレーンは出血や血腫形成がなければ、術翌日もしくは術翌々日に抜去する。左方(吻合部)ドレーンは滲出液が少なければ数日でカットするが、経口摂取開始後まで抜去せずに留置しておくことが多い
- 腹部ドレーン：発熱がなく、排液量や性状に問題がなければ、術後48〜72時間後をめやすに抜去する。吻合部ドレーンは経口摂取開始後まで留置しておくこともある

観察ポイント
- 各種ドレーンの留置部位、固定部、排液量と性状、指示通り管理されているか確認する
- 経口摂取後は、排液の量・性状から「縫合不全」や「乳び漏」などの早期発見・対処を行う

ケアのポイント
- **事故(自己)抜去の予防**：ライン類を整理し、不明言動や危険行動の有無を観察する
- **呼吸器合併症の予防**：誤嚥性肺炎や無気肺などのリスクが高いため、口腔ケアや呼吸訓練を行い、予防に努める
- **早期離床**：ドレーンが多いため、事故(自己)抜去に注意しながら、徐々に座位・立位・歩行などを始め、リハビリテーションを試みる

食道手術後ドレナージの定義

- 食道手術には、さまざまな手術がある。
- 悪性腫瘍に関する食道手術としては、胸部食道癌に対する「食道切除・再建術」、食道・胃接合部癌に対する「下部食道噴門側胃切除・再建術」などが代表的である。
- 良性疾患の食道手術としては、良性腫瘍に対する「食道局所切除術」や「腫瘍核出術」、食道アカラシア*1に対する「食道筋層切開・噴門形成術」、胃食道逆流症に対する「噴門形成術」、食道憩室症に対する「憩室切除術」、特発性食道破裂に対する「洗浄・ドレナージ術」などが挙げられる。
- 上記の食道にかかわる手術で挿入されるドレーンもしくは術後挿入されるドレーンを介して行われるドレナージのうち、本稿では、なかでも比較的頻度が高いものとして、予防的要素が高く(一部治療的要素もあり)、ドレーン留置の必要性が比較的高い胸部食道癌に対する食道切除・再建術の2手術(p116図-a、b)と食道・胃接合部癌に対する下部食道噴門側胃切除・再建術(図1)について示す。

適応と禁忌

- 食道手術後のドレナージの多くは、インフォメーション(情報収集)目的か、予防目的に分類されるものである。したがって、最初から治療目的に留置され適応となるのは、術後に必ず貯留する胸腔や縦隔の滲出液や空気の漏れ(エアリーク)の空気を排出する胸腔ドレーンと、食道破裂に対するドレナージ手術時のドレーンくらいである。
- 情報収集や予防の目的で行われるドレーンの適応は絶対的なものではなく、多分に経験的・通例的と考えられるものも多く、実際は不要に終わることも多い。しかし、食道手術後の縫合不全のように、実際に起こると重篤な縦隔炎や膿胸を引き起こすことがあるため、それを予防す

*1【食道アカラシア】=食道壁のアウエルバッハ神経叢の障害により、蠕動運動が消失し、嚥下障害を引き起こす器質的原因。

図1　下部食道・噴門側胃切除、リンパ節郭清部D₁₊、食道・胃吻合再建時のドレーン留置

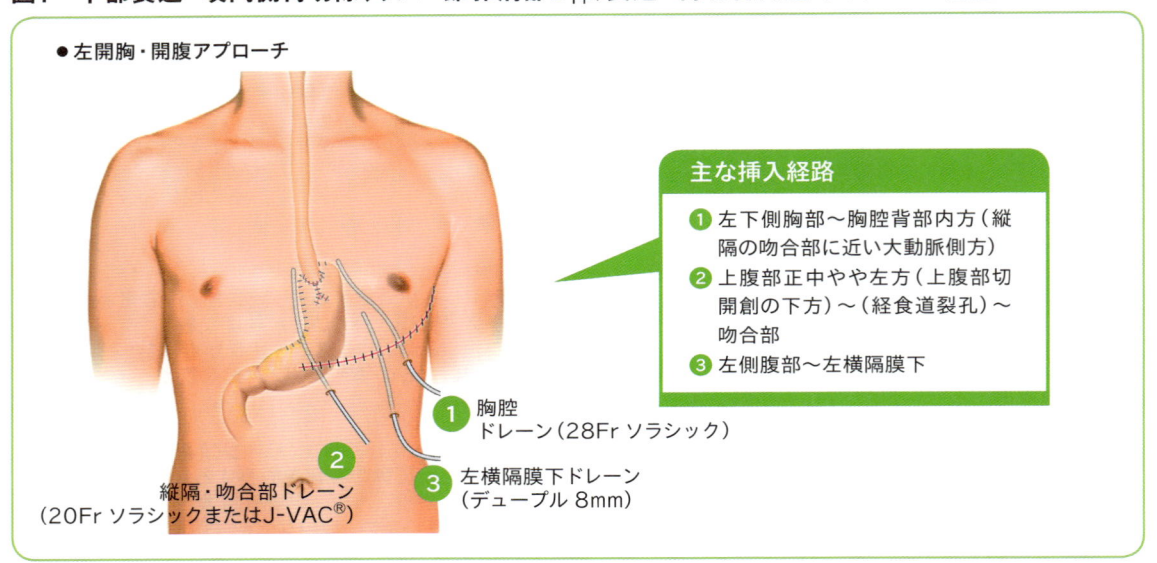

●左開胸・開腹アプローチ

主な挿入経路
1. 左下側胸部〜胸腔背部内方（縦隔の吻合部に近い大動脈側方）
2. 上腹部正中やや左方（上腹部切開創の下方）〜（経食道裂孔）〜吻合部
3. 左側腹部〜左横隔膜下

1　胸腔ドレーン（28Fr ソラシック）
2　縦隔・吻合部ドレーン（20Fr ソラシックまたはJ-VAC®）
3　左横隔膜下ドレーン（デュープル 8mm）

るための予防的ドレーンとしては重要な役割を果たしているものがある。
- 近年は、ドレーン留置による体動や活動の制限が、術後の回復、肺炎予防、日常生活への早期復帰などを目的とする早期離床や術後のリハビリテーション活動を制限することにつながるため、ドレーンの数や留置期間を少なくする傾向にある。そのため、何か起こった時点で治療用のドレーンを挿入することが推奨される傾向にある。この場合、CTガイドや超音波ガイドのドレナージが用いられることが多い。

挿入経路と留置部位

- 挿入するドレーンの種類や挿入法にも絶対的なものはなく、多分に経験則的なものが多い。しかし、原則的に情報や予防が必要な部分に挿入されており、それなりの理由づけはなされている。

1　胸部・縦隔ドレナージ

A. 胸部食道癌に対する食道亜全摘、3領域リンパ節郭清、胃管挙上再建（p.116図-a）

B. 胸部食道癌に対する食道亜全摘、3領域リンパ節郭清、回結腸挙上再建（p.116図-b）

i. **28Fr ソラシック・カテーテル**：通常の右開胸の場合は、開胸部より2肋間下方の中腋窩線に約1.5cm長の切開を置き、皮下を這わせて、1肋間上方より胸腔に挿入する。右側胸部下方より胸腔内へ挿入し、側壁から後壁を経由して、先端は上縦隔後部に位置するように留置する。

ii. **20Fr ソラシック・カテーテル**：右前胸部上側方に約1cmの皮切を置き、そのまま胸腔内前下方へ挿入し、胸腔内の前壁を経由して、先端は横隔膜のやや上方に位置させる。

C. 食道・胃接合部癌に対する下部食道・噴門側胃切除、リンパ節郭清D₁₊、食道・胃吻合（図1）

iii. **28Fr ソラシック・カテーテル**：左側胸部から挿入し、胸腔の背部内方（縦隔の吻合部に近い大動脈側方）に位置させる。

- これらの胸腔ドレーンは、2-0程度の太さの絹糸で縫合して固定する。皮膚に縫合し結紮したあと、約1cm程度のあそびを作り、ドレーンを結紮して固定することが多い。
- 空気の漏れを防ぐため、ドレーンには針糸を貫通させない。

- ドレーン挿入部の皮膚も空気が漏れないように、固定の際にしっかりと縫合閉鎖する。
- 胸腔ドレーンには、抜管時に挿入孔を閉鎖するために、挿入時にあらかじめ針糸をかけておくこともある。
- 胸腔ドレーンと持続吸引装置のチューブを接続する場合は、空気が漏れないようにタイガンバンドを用いて、しっかりと固定する。

2 頸部ドレナージ

- 頸部のドレナージには、扁平で太めのJ-VAC®ドレーンを用いている。
- 頸部から上縦隔のリンパ節郭清をしっかり行うと、頸部と胸部が交通し胸部が陰圧となるため、通常のペンローズドレーンだと頸部ドレーンから空気を引き込むことがある。
- ドレーンを側頸部の皮下へ通す際には外頸静脈を損傷することがあるので、十分に注意する必要がある。

i. **右頸部ドレーン**：右側頸部やや下方からJ-VAC®ドレーンを胸鎖乳突筋の後面、やや上方へ向け挿入し、先端は頸部郭清部（特に静脈角周辺）に置くようにする。

ii. **左頸部ドレーン兼吻合部ドレーン**：左側頸部からもJ-VAC®ドレーンを挿入するが、これは胸鎖乳突筋の後方で側方の郭清部を通し、先端は食道胃吻合部の後面付近に置くようにする。

3 腹部ドレナージ

- 右開胸・開腹で胃管によって再建を行った（A、p.116図-a）場合には、原則的には腹部にドレーンを留置していない。しかし、以下のような場合は予防的もしくはインフォメーションとして留置する。

①脾損傷や胃脾間膜で処理した血管などから後出血の恐れがある場合

②滲出液が貯留する可能性がある場合（大動脈周囲リンパ節を郭清した場合など）

③腸管や膵を損傷して修復した場合や、膵尾部・脾を合併切除した場合

- 上記のほかに、正確にはドレーンとはいえないが、胃減圧チューブ（胃瘻）と空腸栄養チューブも挿入するようにしている。
- 右開胸・開腹で大腸によって再建を行った場合（B、p.116図-b）には、回腸・結腸吻合部、結腸・空腸の吻合部、空腸・空腸吻合部などの吻合部が存在する。したがって、吻合部周辺や腹腔内で滲出液が貯留しやすい部位に、予防的もしくはインフォメーションのためのドレーンを留置する。
- 左開胸・開腹、胃管再建の場合（C、図1）は、吻合部は後縦隔にあるが、腹腔内から経食道裂孔的に吻合部に置き、さらに左方の郭清・血管処理や吻合部からの流れ込みを考え、左横隔膜下にもドレーンを留置する。

i. **左横隔膜下ドレーン**：通常は、デュープルドレーンを左側腹から左の横隔膜下に挿入している。脾門部の出血、脾損傷、そして膵液瘻に対応するために挿入する。

ii. **ウィンスロー孔ドレーン**：通常は、デュープルドレーンを左側腹からモリソン窩からウィンスロー小彎側の大動脈右縁に先端を置くように挿入する。膵上縁、肝門部、大動脈右縁などの郭清による滲出に対応する。

iii. **膵上縁ドレーン**：膵尾部を切除した場合や、膵尾の損傷を疑わせる場合に、上腹部正中やや右方より、シリコン製ドレーン（ファイコンドレーン）を膵の上縁に沿って挿入し、膵尾部、脾門部もしくは左横隔膜下に先端を置く。

iv. **吻合部ドレーン**：腸管の吻合部は症例によってずれるので、ペンローズドレーンの先端を吻合部付近に置き、そこに近い位置の皮膚からドレーンを挿入するようにする。しかし、ずれることも多いので、i、iiなどのドレーンを縫合不全のインフォメーションに用いることも多い。

偶発症（合併症）

- ドレーンによって起こる最も一般的な偶発症を以下に示す。

1 逆行性感染

- ドレーン先端と皮膚挿入部の細菌叢は、開放式ドレーンの場合、48時間程度で同一になるという報告がある。ドレーン挿入部皮膚の発赤、蜂窩織炎などにも注意する。閉鎖式ドレーンを留置することや、早期に抜去することで対処する。
- いったん感染が起こったら、抗生剤を投与する必要がある。細菌培養を行い、感受性をみて必要であれば抗生剤を変更する。術後2週間以上経過していれば、圧を加えないように洗浄を行うことも考慮する。

2 遺残膿瘍

- ドレーン抜去後に起こることが多く、1 逆行性感染との関連性が高い。長めに留置したドレーンは少しずつ抜去する必要がある。やや細めのドレーンを再挿入したり、CTや超音波ガイド下のドレナージで対処する。

3 臓器（腸管）・組織損傷

- ドレーン先が当たることによるものが多く、先端が固い素材の場合はカットして軟らかくすることや、丸みを作ることが必要な場合もある。

4 患者自由度の制限（早期離床の制限）

- 近年、重要視されている合併症である。
- ドレーンの存在により、可動性、運動が制限されることで足・腰が弱ることや、喀痰制限による無気肺や肺炎などが起こる。
- ドレーンの事故（自己）抜去に注意して、早期から離床に向けリハビリテーションに努める。

ドレーンにかかわるアクシデント・インシデント

- ドレーンにかかわるアクシデント・インシデントを表1に示す。

術後ドレーン管理の実際

- 具体的な術式ごとのドレナージの実際について、胸部食道癌に対する食道切除・再建術の2手術と食道・胃接合部癌に対する下部食道噴門側胃切除・再建術の3術式について、ドレーンの部位別に説明する。

1 胸部・縦隔ドレナージ

①ドレーン留置の目的
- 胸腔を陰圧に保ち、肺がつぶれて気胸が起こらないようにする。
- 肺損傷部からのエアリークの有無をチェックする。
- エアリークがあった場合は、ドレーンからの持続吸引による脱気が必要で、これによって気胸やそれに伴う無気肺を防ぐことができる。
- 縦隔・胸腔からの出血や乳び漏の有無、滲出液の多寡をチェックする。
- 胸腔内に貯留する術後の滲出液や血液を排出し、それによって無気肺を防ぐことができる。
- 縫合不全から膿胸や縦隔炎を生じることがあり、膿を排出するために用いられることがある。場合によっては、より適正な部位に挿入しなおすことで、確実に膿を排出することが可能になる。

②ドレーン管理の実際（ドレナージの観察と異常時の対処）
- ドレーン閉塞、エアリーク、皮下気腫などに注意し、ドレーン排液の量と性状を観察する（表2）。

表1　食道手術後ドレナージにかかわるアクシデント・インシデント

アクシデント・インシデント	考えられる原因
①接続部の外れ	●不十分な接続によって起こる ●体位変換・ベッドアップ・寝衣交換・移動などの際に力が加わり、接続が外れる
②抜去	●固定糸・テープなどの外れにより、抜去される ●体位変換・ベッドアップ・寝衣交換・移動などの際に力が加わり抜去される
③体内迷入	●②とは逆に、体内にドレーンが入り込んでしまう
④閉塞・解放不十分	●排液・内容物による閉塞、不適切な体位による屈曲、クランプ後の開放忘れ、持続吸引器の設定ミスや電源外れ、など
⑤切断	●包帯交換時に、誤ってドレーンまでカットしまうこと、など

表2　胸部・縦隔ドレナージの観察と異常時の対処

		観察	対処
a. ドレーン閉塞の有無		●凝血塊やフィブリン塊でドレーンが閉塞していないか確認する ●排液や排気が急に減少した際は、まずドレーンの閉塞を疑う	対処 ドレーンの閉塞予防：ドレーンのミルキングが重要である。したがって、巡回のたびに排液量や性状、エアリークの有無をチェックするとともに、用指的または適宜ミルキングローラーを用いてミルキングを行う
b. エアリークの有無		●まずドレーンの接続が適切かを確認する（ドレーン接続部の前後を鉗子でクランプして、接続部から空気の流入がないことをみるようにする） ●特に人工呼吸器を装着して陽圧換気を行っている場合は、肺胞内が陽圧となるので、肺の損傷部からのエアリークが多くなる場合がある	対処 エアリークが多い場合：ブラ（肺嚢胞）の破裂による気胸の可能性も考慮する（胸部X線単純撮影で、肺のしぼみがないかどうかを確認する必要がある）
c. 皮下気腫の有無		●ドレーン挿入部周囲の皮下気腫の有無を確認する（ドレーンからの吸引が不十分な場合に起こることが多い） ●ドレーンの閉塞や、接続がきちんとされているかなどを確認し、各ドレーンやその周囲から空気を引き込んでいないこともチェックする	対処 胸腔ドレーンの吸引が正しく行われるようにすることと、ドレーン周囲の皮膚を縫合したり、テープで被覆することで空気の引き込みを防止する。 対処 皮下気腫が著明なとき：穿刺によって空気抜きを行うこともまれにある。
d. ドレーン排液の量と性状	血性	●術当日は、血性滲出の程度と量が問題となる ●開胸創（特に肋間動脈）や縦隔（特に食道動脈や気管支動脈）などからの出血が認められる ●バイタルサインの変化や貧血の進行に注意する	対処 血性が強く、量が減少しない場合：再手術を考慮する必要がある
	漿液性	●量が非常に多いときやなかなか減少しないときは問題となる ●胸管損傷による乳び胸の可能性もあるので、性状が白濁しているかにも注意する	対処 滲出量が多い場合：血清タンパクの低下、循環血漿量の低下、脱水などをきたすことがあるため、輸液による補給を行う必要がある 対処 白濁時：脂肪摂取によって白濁が強くなることで、乳び胸は明らかとなる

2　頸部ドレナージ

①ドレーン留置の目的

- 頸部郭清部からの出血をチェックする（インフォメーション）。
- 血液や滲出液貯留を防ぐ（治療）。
- 凝血塊による気管の圧迫を防ぐ（予防）。
- 吻合部縫合不全の有無をチェックする（インフォメーション、予防）。
- 胸骨後経路の場合、縫合不全の頻度は多い施

設で20～30%、少ない施設で10%前後であるため、インフォメーションと予防のいずれの意味でも重要である。
- 後縦隔経路や胸腔内吻合の場合、縫合不全の頻度は少ないが、起こると縦隔炎や膿胸をきたし重篤化することも多いため、より予防的なドレーンの重要性が高い。
- 縫合不全からの漏出液（唾液）や膿を排出する（治療）、縦隔膿瘍形成・膿胸を予防する意味でも重要である。

②ドレーン管理の実際（ドレナージの観察と異常時の対処）
- ドレーン閉塞、皮下気腫などに注意し、ドレーン排液の量と性状を観察する（表3）。

3 前胸部皮下ドレナージ

①挿入経路と留置部位
- Bの手術、前胸部皮下に回・結腸を挙上した場合、結腸の両側に沿って皮下にペンローズドレーンを下方より挿入する（p.116図-b、❼❽）。

表3 頸部ドレナージの観察と異常時の対処

a. ドレーン閉塞の有無		●凝血塊やフィブリン塊でドレーンが閉塞していないか確認する ●排液や排気が急に減少した際は、まずドレーンの閉塞を疑う	対処 ドレーン閉塞の予防：巡回のたびに、排液量や性状をチェックするとともに、ドレーンをミルキングし、空気を抜いて吸引を行う
b. 皮下気腫の有無		●ドレーン挿入部周囲の皮下気腫の有無を確認するとともに、ドレーンやその周囲から空気を引き込んでいないことをチェックする	対処 ドレーン周囲からの空気の引き込みがないようにテープなどで被覆したり、ドレーン周囲にスペースがないように縫合を追加する。胸腔ドレーンの接続など、吸引に問題があれば補正する。
c. ドレーン排液の量と性状	血性	●術当日は、血性滲出の程度と量が問題となる ●甲状腺周囲や郭清部位の動静脈からの出血が考えられる ●比較的少量の出血でも、ドレナージが悪く、血腫が気道を圧迫し、呼吸困難をきたす危険性もある	対処 血性が強く、血腫形成を疑わせる場合：再手術し、開創、血腫除去、止血を考慮する必要がある
	漿液性	●量が非常に多いときや時間の経過にともなってなかなか減少しないときは問題となる ●左頸部ドレーンからの滲出量が多い場合は、胸管損傷による乳び胸の可能性もあるので、性状が白濁しているかにも注意する	対処 白濁時や量が非常に多い場合：脂肪摂取によって白濁が強くなることで、乳び胸は明らかとなる
	膿性・唾液	●左頸部ドレーンに認められることが多く、一般的には縫合不全である可能性が高い ●頸部創が発赤したり、ドレーン挿入部の皮膚が発赤することもあるため、創部の観察も十分に行う必要がある	対処 切開ドレナージ：留置したドレーンだけでドレナージが十分であるかどうかが重要で、不十分であれば新たに頸部創を開いてドレナージを行う必要がある 対処 ドレーンの追加挿入：膿瘍が広がって、縦隔炎や膿胸を起こすことを未然に防ぐことが重要で、状況によってはドレーンを新たに挿入することも考慮すべきである 対処 術後透視：術後透視によって縫合不全の部位、大きさ、膿瘍形成（貯留）の大きさなどを確認する。CTや超音波検査でも膿瘍の部位、大きさを確認し、ドレナージの必要性や可能性を検討する 対処 唾液の流出が多いとき：人工肛門の処置に準じてパウチなどを装着し、ドレーン周囲の皮膚かぶれを予防することもある

②ドレーン留置の目的と管理の実際

- このドレーンは実際に滲出も少なく、感染を起こすことも少ないので、不要かと思われたドレーンである。しかし、まれではあるが結腸が壊死を起こすことがあること、また結腸腸管内細菌の滲出が腸管外に起こることもあり、留置しないことで皮下や筋膜の広範な感染が起こった経験もあるため、挿入することにしている。

4 腹部ドレナージ

①ドレーン留置の目的

- 腹部の郭清部位からの出血をチェックする（インフォメーション）。
- 血液や滲出液貯留を防止する（治療）。
- 膵断端や膵損傷部からの膵液瘻の有無をチェックする（インフォメーション、予防）。
- 漏出した膵液を排出させる（治療）。
- 縫合不全の有無をチェックする（インフォメー

表4　腹部ドレナージの観察と異常時の対処

a. ドレーン閉塞の有無		● 凝血塊やフィブリン塊でドレーンが閉塞していないかを確認する ● 排液や排気が急に減少した際は、まずドレーンの閉塞を疑う	対処 ドレーン閉塞の予防：巡回のたびに排液量や性状をチェックするとともに、ミルキングを行う
b. ドレーン周囲の観察		● ドレーン挿入部周囲の皮膚の性状、発赤などを確認する	対処 アミラーゼ測定：滲出液のアミラーゼ値を測定する。術後3日以上経過して数万のオーダーにならなければ、膵液瘻の心配はほとんど問題ない
d. ドレーン排液の量と性状	血性	● 術当日は、血性滲出の程度と量が問題となる ● 郭清部位からの滲出や処理した動静脈からの出血が考えられる	対処 血性が強く、量が減少しない場合：再手術を考慮する必要がある。近年、エネルギーデバイス（超音波凝固切開装置、脈管・組織シーリング装置など）を用いることが多くなり、出血量は減少しているが、血管の凝固やシーリングが不十分であることもときに問題であり、注意を要する
	漿液性	● 量が非常に多いときや、時間の経過にともなってなかなか減少しないときは問題となる ● 滲出量が多い場合は、主要なリンパ管の損傷や結紮不備の可能性もあるので、性状の白濁にも注意する	対処 白濁時：食事摂取によって性状が白濁したり、量が増加するときは、リンパ漏の可能性もある 対処 リンパ液の多量貯留：リンパ液が多量に貯留することは問題であるが、感染さえなければ大きな問題とはならず、自然に吸収されることが多い
	膿性	● 吻合部からの縫合不全が最も多く、それ以外では術中に腸管を損傷しない限り、膿性滲出液が出てくることは少ない ● ドレーンからの逆行性感染が原因の場合もある	対処 抗菌薬感受性試験：滲出液の培養による抗菌薬の感受性試験は必須である 対処 造影検査：ドレーンからの造影による腸管との交通の有無、膿瘍の大きさ、限局性、そしてドレナージの状態などを確認することも重要である 対処 ドレーン吸引・交換・洗浄：ドレーン内に細い管を挿入し、軽く膿を吸引する。瘻孔形成や膿瘍腔がしっかりしてくれば、ドレーンの交換・洗浄も考慮する
	膵液瘻	● 膵液瘻で溶けた脂肪組織や壊死組織は、膿性との区別がつきにくい場合がある	対処 アミラーゼ測定：注意すべき膵液瘻をアミラーゼ測定（場合によっては希釈して）で確認する必要がある 対処 ドレーン吸引・交換・洗浄：ドレーン内に細い管を挿入し、軽い膿を吸引する。瘻孔形成がしっかりして、ドレナージが良好であれば、ドレーンの交換・洗浄も考慮する 対処 ENPD：膵液漏出を減少するためには、内視鏡的経鼻膵管ドレナージ（ENPD、→p.207参照）が有効なこともある 対処 造影CT検査：膵液瘻に伴い出血が起こる場合は問題であり、造影CTで出血部位を確認し、血管塞栓による止血が必要となる

ション)。
- 縫合不全が起きた際の予防に用いる(予防)。
- 縫合不全の際の腸管内容や膿の排出を行う(治療)。

②ドレーン管理の実際(ドレナージの観察と異常時の対処)
- ドレーン閉塞、ドレーン挿入部周囲の異常などに注意し、ドレーン排液の量と性状を観察する(p.123表4)。

(真船健一、大澤美希、中村久美子)

ケアのポイント

- 食道癌患者の場合は嚥下困難を主訴とし、術前から低栄養状態であることが多い。また手術は頸部切開、開胸、開腹、リンパ郭清と侵襲が大きく、合併症が起きた場合も重症化しやすい。
- 上記の理由から、看護師は異常の早期発見のため排液の変化に気付けるよう、十分な観察と事故(自己)抜去のないドレーンの管理を行う必要がある。

1. 帰室時

- **ドレーンの確認**：術式により異なるが、頸部、胸腔、腹腔、吻合部など多くのドレーンが留置されてくるため、各種ドレーンの①留置部位、②固定部(適切に固定されているか)、③排液量と性状、④指示通り管理されているか(持続吸引なのか、ビューロー法なのか)を確認する。
- **事故(自己)抜去の予防**：術後せん妄によるライン類の自己抜去のリスクもあるため、ライン類が視野に入らないよう整理し、不明言動や危険行動の有無を観察する。
- **せん妄出現時の対応**：家族の付き添いなど協力を得たり、いたずら防止パジャマ(図2)を着用し、自己抜去の予防に努める。それでもリスクが高い場合は、家族へ十分説明したうえで抑制を検討する。

2. 離床～経口摂取開始時

- **ADLの拡大**：侵襲が大きいため鎮痛薬を使用して痛みをとり、離床の妨げとならないようドレーン類を整理して日常生活動作(activities of daily living：ADL)を拡大していく。
- **呼吸器合併症の予防**：誤嚥性肺炎や無気肺など呼吸器合併症のリスクも高いため、口腔ケアや呼吸訓練を行い予防に努める。その際、術後から嗄声がある場合は、誤嚥しやすいため、誤嚥時には咳嗽を促すことや呼吸状態に注意して観察することが必要である。
- **排液の観察**：飲水・食事開始に伴い、吻合部ドレーンからの排液が混濁して「縫合不全」が判明したり、胸腔ドレーンの排液が乳白色となって「乳び胸」が判明することがあるため、経口摂取開始後の排液量・性状の変化に注意して観察する。

3. 退院前

- **経口摂取への移行**：当院では、術直後より胃(腸)瘻からの経管栄養は積極的に用いているが、退院前には経口摂取へと移行し、チューブは抜去している。
- **経管栄養の併用**：術後経口からの栄養摂取が不十分な場合は、胃(腸)瘻から経管栄養を積極的に併用している。その際は、患者本人・家族へ経管栄養の投与方法、ドレーンが自然抜去しないよう固定の観察など、自宅で経管栄養の管理ができるよう指導する。

図2　いたずら防止パジャマ(例)

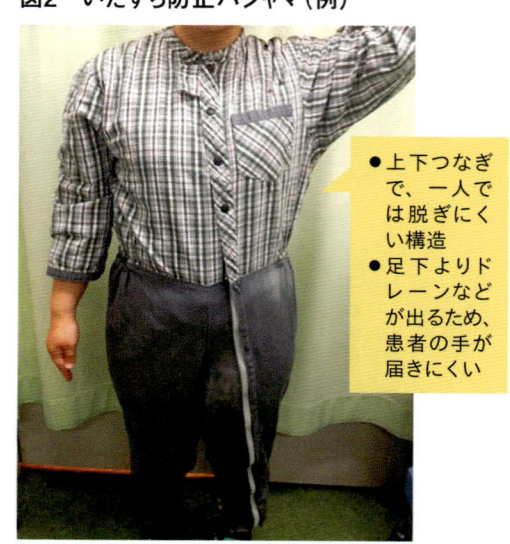

- 上下つなぎで、一人では脱ぎにくい構造
- 足下よりドレーンなどが出るため、患者の手が届きにくい

❷ 消化器①：上部消化管　ドレーン

上腹部腹膜炎ドレナージ

主な適応
- 近年、有用性の見直しがなされている。特に有用なのは、①腹腔内の汚染が高度で、洗浄だけでは感染のコントロールが困難と思われる症例、②ステロイド長期投与患者、③糖尿病患者、④炎症のため組織脆弱性が認められる患者

目的
① 治療的ドレナージ：体腔内に貯留する血液、膿、消化液、滲出液などを体外に排出する
② 予防的ドレナージ：術後に体腔内に貯留する可能性のある血液、リンパ液、滲出液などを体外に誘導し、感染予防と正常な創傷治癒を促す
③ 情報ドレナージ：術後出血、縫合不全、膵液瘻、胆汁漏などの合併症を早期発見・診断する

合併症
- 挿入部：出血、疼痛、腹壁ヘルニア
- ドレーン：逆行性感染、ドレーンチューブ先端の圧迫による臓器損傷、大網のドレーン内迷入による抜去困難、ドレーンの腹腔内迷入、イレウス

抜去のめやす
- 排液量が少なくなり（＜100mL／日）、排液の性状が清明で、発熱や腹痛などの臨床症状がなければ抜去可能

観察ポイント
- ドレーン挿入部（皮膚の状態）、ドレーンの固定、排液の性状・量を「挿入部」→「固定部」→「ルート」と順を追って確認する

ケアのポイント
- **固定部**：抜去・逸脱を防ぐため、適切な方法でテープ固定を行う
- **閉塞予防**：感染を防ぐため、ドレーンの閉塞がないか確認する。ズボンのゴムによる屈曲、複数固定の場合は固定部間でのねじれなども注意する

胃・十二指腸潰瘍穿孔による腹膜炎のドレナージ

a. 腹腔鏡下大網被覆術のとき

主な挿入経路
❶ ドレーンの挿入孔～モリソン窩

大網による被覆
ドレーン

b. 開腹穿孔部閉鎖術のとき（汎発性腹膜炎に対する）

主な挿入経路
● 膿瘍好発部位
❶ 右側腹部～右横隔膜下
❷ 右側腹部～モリソン窩
❸ 左側腹部～左横隔膜下
❹ 右下腹部～ダグラス窩

適応・禁忌

- 消化器外科では、元来多くの手術に予防的あるいは情報ドレーンを挿入してきた。また、腹膜炎の際には大量の生理食塩水で腹腔内を洗浄し、術後複数の部位に予防的ドレーンを留置することが一般的に行われている。しかし、腹膜炎術後の予防的ドレナージの有効性に関するエビデンスは存在しない[2]。
- 腹膜炎術後のドレーン挿入により、合併症の発生率が高くなり、入院期間の延長につながる可能性もあるとして、近年その見直しが行われつつある[3]。術式、術者の技量、汚染度、患者背景などを総合的に考慮して判断する必要がある。
- 上腹部腹膜炎ドレナージが特に有用と思われる症例は、①腹腔内の汚染が高度で、洗浄だけでは感染のコントロールが困難と思われる症例、②ステロイド長期投与患者、③糖尿病患者、④炎症のため組織脆弱性が認められる患者などである。

上腹部腹膜炎ドレナージの定義と目的

- 腹膜炎はさまざまな原因によって引き起こされる（表1）。これに対する外科治療の要点は、現病巣の処置、すなわち感染源の遮断と消化液や膿・壊死物質などの起炎物質・炎症性産物の除去、つまりドレナージである。
- 上腹部腹膜炎ドレナージは、目的別で3通りに分類される（表2）。
- 近年、腹膜炎を惹起するような急性腹症にも積極的に腹腔鏡手術が導入されるようになってきた[1]。

挿入部位と術式別留置部位

- 上腹部腹膜炎を惹起する原因疾患の代表は、上部消化管穿孔による腹膜炎であり、この対応に上腹部腹膜炎診療のノウハウが集約される。そこで、ここでは上部消化管穿孔による腹膜炎に焦点を絞って解説する。
- 上腹部消化管穿孔の大半は、胃・十二指腸潰瘍の穿孔である。胃・十二指腸潰瘍の穿孔の治療において、まず必要なことは、手術療法か保存的治療かの判断である。
- 消化性潰瘍のガイドラインで早期に手術が推奨されるのは、①発症後経過時間が長いとき、②腹膜炎が上腹部に限局しないとき、③腹水が多量であるとき、④胃内容物が多量にあるとき、

表1　上腹部腹膜炎の原因疾患

分類	疾患
消化管穿孔	胃・十二指腸潰瘍、胃癌
胆道疾患	急性胆嚢炎
膵疾患	急性膵炎
肝疾患	肝腫瘍の破裂
手術後	縫合不全、膵液瘻、胆汁漏
医原性	内視鏡処置
外傷	上腹部臓器損傷

表2　上腹部腹膜炎ドレナージの分類

①治療的ドレナージ

目的：体腔内に貯留している血液、膿、消化液、滲出液などを体外に排出する
→胸腔・腹腔内に生じた膿瘍などの膿汁を誘導、除去することによって炎症の沈静化から治癒へと導く

②予防的ドレナージ

目的：術後に体腔内に貯留する可能性のある血液、リンパ液、滲出液などを体外に誘導することで、これらの液体への感染を未然に防ぎ、正常な創傷治癒を促す
→手術時に挿入し、縫合不全、膵液瘻、胆汁漏などが発生した場合には、治療的ドレーンとして流用されることもある

③情報（インフォメーション）ドレナージ

目的：術後出血、縫合不全、膵液瘻、胆汁漏などの合併症を早期に発見・診断するための情報を得る
→ドレーンの性状からこれらを診断し、早期に対応するためのものであるが、ドレナージ効果がよければ、治療的ドレーンとしても用いることができる

⑤年齢70歳以上、⑥重篤な併存疾患、⑦循環動態が不安定なときとされている。
- 上記に該当しないときは、胃内容の経鼻胃管によるドレナージ（図1）、抗菌薬・制酸薬の投与、輸液を含む全身管理による保存的治療も可能である[4]。

1 腹腔鏡下穿孔部閉鎖術

- 十二指腸球部や胃幽門前庭部の前壁の穿孔で、穿孔径が1cm以下の場合に適応となる。
- 穿孔部を大網で被覆閉鎖し、ポートの挿入孔を利用してモリソン(Morison)窩にドレーンを1本留置するのが標準的である（p.125図-a）。
- 発症から24時間以内の手術で、腹腔内の汚染が軽度かつ穿孔部の閉鎖が確実に行われたのであれば、洗浄のみでドレーンは留置せずともよい。

2 開腹穿孔部閉鎖術

- 発症後24時間以上経過し、循環動態が不安定である場合、併存疾患や臓器傷害を認めるような症例、胃潰瘍の穿孔で穿孔径が大きい場合、汎発性腹膜炎となっている場合などは開腹手術の適応である。
- 手術手技は腹腔鏡下と変わらないが、汚染が高度の汎発性腹膜炎の場合には複数のドレーンを必要とする。
- 留置部位は、滲出液や膿汁が貯留しやすい部位が望ましく、仰臥位で最も低い陥凹部となるモリソン窩、左右横隔膜下、ダグラス(Douglas)窩である（図2）。

合併症と利点・欠点

- ドレーン留置に関連した弊害を表3に示す[5,6]。
- ドレーン留置は腹腔内感染のコントロールに有益な場合も多いが、表3のような不利益も併せ

図1　胃内腔のドレナージ

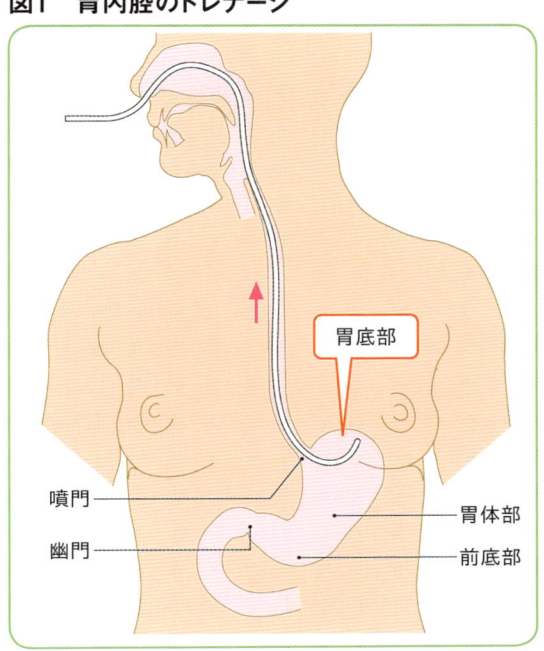

持つことを知っておくべきである。米国疾病管理予防センター(CDC)の『手術部位感染の予防のためのガイドライン』には、**①ドレナージが必要な場合には閉鎖式吸引ドレナージを用いる、②手術切開創より離れた部位から留置する、③できる限りすみやかに抜去する**、と記載されている。
- 早期にドレーンを抜去した場合の問題点として、感染がコントロールされずに生じる術後の腹腔内膿瘍がある。その対応としては、超音波ガイドあるいはCTガイド下のドレナージがあり、功を奏することが多い。
- 欧米では、消化器手術に対する予防的ドレナージの挿入には否定的であり、わが国においても感染源と穿孔部をコントロールできた腹膜炎に対する予防的ドレナージは有用性がない可能性が示唆されている[7,8]。この点に関する高いレベルでのエビデンスを得るためには、大規模の無作為化比較試験(randomized controlled trial：RCT)が今後必要である。

（河原正樹、平井綾子）

図2 腹腔内の炎症波及ルートと膿瘍好発部位

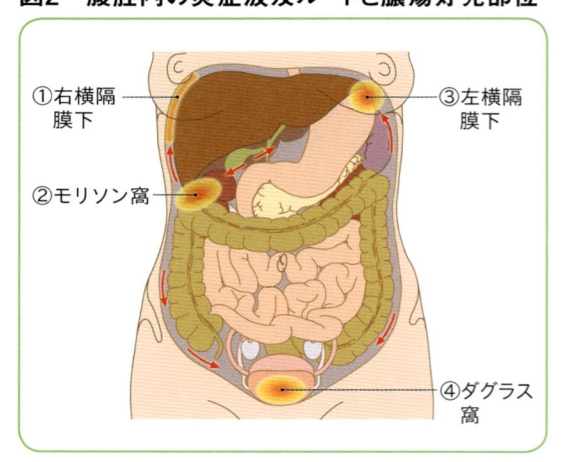

①右横隔膜下
②モリソン窩
③左横隔膜下
④ダグラス窩

表3 上腹部腹膜炎ドレナージの主な合併症

挿入部関連
- 挿入部からの出血
- 疼痛
- 腹壁ヘルニア

ドレーン関連
- 逆行性感染
- ドレーン先端の圧迫による臓器損傷
- 大網のドレーン内迷入による抜去困難
- ドレーンの腹腔内迷入
- イレウス

ケアのポイント

- 術後は各勤務帯に、ドレーン刺入部、排液の観察を行い、刺入部皮膚の状態、ドレーンの固定と排液の性状や量を確認する[9-12]。

1. 刺入部の観察

- 疼痛、圧痛はないか
- 発赤、腫脹、熱感はないか
- 滅菌被覆材は適切に貼られているか
- 滅菌被覆材と皮膚・ドレーンの間に、出血・滲出液・膿はたまっていないか
- ドレーンは皮膚に適切に固定されているか
- 上記のうち、ドレーンの固定は、ドレーンの逸脱や腹腔内への迷入を防ぐとともに、ドレーンが常に正しい位置で機能するようにするために特に重要である[11]。
- 刺入部は縫合固定されていることが多いが、それを補うためにテープによる固定（→p.20参照）が重要である[9]。

2. 排液とドレーンの観察

①排液観察のポイント

- 正常なドレーン排液の性状は、術直後は「血性」の強い場合もあるが、通常は「淡黄色」から「淡黄血色」「漿液性（図3-①）」である。
- 術直後～1日目の50mL／時以上の血性排液、1日目以降の消化液、膿性排液（図3-②）など異常な排液がみられた場合は医師へ報告する。
- あわせて腹部症状や発熱の有無など、全身状態を観察することも重要である。
- 排液量が極端に減少した場合は、ドレーンの屈曲や閉塞などをベッドサイドで確認する。
- ドレーンの閉塞により、排液が腹腔内に貯留して感染の原因になることがあるため注意が必要である。排液量がいつから減少しているか、それに伴う症状は出現しているかもチェックする必要がある。

②ドレーン観察のポイント

- ドレーン挿入部から排液バックまでの間を、順を追ってくまなく観察する（図4）。

3. 事故抜去

- ドレーンが抜けた場合は、医師に報告し、ドレーン先端が体内に残っていないか確認する。
- ドレーンの固定方法は適切であったか、環境整備は適切であったかなどアセスメントを行い、再抜去予防の対策をとることが大切である[9]。

図3 上腹部腹膜炎ドレナージの排液（一例）

正常	異常
①漿液性	②膿性

図4 ドレーン観察のチェックポイント

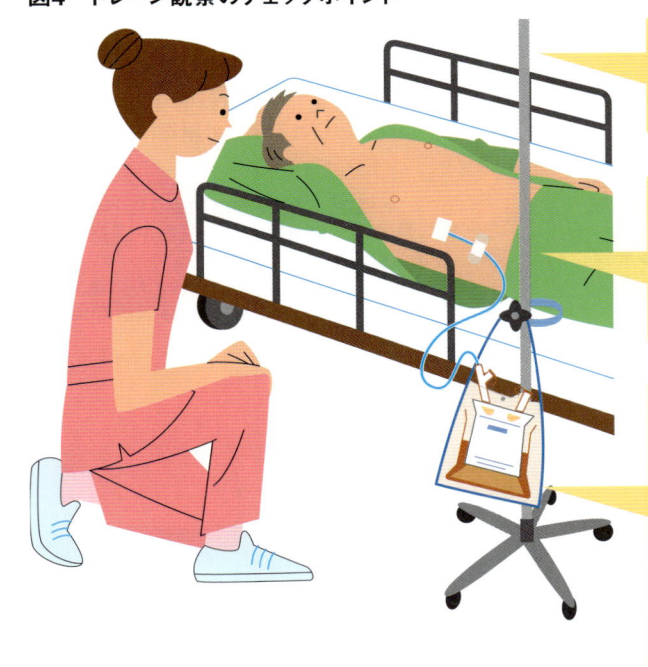

挿入部
- □ 縫合糸が外れてドレーンが抜けていない？
- □ X線画像でのドレーン先端位置は適切？

固定部
- □ 固定テープが剥がれていない？
- □ 複数部位固定されている場合、固定部位と固定部位の間にドレーンのねじれや屈曲がない？

ルート部
- □ ドレーンのねじれ、たわみ、屈曲がない？
- □ ドレーンと排液バック接続部にゆるみがない？
- □ 低圧持続吸引システムでは、陰圧はきちんとかかっている？
- □ 体位変換後、患者の身体の下にドレーンが下敷きになっていない？
- □ 患者のズボンのゴムでドレーンが屈曲していない？

引用文献
1. 石山泰寛, 稲木紀幸, 山田哲司, 他：当院の腹部救急疾患に対する腹腔鏡手術. 日腹部救急医会誌 2013；33(1)：81-84.
2. 竹末芳生, 池内浩基, 内野基：ドレーンの必要性についてのエビデンス. 臨外 2012；67(3)：306-309.
3. 小鹿雅博, 佐藤信博, 遠藤重厚：腹膜炎手術においてドレーンを挿入すべきか否か―予防的ドレーン挿入の再検討―. 日腹部救急医会誌 2009；29(6)：829-834.
4. 清水正幸, 長島敦, 北野光秀：胃・十二指腸穿孔. 手術 2012；66(7)：941-946.
5. 熊本宣文, 遠藤格：創部とドレーン管理. 消化器外科 2012；35(5 臨時増刊号)：565-569.
6. 松井洋人, 岡正朗：ドレーンの種類と適応・使用法. 臨外 2012；67(3)：312-317.
7. 渡邊裕策, 吉野茂文, 岡正朗：感染症におけるドレーンの功罪. 外科 2010；72(6)：615-618.
8. 島田能史, 亀山仁史, 畠山勝義：腹膜炎手術後のドレーン管理. 臨外 2012；67(3)：364-366.
9. 畑泰司, 曽根光子, 大西智香子：消化管穿孔・腹膜炎手術後のドレーン管理. 消火器外科ナーシング 2012；17(11)：39-50.
10. 坂本義之, 袴田健一：術式別ドレーン管理とケア 汎発性腹膜炎. 消化器外科ナーシング 2012；春季増刊：142-146.
11. 清水敦史, 川井学, 山上裕機：創部・ドレーン刺入部のアセスメント, チューブ・ドレーン・カテーテルのアセスメント. 消化器外科ナーシング 2014；19(8)：34-41.
12. 上野公彦：ベッドサイドで使える 留置部位別ドレーン排液シート⑥ モリソン窩. 消化器外科ナーシング 2014；19(6)：43-47.

❷ 消化器①：上部消化管 ドレーン

腹腔内膿瘍ドレナージ

主な適応
- 臨床的に発熱、疼痛などの症状があり、CT、MRI、USなどの画像診断によって腹腔内膿瘍の位置・大きさが同定でき、限局性の場合

目的
- 一期的な排膿と効果的なドレーンの留置

合併症
- ドレナージ手技によるもの：出血、腸管損傷、菌血症、気胸・胸水、膿胸、アレルギー、実質臓器膿瘍、腹膜炎
- ドレーン留置によるもの：ドレーン逸脱、ドレーン閉塞、臓器損傷、腸閉塞

抜去のめやす
- 原因疾患が治癒し、排液量が減少して漿液性となり、全身状態、画像所見、血液検査データが改善した時期

観察ポイント
- ドレナージ穿刺時：腹腔内圧が減少し静脈圧が低下するため、特に血圧低下に注意
- ドレーン排液は、「量」「色調」「粘度」「におい」を観察し、異常所見がみられる場合は早期に処置を行う

ケアのポイント
- **挿入直後**：一定量の排液流出があることを確認する。急な量の減少はドレーンの屈曲や閉塞を疑い、固定方法やミルキングを検討する
- **合併症**：菌血症を発症すると、一時的に寒気や震え、動悸を生じたり、重篤な場合は血圧が低下しショック状態になるため注意する

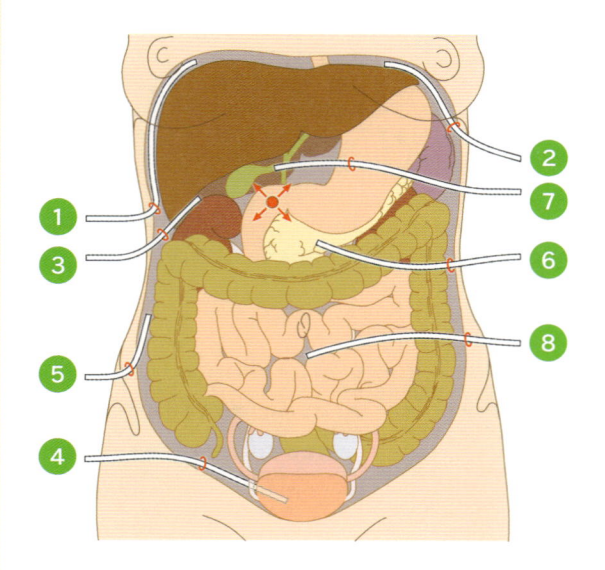

主な挿入経路
- 各ドレーンの挿入部位は左図を参照

1. 右横隔膜下
2. 左横隔膜下
3. モリソン窩
4. ダグラス窩
5. 右傍結腸窩
6. 網嚢腔
7. 肝下面
8. 小腸間膜

- 横隔膜下膿瘍、ダグラス窩膿瘍の多くは消化器外科手術に合併して起こる病態である。さらには生殖器、泌尿器外科手術においても合併しうる。
- 1933年のOchsnerら[1]による3,372例の横隔膜下膿瘍の集計では、横隔膜下膿瘍の60％が虫垂炎および胃十二指腸穿孔に起因するものであった。当時は手術が行われなかった場合、90％以上が死亡し、またドレナージ手術が行われた場合でも死亡率は30％以上であり、重大な合併症の1つと考えられていた。
- 今日では画像診断が進歩し、抗菌薬の改良が進み、また安全な手術に加えて栄養管理法が確立され、Ochsnerらが集計した当時とは病因も疾患病態もまったく異なってきている。しかしながら、一方では高齢者をはじめとするリスクの高い患者に対する手術が行われており、違った形で腹腔内膿瘍形成の機会が増加している。横隔膜下膿瘍、ダグラス窩膿瘍に対する処置の方法を的確に理解しておくことは今日においても重要である。

腹膜内膿瘍ドレナージの定義

- 消化管の外傷や穿孔、また消化管手術後の縫合不全によって、消化管内容が漏れる（リーク）ことで、腹腔内に形成された感染性液体貯留を「腹腔内膿瘍」という。上部消化管からの漏れは下部消化管からの漏れと異なり、腹膜炎の進行が緩徐で劇症化することが少なく、液体貯留辺縁の被膜形成により腹腔内膿瘍となることが多い。
- 膿瘍は腹腔内のどこにでも形成されるが、重力ならびに体腔内コンパートメントの影響で、❶右横隔膜下、❷左横隔膜下、❸モリソン窩、❹ダグラス窩、❺右傍結腸窩に多い。非手術患者では、❻網嚢腔、❼肝下面、❽小腸間膜の間にも膿瘍形成をみることがある（p.130図）。
- 消化管に無関係な腹腔内膿瘍として、経腟的に子宮、卵管を通って感染し、骨盤腹膜炎から腹腔内膿瘍を形成することがある。
- 非代償性肝硬変の患者で、特発性細菌性腹膜炎を発症し、膿瘍形成に至ることがあるが、これらはまれである。

目的と適応・禁忌

1 目的

- ドレナージの目的は、一期的な排膿と効果的なドレーンの留置である。
- 症例に応じて画像診断を駆使し、膿瘍の個数、局在、全身状態ならびに緊急性などについて十分検討し、ドレナージ方法を選択する。

2 適応

- 臨床的に発熱、疼痛などの症状があり、CT、MRI、超音波検査（ultrasonography：US）などの画像診断によって腹腔内膿瘍の位置、大きさが同定でき、限局性の場合にドレナージの適応となる（図1）。
- 非限局性に炎症性液体貯留を認める場合は「汎

図1　横隔膜下膿瘍の画像診断

- CTでは横隔膜の直下に低吸収域（＊）として認められる

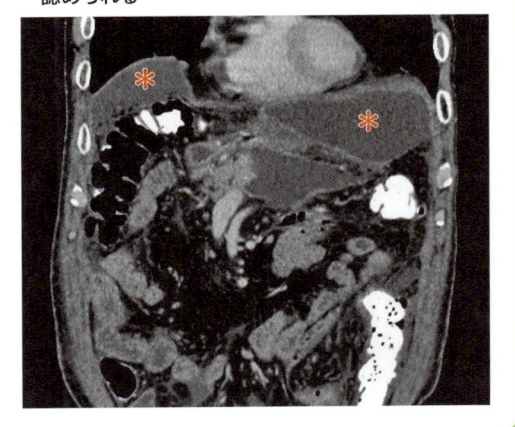

発性腹膜炎」である。敗血症に至る前に腹腔内全体の洗浄およびドレナージが必要で、ただちに開腹手術などの介入を行う状況である（→p.125参照）。

①US（CT）ガイド下穿刺ドレナージ法
- 単発性で、膿瘍壁により十分隔離されており、膿瘍までの到達経路が直線的に確保できる場合は、「US（またはCT）ガイド下穿刺ドレナージ法」（図2）の適応となる。

②手術的ドレナージ法
- 膿瘍までの経路に消化管が介在するなどUSガイド下に膿瘍穿刺が困難な場合、あるいは膿瘍が複数、広範囲、形状が複雑、などの場合は、緊急性と全身状態を考慮して「手術的ドレナージ法」の適応となる。開腹下に行う方法と非開腹下に行う方法がある。

3 禁忌
- 血液凝固異常がある場合や、抗凝固薬を服用している場合は、穿刺部位や穿刺経路からの出血時に止血しにくいため、穿刺ドレナージは禁忌と考えられている。凝固異常が正常化するまで待機する、または薬剤を中止して作用が消失するまで待機することになるが、全身状態と膿瘍の状況によって、時間的余裕がなければ、手術的ドレナージを選択することになる。

挿入経路と留置部位

1 ドレナージに使用する器材
- 手術によってドレナージを行う場合は、一般の開腹術に準じて「開腹セット」または「腹膜炎セット」があればよい。
- 閉鎖式ドレナージが可能なプリーツドレーン®（図3-❶）を準備しておく。洗浄孔付きプリーツドレ

表1　USガイド下穿刺ドレナージの器材

①消毒薬（ポビドンヨード液など）
②局所麻酔薬（1％または2％リドカイン塩酸塩）
③簡単なカットダウンセット（清潔の穴あきドレープ）
④超音波診断装置
⑤コンペックス型プローブと穿刺用アダプター
⑥穿刺針、ガイドワイヤー、ダイレーター（キット化されたものがある）
⑦ドレーン（8Frピッグテール型カテーテルなど）

ーン®（図3-❷）があれば、術後の膿瘍腔洗浄に有利である。USガイド下穿刺ドレナージに使用する器材を表1に示す。

2 ドレナージ穿刺時の体位
- ドレーン位置を確認するために、X線透視台の上で行う。
- 膿瘍のある側が上になるように体位をとる。
- 患者の苦痛を緩和するため、透視台の上にやわらかいマットかスポンジを敷いておく。
- 穿刺予定部位を色素でマークした後、広範囲に皮膚消毒し、周囲を滅菌覆布で覆い、清潔操作を開始する。

3 ドレナージ穿刺手技
- 穿刺手技の流れを図2に示す。

4 ドレーンの固定
- 透視下で最終的なドレーンの位置と深さを決定し、ドレーンを固定する。ドレーンを延長チューブなどに接続し、全体をテープなどで固定する。
- 穿刺部位は穿刺時に医師が縫合糸で皮膚に縫着しているので、この部位からさらにドレーンをしっかりとしたテープなどで数10cmにわたって皮膚に固定する。
- 穿刺または手術によって適当な位置に挿入されたドレーンは、絶対に抜けないようにしっかり固定する必要がある。ドレーン1本が患者の

図2　ドレナージの穿刺手技

① 穿刺予定部位の皮膚に1％リドカイン塩酸塩で十分な浸潤麻酔を行う
② 清潔にラップしたUSプローブを体表に当て、膿瘍腔（a）と穿刺ガイドライン（b）をモニター画面に表示する
③ 穿刺ガイドラインが膿瘍中心を通過するように設定し、他臓器が穿刺予定線上に介在しないことを確認する。同時に、画面上で膿瘍中心までの深さを計測する
④ 患者に吸気・呼気を数回繰り返してもらい、モニター上に確実に穿刺ガイドラインが描出される位置を決定し、最終的な穿刺部位に2～3mmの皮膚切開を加える
⑤ プローブのアプリケーターに沿って穿刺針を挿入する（c）。モニター画面で穿刺針先端を確認しつつ、事前に計測しておいた深さまで穿刺針を刺す（d）
⑥ 内套の金属針を抜去し、透視下にガイドワイヤーを挿入する（e）（f）
⑦ 外套を抜去し、ガイドワイヤーにかぶせてダイレーターを挿入し、ダイレーターで筋膜などを拡張し、ドレーンを挿入しやすいようにする

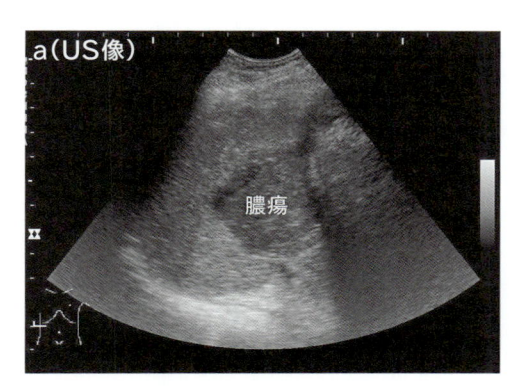

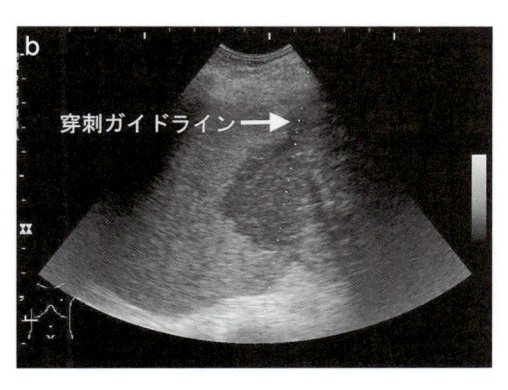

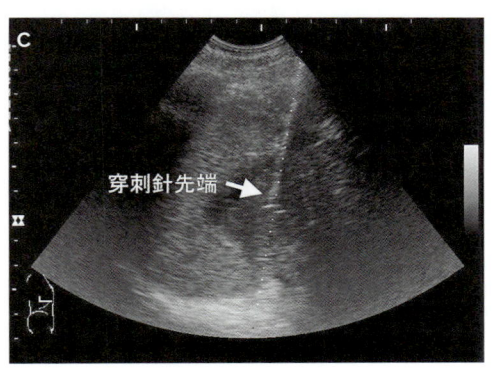

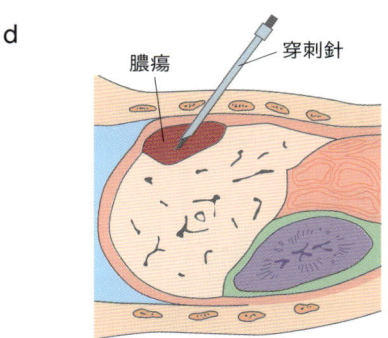

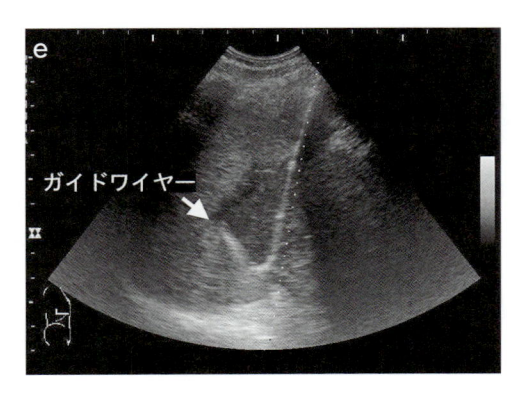

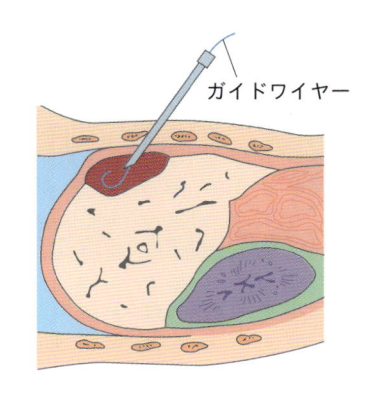

（次頁へつづく）

⑧ダイレーターを抜去し、ガイドワイヤーに沿ってドレーンをかぶせて挿入する（g）。ドレーンとしては8Frピッグテール型カテーテルなどが適当である（ドレーンは後日太いものと交換可能）

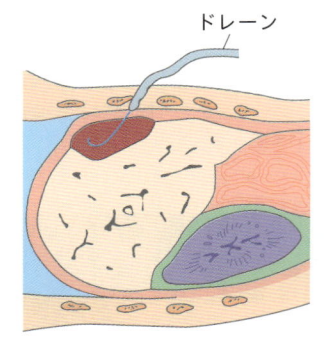

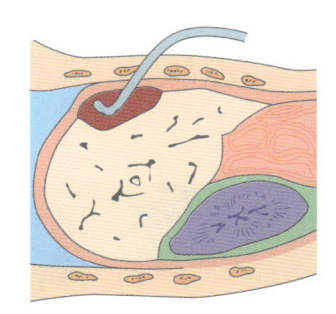

⑨ドレーンが適切な位置に挿入されたら、抜けないように注意しながらガイドワイヤーを抜去し（h）、細菌検査および感受性検査のための膿サンプルを1mL採取する

⑩注射器で膿瘍腔内をできるだけ吸引したあと、必要に応じて少量の造影剤をドレーンから注入し、ドレーン先端が膿瘍腔内の適切な位置にあることを確認する（i、j）

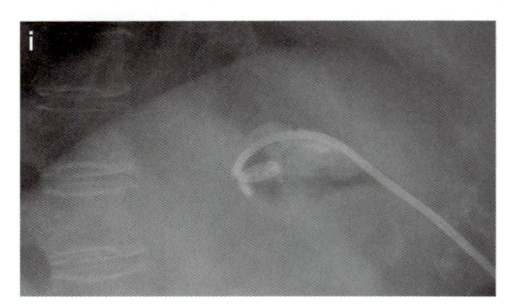

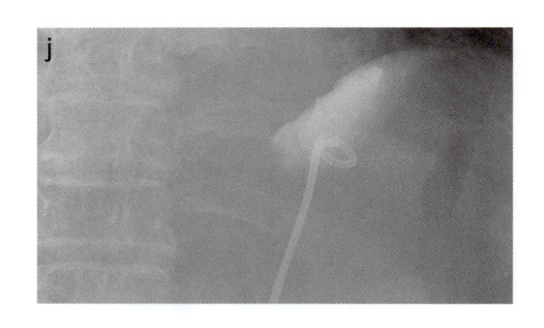

図3　プリーツドレーン®チューブ

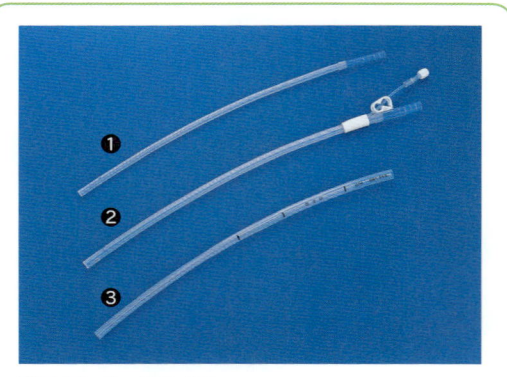

❶スタンダードタイプ
❷イリゲーションタイプ（洗浄孔付き）
❸ソフトタイプ
（住友ベークライト株式会社）

経過を左右することを認識する。
- 固定位置は、多少強く引っ張っても抜けないように、また、患者のベッド上での姿勢と、歩行時にベッドのどちら側から降りるかなどを参考にして決定する。

5　ドレナージのバリエーション

- **膿瘍腔が小さい場合**：穿刺吸引で膿瘍のほとんどをドレナージできれば、ドレーンを留置しないこともある。
- **膿瘍が複数個ある・隔壁がある場合**：複数回穿刺し、複数のドレーンを留置する。
- **膿が極端に粘稠な場合**：生理食塩水で膿瘍内を洗浄する（膿瘍腔の内圧を上げすぎると血中に起炎菌が流入し菌血症症状が出現する）。

6 ドレーンの抜去

- いったん抜去したドレーンを再挿入するためには、初回と同様の操作または手術が必要なため、患者にとっては大きなリスクとなる。また、ドレーンを抜去後の膿瘍腔は縮小しており、初回と同じように挿入できない可能性がある。
- ドレーン抜去は非常に重要なイベントであり、抜去時期は慎重に決定しなければならない。
- 原因疾患の治癒を優先し、そのうえでドレーンからの排液量が減少して「漿液性」となり、全身状態、画像所見、血液検査データが改善したならば抜去する。
- 抜去したドレーン孔は自然閉鎖するまで清潔に保ち、分泌の有無を観察する。

合併症（表2）

1 出血

- 穿刺ドレナージの場合、USで針先をリアルタイムに確認しながら、安全な経路を通して穿刺するが、針を用いて穿刺する操作である以上、出血性の合併症が起こることがある。
- すでに膿瘍内に出血している場合などは、一時的に排液に血液が混じることがある。また、穿刺経路上の小さな血管を損傷することにより、穿刺部周囲に出血が起こる。このような少量の出血はしばしば見られるが、多くは症状が軽微で自然に止血する。
- 大量の出血が起こった場合は、輸血や保存的治療で対処する。止血が困難な場合は、経カテーテル的血管塞栓術や外科手術などによって止血を図る。

2 腸管損傷

- 膿瘍が腸管の近くに存在する場合は、穿刺ドレナージの穿刺針による腸管損傷を起こす可能性がある。

表2 穿刺ドレナージに伴う合併症

ドレナージ手技にかかわる合併症
①出血（穿刺針による血管損傷） ②腸管損傷 ③菌血症 ④気胸・胸水 ⑤膿胸 ⑥アレルギー ⑦実質臓器膿瘍 ⑧腹膜炎（腹膜汚染）
ドレーンにかかわる合併症
①ドレーン逸脱 ②ドレーン閉塞 ③臓器損傷（ドレーンによる圧迫） ④腸閉塞（炎症性癒着、器械的圧迫）

- 腸管損傷のリスクを最小限にするためにUSやCTを用い、安全な経路を確認しつつ穿刺する。
- 小腸や大腸を損傷した場合、ドレーン刺入部周囲から内容が流出し、腹膜炎を発症するか、あるいは新たな膿瘍を形成することになる。

3 菌血症

- 穿刺ルートを介して、あるいはドレーンが膿瘍腔の壁を圧迫することで、少量の膿が血管内に混入し、一過性の菌血症を発症することがある。
- 発症時は一時的に寒気や震え、動悸が起こったり、重篤なものではまれに血圧が低下してショック状態になることがある。

4 気胸・胸水

- 穿刺時のルートに胸膜が介在していた場合に、気胸や胸水を発症する可能性がある。

5 アレルギー

- 麻酔薬や造影剤に対するアレルギー性の血圧低下がみられることがある。

6 ドレーン逸脱

- 膿瘍腔に挿入されたドレーンが逸脱すると、膿がドレーン挿入部から腹腔内へ漏れて腹膜炎を起こすことがある。

利点と欠点

- 穿刺ドレナージが可能であれば、非手術的に膿瘍ドレナージができ、繰り返し行えるという利点がある。
- 欠点としては、穿刺ドレナージでは上記のような合併症が起こる可能性がある点が挙げられる。

（土井隆一郎、岡村 泉）

ケアのポイント

1. 穿刺ドレナージ実施時の観察とケア

- 処置に対する患者へのインフォームド・コンセント、同意書の記入、患者・家族の理解や不安の有無を確認する。
- 清潔・滅菌操作で準備・介助を行い、感染予防に努める。
- 疼痛や不安の有無を観察し、安全に処置が行えるよう患者への声かけや体位を調整する。
- 必要時に医師の指示のもと、鎮痛・鎮静管理を行う。
- モニタリングによりバイタルサインを評価し、患者の表情などの変化にも注意する。穿刺中はドレナージにより腹腔内圧が減少し静脈圧が低下するため、特に血圧低下には注意する。

2. ドレーン留置直後の観察とケア[2]

- 排液量は膿瘍の大きさにより違うが、挿入直後は一定量の流出があることを確認する。急な排液量の減少はドレーンの屈曲や閉塞を疑い、固定方法やミルキングによる流出を確認する。
- ドレナージした当初の排液の色は、起炎菌の種類によるが、通常、「黄緑色」で、場合によって血性成分が混入する。性状は粘稠で異臭を有する。
- 起炎菌同定のために培養検査の検体を採取する場合は、感染予防に注意して行う。
- ドレーンの誘導や固定は、体位変換や患者のADLを考慮する。
- 刺入部の観察を行い、圧迫やテープ固定による皮膚障害を予防し、清潔に保つ。
- 患者の基礎疾患とそれに伴う症状（腹痛・悪心・腹部緊満・出血傾向）の観察を行う。
- 疼痛スケールによる痛みの評価と鎮痛緩和を行う。
- 水分出納バランス（尿量・排液・体重、in-out）の正確な記録と輸液管理を行う。
- 長期留置は感染源にもなりうるため、排液量の減少、体温、採血データなど炎症の鎮静化をアセスメントしたうえで医師に報告し、適切な時期にドレーン抜去ができるようにする。

3. ドレーン留置中の排液の量・性状（色、粘度、におい）の観察

- 排液は、1日排出量および性状の観察事項を記録する。
- 培養検査のほか、必要に応じて、排液中のビリルビン濃度やアミラーゼ濃度を測定するために生化学検査に提出する。
- **色調**：初期には「暗い黄緑色」で多少血性成分が混じる。うまくドレナージが効いているときは徐々に薄くなり、「淡血性」から「黄色透明」に変わってくる。
- **粘度**：初期には通常粘稠であるが、しだいに粘度が下がってくる。
- **臭気**：ドレーン排液のにおいは、起炎菌特有の悪臭である。ドレナージの効果があれば、においは次第になくなる。
- 排液の異常所見を**表3**に示す。

4. ドレナージからドレーン留置中の看護アセスメント

- 患者にとって苦痛を伴う処置のため、十分な説明を行い、同意・協力を得る。
- 処置中は患者の苦痛を最小限にとどめ、十分な観察を行い、合併症予防に努める。
- 清潔・滅菌操作で介助を行い、感染予防に努める。
- ドレーン排液の肉眼的所見・検査結果より、正常より逸脱した場合は原因検索を行う。

表3　排液の異常所見とその対応

①量	●極度に少ない場合や、初期には多量に排液があったのに急に減少した場合は、ドレーンの逸脱（逸脱、抜去）、屈曲、ねじれなどを疑う	対応　ただちにドレーンからの造影検査や、再挿入などの処置が必要
②色調	●挿入数時間後でも「暗黒色」あるいは「鮮紅色」の場合には、ドレーン挿入時に臓器または血管を損傷している可能性がある ●明るい黄色の液体（胆汁）や、白濁した液体（胃液）も異常	対応　早期に処置が必要。大量の出血時は輸血や保存的治療、（止血困難な場合）経カテーテル的血管塞栓術や外科手術で止血を図る
③粘度	●ドレナージ初期から漿液性の排液が多量にドレナージされる場合には、ドレーン挿入時の腸管損傷、あるいはドレーンの逸脱によって腹水をドレナージしている可能性などを考慮する	対応　早期の処置が必要
④臭気	●いつまでも悪臭が持続する場合には、大腸損傷や耐性菌の出現を考慮する	対応　ドレーンからの造影検査、排液の細菌培養などを行い、早期の評価・処置が必要

引用文献
1. Ochsner A, Graves AM. Subphrenic Abscess: An Analysis of 3,372 Collected and Personal Cases. Ann Surg 1933；98(6)：961-990.
2. 濱本実也：ドレーン管理のポイント どんなドレーンも4つのkeywordで管理する．急性・重症患者ケア 2013；2(4)：753-759.

2 消化器①：上部消化管 ドレーン

胃手術後ドレナージ

主な適応
- 幽門側胃切除術、胃全摘術など
- 膵液瘻を生じる危険がある場合（D2以上のリンパ節郭清、膵臓・脾臓の合併切除など）、吻合部縫合不全のリスクが高い場合

目的
- 術後腹腔内に貯留する血液・リンパ液などの排出、術後合併症の早期発見・対応

合併症
- 手術によるもの：出血、膵液瘻、縫合不全など
- ドレーン留置によるもの：逆行性感染、疼痛、組織損傷、スキントラブルなど

抜去のめやす
- 食事開始後、排液の性状・量ともに変化がなければ抜去する

観察ポイント
- 勤務交替時とラウンドごとに排液の量・性状、固定部の状態を観察する

ケアのポイント
- **接続の確認**：クレンメの開放忘れ、排液バックに圧がかかっていない、接続外れ、ドレーンの固定が不十分など、重大な合併症につながるリスクがあるため注意する
- **閉塞予防**：ドレーンに詰まりや屈曲がないか注意し、排液が流れやすいようにドレーンを固定する。詰まりやすいドレーンの場合には、適宜ミルキングを行う

---

a. 幽門側胃切除術における切除範囲
- 胃の遠位側に病変がある場合に、遠位側2/3を切除する術式

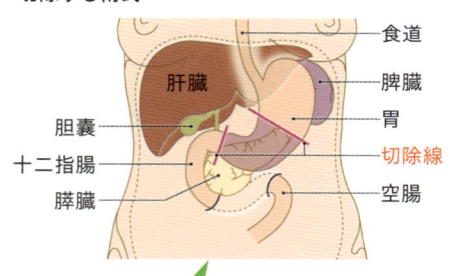

（図：食道、肝臓、脾臓、胆嚢、胃、十二指腸、膵臓、空腸、切除線）

主な挿入経路
- ドレーンは1本挿入
- ① 右側腹部～残胃十二指腸吻合部、膵上縁
  → 図1（p.140）参照

b. 胃全摘術における切除範囲
- 胃の上部に病変がある場合や、病変が胃全体に広がっている場合に、胃をすべて切除する術式

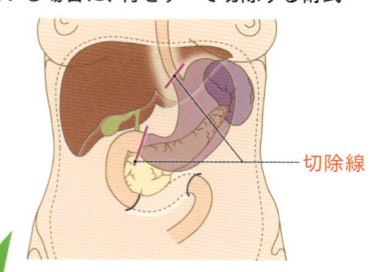

（図：切除線）

主な挿入経路
- ドレーンは切除範囲にあわせて1～3本挿入
- ① 右側腹部～十二指腸断端、膵上縁、食道空腸吻合部
- ② 左側腹部～左横隔膜下
- ③ 正中創左側腹壁～膵断端
  → 図2（p.141）参照

＊どちらの術式も、迷走神経を切離した場合は、胆嚢を合併切除することがある

胃手術後ドレナージの定義

- ドレナージとは創傷から質的、量的に異常に体腔内に貯留した液体を体外へ除去することで、このために用いるチューブのことをドレーンという。後述するように、胃手術後においては、主に膵液瘻と縫合不全への対処を目的として留置される。
- ドレナージの起こりは、フランスの外科医シャセニャック（Édouard-Pierre-Marie Chassaignac、1804-1879）が患部からゴムまたはガラス管を用いて排膿したのが、最初である。その後、ペンシルベニア大学婦人科教授のペンローズ（Charles Bingham Penrose、1862-1925）は、閉腹時にコンドームの中に束ねたガーゼを詰めて留置することを提唱し、術後感染の予防に効果をあげた[1]。以来、開腹手術後に腹腔内にドレーンを留置しておくことは、外科医にとって当然の作業とされてきた。

胃手術におけるドレナージの適応と禁忌（表1）

1 ドレナージの適応に関する最近の傾向

- 手術手技や無菌操作の進歩により、術後合併症の発生率が下がるにつれて、術後にドレーンを留置する意義が徐々に薄れてきた。

表1　胃手術におけるドレナージの適応と禁忌

適応	● D2以上のリンパ節郭清を施行した場合 ● 脾臓や膵臓を合併切除した場合 ● 重度の糖尿病、肝硬変など併存疾患のある場合 ● ショック状態や高度の脱水・貧血など全身状態不良の場合 ● 出血傾向がある場合 ● 術中に臓器損傷をしたり、吻合・縫合部に技術的不安がある場合
禁忌	● 禁忌は特にない ● 膵液瘻や縫合不全のリスクの少ない手術の場合は、挿入の必要性はない

- 逆に、ドレーンを長期に留置することで、逆行性感染の危険性や、離床の妨げとなるなどの欠点が指摘されるようになっている。
- 今日では、術後のドレーン留置の有用性についての科学的根拠はあまりないとされ、大腸癌においては複数の臨床試験やメタアナリシスで術後の予防的ドレナージの意義は否定されるに至った。胃癌手術に関してのエビデンスはいまだないものの、同様の報告はある[2-5]。

2 合併症リスクで異なるドレナージの適応

- 胃癌手術と大腸癌手術との相違は、膵周囲のリンパ節を郭清する点にある。標準手術とされるD2リンパ節郭清では膵上縁に沿って膵被膜の剥離が行われるので、膵液瘻の危険がある。癌の進行度によっては、脾臓や膵体尾部を合併切除することもあり、膵液瘻のリスクはさらに高まる。
- 膵液のドレナージが不良だと、腹腔内膿瘍を形成し消化管吻合部の縫合不全を生じたり、剥き出しになった血管の切離断端が融解して出血するなど、二次的合併症が続発する危険を伴う。
- 早期に術後合併症を予見し治療を開始することは、合併症が重症化するのを防ぐために重要である。その意味で、D2以上のリンパ節郭清や膵臓・脾臓を合併切除するなど膵液瘻を生じる危険がある場合、あるいは併存疾患や全身状態などの理由で吻合部の縫合不全のリスクが高い場合には、基本的にドレーンを留置する適応があると考える。
- 膵液瘻のリスクの少ないD0、D1郭清や、縫合不全の少ない胃部分切除術などでは、予防的ドレナージは省略可能であろう。

ドレーンの挿入経路と留置位置

1 切除範囲（p.138図）と再建法（図1、2）

- 胃癌の場合、胃の遠位側に病変がある場合には遠位側2/3を切除する幽門側胃切除術（p.130図-a）、胃の上部に病変がある場合や病変が胃全体に広がっている場合には胃全摘術（p.130図-b）が標準術式である。
- 幽門側胃切除術後の再建法としてはビルロートⅠ法が広く行われている。しかし、胆汁性残胃炎の発症を避けるため、ルーワイ法も行われる。
- 胃全摘術後の再建法は、ルーワイ法が一般的である。

2 術後のドレーン留置部位（図1、2）

- ドレーンの挿入経路と留置位置は、主要な合併症である膵液瘻と縫合不全への対処を意識して決定する。
- 胃癌根治術でD2リンパ節郭清を行った場合には、膵上縁の郭清部位において膵液瘻のリスクがある。
- 縫合不全は、幽門側胃切除術では残胃十二指腸吻合部（または十二指腸断端）に多く、胃全摘術ではそれに加えて食道空腸吻合部に生じやすい。
- 幽門側胃切除術では右側腹部からドレーンを刺入して十二指腸断端から膵上縁に留置する（図1）。

図1 幽門側胃切除術におけるドレーン留置位置

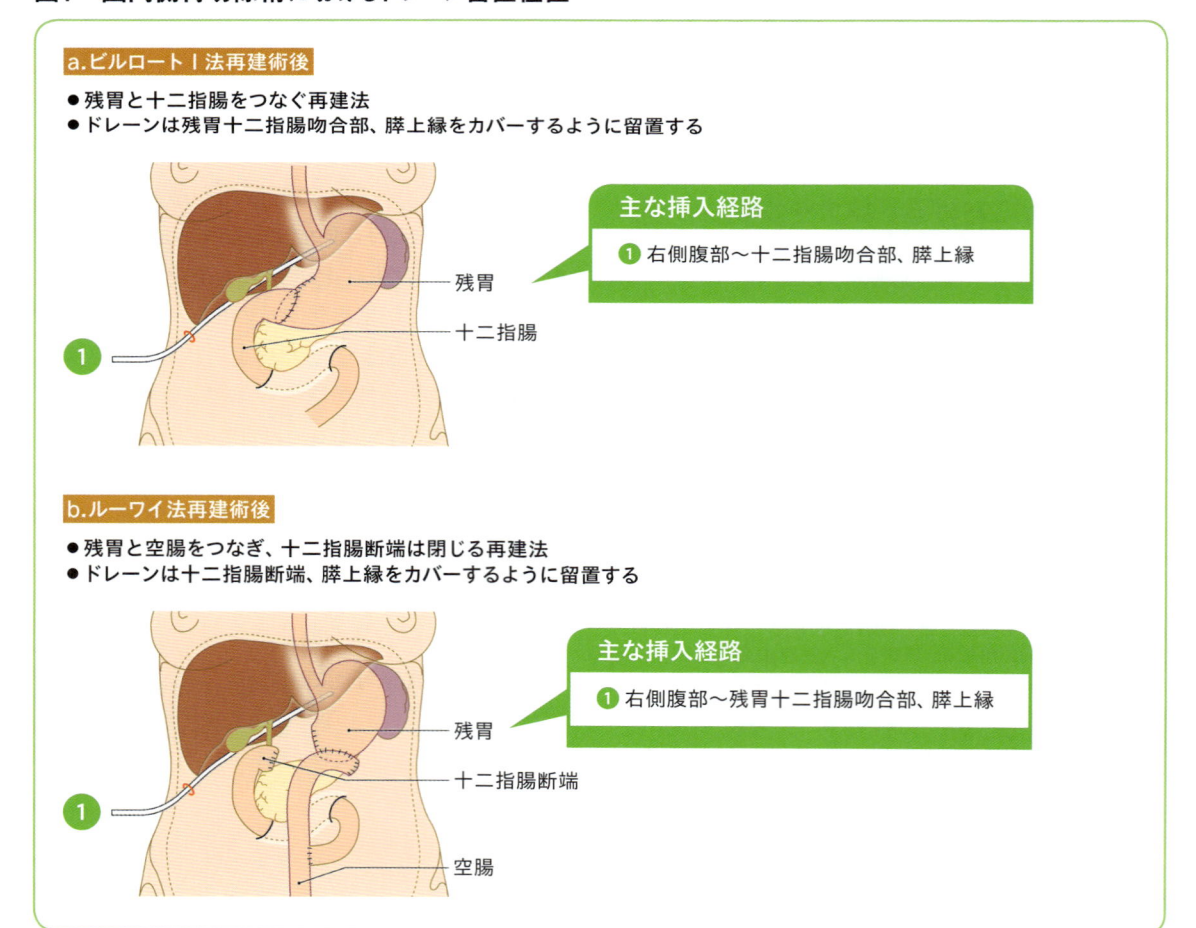

a. ビルロートⅠ法再建術後
- 残胃と十二指腸をつなぐ再建法
- ドレーンは残胃十二指腸吻合部、膵上縁をカバーするように留置する

主な挿入経路
① 右側腹部〜十二指腸吻合部、膵上縁

（残胃、十二指腸）

b. ルーワイ法再建術後
- 残胃と空腸をつなぎ、十二指腸断端は閉じる再建法
- ドレーンは十二指腸断端、膵上縁をカバーするように留置する

主な挿入経路
① 右側腹部〜残胃十二指腸吻合部、膵上縁

（残胃、十二指腸断端、空腸）

- 胃全摘術ではさらに食道空腸吻合部後面を通すように先端の位置を決める（図2）。
- 通常の胃全摘術ではドレーン挿入は1本で足りるが（図2-a）、脾臓を合併切除する場合には膵尾部からの膵液瘻に対処するため、左側腹部からもう1本ドレーンを刺入し、左横隔膜下に先

図2　胃全摘術におけるドレーン留置位置

a. ルーワイ法再建術後
- 食道と空腸をつなぎ、十二指腸断端は閉じる再建法
- ドレーンは十二指腸断端、膵上縁、食道空腸吻合部をカバーするように留置する

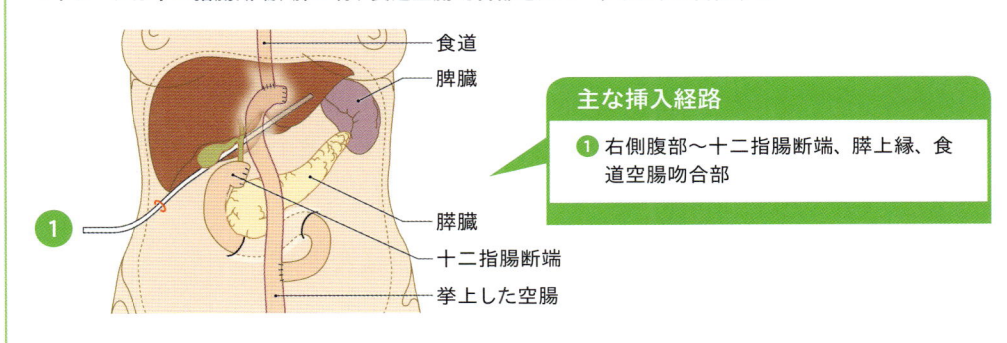

主な挿入経路
1. 右側腹部〜十二指腸断端、膵上縁、食道空腸吻合部

b. 脾合併切除時
- 上記aに加えて、脾臓も切除する再建法
- 脾摘後には膵液瘻の頻度が高いため、左側より1本別にドレーンを留置する

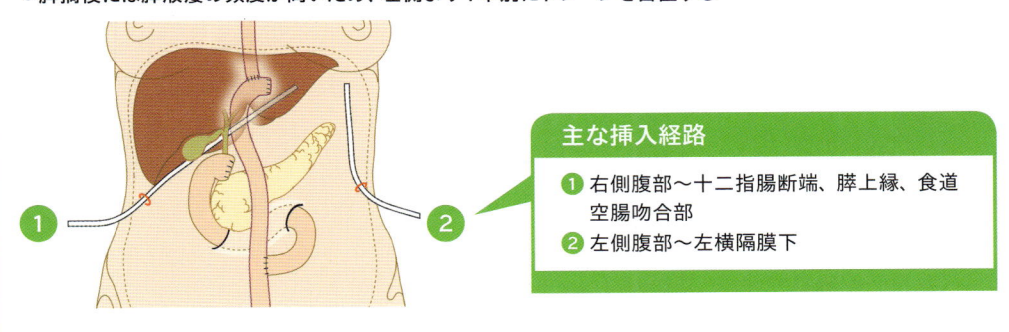

主な挿入経路
1. 右側腹部〜十二指腸断端、膵上縁、食道空腸吻合部
2. 左側腹部〜左横隔膜下

c. 膵体尾部・脾合併切除時
- 上記bに加えて、膵体尾部も切除する再建法
- 左右からのドレーン留置とともに、膵断端から多量の膵液が漏出することがあるため、皮膚より最短距離で膵断端にさらに1本ドレーンを留置する

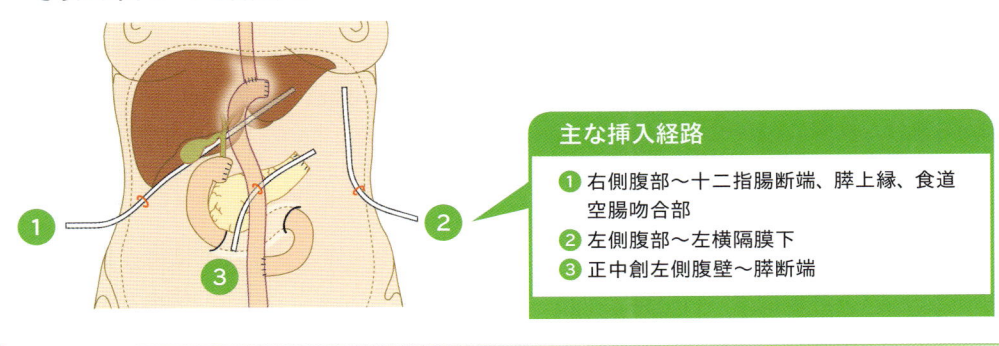

主な挿入経路
1. 右側腹部〜十二指腸断端、膵上縁、食道空腸吻合部
2. 左側腹部〜左横隔膜下
3. 正中創左側腹壁〜膵断端

図3　胃手術後ドレナージで用いる主なドレーン
①マルチスリット型ドレーン
②チューブ型ドレーン

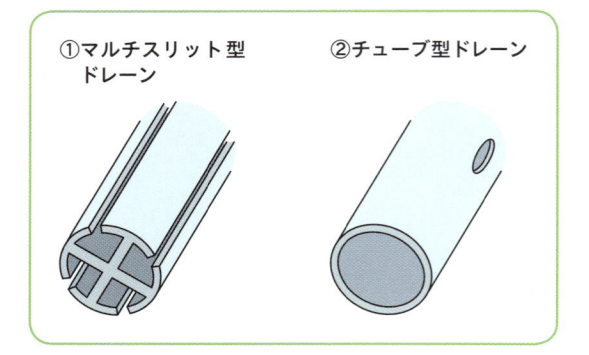

図4　胃手術後ドレナージの固定

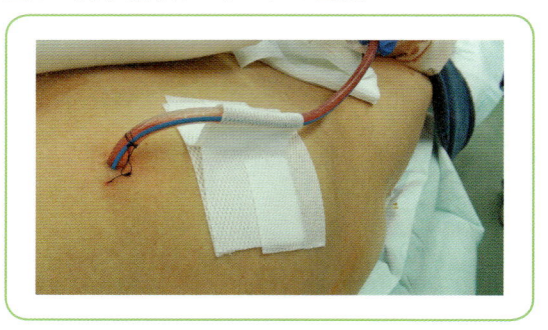

端を留置する（図2-b）。
- 膵体尾部合併切除も併施した場合には、膵液瘻の危険性がさらに高くなるため、正中創左側の腹壁から膵臓断端に向けて、最短距離で直線的にドレーンを1本追加している（図2-C）。

3　ドレーンの留置時の注意点

- ドレーンの形状はさまざまな種類があり、各ドレーンの特性をよく理解して使用する（→p.24参照）。
- 筆者らは通常、マルチスリット型（ブレイク）ドレーン（図3-①）を低圧持続吸引システムと接続して留置している。ただし、膵液瘻や縫合不全の治療のために入れ替えまたは新たに挿入する場合には、入れ替えが容易で洗浄・造影が可能なチューブ型ドレーン（ファイコンなど、図3-②）を用いている。
- ドレーンにより直接吻合部や断端などを圧迫しないよう注意を払う必要がある。
- 皮膚との固定の際は、呼吸や体動でドレーンがずれるのを防ぎ、刺入部の皮膚の痛みを軽減するため、1cm程度のあそびを作って固定し、さらに挿入部から離れた皮膚にもテープで固定する（図4）。

術後合併症とドレーン管理のポイント

1　胃癌術後合併症

- 日本臨床腫瘍研究グループ（Japan Clinical Oncology Group：JCOG）で実施された臨床試験（JCOG0110）によると、進行胃癌に対して脾臓を温存したD2リンパ節郭清を行った場合、17％の患者に何らかの合併症が発生している[6]。多いものは腹腔内膿瘍（4.0％）、縫合不全（3.2％）、膵液瘻（2.4％）、腹腔内出血（1.6％）、肺炎（1.6％）であった。脾臓摘出を併施した場合には、膵液瘻（12.6％）、腹腔内膿瘍（7.9％）、縫合不全（4.3％）とさらに高率であった。

2　胃切除の主な合併症とドレーン管理

- 胃切除の主な合併症は、縫合不全、膵液瘻とそれに続発する腹腔内膿瘍が挙げられる。これらに関して、適切に挿入されたドレーンから得られる情報は多い。異常をいち早く察知して対処するために、排液の性状・量について経過を追って観察を怠らないことが大切である。

①出血
- 手術当日から翌日にかけては術後出血に注意を払う。ドレーンから血性の排液が認められた場合には、その性状（血性、淡血性など）や量を

経時的に観察する。
- 通常は時間経過に伴って、性状は血性から淡血性に変化し、排液量も減少し、自然に止血される。一方、ドレーンから100mL/時以上の出血がつづく場合には、血管塞栓術や緊急開腹止血術を考慮しなければならない。
- 出血の多寡を評価するには、排液だけでなく、血圧や脈拍などのバイタルサイン、呼吸状態、採血結果などのデータも参考にする。

②膵液瘻
- 膵液瘻では、術後1～3日後から排液が赤黒くなり、7日目前後で甘酸っぱい臭気を伴う粘稠かつ灰白色の排液になり、さらに感染を生じると膿汁に変化する。
- 膵液瘻の診断には、排液中のアミラーゼ値の測定が有用で、時間経過とともにアミラーゼ値が上昇し、数千単位となれば膵液瘻を発症していると判断できる。
- 感染を併発すると、発熱や腹部症状（腹痛や腹部膨満感）、採血による炎症反応の上昇がみられる。
- 膵液瘻が長引くと、動脈切離断端が破綻し、突然の腹腔内出血を生じることがある。
- 膵液瘻の診断のためには腹部造影CT検査を行い、腹腔内の膵液貯留の有無を検索する。膵液瘻が疑われる場合は、ドレーンは抜去せずに留置を継続し、洗浄、持続吸引などの対策をとる。
- 効果的にドレナージできない場合には開腹手術が検討されるが、CTガイド下穿刺によるドレナージ術は安全で有効な方法である。

③縫合不全
- 食道や十二指腸の血流不全や吻合部の緊張のため、胃切除術後の縫合不全は胃十二指腸吻合部（または十二指腸断端）や食道空腸吻合部に比較的多い。
- 術後4～7日目に胆汁・腸液様の排液が認められた際は縫合不全を疑い、水溶性造影剤（ガストログラフィンなど）による経口やドレーンからの造影検査を行って縫合不全の有無を確認する。
- 治療は、ドレナージ術が有効であればドレーン留置を継続し、絶飲絶食のうえで中心静脈栄養管理を行う。また、縫合不全部位の減圧目的に経鼻胃管（→p.146参照）を挿入し、間欠的低圧持続吸引を行うことも有用で、通常1～2週間程度の保存的加療で治癒することがほとんどである。
- 経過中に発熱や腹部症状が増悪した場合には、ドレナージ不良が原因で腹腔内膿瘍を形成している可能性があるため、早急に造影CT検査による検索を行う。腹腔内膿瘍を認めた場合には、通常超音波下あるいはCTガイド下穿刺によるドレナージ術を行う。場合により緊急開腹ドレナージ術を行うこともある。

3 ドレーン抜去

- 長期間の留置に伴う逆行性感染の問題もあり、すみやかに抜去することが推奨される[7]。食事開始後ドレーン排液の性状・量ともに変化がなければ、ドレーン抜去を行う。
- 抜去前には膵上縁ドレーンの排液アミラーゼ値を確認しておく。ドレーン抜去後も抜去部位からの滲出液を観察する。

利点と欠点

- ドレーンはその機能に応じて、①予防、②診断、③治療の目的で使用される。予定手術で挿入されるドレーンはこのうち①にあたる。
- 利点と欠点を表2に示す。

（和田郁雄、久保田直美）

表2　胃手術後ドレナージの利点と欠点

利点		
①予防	●術後腹腔内に貯留が予想される血液・リンパ液などを体外に排出し、膿瘍化を防ぐ ●縫合不全を生じた場合には、治療目的に機能を変えて用いられる	
②診断	●腹腔内で生じている出血や臓器からのガス・腸液・胆汁・膵液の漏出を早期に発見し、合併症を診断する	
③治療	●すでに発症している合併症で腹腔内に貯留した血液、消化液、膿瘍などを体外に排出し、敗血症の進展を阻止して治癒を図る	
欠点		
①逆行性感染	●体外からドレーンを介して細菌が侵入し、腹腔内膿瘍を形成する場合がある ●開放式ドレーンで逆行性感染の発生率が高い	
②疼痛	●硬い材質のドレーンでは、先端部が横隔膜や臓器に強く当たることで痛みを生じることがある	
③組織損傷	●ドレーンの圧迫により、腸管吻合部や血管などの腹腔内の組織を損傷する可能性がある	
④スキントラブル	●ドレーンからの排液が消化液（特に胆汁や膵液）の場合、ドレーン脇から漏れた滲出液が皮膚に付着して、挿入部周囲の皮膚にびらんを生じることがある ●挿入部周囲に皮膚保護材を貼るとよい	
⑤行動制限	●装着されたチューブや排液バックのため行動が制限され、離床の妨げとなり、入院期間が延長する	

ケアのポイント

- ドレーンが入っている患者のどのような状態が"正常"なのか、"異常"なのかを見きわめることが、日々の看護師としての重要な役割である。そのためには、ドレーンが何のために挿入されているのか目的を理解し、観察を行う必要がある。

1. 胃手術後に行われるドレナージ

- 術後ドレーンの種類は、大きく「閉鎖式」と「開放式」に分けられるが、胃癌の術後のドレーンは閉鎖式が主であり、ドレーンを通して滲出液などを排液バックに誘導するものである。
- 排液バックの種類によっては、持続的に圧をかけて排液できるものがある（低圧持続吸引システム、図5）。その利点としては、逆行性感染が起こりにくい、排液の量・性状の確認がしやすいなどが挙げられる。しかし、観察を怠るとドレーンがクレンメで閉塞されたままであったり、排液バックに圧がかかっていなかったり、ドレーンの接続が外れる、ドレーンの固定が不十分で抜けてしまうなど、重大な合併症につながる可能性があるため注意が必要である。

2. 術後ドレナージの観察・管理のポイント（表3）

①ドレーンの観察

- 排液の量・性状を観察することはもちろんであるが、ドレーンの固定状況を観察することも重要な看護師の役割である。体動や発汗などで固定用テープが剥がれやすいため、固定部を観察し、固定方法を剥がれにくいよう工夫する。
- 観察のタイミングとしては、異常を早期発見するためにラウンドごとに観察することが望ましい。特に勤務交代時は、看護師2名でドレーン固定部や排液の異常がないか、指差し呼称して確認することが重要である。

②トラブルの予防

- ドレーン管理における注意点は表2に示すとおりであるが、最も多いトラブルはドレーンの閉塞である。ドレーンに詰まりや折れ曲がりがないか注意し、排液が流れやすいようにドレーンを固定する。詰まりやすいドレーンの場合には、適宜ミルキングを行う（ただし、J-VAC®ドレナージシステムはシリコン製のため、ミルキングローラーは

使用しない）。排液量が多い場合には、ドレーンの間欠的低圧持続吸引が適している。

図5　低圧持続吸引システムの一例

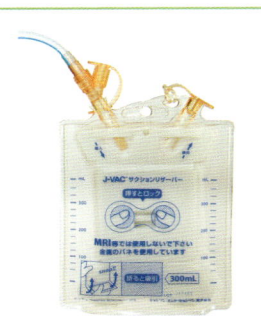

● J-VAC®ドレナージシステム
（ジョンソン・エンド・ジョンソン株式会社）

重大な合併症を防ぐチェックポイント
- □ クレンメで閉塞されたままになっていないか？
- □ 排液バックに圧がかかっているか？（ロック状態）
- □ ドレーンの接続部が外れていないか？
- □ ドレーンの固定は十分か？

表3　ドレーン管理の注意点

項目	ポイント
滲出液の観察	● 排液の量と性状を経時的に観察する
閉塞の予防	● ドレーンのねじれや屈曲がないか確認する ● クレンメが開放されているか、接続に異常がないか確認する
自然抜去の予防	● ドレーンの固定糸が切れたり、固定用テープが剥がれていないか確認する ● ドレーンのマーキングを行い、ラウンドごとにマーキングのずれがないか確認する ● 認知症や不穏の患者では、自己抜去にも注意する ● 抜去を防ぐ固定方法を工夫する 　①体表に土台となるテープを貼る 　②その上にΩ型にテープを巻いたドレーンを固定する 　③さらに切り込みを入れたテープを重ねて補強する
痛みの有無を聴取	● 糸による皮膚の牽引痛があれば、テープ固定を変更しドレーンの方向を変更する ● ドレーン先端が横隔膜などに当たっていると、背部痛を訴えることがある
皮膚トラブルの予防	● 脇漏れした滲出液で皮膚のびらんを生じることがあり、その場合は保護材を貼付する
行動制限の予防	● ドレーンや排液バックのために離床が妨げられないよう、配置を工夫する
排液バックの位置	● 自然排液の場合、ドレーン挿入部より低い位置に排液バックを置く

引用文献

1. 佐藤裕：ドレーン」の歴史（解説）. 消化器外科 2001；24(1)：103-105.
2. Petrowsky H, Demartines N, Rousson V, et al. Evidence-based value of prophylactic drainage in gastrointestinal surgery: a systematic review and meta-analyses. *Ann Surg* 2004；240：1074-1084.
3. Kim J, Lee J, Hyung WJ, et al. Gastric cancer surgery without drains：a prospective randomized trial. *J Gastrointest Surg* 2004；8：727-732.
4. Alvarez Uslar R, Molina H, Torres O, et al. Total gastrectomy with or without abdominal drains: a prospective randomized trial. *Rev Esp Enferm* 2005；97：562-569.
5. Kumar M, Yang SB, Jaiswal VK, et al. Is prophylactic placement of drains necessary after subtotal gastrectomy? *World J Gastroenterol* 2007；13：3738-3741.
6. Sano T, Sasako M, Shibata T, et al. Randomized controlled trial to evaluate splenectomy in total gastrectomy for proximal gastric carcinoma（JCOG0110）：analyzes of operative morbidity, operation time, and blood loss. *J Clin Oncol* 2010；28：4020.
7. Mangram AJ, Horan TC, Pearson ML, et al. Guideline for prevention of surgical site infection, 1999. *Infect Control Hosp Epidemiol* 1999；20：250-278.

❷ 消化器①：上部消化管 チューブ

経鼻胃管

主な適応
- 胃・十二指腸潰瘍や胃癌からの出血に対する内視鏡的治療後（止血の確認）
- 胃癌で幽門狭窄時（通過障害）、胃拡張での術前処置、上部消化管手術後の急性胃拡張・胃排出障害による嘔吐、腸閉塞で嘔吐を繰り返すもの

目的
- 胃内容物の性状確認（インフォメーション）と胃内容物の体外への誘導（減圧、ドレナージ）

合併症
- 挿入時：嘔吐による誤嚥、気管内への迷入
- 留置中：患者不快、嚥下障害による誤嚥、消化管の出血・穿孔、鼻翼固定部の圧迫壊死

抜去のめやす
- 排液の性状と量を継時的に観察し、性状が胆汁や血液を混じなくなること、および量のめやすとして200mL/日程度を下回ること

観察ポイント
- 挿入中：排液の性状・量、患者の症状を観察する。排出不良時はルートの屈曲や排液バックの位置をまず確認する
- 挿入中：定期的に固定部の皮膚トラブルを確認し、固定位置を変更する

ケアのポイント
- 挿入前：皮膚や髭の状態、口腔内環境、テープの耐性およびベッドサイド環境などを考慮して、固定法や挿入後の管理方法を選ぶ
- 口腔ケア：絶飲食になると、口腔ケアがおろそかになりやすい。保清・保湿を保つようにする

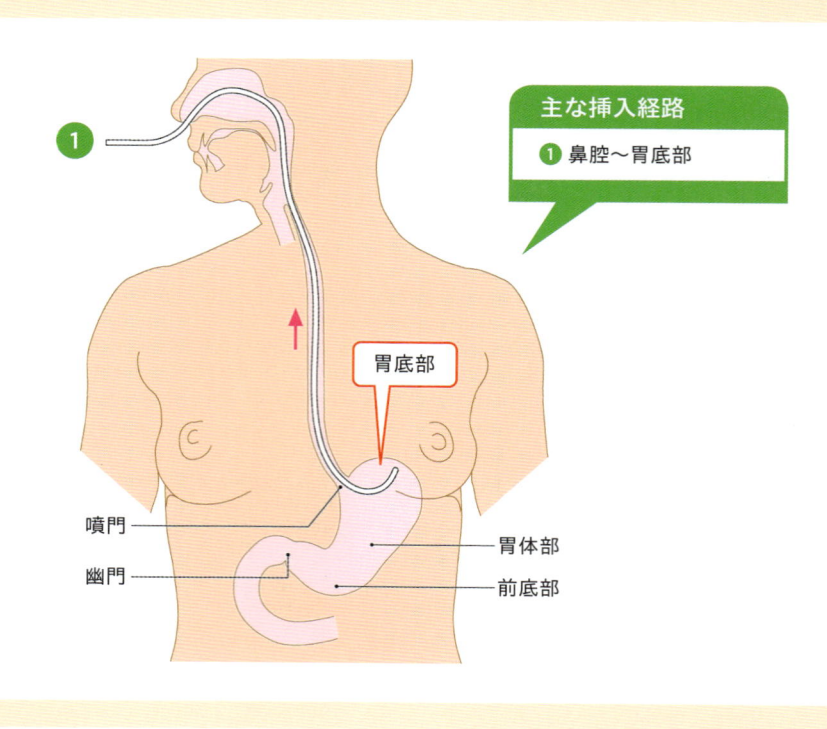

主な挿入経路
❶ 鼻腔〜胃底部

（図の各部名称：胃底部、噴門、幽門、胃体部、前底部）

経鼻胃管の定義

- 経鼻胃管とは、鼻から胃に挿入する塩化ビニルやシリコンゴムなどでできたやわらかいチューブの総称である。
- Nasogastric tube（NG tube、英語）：ナゾガストリックチューブ、エヌジーチューブ、Magen Sonde（独語）：マーゲンゾンデなどと呼ばれることが多いが、本稿では"経鼻胃管"と表記する。
- 経鼻胃管には、単腔構造のレビン型[1]と2腔・3腔型構造のサンプ型（図1）がある。

目的と適応

1 目的

- 経鼻胃管の主な目的は、①胃内容物の性状確認（インフォメーション）と②胃内容物の体外への誘導（減圧、ドレナージ）である。

①胃内容物の性状確認（インフォメーション）

- 貯留した胃内容物が血液か、食物残渣か、胆汁を混じた腸液か、などの情報を得ることができる。胃・十二指腸潰瘍や胃癌からの出血に対する内視鏡的治療後に、その止血効果の確認などに用いられる。

②胃内容物の体外への誘導（ドレナージ）

- 胃内容物を体外に誘導して胃内の減圧を図ることで、嘔吐を軽減し、さらに嘔吐による誤嚥を予防する目的にも使われる。
- 胃癌による幽門狭窄のための通過障害・胃拡張に対する術前処置として用いられる。また、上部消化管手術後の急性胃拡張や術後の胃排出障害による嘔吐、あるいは、腸閉塞のうち嘔吐を繰り返すものなどに用いられる。

2 適応

- 以前は食道癌、胃癌などの手術後に胃内の減圧を図り、縫合不全を予防し、腸管運動の早期回復をめざして術後数日間経鼻胃管を留置したり[2]、これに持続陰圧をかけることが行われていた。
- しかし、複数のメタ解析や前向き研究により食道切除[3]、内視鏡下手術を含む胃切除[4-6]、膵頭十二指腸切除[7]、および緊急開腹手術[8]を含む多くの開腹手術[9]でも、術後の予防的な経鼻胃管挿入は「肺合併症」「消化管の縫合不全」「創離開」などの術後合併症を減少させないことが明らかになった。また、術後排ガスまでの時間、経口摂取時期、術後在院日数などを短縮させないことが証明され、最近はこれら手術後の予防的経鼻胃管は推奨されていない[10]。

図1　サンプ型ドレーン

- 内腔が閉塞しづらく、胃内容の吸引（持続吸引）に適している

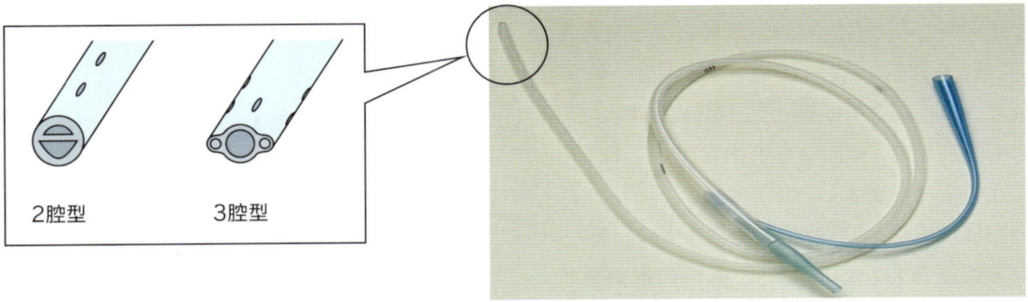

2腔型　3腔型

図2 経鼻胃管挿入時の角度

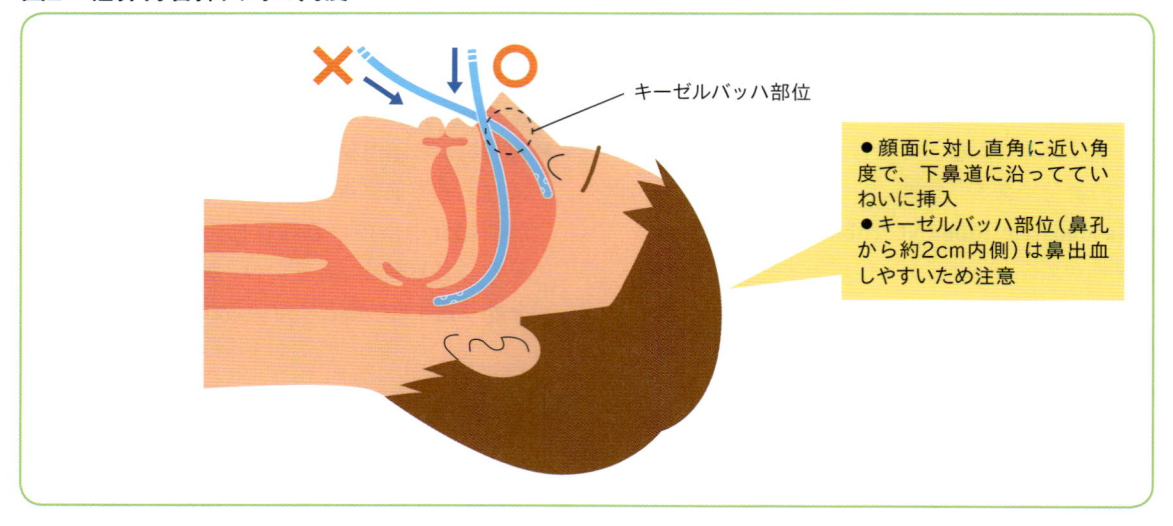

キーゼルバッハ部位

- 顔面に対し直角に近い角度で、下鼻道に沿ってていねいに挿入
- キーゼルバッハ部位（鼻孔から約2cm内側）は鼻出血しやすいため注意

3 ドレーンの選択

- **サンプ型ドレーン**：二重管構造で内腔が閉塞しにくいため、胃内容の吸引、とりわけ持続吸引に適している。
- **レビン型ドレーン**：単管構造で、薬剤や栄養剤の注入に適している。本書ではドレナージに主眼を置いているため、経鼻胃管を介しての薬剤投与や経管栄養に関しては他書に譲る。

挿入方法と留置部位

1 挿入方法

- 挿入は鼻腔を通して行われる。
- 経鼻胃管挿入時に最も注意しなければならないことは、挿入中に胃内容物の嘔吐によって起こる「誤嚥」である。
①体位は、嘔吐による誤嚥を防ぐため、仰臥位ではやや頭高位に、可能なら上半身を起こして座位に近い体位が望ましい。
②鼻腔内に潤滑剤（局所麻酔薬を含むものも多い）を十分に塗布し、顔面に対し直角に近い角度で、下鼻道に沿ってゆっくりていねいに経鼻胃管を挿入する[11]（図2）。
③15cmほどで胃管先端が咽頭に達する。この時点で何回か唾液を飲み込んでもらい、嚥下にタイミングをあわせて胃管をゆっくり進めることで気管内への迷入を防ぐ。
④鼻腔から約50cmまで挿入できれば、胃管先端は胃内に到達している。ここで胃内容物が吸引されることを確認し、さらに腹部X線にて胃管先端の位置を確認する。

2 留置部位

- 通常、仰臥位では胃底部背側が最も低位であり、胃内容物はここにたまりやすい。胃管先端が胃底部にあることが望ましい（図3）。

合併症

1 経鼻胃管挿入時の合併症

①挿入時の嘔吐による誤嚥

- 胃管先端が咽頭を越えるところで嘔吐が起こることが多い（図4）。大量の胃内容物が貯留していることが多いため激しい嘔吐になり、誤嚥を

図3 経鼻胃管の留置部位

①幽門輪温存胃切除後、残胃排泄障害による残胃の拡張

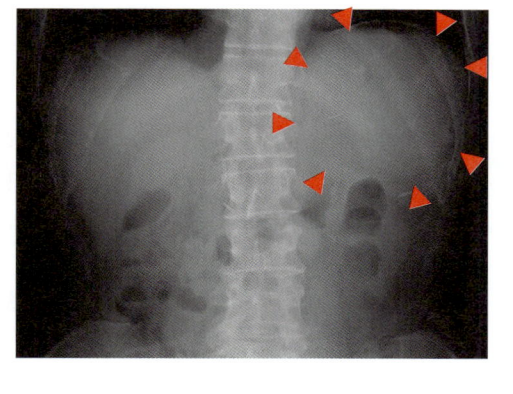

②経鼻胃管（→）が留置され、残胃は良好に減圧されている

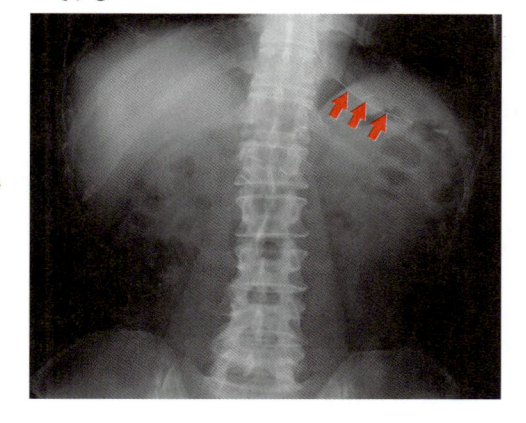

起こしやすい。
- 挿入にあたっては患者体位に十分配慮し、嘔吐に備えて近くに排液盆などを用意する。医療者も患者も、嘔吐が起こりやすいことを認識すべきである。
- 仰臥位で嘔吐が起こった場合は、ただちに顔面を左右どちらかに向けさせる。意識レベルの低下した患者では、嘔吐、誤嚥に関して特に注意を要する。

②胃管の気管内への迷入

- 高齢者や、鎮静状態などの意識障害患者では、嚥下機能と咳嗽反射がともに低下しており、胃管が誤って気管内に入りやすく、その際に咳嗽が起こらないことも珍しくない。
- 気管内に胃管が迷入すると、嗄声が起こること、胃内容物が吸引できないことなどで診断はつく。「注射器で空気を注入し、その空気音を心窩部で聴取できれば胃管が胃内にある」と判断することは推奨されない[12]。気管末梢まで迷入した胃管に空気を注入しても、心窩部で同じような空気音が聴取されることが知られているからである。
- 胃管が長時間にわたって気管内に留置されると、誤嚥が起こりやすくなり、きわめて危険で

図4 嘔吐反射を引き起こしやすい部位

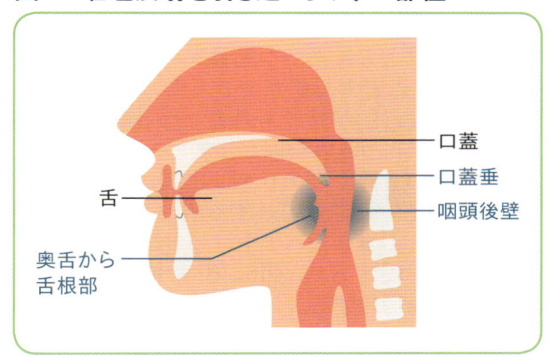

（口蓋、口蓋垂、咽頭後壁、舌、奥舌から舌根部）

ある。その意味でも腹部X線画像による胃管の位置確認は必須である。

2 経鼻胃管留置中の合併症

①咽頭の異物感による患者不快、嚥下障害による誤嚥

- 咽頭を通過するドレナージ用の胃管は、通常12〜14Frの太さがある。そのため、患者の咽頭不快はもちろんのこと、咽頭喉頭の異物として嚥下機能を障害し、ドレナージ不良の場合には胃内容物が逆流しやすくなり、誤嚥が起こりやすくなる。

②胃管先端による消化管の出血・穿孔[13]
- 胃管留置が長期化すると、胃管先端の胃壁への圧迫のため出血や穿孔が起こることがある。

③鼻翼固定部の圧迫壊死
- 経鼻胃管の固定が長期間鼻翼の1か所になされると、圧迫壊死に陥るので注意を要する。

利点と欠点
- 経鼻胃管は比較的容易に挿入することができ、胃内容物に関する性状確認と胃内の減圧・体外への誘導の両方に有効である。しかし、胃管挿入操作時から留置中に至るまで、誤嚥の危険が常に存在することをよく理解し、胃管留置による得失を十分に考慮して選択すべき治療である。

(高木正和、宇佐美航)

ケアのポイント

1. 挿入前のアセスメント（表1）
- 経鼻胃管の挿入目的がインフォメーションであっても減圧であっても、多くの症例で数日以上の長期的な留置を強いられる。そこで、患者の苦痛ができる限り少ない状態で挿入目的が達成されるよう、事前のアセスメントと環境整備が重要である。
- 患者の皮膚や髭の状態、口腔内環境、テープなどの固定具に対する耐性、また患者の動線をふまえたベッドサイド環境などを考慮し、固定方法（図5、6）や挿入後の管理方法を選定する。

2. 挿入時の介助
- 挿入時の嘔吐、それに伴う誤嚥を予防するため、可能であれば半座位から座位をとれるよう、ベッドギャッジアップや姿勢支持を介助する。また、咽頭に達した際スムーズに胃管が進むように、嚥下動作の協力を得る。事前に手順を説明し、唾液を飲み込む感覚を練習しておくことも効果的である。
- 嘔吐が生じた際に迅速に対応できるように、あらかじめ膿盆や吸引器・吸引カテーテルなどを使える状態でベッドサイドに準備しておく。
- 挿入後、経鼻胃管が適正位置に挿入されていることを確認するため、胃内容物を吸引するためのカテーテルチップ注射器を準備する。

3. 挿入後のケア
①排液・患者状態の観察
- 排液の性状（図7）・量、患者の症状を定期的に確認する。

表1 経鼻胃管ケアの主なポイント

挿入前	●以下の点を考慮し、固定法や挿入後の管理方法を選定 ①患者アセスメント：皮膚、髭、口腔内環境、テープかぶれなど ②ベッドサイド環境：患者の動線を考慮
挿入時	●嘔吐・誤嚥を防ぐための体位の調整、嚥下の練習 ●誤嚥時の備え：膿盆、吸引器・吸引カテーテルなど ●留置確認の準備：カテーテルチップ注射器など
挿入後（留置中）	●排液および患者の観察：排液の性状・量、患者状態など ●ルート管理：ルートの閉塞・屈曲、排液バック・空気腔、患者の体位などの確認 ●固定部ケア：固定位置のずれ、皮膚トラブルの予防・観察、事故抜去・圧集中の予防 ●口腔ケア：保清・保湿の励行 ●臭気対策：患者に配慮した換気・消臭 ●インフォームド・コンセント

②ルート管理
- 経鼻胃管から流出してくる内容物は、胃液・胆汁・血液・食物残渣など粘性・凝固性があり、ドレーンを閉塞させる可能性がある。そのため、ドレーンをミルキング（図8）や吸引し、状況の確認、閉塞の予防・解除を行う。
- サンプ型ドレーン（図1）の構造を理解し、正常にドレナージされるよう排液バック（ボ

図5 合併症を防ぐ固定のコツ

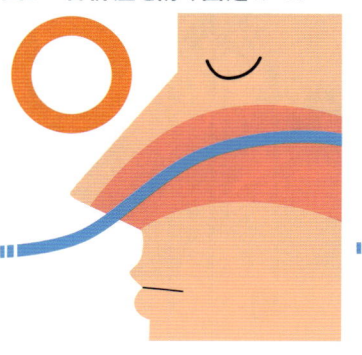

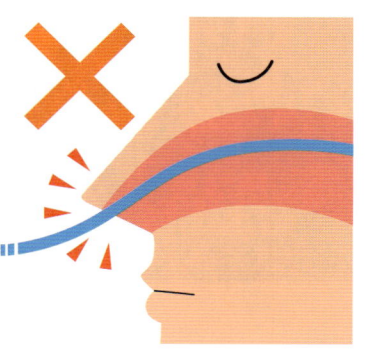

- 鼻翼部にドレーンが長期間当たると、圧迫壊死のリスクがある
- 固定時に当たらないよう調整する（図6参照）

図6 経鼻胃管の固定方法

	a. エレファントノーズ法[*1]	b. 上顎固定法[*1]	c. ダブル固定法[*1]
固定方法	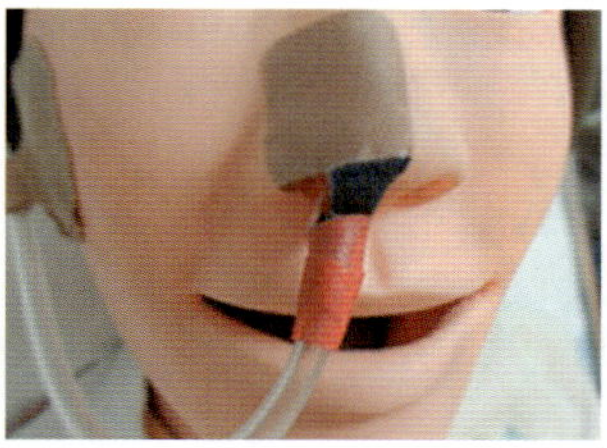	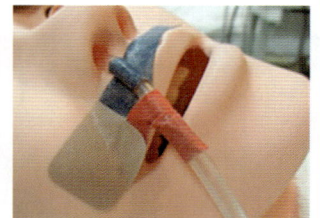	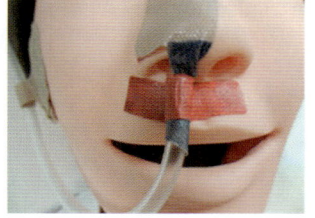
固定のポイント	①固定用テープ[*2]を二股にし、そのまま切り離さない ②片側はそのまま下に向けて貼り、もう一方をチューブに巻き付けて貼る	①固定用テープ（二股）を、鼻の下に横向きに貼る ②二股のうち、上のテープ（青）はΩ型に貼る ③下のテープ（赤）はチューブに巻き付ける	①二股の一方（赤）を切り離す ②もう一方（青）をチューブに巻き付ける ③上顎に切り離したテープ（赤）をΩ型に貼る

*1＝名称はすべて当院での呼称
*2＝ここではクイックフィックス®を使用（他製品でも可）、説明のため赤・青色に着色した
（独立行政法人県立病院機構静岡県立総合病院 胃管固定法検討チーム・WOC 監修）

図7 経鼻胃管でみられる排液の性状（一例）

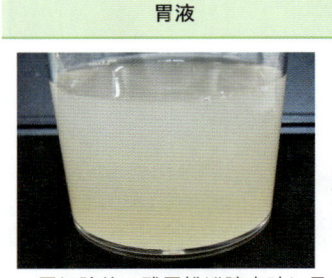

胃液	血液	胆汁
●胃切除後の残胃排泄障害時に見られる、胆汁を混じない胃液	●胃切除後吻合部出血の状態を保存的に観察中	●上部小腸閉塞による腸閉塞、強い嘔吐のため経鼻胃管を留置

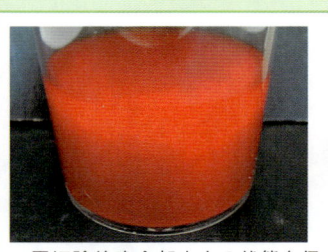

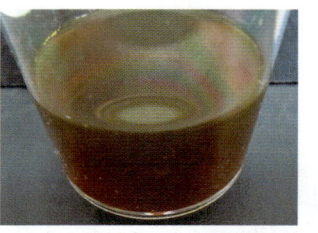

図8 経鼻胃管のミルキング

用手・ミルキングローラー（一例）

a. ローラー鉗子（180mm）

b. チューブローラー鉗子（155mm）

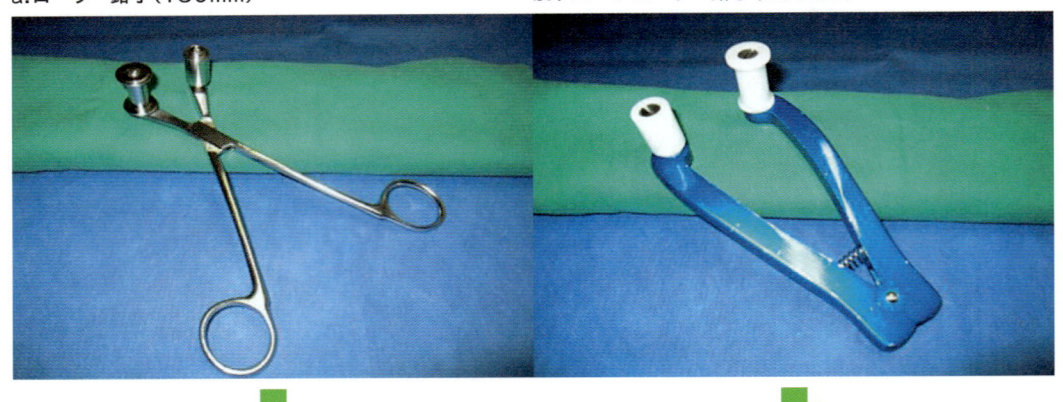

ミルキングの手順

① 胃管の挿入の長さと固定を確認する
② （右手でローラーを持つ場合）左手でチューブをつかみ、位置を保持する（力を入れる際、チューブが引き抜かれないように注意する）

③ ミルキングローラーでチューブを把持し、排液バック側へ引きながらチューブ内容物を押し流す
④ ③の動作を何度か繰り返したのち、作業後の固定状況および、排液の改善を確認する

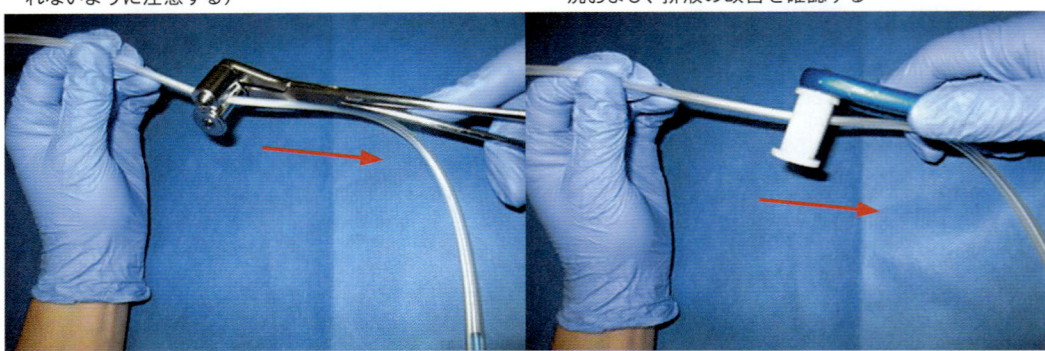

図9 ベッドサイドでの経鼻胃管の設置方法

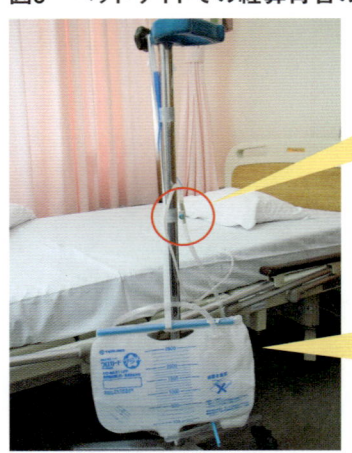

空気腔はベッドより高く

排液バックはなるべく低く

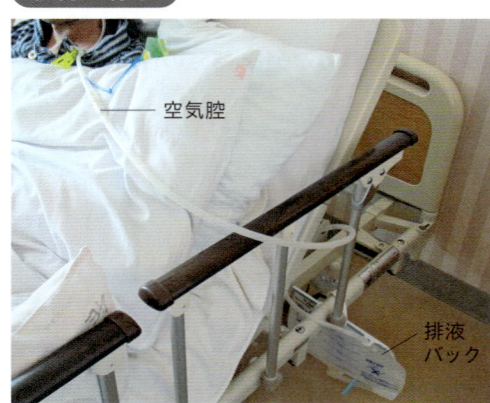

実際の様子

空気腔

排液バック

トル)・空気腔の位置を確認する。空気腔は胃より高い位置に固定し、排液バックは胃より低い所に設置する(図9)。
- ドレナージルートの屈曲・排液バックの位置などの単純な理由で排出不良となるケースが多いため、排出改善を試みる際は患者への侵襲が少ない方法から試行していくよう考慮する。
- 患者の姿勢で排液流出が左右される場合は、排出しやすい体位をとり、定期的に吸引することもよい。
- 閉塞により排液が滞る場合は、空気や微温湯を少量注入し開通する方法もあるが、ある程度圧力をかけて改善がなければ無理強いはしない。必要であれば、X線撮影による位置の確認や抜去、再挿入を行う。

③固定部ケア
- 経鼻胃管が適切な挿入位置で維持されているか定期的に確認するため、挿入時にドレーンにマーキングし、挿入距離を記録に残しておく。
- 固定方法(図6)は各種あるが、ドレーンの長期接触による鼻翼の皮膚損傷や、固定テープによる皮膚障害が生じる可能性があるため、定期的に観察および固定位置の変更を行う。
- 事故抜去や固定位置への圧力の集中を避けるために、ルートの途中で衣服の襟元などに留めておくのもよい(更衣の際は注意する)。

④口腔ケア
- 経鼻胃管を挿入される場合、絶食または絶飲食になるケースが多い。経口摂取されなくなると特に口腔ケアがおろそかになりがち(患者本人も)であるが、保清・保湿ができるよう患者に合ったケアを励行する。

⑤臭気対策
- 胃内容物の臭気が口腔や排液バックから広がるため、換気・消臭などに配慮できるとよい。臭気による患者の心身ダメージも大きく、臭気対策のための行動が患者の気分を害する場合もあるため、方法やタイミングを考慮する。

⑥インフォームド・コンセント
- 経鼻胃管管理のすべての過程でいえることだが、患者に対して適切なインフォームド・コンセントをしなければならない。
- 患者は消化管に何らかのトラブルを生じ、すでに心身ともに悪条件にあるなかで、さらに侵襲を伴う医療行為を長期的に強いられる。この点を常に念頭においてケアにあたる必要がある。

引用文献

1. Levin AL. A new gastroduodenal catheter. *JAMA* 1921;76:1007.
2. Hölscher AH, Vallböhmer D, Brabender J. The prevention and management of perioperative complications. *Best Pract Res Clin Gastroenterol* 2006;20(5):907-923.
3. Misty RC, Vijayabhaskar R, Karimundackal G, et al. Effect of short-term vs prolonged nasogastric decompression on major postesophagectomy complication: a parallel-group, randomized trial. *Arch Surg* 2012;147(8):747-751.
4. Pacelli F, Rosa F, Marrelli D, et al. Naso-gastric or naso-jejunal decompression necessary after partial distal gastrectomy for gastric cancer. Final results of a multicenter prospective randomized trial. *Gastric Cancer* 2014;17:725-732.
5. Carrère N, Seulin P, Julio CH, et al. Is nasogastric or naso-jejunal decompression necessary after gastrectomy? A prospective randomized trial. *World J Surg* 2007;31(1):122-127.
6. Rossetti G, Fei L, Docimo L, et al. Is nasogastric decompression useful in prevention of leaks after laparoscopic sleeve gastrectomy? A randomized trial. *J Invest Surg* 2014;27(4):234-239.
7. Kunstman JW, Klemen ND, Fonseca AL, et al. Nasogastric drainage may be unnecessary after pancreaticoduodenectomy: a comparison of routine vs selective decompression. *J Am Coll Surg* 2013;217(3):481-488.
8. Sapkota R, Bhandari RS. Prophylactic nasogastric decompression after emergency laparotomy. *JNMA* 2013;52(191):437-442.
9. Michele T, Philippe S, Yannick M. Bench-to-bedside review: Routine postoperative use of the nasogastric tube – utility or futility. *Crit Care* 2007;11(1):201-209.
10. 斉田芳久:術後患者のチューブ. 消化器外科ナーシング 2011;16(6):526-530.
11. 岸原文明:管を入れる. 臨床研修プラクティス 2007;4(5):61-67.
12. 医療安全全国全国共同行動:目標3a. 危険手技の安全な実施―経鼻栄養チューブ挿入時の位置確認の徹底. 医療安全全国全国共同行動目標. 3a How To Guide(1):1-6.
13. Van Dinter TG Jr, John L, Guileyardo JM, et al. Intestinal perforation caused by insertion of a nasogastric tube late after gastric bypass. *Proc(Bayl Univ Med Cent)* 2013;26(1):11-15.

Column

看護師として、患者として

- 今回の執筆依頼にあたり、奇しくも自分の身に起こった出来事が参考になろうかと振り返った。筆者が体験した緊急開腹洗浄ドレナージ・ストーマ造設術後の経過・状況の一部を紹介する。

  ＊

- ◆ 31歳、直腸癌に対し腹腔鏡下直腸低位前方切除術施行。術後5日目、急激な下腹部痛に見舞われ、縫合不全による急性腹膜炎の診断により緊急開腹洗浄ドレナージおよびストーマ造設術を施行した。
- ◆ ドレナージ術後1日目：創痛強く、鎮痛薬・鎮静薬を使用し、離床は何とか歩行で自室から出る程度。吻合部・横隔膜下に計4本のドレーンが挿入され、それに伴う疼痛・不快感・呼吸抑制感が強い。
- ◆ ドレナージ術後2日目：離床不全、腹膜炎の影響などで腸管蠕動回復遅延状態になる。嘔気、腹部膨満、呼吸困難は増強。主治医の指示にて経鼻胃管挿入となる。胃内容物が300mLほど吸引され一時的に症状軽減したが、根本的には改善せず。経鼻胃管挿入による不快感・呼吸苦が増強。5分おきにナースコールし苦痛を訴える。鎮静薬を点滴しいったん落ち着くが、苦痛が再燃増悪。「早く抜いて！苦しい！息ができない。もうおなかの管も全部苦しい！自分で抜くよ」などと訴え不穏状態となり、経鼻胃管挿入後1時間で抜去となる。
- 術後直後より本人を含めた疼痛コントロール、離床計画が練られ、日に日に状況は改善する。その後も医療チームから適切かつ献身的な治療・看護を受け無事退院。3か月後に人工肛門も閉鎖され、臨床現場に復帰した。

  ＊

- 看護師である患者として術前から術後にかけても、現状を冷静に理解し行動する準備はしていたが、看護師としても患者としても耐えがたい場面に遭遇することになった（一部記憶にすらない）。看護師は医療者としての冷静な観察力・判断力・行動力をもつと同時に、患者の気持ちをとらえ支える人間性を備えなければならない。ときに、このいわば相反した特性を同時に発揮しなければならない。図らずもこの貴重な体験をし、患者を看護する難しさと重要性を再認識した。
- どんな医療行為であっても、患者にとっては大きな負担であり不安も大きい。それを理解し、適時、的確なインフォームド・コンセントを行い、かかわっていく必要がある。

（宇佐美航）

❷ 消化器①：上部消化管 チューブ

イレウスチューブ

主な適応
- 腸閉塞（絞扼性腸閉塞・大腸癌による腸閉塞は除く）

目的
- 保存的に腸管減圧・排液を図る

合併症
- 固定部（鼻翼）の潰瘍形成、腸管虚血

抜去のめやす
- 排便・排ガスが生じ、排液量が500mL/日以下になれば抜去可能
- 排便、排ガスの回復
- 排液量500mL/日以下

観察ポイント
- **固定部**：固定用テープは1日1回貼り替え、固定位置や皮膚の状態を観察する
- **症状**：嘔気・嘔吐、口渇、口唇・舌の乾燥、全身倦怠感、脱力感、腹部症状、腹痛の有無を観察する

ケアのポイント
- **歩行時**：チューブの固定位置を調整し、排液バックを点滴台に装着するなど配慮する
- **in-out**：排液量が急激に増加する場合があるため、in-outバランスに注意する

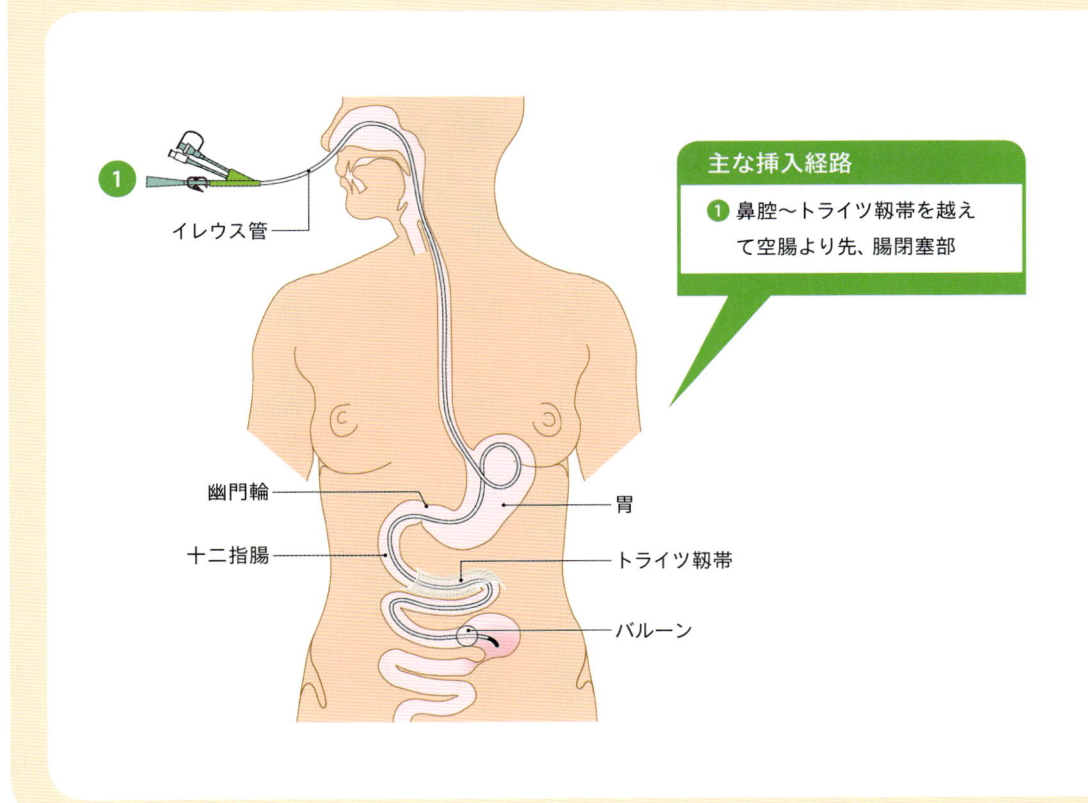

主な挿入経路
❶ 鼻腔〜トライツ靱帯を越えて空腸より先、腸閉塞部

イレウス管／幽門輪／十二指腸／胃／トライツ靱帯／バルーン

イレウスチューブの定義

1 イレウスチューブの構造

- イレウス（腸閉塞）チューブ（図1）は、通常、先端に先導子と呼ばれる金属球が連なった構造をもち、先端ないし誘導子のあとにバルーンが付いた全長240〜320cm程度のものが一般的である[1]。
- チューブ内腔にガイドワイヤーを通し、透視下にガイドワイヤーを軸にしてチューブを挿入する。先導子は重りの役目をもち、幽門輪や小腸の屈曲の強い部位を、チューブ先端を体位変換にて通過させる際に有用である。
- 最近では、親水性のガイドワイヤーやイレウスチューブが登場し、以前の材質のチューブに比べ、格段に挿入の操作性が向上した。

2 イレウスチューブの使用

- イレウスチューブ挿入時には、鼻腔に局所麻酔薬含有ゼリーを塗布するだけでなく、咽頭部をチューブが通過する際の嘔吐反射により大量の吐物を吐いてしまうことを予防するために、あらかじめ経鼻胃管を挿入して胃内を虚脱しておくことも有用である。
- イレウスチューブ挿入後は、通常は器械を用いた積極的な間欠的持続吸引が行われる（図2）[2]。腸管内の減圧は、吸引圧が高いほど、吸引時間

図1　イレウスチューブの一例

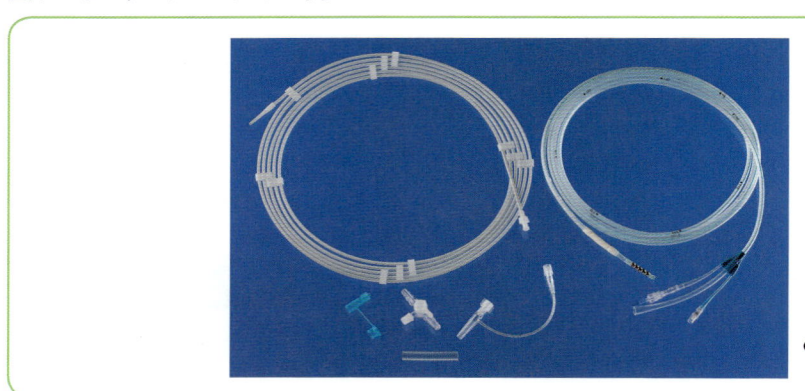

● スーパーデニスチューブα
（日本コヴィディエン株式会社）

図2　イレウスチューブによる腸閉塞解除の機序

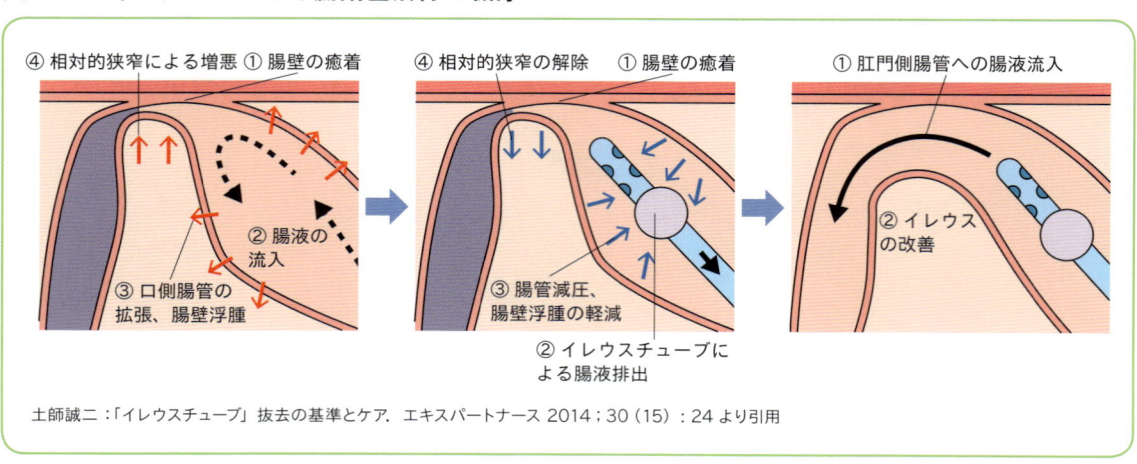

土師誠二：「イレウスチューブ」抜去の基準とケア. エキスパートナース 2014；30（15）：24 より引用

図3　イレウスチューブ挿入直後の造影写真

●拡張腸管にイレウスチューブが挿入され、バルーンが膨らまされている

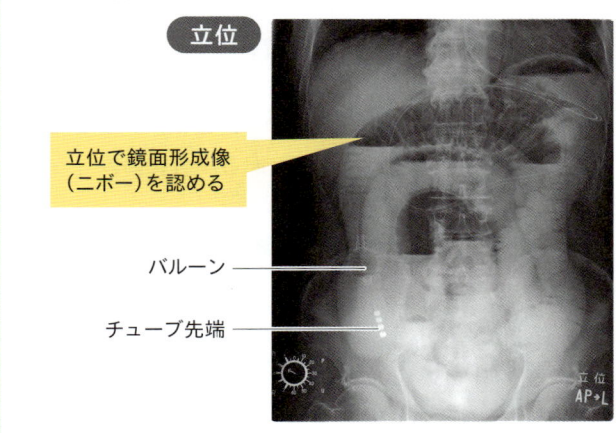

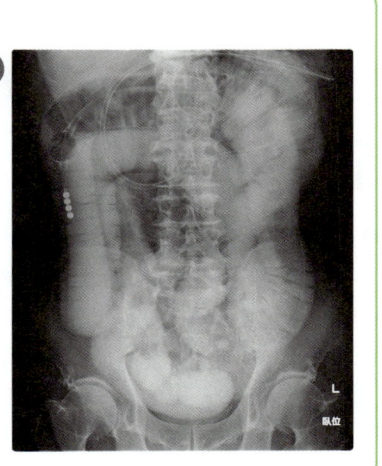

立位／臥位

立位で鏡面形成像（ニボー）を認める
バルーン
チューブ先端

が長いほど効果的に行うことができるが、腸管壁の吸引による腸管穿孔の恐れがあるため、常に適正な吸引圧（10〜50cmH$_2$O）や吸引−休止時間（10秒−5秒程度）での管理を行う。

● チューブの閉塞を予防する目的で、1日に数回時間を決めて50mL程度の空気を用いてチューブ内をフラッシュすることも、効果的な減圧を行うためには大切である。

● ちなみに、欧米では胃に貯留した胃液などの液体を吸い出すために、経鼻的に胃に挿入される管（経鼻胃管、ガストリックチューブ、NGチューブなど）を「ショートチューブ」と呼ぶのに対し、小腸に貯留した腸液などを積極的に吸引するために経鼻的に小腸に挿入される管を「ロングチューブ」と呼ぶ。イレウスチューブはロングチューブのことであり、イレウスチューブ（イレウス管）という名称は、1953年に齊藤[3]が用いて以来、わが国では一般的に使われている。

適応・禁忌

● がん性腹膜炎に伴う腸閉塞で、減圧手術や抗がん薬の全身投与によっても通過障害の改善を期待できない場合は、イレウスチューブの挿入経路を経鼻経路からすみやかに経皮経胃経路（胃瘻、→p.161参照）や経皮経食道経路（PTEG、→p.169参照）に変更し、長期挿入に伴う鼻翼や咽頭の痛みを取り除く必要がある。

● イレウスチューブは腸閉塞を保存的に加療する目的で挿入されるため、緊急手術が必要な絞扼性腸閉塞の患者に加療目的で挿入されることはない。

● 大腸癌による腸閉塞に対しては、イレウスチューブでは大腸の減圧効果が弱いことや、経肛門的減圧チューブの挿入や狭窄部へのステント治療が近年積極的に行われるようになってきたことから、イレウスチューブ挿入の意義は薄れてきている。

挿入経路と留置部位

● イレウスチューブは胃管同様に経鼻的に挿入され、その先端はトライツ靱帯を越えて空腸以深に留置するのが基本である（図3）。

● チューブ先端のバルーンを蒸留水（生理食塩水は用いない）で膨らませることにより、腸管の蠕動運動に乗ってチューブの先端は受動的に深部まで挿入され、閉塞部位により近い部位で、効果的な減圧や造影を行うことができるようにな

る。これがイレウスチューブの最大の特徴である。

合併症

1 固定部の潰瘍形成

- イレウスチューブは、胃管に比べて堅い材質を用いていることから、鼻翼への固定で圧迫壊死による潰瘍形成を容易に生じてしまうことが合併症として挙げられる（図4）。潰瘍形成を防ぐためには、チューブの管理が大切である。

2 腸管虚血

- イレウスチューブを挿入後も絞扼が緩徐に進行することがあるため、腹部の触診や腹部X線写真に常に注意する。
- 腹部所見が悪化するようであれば、すみやかに造影CT検査を行い、腸管への血流の評価を行う。腸管虚血が疑われる場合は、決して緊急手術を躊躇してはならない。

利点と欠点

- イレウスチューブの利点・欠点を、ロングチューブとショートチューブの比較で示す（表1）。
- イレウスチューブは常に、ショートチューブ挿入よりもその利点が上回る場合にのみ行うことが原則である。

（石塚 満、窪田敬一、渋井由花、戸崎幸子、小山喜代美）

図4　イレウスチューブによる鼻翼の潰瘍形成

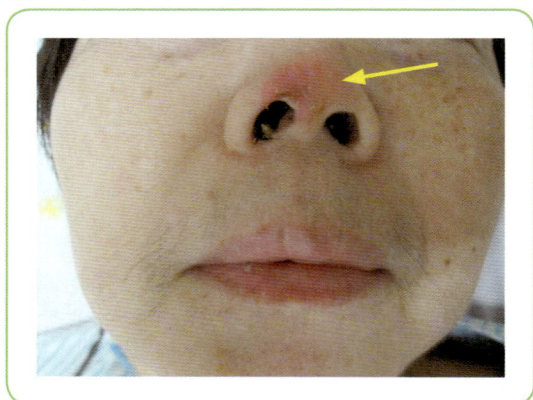

表1　チューブの比較（利点・欠点）

所見	ショートチューブ（経鼻胃管など）	ロングチューブ
挿入の難易度	簡単	困難
挿入に際しての術者の技量	ほぼ不要	必要
挿入に有する時間	短い	長い
挿入時のX線透視の必要性	不要	必要
腸管減圧効果	少ない（消極的）	大きい（積極的）
閉塞部位の造影	不可能	可能
操作性（反復性）	簡単	困難
患者の苦痛	ややつらい	つらい
チューブ抜去時の腸重積[*1]	なし	可能性あり
価格	廉価	高価

※ ロングチューブ列に「イレウスチューブはこちら」の注記

[*1]【腸重積】＝腸管の口側が隣接する肛門側に入り込み、重積した状態。チューブを勢いよく抜去すると生じることがある

抜去時のポイント
- 抜去前は必ずバルーンの水を抜き、バルーンが膨らんでいないことを確認後に抜去する
- 勢いよく抜去すると、腸重積のほか、腸管穿孔が生じるため、常に抵抗を感じながら、約50cmまではゆっくりと抜く

ケアのポイント

1. イレウスチューブ挿入時
- X線透視下で挿入するため、医師・看護師はX線防護服を着用して被曝を避ける。
- 患者に適宜声かけを行い、不安の軽減に努めながら介助にあたる。

2. イレウスチューブの観察
- 排液量・性状、チューブの長さ、固定方法を経時的に観察する。排液量が急激に増加し脱水になる場合があるため、in-outバランスにも注意する。

3. イレウスチューブ挿入中のケア
- 嘔気・嘔吐の有無、口渇、口唇・舌の乾燥、全身倦怠感、脱力感、腹部症状の有無、腹痛の有無、輸液量、尿量、採血データのチェック、X線画像の観察を行う[4]。
- イレウスチューブ挿入中は、特に感染予防のため、口腔内の清潔を図る必要がある。
- 自然排液または器械による間欠的持続吸引なのかを確認し、点滴台などにセッティングする（図5）。
- 器械による間欠的持続吸引であれば、吸引圧が指示通りであるか経時的に確認する。また誤って吸引圧が変わらないように、ロックが設定されているか確認する（図6）。
- 歩行できる患者の場合は、チューブを衣服へ固定する位置の調整（図7）、排液バックが挿入部より下位になるよう点滴台にかける、持続吸引器に台車をつける、または点滴台に装着するなどし、歩行できるように配慮する。
- シャワー浴を行う場合、三方活性をオフに固定し、排液バックを外す。チューブにキャップを付けて束ね、濡れないようにビニール袋に入れて管理する。シャワー時は固定が剥がれないように注意する。シャワー浴後は、必ず鼻翼などの固定部を再度確認する。

4. 固定部のケア

①鼻翼固定がある場合（図8-①）
- 鼻翼がチューブで圧迫されないように注意する。必要時は皮膚保護材を使用する。
- 固定用テープは1日1回貼り替え、チュー

図5　点滴台への器械のセッティング

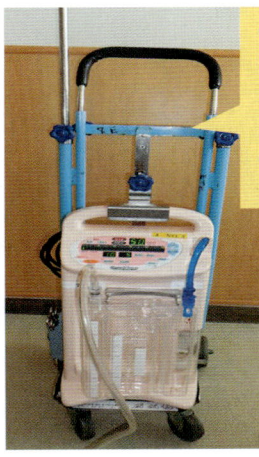

- 点滴台に設置した際は、点滴台から吸引装置が落下しないように固定台もしくはヒモで固定する
- 歩行の妨げにならないように注意する

図6　間欠的持続吸引の設定（メラサキュームの場合）

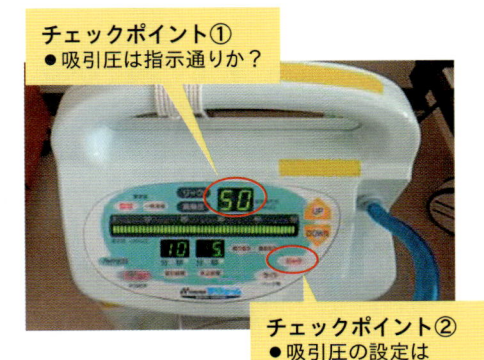

チェックポイント①
- 吸引圧は指示通りか？

チェックポイント②
- 吸引圧の設定はロックされているか？

（取り扱い方法の詳細は Part3、p.298 参照）

図7　イレウスチューブの衣服への固定

- 歩行できる患者の場合、イレウスチューブにテープを貼り、抜去防止目的で洗濯ばさみを用いて固定する
- ボタン付き衣服の場合、テープにボタン穴を作り、ボタンに付けて固定する

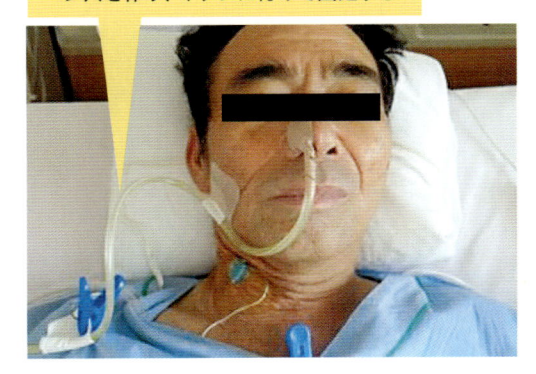

ブの固定位置や皮膚の状態を観察する。
- 固定部（鼻翼）に皮脂がたまることで、固定用テープが剥がれやすくなるため注意する。

②鼻翼固定がない場合（図8-②）
- 消化管の蠕動運動が回復すると、イレウスチューブが進み、鼻翼の固定が引っ張られるようになる。このようなときには、鼻翼固定を外し、イレウスチューブがさらに深部へ移動できるようにする。
- 頬に固定する場合、チューブが進むにつれ鼻から頬までのチューブのたるみがなくなってくる。そのため、チューブの進行の妨げにならないように、チューブにたるみを作り固定する。
- チューブの長さを経時的に確認する。

図8　固定部ケアの注意点

①鼻翼固定あり
- 鼻翼が圧迫されないようにする
- 皮脂によるテープ剥離に注意する

②鼻翼固定なし
- チューブにたるみを作る
- チューブの長さを確認する

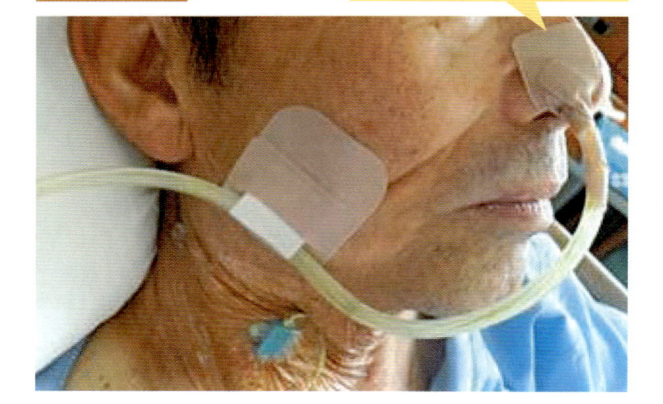

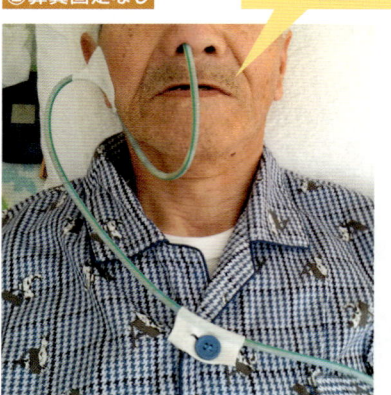

引用文献
1. 岩淵正之：ロングチューブとショートチューブ．救急医学 1980；4(10)：1207-1211．
2. 土師誠二：「イレウスチューブ」抜去の基準とケア．エキスパートナース 2014；30(15)：22-27．
3. 斉藤淏 編：急性腹症．金原出版，東京，1966．
4. 永井秀雄, 中村美鈴 編：臨床に活かせるドレーン＆チューブ管理マニュアル．学研メディカル秀潤社，東京，2011：92-95．

② 消化器①：上部消化管　カテーテル

経皮内視鏡的胃瘻造設術：PEG

主な適応
- 脳血管障害、神経変性疾患、頭頸部腫瘍による摂食嚥下障害や、誤嚥性肺炎を繰り返す場合など

目的
- 1か月以上の長期間に及ぶ経腸栄養の投与、幽門狭窄や上部小腸狭窄時の減圧

合併症
- 造設時：腸管の誤穿刺、出血、腹膜炎など
- 留置中：（カテーテル関連）事故抜去、創感染、皮膚の圧迫壊死、バンパー埋没症候群（栄養剤関連）誤嚥性肺炎、下痢など

交換のめやす
- 瘻孔が完成する造設3〜4週以降に交換できる
- バルーン型では1〜2か月ごと、バンパー型では4〜6か月ごとに定期的に交換する

観察ポイント
- **造設直後**：胃内や瘻孔からの出血がないか確認し、瘻孔周囲の感染徴候に注意する
- **瘻孔周囲**：消化液や栄養剤の漏れから生じる発赤・びらん、カテーテルの固定による腫脹や潰瘍、感染徴候などがないか観察する

ケアのポイント
- **スキンケア**：漏れによるトラブルを防ぐため、洗浄・乾燥やコットンパフの使用で瘻孔部の清潔を保つ
- **カテーテルの固定**：締め付けや傾斜がないよう、あそび（1.5cm程度）と垂直な角度を保てるよう工夫する

a. PEG造設部位

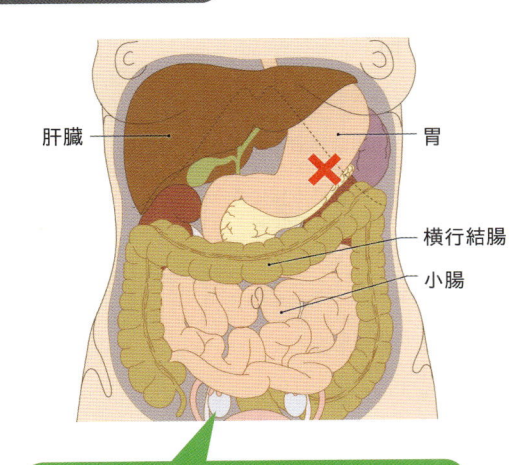

主な挿入経路
- 皮膚〜胃内部
- 肋弓、肝臓、横行結腸の間、正中線の左側を穿刺する

b. PEGカテーテルの構造

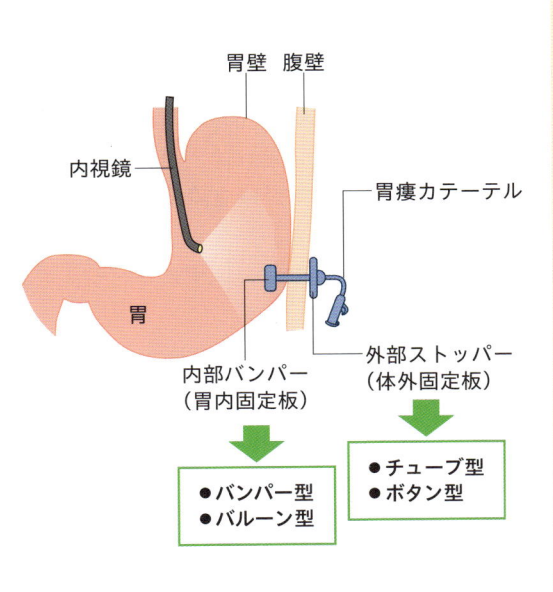

内部バンパー（胃内固定板）
- バンパー型
- バルーン型

外部ストッパー（体外固定板）
- チューブ型
- ボタン型

PEGの定義

- 経皮内視鏡的胃瘻造設術（percutaneous endoscopic gastrostomy：PEG）とは、消化管の機能には問題ないが、長期的に経口的な栄養摂取が不可能な場合や経口摂取のみでは必要な栄養量を摂取できない場合に選択される消化管瘻アクセスである[1]。
- 適応の判断と造設前後のケアを適切に行うことが、胃瘻造設後のQOL（quality of life）の向上につながる。

PEGの目的、適応と禁忌

- 1か月以上の長期間に及ぶ経腸栄養の投与ルートおよび、幽門狭窄や上部小腸狭窄時の減圧ルートとして用いられる。
- 脳血管障害、神経変性疾患、頭頸部腫瘍などによる摂食嚥下障害や、誤嚥性肺炎を繰り返す場合などが主な適応となる。
- 適応を考える際には、①医学適応、②患者の意向、③QOL、④周囲の状況（造設後の療養環境など）に配慮する。
- PEG造設後の予後を左右する因子として、①消化管の未使用期間が長い、②低栄養状態（アルブミン、コレステロール、総リンパ球数などの指標）、③合併症の存在（腎機能障害、虚血性心疾患、CRP高値）がある。
- 造設前に造影や腹部CTで確認することが、造設時の合併症予防となる。
- 造設前に嚥下機能評価を行い、造設前後の口腔ケア、摂食嚥下リハビリテーション、栄養管理を適切に行うことがQOLの改善につながり、「おなかにつけたもう1つの口」「食べるためのPEG」と呼ばれている。
- 最近、認知症高齢者に対するPEGについて議論されているが、「PEGの適応」ではなく、「人工的水分・栄養投与（artificial hydration and nutrition：AHN）の適応」についてまず考える必要があり、AHNを行うのであれば、最も適した投与ルートを選択するべきである。
- 絶対的・相対的な禁忌を表1に示す。相対的な禁忌については、注意が必要である。

PEGの造設方法

- PEG造設は胃内視鏡下で行われる。
- 造設方法には「pull法／push法」と「introducer法／introducer変法」がある。どちらも、内視鏡下で送気をして腹壁と胃壁を密着させ、穿刺を行い、ガイドワイヤーを挿入するところまでは同じである（図1）。

1 pull法／push法

- ガイドワイヤーを内視鏡のスネアで把持して口から引き出し、PEGカテーテルを結び付ける。腹側からガイドワイヤー引っ張って留置するのが「pull（プル）法」、口側からガイドワイヤーに

表1　PEGの主な禁忌

絶対的な禁忌
● 通常の内視鏡検査の禁忌となる患者
● 内視鏡が通過不可能な咽頭・食道狭窄がある場合
● 胃前壁を腹壁に近接できない場合
● 補正できない出血傾向
● 消化管閉塞　　　　　　　　　　　　　　　　など

相対的な禁忌
● 大量の腹水貯留
● 極度の肥満
● 著明な肝腫大
● 胃の腫瘍性病変や急性粘膜病変
● 横隔膜ヘルニア
● 出血傾向
● 妊娠
● 門脈圧亢進
● 腹膜透析
● 癌性腹膜炎
● 全身状態不良、生命予後不良
● 胃手術既往
● 患者や家族の説明と同意が得られない場合　　など

図1　内視鏡によるPEG造設

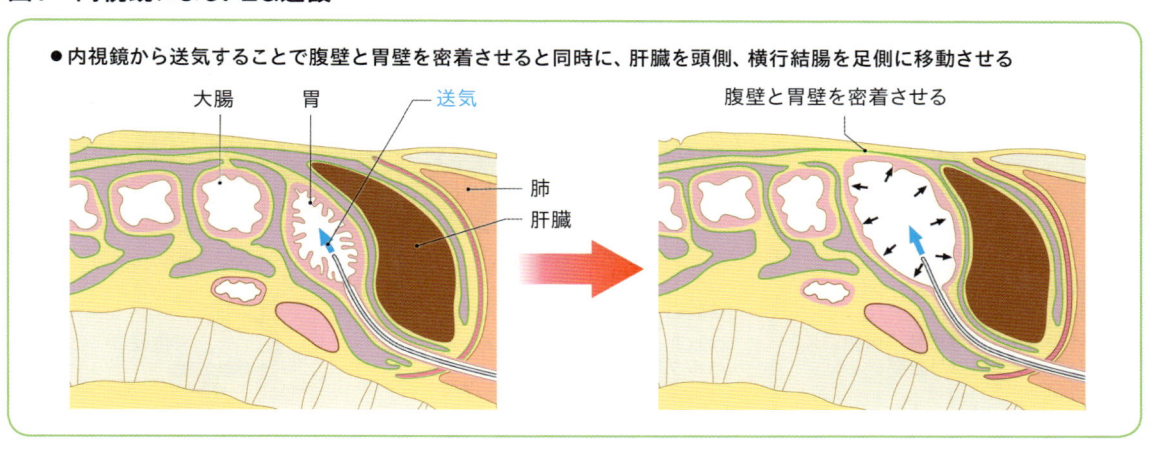

- 内視鏡から送気することで腹壁と胃壁を密着させると同時に、肝臓を頭側、横行結腸を足側に移動させる

（大腸／胃／送気／肺／肝臓／腹壁と胃壁を密着させる）

沿って押し込むのが「push（プッシュ）法」である。
- 内視鏡を一度引き抜いたあとに再度挿入する必要があり、PEGカテーテルが口腔・咽頭を通って留置されるため、細菌汚染される可能性がある。
- 20〜24Frの太いバンパー・チューブ型やバンパー・ボタン型のカテーテルを留置することができる。

2　introducer法／introducer変法

- ガイドワイヤーに沿ってイントロデューサーを挿入して挿入部を拡げ、PEGカテーテルを留置する方法で、口腔・咽頭の細菌に汚染されない利点がある。胃壁固定が必須であり、気腹を起こすことがある。
- 従来のintroducer（イントロデューサー）法では、細いバルーン・チューブ型のカテーテルしか留置できなかったが、改良され、太いカテーテルも留置できるようになった。
- Introducer変法では、20〜24Frのバンパー・ボタン型のカテーテルが留置できる。

PEGカテーテルの構造と種類

- PEGカテーテルは、外部ストッパーと内部バン

パーで、腹壁と胃壁を挟み込んで密着させることで瘻孔を形成させる（p.161図-b）。瘻孔の完成には3〜4週間を要する。
- PEGカテーテルは、内部バンパー（胃内）と外部ストッパー（体外）の組み合わせから4種類に分類される（図2）。

PEGの合併症と予後

1　造設時の合併症

- 造設時の合併症として、腸管や肝臓の誤穿刺、出血、腹膜炎などがある。

2　造設後の合併症

①**カテーテルに起因するもの**：事故抜去や創感染、皮膚の圧迫壊死、バンパー埋没症候群などがある。
②**栄養剤投与に起因するもの**：誤嚥性肺炎や下痢、栄養剤の漏れ、高血糖、脱水、電解質異常などの代謝性合併症がある。

図2　PEGカテーテルの種類

外部ストッパー ＼ 内部バンパー	バルーン型 ○交換が容易（バルーンの蒸留水を抜いて挿入・抜去するため） ×バルーンのトラブルなどで事故抜去リスクがあり、30～60日ごとの交換が必要 形状 注水孔バルブあり	バンパー型 ○抜けにくく、4～6か月ごとの交換でよい ×バンパーが胃壁に食い込む（バンパー埋没症候群）のリスクがある 形状 注水孔バルブなし
ボタン型 ○事故抜去が少なく、入浴やリハビリテーションなどの弊害になりにくい ×栄養剤の注入や胃内残渣の確認に専用の接続チューブが必要	バルーン・ボタン型 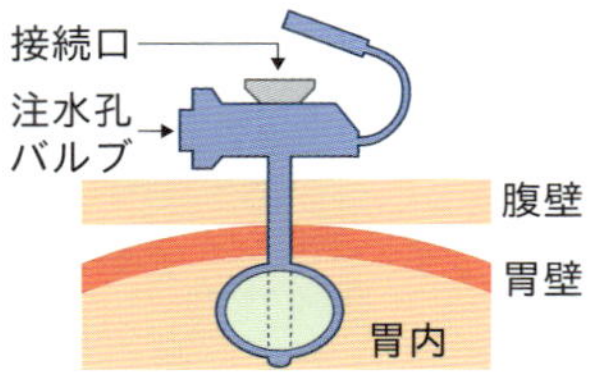 （接続口／注水孔バルブ／腹壁／胃壁／胃内）	バンパー・ボタン型 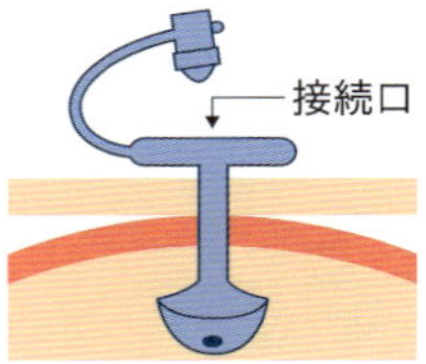 （接続口）
チューブ型 ○チューブに接続するだけで栄養剤を投与できて簡便 ○外部ストッパーをずらすことで、長さの調節も容易 ×瘻孔周囲のトラブルなどが起こりやすい（チューブの倒れ込みによる）	バルーン・チューブ型 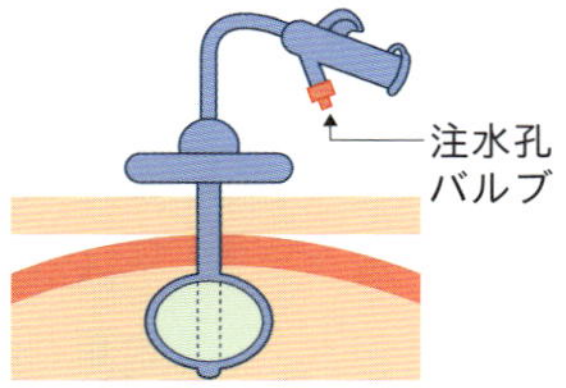 （注水孔バルブ）	バンパー・チューブ型 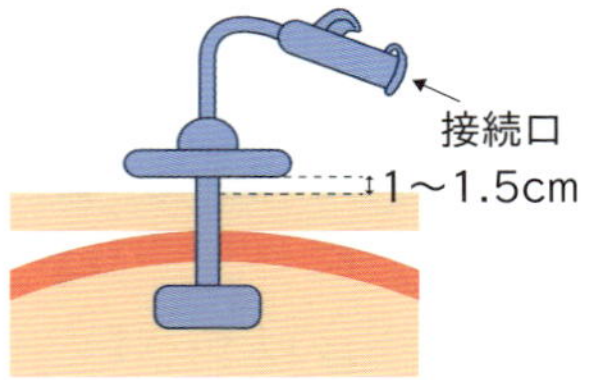 （接続口／1～1.5cm）

3　造設後の予後

- 予後は施設や国によって異なる。日本では欧米に比べて予後が良好で、PEG造設後の生存率は1か月90～95％、6か月60～75％、1年40～66％、50％生存期間が約2年と報告されている[2-4]。

PEGからの経腸栄養

- 患者の全身状態が安定しており、瘻孔部の感染徴候がなければ、造設後1～3日から経腸栄養を開始する。投与量や速度は、造設前から経腸栄養を施行していた場合は数日で必要量の投与ができるが、消化管の未使用期間が長いときには慎重にステップアップしていく。
- 栄養投与量の基本は、エネルギー：20～30kcal/体重(kg)、タンパク質：1g/体重(kg)、水分：25～30mL/体重(kg)で、全身状態や基礎疾患、体重の変化、検査データなどを参考に調節する。
- 投与時の体位は30度上半身挙上が基本となり、胃・食道逆流が疑われるときには半固形状流動食の投与を検討する。
- 栄養剤投与後に20～30mLの水でカテーテル内を洗浄することがカテーテルを清潔に保つために大切で、その後、10倍希釈食酢や0.5％クエン酸液を充填することも効果的である。
- PEGからの薬剤投与は、薬剤を55℃の湯に溶かしてから投与する「簡易懸濁法」が好ましいが、薬剤師と相談して決めるのが一番である。

PEGの交換

- 瘻孔が完成する造設後3～4週間以降に交換する。

- バルーン型では、30日ごとの交換を推奨する製品と60日ごとの交換としている製品があり、添付文書の記載で確認する必要がある。1日以上の留置で保険適用となる。
- バンパー型では、4〜6か月で交換する。4か月以上の留置で保険適用となる。
- PEG交換時にカテーテルが腹腔内へ逸脱することが最大の合併症で、0.5％の頻度といわれている。内視鏡、X線透視、スカイブルー法などで胃内に留置されたことを確認してから栄養剤の注入を再開する。

(望月弘彦、山田圭子)

ケアのポイント

- 胃瘻の患者に接するとき、まず胃瘻カテーテルの種類と構造を確認し、毎日の観察とケアを行うことが大切である。

1. PEG造設前の看護
- PEGの適応と造設後の療養環境の確認を行うと同時に、患者や家族の不安を解消するように努める。
- 合併症を予防するためにも、口腔ケアと排便コントロールを確実に行う。

2. PEG造設中の看護
- 造設中の急変も起こりうるので、緊急カートを準備し、経皮的動脈血酸素飽和度（SpO_2）や心電図（electrocardiogram：ECG）モニター、自動血圧計などで患者の全身状態を観察する。
- 口腔内に唾液の貯留があるようなら、適宜吸引する。

3. PEG造設後の看護
- 造設後24時間は、割ガーゼを2〜3枚重ねて外部ストッパーの圧が強くなるように調節するが、その後はガーゼを外し、外部ストッパーと皮膚の間に1〜1.5cmの余裕をもたせる。
- 胃内や瘻孔からの出血がないことを確認し、出血を認めるようなら、再度、外部ストッパーによる圧迫を行う。
- 瘻孔周囲の感染徴候がないか確認する。
- 瘻孔より栄養剤の漏れがないか確認する。

4. スキンケア

①造設直後のスキンケア
- 瘻孔部の消毒は、造設翌日までの2日間のみ行うが、感染徴候が認められた場合はこの限りではない。
- 造設3日目から抜糸までの1週間は、微温湯にて洗浄し、洗浄後は水分をしっかり拭き取る。
- 抜糸後はシャワーが許可され、瘻孔が完成される2週間後には入浴が許可される。

②日常のスキンケア
- 大切なことは、日々の観察である。
- 消化液や栄養剤の漏れからくるスキントラブルを予防するために一番望ましいスキンケアは、シャワーや入浴である。瘻孔部を弱酸性の石けんを泡立てて洗い、微温湯で洗浄する。洗浄後は十分に水分を拭き取り、自然乾燥させる。入浴できない場合でも、基本ケアは必要である（図3）。

図3 PEG瘻孔部の洗浄
①弱酸性の石けんを泡立てて、瘻孔部を洗う

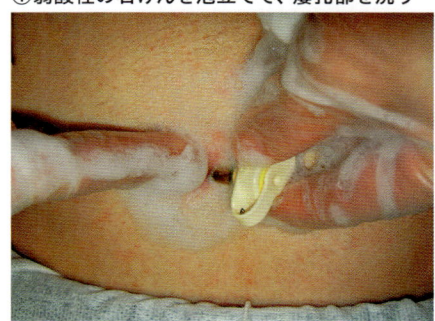

②微温湯でよく洗浄する

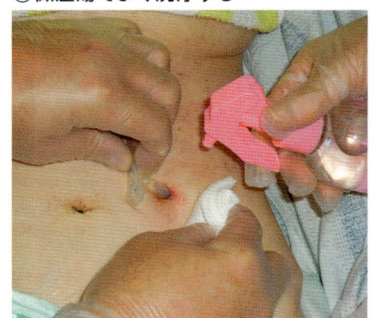

図4 コットンパフによるPEGのケア

①コットンに「Y字」に切り込みを入れる 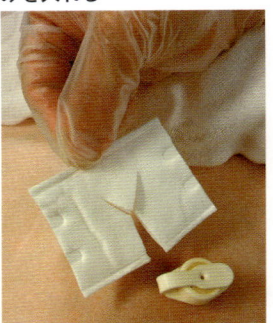
②PEGカテーテルと皮膚のすき間に挿入する 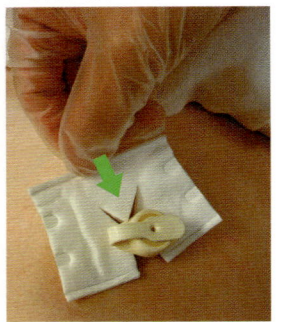
③コットンパフは注入ごとに交換する

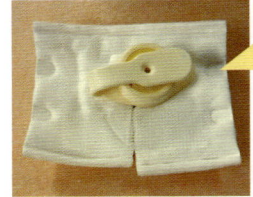

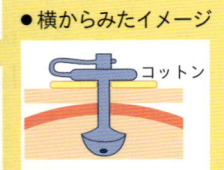

● 横からみたイメージ
コットン

図5 理想的な胃瘻

- 注入前後に、上下可動や回転ができるかを確認する
- ケア後は、外部ストッパーが引っ張られないように押し込む

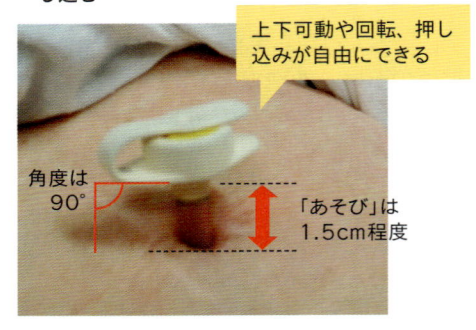

上下可動や回転、押し込みが自由にできる

角度は90°
「あそび」は1.5cm程度

図6 PEGカテーテルの傾斜で生じる皮膚トラブル

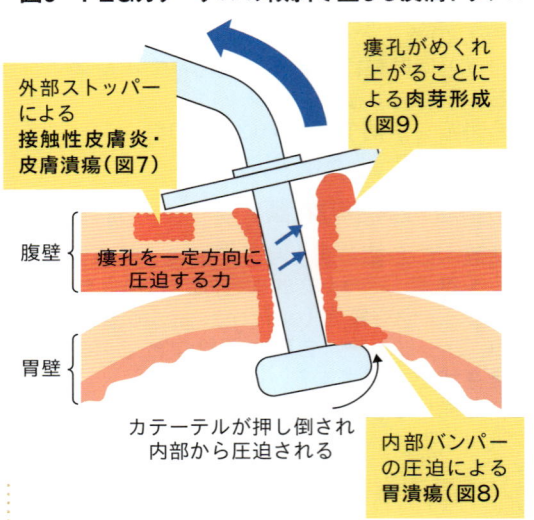

外部ストッパーによる**接触性皮膚炎・皮膚潰瘍（図7）**

瘻孔がめくれ上がることによる肉芽形成（図9）

腹壁　瘻孔を一定方向に圧迫する力

胃壁

カテーテルが押し倒され内部から圧迫される

内部バンパーの圧迫による胃潰瘍（図8）

- スキンケア後、外部ストッパーと体表の間にコットンパフ（Yパフ、図4）を挟み、注入ごとに交換するだけで、瘻孔部の清潔を保てる。

5. カテーテルの固定

- 胃瘻カテーテルは、外部ストッパーと体表との間に1.5cm程度のあそびがあり、自由に上下可動・回転ができ、腹壁に対して垂直であることが理想的である（図5）。
- 胃瘻が斜めに造設されていたり、接続チューブなどでカテーテルが腹壁に対して斜めになっている場合、腹壁には外部ストッパーの接触性による皮膚炎や潰瘍、胃壁には内部バンパーの圧迫による胃潰瘍が生じる可能性がある（図6～8）。また、一方向に圧迫する力がかかることにより、瘻孔がめくれあがり、肉芽を形成する（図9）。滲出液

表2 胃瘻造設による皮膚トラブルに対するスキンケア

発赤部
● 軟膏処置：ベタメタゾン軟膏（外用副腎皮質ホルモン剤）、短期間での塗布 ● 皮膚保護剤：粉状・プロケアー®パウダー ● 皮膚被膜剤：キャビロン™非アルコール性皮膜

びらん・潰瘍
● 軟膏処置：ブクラデシンナトリウム（アクトシン®軟膏2%） ● 皮膚保護剤：粉状・プロケアー®パウダー　板状・ペグケアー®、プロケアー®ソフトウエハー

の多い肉芽、出血を伴う肉芽は、ベタメタゾン軟膏を使用しても改善しない。このような場合には、焼灼治療を行う。電気メスを使用し切除する方法もあるが、20％硝酸銀水で焼灼する方法がある（**図10**）。

- 発赤が生じた場合は、チューブやストッパーの接触による刺激であるのか、消化液や栄養剤の漏れが原因なのかを見きわめることが大切である。原因に対する対策を行ったあと、スキンケアとして軟膏のほか皮膚保護剤／材や皮膚皮膜剤を用いて処置を行い、発赤が消失したらワセリンで保護する。機械的刺激によるびらんや潰瘍などが生じた場合は、軟膏のほか、皮膚保護剤／材を用いてケアを行う（**表2**）。
- チューブ型の場合、外部ストッパーを押し込み固定したあと、スポンジを利用して瘻孔とカテーテルとの関係を垂直に保ち、カテーテルが引っ張れないように固定位置を工夫するとよい（**図11**）。

図7　接触性皮膚炎・皮膚潰瘍
①外部ストッパーによる皮膚炎

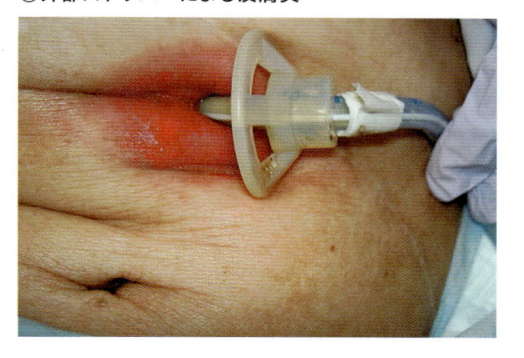

②チューブによる潰瘍形成

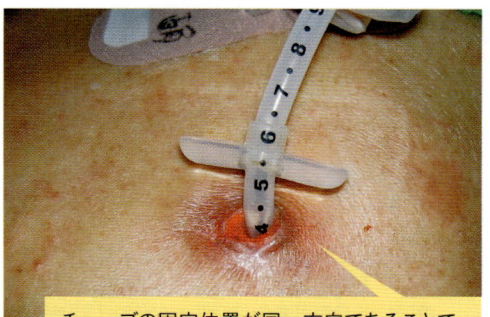

チューブの固定位置が同一方向であることで、潰瘍が形成している
→**対策** 注入ごとに固定位置を変えるとよい

図8　胃潰瘍

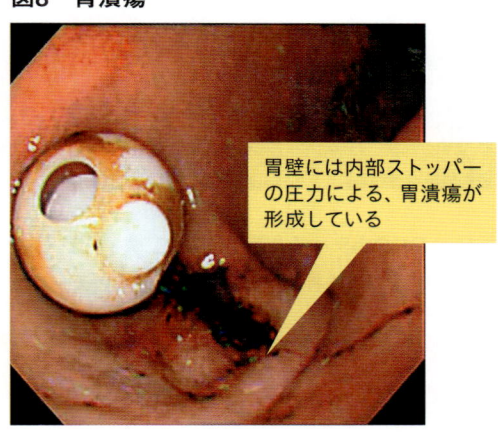

胃壁には内部ストッパーの圧力による、胃潰瘍が形成している

図9　肉芽形成
①チューブ型の例

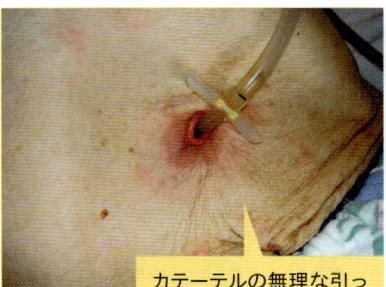

②ボタン型の例

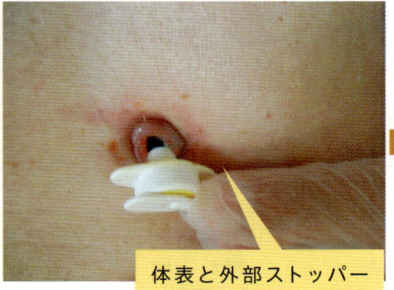

カテーテルの無理な引っ張りにより、全周性に出血を伴う肉芽が形成している

体表と外部ストッパーの距離が短いため、瘻孔に無理な圧力が加わって肉芽が形成している

対策
- 肉芽焼灼処置（図10）
- 軟膏処置（ベタメタゾン軟膏）
- 押し込み固定
- （交換時）シャフト長の変更

図10 滲出液を伴う易出血性の肉芽の焼灼治療

①蒸留水で創部を洗浄し、油脂を取り除く

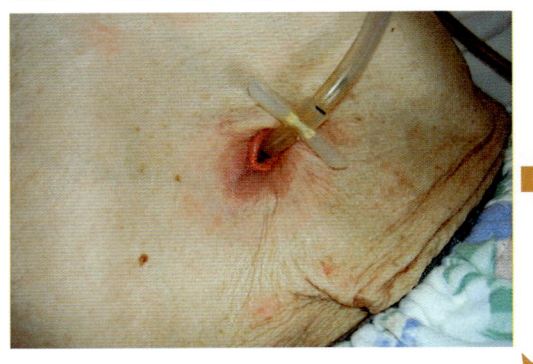

②20％硝酸銀水を用いて肉芽焼灼を行う

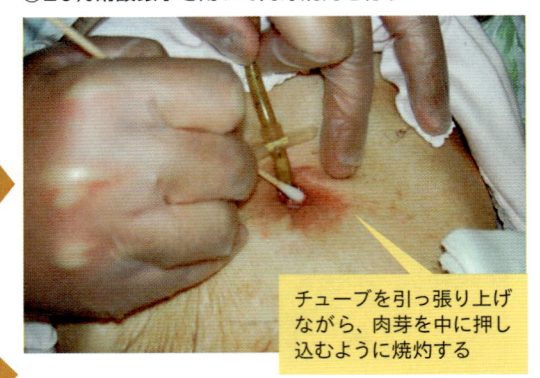

> チューブを引っ張り上げながら、肉芽を中に押し込むように焼灼する

③生理食塩水で緩衝し、ステロイド軟膏を1週間塗布する

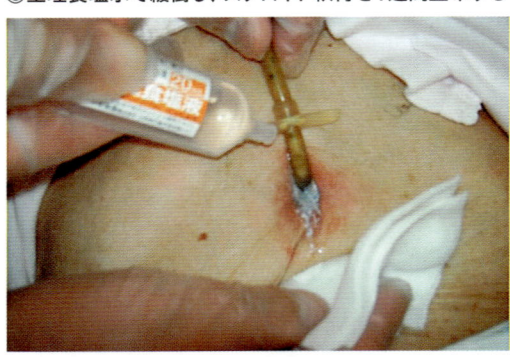

> この処置を1週間ごとに2〜3回行うことで肉芽は消失する

図11 PEGカテーテル固定時の工夫（チューブ型の場合）

①外部ストッパーを押し込み、コットンパフとテープで固定する

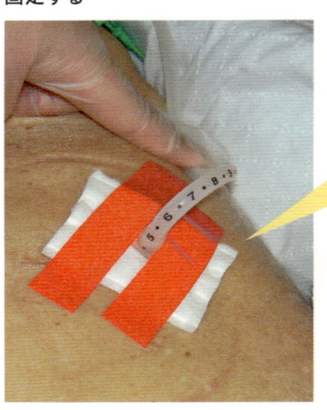

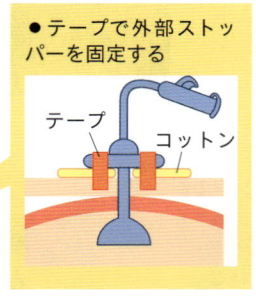

● テープで外部ストッパーを固定する
テープ　コットン

②瘻孔とカテーテルの関係を垂直に保ち、固定を工夫する

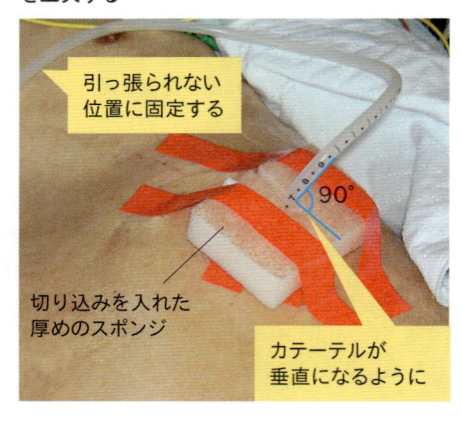

> 引っ張られない位置に固定する
> 切り込みを入れた厚めのスポンジ
> カテーテルが垂直になるように

引用文献
1. 日本静脈経腸栄養学会 編：静脈経腸栄養ガイドライン第3版．照林社，東京，2013：17．
2. Suzuki Y, Tamez S, Murakami A, et al. Survival of geriatric patients after percutaneous endoscopic gastrostomy in Japan. World J Gastroenterol 2010；16(40)：5084-5091．
3. PEGドクターズネットワーク：平成21年度老人保健事業推進費等補助金（老人保健健康増進等事業分）高齢者医療及び終末期医療における適切な胃ろう造設のためのガイドライン策定に向けた調査研究事業報告書．PEGドクターズネットワーク，東京，2010：3．
4. PEGドクターズネットワーク：平成22年度老人保健事業推進費等補助金（老人保健健康増進等事業分）認知症患者の胃ろうガイドラインの作成－原疾患、重症度別の適応・不適応、見直し、中止に関する調査研究－調査研究事業報告書．PEGドクターズネットワーク，東京，2011：5．

❷ 消化器①：上部消化管　カテーテル

経皮経食道胃管挿入術：PTEG

主な適応
- がん性腹膜炎や腫瘍による複数箇所のがん性狭窄による消化管閉塞のうち、ステント挿入、バイパス術、人工肛門造設などの適応のない場合

目的
- 経管栄養、腸管減圧

合併症
- 造設時：造設時の誤嚥に伴う肺炎、出血、誤穿刺による縦隔炎
- 留置中：カテーテルの事故抜去、閉塞、損傷、瘻孔拡大・瘻孔周囲皮膚びらん

抜去のめやす
- 消化管の狭窄や閉塞が解除されれば抜去可能となるが、現実的にはほとんどない

観察ポイント
- **挿入直後**：排液の性状・量、腹痛の有無を観察し、出血時はバイタルサインを測定し、すみやかに医師へ報告する
- **瘻孔周囲**：皮膚表面や瘻孔周囲の出血を観察し、皮膚に発赤や腫脹、びらん、潰瘍などの感染徴候がないか観察する

ケアのポイント
- **カテーテル管理**：適宜、微温湯を用いたフラッシュやミルキングを行う
- **体位**：誤嚥性肺炎や瘻孔周囲の皮膚トラブル予防のため、常に上体を挙上する

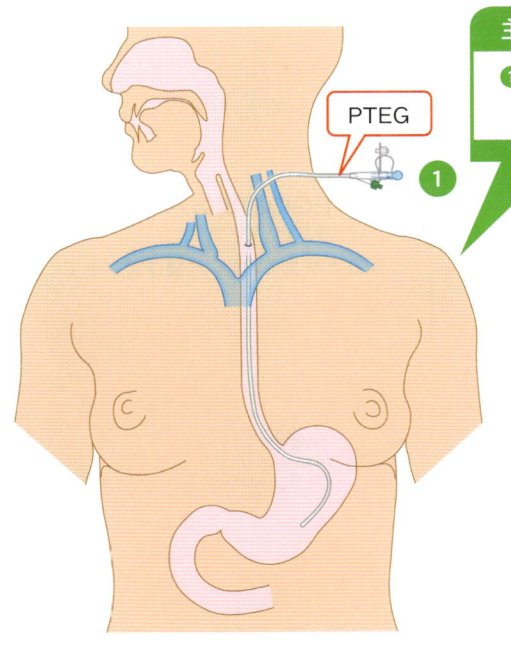

主な挿入経路
① 頸部瘻孔〜消化管閉塞部位のすぐ口側の拡張腸管内

経皮経食道胃管挿入術の定義

- 経皮経食道胃管挿入術（percutaneous transesophageal gastro-tubing：PTEG）とは、超音波ガイド下、X線透視下に頸部食道瘻を造設する手技である。
- 頸部の瘻孔より胃内、十二指腸や小腸内にカテーテルを留置し、経管栄養や腸管減圧が行える[1]。

適応と禁忌

- **適応**：がん性腹膜炎や腫瘍による複数箇所のがん性狭窄による消化管閉塞である[2]。ステント挿入、バイパス術や人工肛門造設などの適応のないものはすべて適応となる。
- **禁忌**：食道静脈瘤のある症例、出血傾向のある症例である。

挿入経路と留置部位

- 挿入は、経鼻で頸部食道内に留置した非破裂型バルーンを経皮的に穿刺し、ガイドワイヤー挿入後にガイドワイヤーに沿って拡張、カテーテルを留置する。
- 留置部位は消化管閉塞部位のすぐ口側の拡張腸管内が望ましく、可能であれば一期的に消化管閉塞部位まで胃管または専用のイレウス管を先進させ、消化管内容をドレナージする。

合併症

- 合併症としては、①造設に伴う合併症、②カテーテル管理に伴う合併症、③頸部皮膚の瘻孔部の合併症、④ドレナージ管理に伴う合併症がある。

1 造設に伴う合併症

- 造設時の誤嚥に伴う肺炎、出血、誤穿刺による縦隔炎がある。いずれも直後から数日内に発症する合併症であり、特に出血は周辺血管損傷による思わぬ大出血を招くことがある。
- 多くの場合、皮膚穿刺部位近傍で起こり、圧迫で出血をコントロールしながらピンポイントに止血を行う必要がある。

2 カテーテル管理に伴う合併症

- カテーテルの事故抜去、閉塞、損傷がある。

①事故抜去

- 事故抜去予防のためには、不用意な牽引を避けるための固定方法の工夫が求められる（**図1**）。
- 造設後約2週間を経過すると、造設ルートに瘻孔が完成し、事故抜去後数時間以内であれば、胃内までなら容易に再挿入可能である。瘻孔完成までの事故抜去の際には、通常のPTEG造設と同じ手技が必要とされる。

②閉塞

- 閉塞は、時間経過とともにカテーテル内腔に腸液や経口摂取した食事内容の残渣が沈着する

図1　PTEGの固定方法

- 瘻孔完成までの間、皮膚に縫合糸で固定しておくとよい

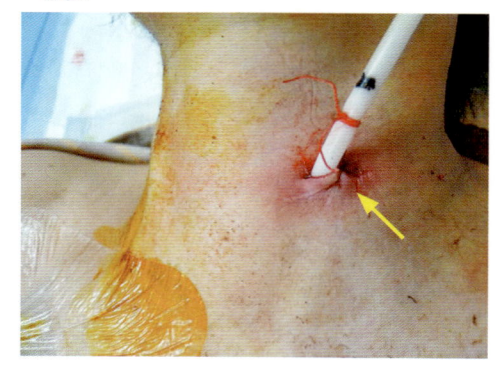

ことにより起こる。
- 適宜、微温湯や10倍希釈食酢によるカテーテル内のフラッシュを行うことで、カテーテル閉塞までの時間を延長するといわれている[3]。
- カテーテル閉塞や屈曲を疑った際には、まずカテーテル内のフラッシュを行う。フラッシュが十分にできない場合には、X線写真で屈曲をチェックし、必要があれば透視下にカテーテルの屈曲を解除する。閉塞時にはカテーテルの交換を行う。

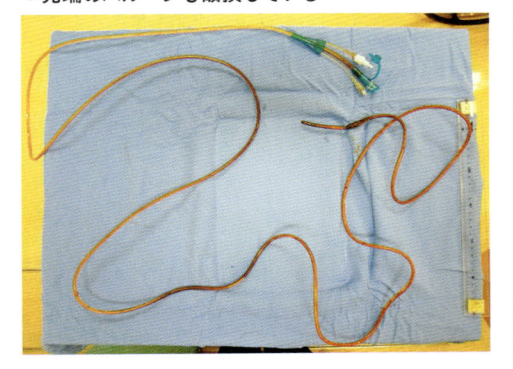

③損傷
- 消化管内にあるカテーテルは消化液により可塑性を減じ、破損しやすくなっている（図2）。

3 頸部皮膚瘻孔部の合併症

- 皮膚瘻孔部の合併症は、カテーテルの固定が不十分なことによる、もしくは皮膚刺入部の感染による瘻孔の拡大、また、それに伴う胃液や胆汁の瘻孔を伝っての逆流による瘻孔周囲皮膚びらんがある。
- ひとたび瘻孔周囲の皮膚びらんが生じると、同部の強い疼痛が生じ、また、さらなる瘻孔の拡大をきたし悪循環となる。予防のために上半身の挙上を常に心がけることや、カテーテル閉塞によるドレナージ不良時にはすみやかなカテーテルの交換が必要である。
- 皮膚びらんや瘻孔部の拡大が生じた際には、同部の洗浄と皮膚保護材貼付などによる皮膚トラブルの管理を行う（図3）。

4 ドレナージ管理に伴う合併症

- PTEGによる良好なドレナージを保つためには、経口摂取した水分量とドレナージした排液量を毎日記録し、排液量の急激な低下が認められた

図2　留置中、消化液により破損したカテーテル
- 消化液によりチューブが硬化し、劣化
- 先端のバルーンも破損している

図3　PTEGによる皮膚トラブルの管理方法
- 皮膚びらんや瘻孔部の拡大時は、瘻孔部に皮膚保護材を貼付する

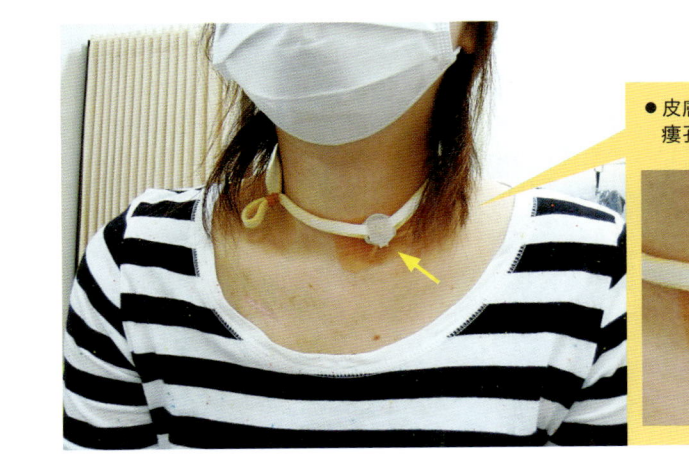

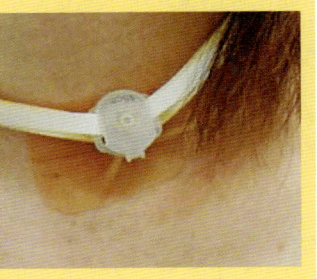

場合はドレナージ不良や閉塞などのカテーテルトラブルを疑う。
- がん性狭窄は、時間の経過とともに複数箇所が出現し、カテーテル先端のさらなる口側の狭窄が生じることもしばしば経験される。カテーテルの閉塞や屈曲がなく、排液量の極端な減少と腹部膨満、嘔気・嘔吐の出現時には透視下に造影を行い、至適ドレナージ位置の確認を行い、カテーテル先端の位置変更を行う。

利点と欠点

- **利点**：局所麻酔のみで造設可能であり、悪性腫瘍の終末期にも安全に施行可能であること、消化管ステント留置に伴う消化管穿孔やステント内の腫瘍増殖に伴う出血や再閉塞がないことである。がん性狭窄部位の増加に伴うドレナージ不良時には、透視下にカテーテル先端位置を容易に変更できることも利点である。また、カテーテル内を通過する流動食などは、ドレナージさえ可能であれば経口摂取ができ、QOLも良好である。
- **欠点**：あくまでも経鼻胃管の代用であり、経鼻胃管以上の効果は期待できないことである。前述と重複するが、経口摂取はカテーテルでドレナージできる範囲内であり、栄養摂取に関しては経静脈的栄養が必須である。そのため、適応は厳密に定めるべきであり、消化管バイパス術や人工肛門造設、ステント挿入が可能であり、腸管での栄養が可能な場合にはQOLを考慮し、そちらを優先すべきである。

（永田 仁、小川絢子）

ケアのポイント

1. 出血
- 刺入部近くに頸動脈などの血管が走行しているため、排液の性状や量、腹痛の有無を観察し、出血時はバイタルサインを測定しすみやかに医師へ報告する。
- 皮膚表面の出血、瘻孔周囲の皮下出血がないか観察する。

2. 瘻孔感染
- 皮膚に発赤や腫脹、びらん、潰瘍などがないか観察する。
- 感染が疑われたときは、バイタルサインと合わせて医師へ報告し、処置の方法を検討する。

3. 事故抜去
- 造設直後は瘻孔が完成していないため、特に注意を要する。どの部位に挿入されているか、皮膚からの長さを確認して十分なテープ固定を行う（図4）。
- 抜去に気づいたら、ただちに医師へ報告し、瘻孔閉鎖を予防する処置を行う。

4. 体位
- 逆流による誤嚥性肺炎の予防や瘻孔周囲のスキントラブル予防のため、常に上体を挙上する（逆流症状を防ぐ角度は個人差があるため調整する）。

5. スキンケア
- 瘻孔が完成したあとは、刺入部の消毒は不要である。1日1回は水道水で周囲を清拭し、清潔を保つ。
- 汚れが落ちにくいときは、弱酸性の石けんで拭き取るか洗い流す。シャワー浴や入浴に制限はない。

6. 口腔ケア
- 唾液分泌量が少なくなり、口腔の自浄作用が低下する。誤嚥性肺炎防止のためにも、食事をしていなくても歯みがきをしたり、嚥下運動がスムーズにできるよう口腔保湿剤を用いるなど、口腔内の清潔に努める。

7. カテーテル閉塞
- カテーテルの閉塞を予防するために、適宜微温湯または10倍希釈食酢でフラッシュしたり、カテーテルをミルキングして排液を促す。
- 閉塞が改善しない場合は、すみやかにカテーテルを交換する。

図4 PTEGの固定方法

①通常の固定

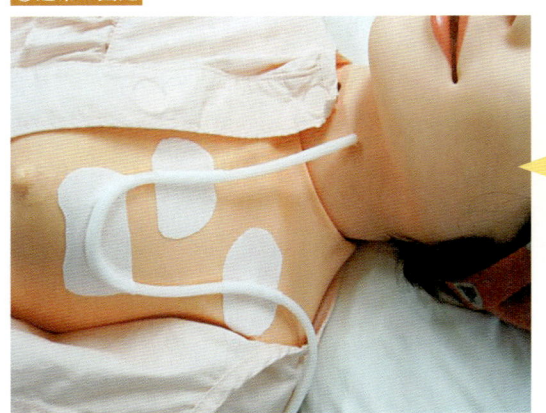

- カテーテル閉塞の原因となるような屈曲が生じないように固定する
- カテーテルに不用意な牽引が加わった際に、簡単に刺入部まで牽引が及ばないように複数箇所を留める

②テープによるスキントラブルが生じやすい場合

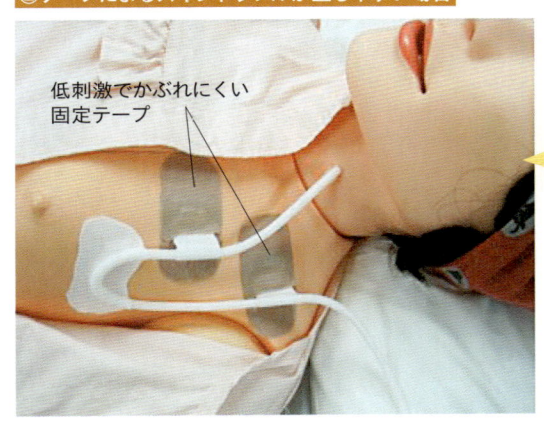

低刺激でかぶれにくい固定テープ

- 固定テープの刺激によるスキントラブルを生じやすい患者には、スキントラブルを生じにくい素材を用いる

引用文献
1. 大石英人, 進藤廣成, 城谷典保, 他：経皮経食道胃管挿入術（PTEG：ピーテグ）；その開発と実際. IVR会誌 2001；16(2)：149-155.
2. 永田仁, 高木和俊, 窪田敬一：PEGの禁忌症例以外のPTEGの適応. 亀岡信悟 監修, 大石英人 編, 経皮経食道胃管挿入術 適応から手技・管理の実際まで, 永井書店, 大阪, 2008：38-39.
3. 高橋美香子：カテーテルを長持ちさせるためのコツ, PTEG留置チューブの管理. 亀岡信悟 監, 経皮経食道胃管挿入術－適応から手技・管理の実際まで, 永井書店, 大阪, 2008：143-147.

参考文献
1. 大石英人：PTEGって何？どうするの？. 東口高志 編, 徹底ガイド胃ろう（PEG）管理Q＆A, 総合医学社, 東京, 2011：51-53.
2. 新槇剛：療養を支援するIVR①経皮胃瘻造設術（PG）・経皮的食道胃管挿入術（PTEG）. プロフェッショナルがんナーシング2014；4(1)：14-15.

❷ 消化器②：肝胆膵　ドレーン

肝胆膵手術後ドレナージ

主な適応
- 開腹（腹腔鏡下）肝切除、膵頭十二指腸切除（PD）、開腹（腹腔鏡下）膵体尾部切除（DP）

目的
- 術後出血や肝切除後の胆汁漏、膵切除後の膵液瘻などの異常を早期発見・治療する
- 造影検査や洗浄処置が可能となり、合併症の重症化を防ぐ

合併症
- ドレーンによる出血、逆行性感染

抜去のめやす
- 肝切除：通常、腹水が300mL/日以下程度になれば抜去可能
- 膵頭十二指腸切除・膵体尾部切除：膵液瘻が認められなければ抜去可能、膵液瘻が治癒傾向の場合は1週間を目処に抜去。膵液瘻が長期化した場合および感染時はドレーンの交換・洗浄を実施

観察ポイント
- **排液の性状**：血性、胆汁漏（黄色または緑がかった色）、膵液瘻（くすんだ灰色）、膿性は異常
- **経時的な変化**：血性の濃淡、排液量、バイタルサイン、疼痛なども経時的に観察する

ケアのポイント
- **ドレーン閉塞**：屈曲・閉塞により、腹腔内漏出や閉塞性膵炎などのトラブルが生じるため注意する
- **固定部**：膵液を含む滲出液で皮膚トラブルを生じた場合は、皮膚保護材や消炎鎮痛薬の使用を検討する

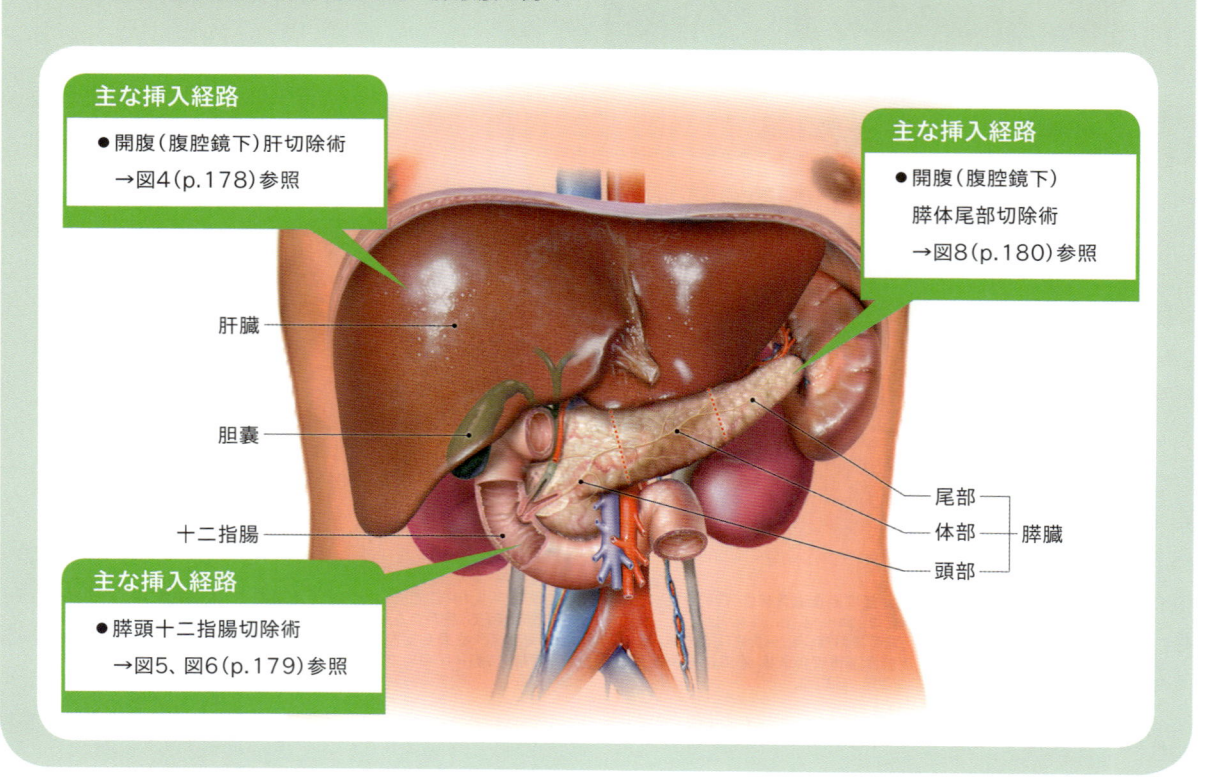

主な挿入経路
- 開腹（腹腔鏡下）肝切除術
  →図4（p.178）参照

主な挿入経路
- 開腹（腹腔鏡下）膵体尾部切除術
  →図8（p.180）参照

主な挿入経路
- 膵頭十二指腸切除術
  →図5、図6（p.179）参照

肝臓／胆嚢／十二指腸／尾部／体部／頭部／膵臓

- わが国では、腹部外科手術後には切除部位近傍にドレーンを留置することが一般的であり、これは肝胆膵外科領域でも同様である。
- 肝胆膵手術後ドレナージは、ドレーンの留置部位、留置するドレーンの種類、留置期間などに一定の基準は存在しない。そのため、医師や施設ごとにドレナージ管理を行っているのが実情である。近年は前向きランダム化試験などの結果に基づき、ドレーンの留置法、留置期間についてもある程度のコンセンサスが得られるようにもなってきている。
- 本稿では肝胆膵領域におけるドレナージ管理の原理、原則について触れたあとに、当施設で行っているドレナージ管理法の実際を解説する。

肝胆膵手術後ドレナージの定義と目的

- 手術中に留置するドレナージの目的・意義として、①術後腹腔内の情報を得るための情報（インフォメーション）ドレナージ、②術後合併症が起こった場合の治療的ドレナージ、の2つが考えられる。したがって、肝胆膵手術後ドレナージは、術後液体貯留をきたしやすい部位や、合併症をきたした場合に重要であると考えられる部位に留置される。

1 情報ドレナージ

- 肝胆膵手術後に求められる情報としては、術後出血・肝切除後の胆汁漏・膵切除後の膵液瘻の有無、また全体としての腹水量のカウントが挙げられる。したがって、これらのチェックポイントで異常がみつかった場合は、ドレーンを抜去せず経過を慎重に観察するか、あるいはただちに治療のための処置（止血処置や内視鏡的胆道ドレナージ、ドレナージ目的の再手術など）を行うことになる。一方、異常が認められない場合は、ドレーンは時期をみて抜去されることになる。
- 以前は、特に異常所見を認めない場合でも術後ドレナージは長期留置されることが多かった。しかし、近年は長期留置の弊害（後述）も指摘されており、ドレーンは早期に抜去される傾向にある。
- 当施設においても、肝切除後切離面に置いたドレーンを以前は1週間以上留置していたが、最近は合併症の可能性が少ないと考えられる症例では術後3日目で抜去、さらには翌日抜去と留置期間を短縮してきており、現在のところ早期抜去に起因する問題は認められていない。

2 術後合併症に対する治療的ドレナージ

- 術後合併症が明らかとなった場合、ドレーンが適切に留置され、腹腔内に貯留液が停滞しない状況が得られれば、合併症の重症化を予防することが可能である。実際、出血性の合併症を除き、肝切除の胆汁漏や、膵切除後の膵液瘻の多くはドレーンの長期留置による治療が行われることが多い。
- あらかじめ洗浄可能なルートを備えたドレーンなどを留置しておくと、高濃度の膵液貯留が危惧される部位などに対し、洗浄を行うことも可能である。通常のドレーンであっても、その内腔にさらに細径のカテーテルを通して造影検査や、洗浄処置を行うことが可能である。

適応と禁忌

① **開腹肝切除**：原発性肝腫瘍、転移性肝腫瘍のほか、肝良性腫瘍の一部、肝門部領域胆管癌、胆嚢癌の一部などが適応疾患となる。

② **腹腔鏡下肝切除**：適応となる疾患は、開腹肝切除の場合と同様であるが、胆管癌が適応となることは少ない。当科では、おおよそ①外側区域切除、および、②外側区域もしくはS4、S5、S6の部分切除を適応としている（図1）。

③ **膵頭十二指腸切除（pancreatic duodenectomy：PD）**：膵頭部領域の腫瘍、主に膵頭部癌、遠位

胆管癌、乳頭部癌、十二指腸癌などが適応となる。膵頭十二指腸切除は手術侵襲が大きいため、患者の年齢や全身状態（performance status：PS）を十分考慮して手術適応を決定する必要がある。

④ **開腹（腹腔鏡下）膵体尾部切除**：膵体尾部の腫瘍、主に膵体尾部癌、膵嚢胞性腫瘍などが適応となる。腹腔鏡下膵切除は現在のところ、良性、低悪性度腫瘍に対して保険適用とされており、通常型膵癌は保険適用となっていない。

挿入経路と留置部位

- 術式によって異なるため、後述する。

合併症

1 ドレーンによる出血

- ドレーンの留置部位が適切でないと、ドレーンによる摩擦や圧迫により思わぬ合併症をきたすことがある。これは特に硬い材質のドレーンを用いた場合に注意が必要である。硬質のドレーンは、処置や入れ替えなどの手技の際に有利であるが、ドレーン先端が肝離断面や横隔膜、血管断端などに突き当たっていると、出血をきたすことがある。そのため、術後直後のみならず、引き抜きを行っている途中も注意が必要である。
- 筆者らは、膵頭十二指腸切除後に膵上縁、膵下縁に硬質のドレーンを留置するが、膵実質の損傷を避けるため、ペンローズドレーンを膵実質と硬質ドレーンの間にくるように留置するなどの工夫を行っている。

2 逆行性感染

- ドレナージによる逆行性感染は、予防可能な合併症の1つである。現在、術後ドレナージは閉鎖式に行うことがほとんどであるが、それでも長期留置に伴い逆行性感染のリスクは上昇する。
- 接続部を外して処置を行う場合、排液を廃棄する場合は消毒を行い、感染を予防する。また、前述の通り、特に合併症の徴候がない場合はドレーンを早期抜去することが逆行性感染予防には最も重要である。

図1 肝区域

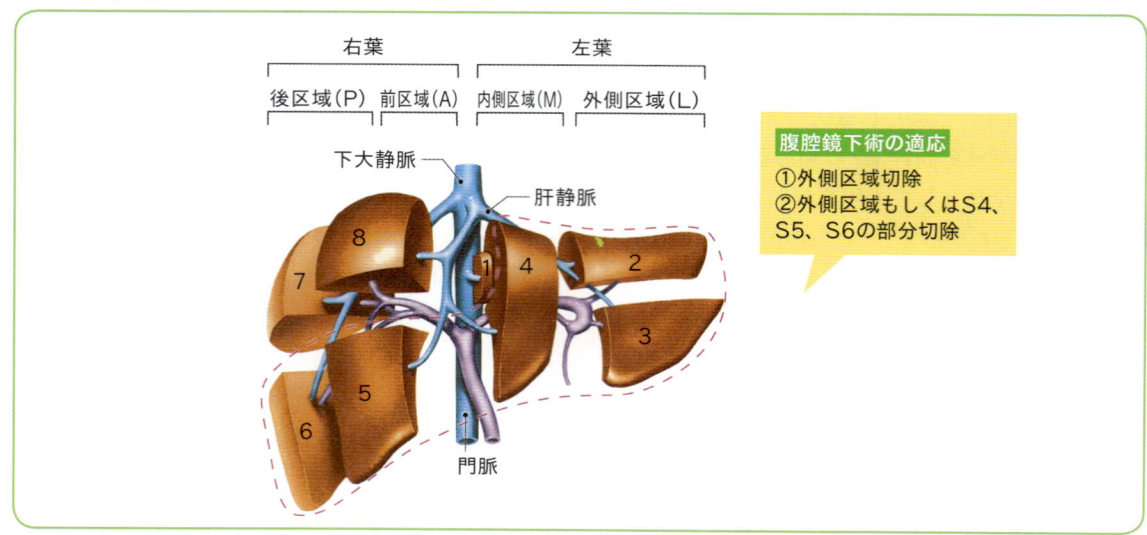

右葉：後区域（P）／前区域（A）
左葉：内側区域（M）／外側区域（L）

下大静脈　肝静脈　門脈

腹腔鏡下術の適応
① 外側区域切除
② 外側区域もしくはS4、S5、S6の部分切除

利点と欠点

- **利点**：排液の観察、腹水カウントにより術後合併症など異常の早期発見・治療ができ、合併症発症時には適切なドレナージによりその重症化を予防することが可能である。
- **欠点**：出血や逆行性感染といった合併症のリスクがあり、現在では必要性のないドレーンは早期に抜去される傾向にある。

術後ドレーン管理の実際（表1）

1 開腹肝切除

①目的

- 肝切除後のドレーン留置の目的は、主に、①術後出血、術後胆汁漏のモニタリング、②腹水量のカウント、③胆汁漏発生時の胆汁ドレナージである。

②挿入

- 肝切除に際しては、1つの肝離断面に対し1本のドレーンを挿入するのが原則である。
- 挿入するドレーンの種類は、施設によりさまざまであるが、筆者らは硬質の三孔先穴ドレーン24Fr（図2）を用いている。

図2　ファイコン 三孔先穴ドレーン

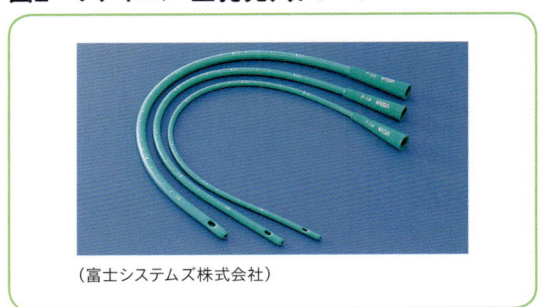

（富士システムズ株式会社）

表1　肝胆膵手術後ドレナージ管理の実際

	開腹（腹腔鏡下）肝切除	膵頭十二指腸切除（PD）	開腹（腹腔鏡下）膵体尾部切除（DP）
①目的	●術後出血、術後胆汁漏のモニタリング ●腹水量のカウント ●胆汁漏発生時の胆汁ドレナージ	●膵液瘻、出血性合併症のモニタリング ●膵液瘻発生時の膵液ドレナージ	●膵液瘻、出血性合併症のモニタリング ●膵液瘻発生時の膵液ドレナージ
②挿入	①肝断端面1か所につき、1本挿入 ●（腹腔鏡下）ポート挿入部からドレーン留置	①膵管（主膵管） ②腸瘻（空腸Roux-Y脚） ③膵上縁 ④膵下縁 ⑤胆管空腸吻合の背側	①膵上縁 ②膵断端 ③左横隔膜下 ●（腹腔鏡下）膵上縁の留置が難しい場合：ドレーンを2本（膵断端と左横隔膜下）にする場合あり
③管理	●閉鎖式、低圧持続吸引システムに接続	●三孔先穴ドレーンを使用 ●膵液瘻が治癒するまで、膵液を確実にドレナージする ●排液の性状・量の観察に加え、排培養検査、アミラーゼ値測定を繰り返す	●排液の性状・量の観察はPDと同様に必須（培養検査、アミラーゼ値測定を適宜行う） ●術後膵液瘻が遷延する場合、ドレーン留置のまま、洗浄を開始 ●多量の膵液瘻：内視鏡を用いた経乳頭的膵管ドレナージも考慮
④抜去のめやす	●通常、腹水が300mL/日以下で抜去（合併症なしの場合、早期抜去が望ましい） ●（開胸手術時）右胸腔ドレーンの排液が200mL/日以下で抜去	●胆管空腸吻合部ドレーン：胆汁漏がなくなれば抜去 ●膵周囲：膵液瘻が治癒傾向の場合、1週間をめどに抜去 ●膵管：二期再建術の場合、一期後そのまま留置	●膵液瘻が治癒傾向となれば、③左横隔膜下→②膵上縁→①膵断端の順に抜去

図3 転移性肝癌に対する複数箇所の肝部分切除後のドレーン留置法

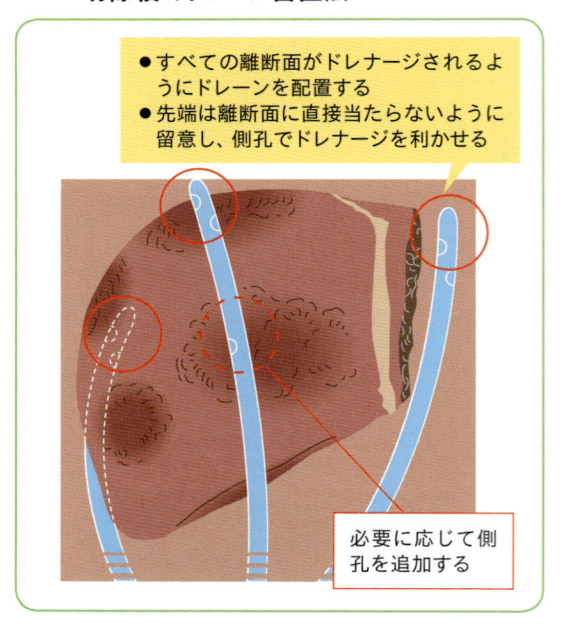

- すべての離断面がドレナージされるようにドレーンを配置する
- 先端は離断面に直接当たらないように留意し、側孔でドレナージを利かせる

必要に応じて側孔を追加する

図4 右肝（肝右葉）切除後のドレーンの配置

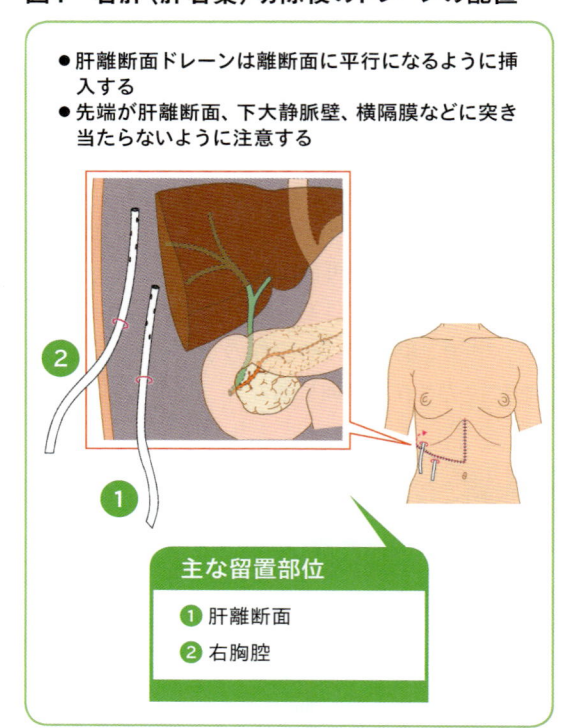

- 肝離断面ドレーンは離断面に平行になるように挿入する
- 先端が肝離断面、下大静脈壁、横隔膜などに突き当たらないように注意する

主な留置部位
1. 肝離断面
2. 右胸腔

- 硬質ドレーン挿入時には、先にも述べた通り、先端が肝離断面や横隔膜、下大静脈などの血管に直接突き当たらないような注意が必要である。通常、肝離断面の上を乗り越えて先に先端がくるように留置し、側孔でドレナージを利かせるようにする（図3、4）。

③管理

- ドレーンは閉鎖式バックにつなぎ、管理する。当科では低圧持続吸引システムを接続している。

④抜去のめやす

- 通常、腹水が300mL/日以下程度になれば、利尿薬などによる腹水コントロールが可能となるため、抜去可能と考えられる。
- 前述の通り、特に合併症を伴わない症例では、ドレーンは早期抜去が望ましく、最短で術翌日の抜去も可能である。
- 開胸手術となった場合は右胸腔にドレーンを留置するが、排液量が200mL/日以下となったら抜去する。その際、空気を引き込んで気胸とならないように注意する。

2 腹腔鏡下肝切除

①目的

- 開腹時と同様である。

②挿入

- 腹腔鏡下切除の場合も、開腹の場合と同じ材質のドレーンを肝離断面に留置する。ただし、通常、ポート挿入部からドレーンを留置するため、最短の経路とはならないこともあり、逸脱がないかX線画像で定期的にチェックする。

③管理・抜去のめやす

- 開腹時との違いは設けていない。

3 膵頭十二指腸切除

①目的

- 膵頭十二指腸切除（PD）術後の最も重大な合併

図5 膵頭十二指腸切除（PD）の再建方法（一期再建、東大肝胆膵外科方式）

- 膵空腸吻合(A)、胆管空腸吻合(B)、残胃空腸吻合(C)、空腸空腸吻合(D)の4か所の吻合を行う
- ❶主膵管内に挿入する膵管ドレーン、❷空腸内に留置する腸瘻チューブ（最近は経管栄養が可能となるように2本挿入している）を挿入し、❸膵上縁、❹膵下縁、❺胆管空腸吻合部、の3か所にドレーンを留置する

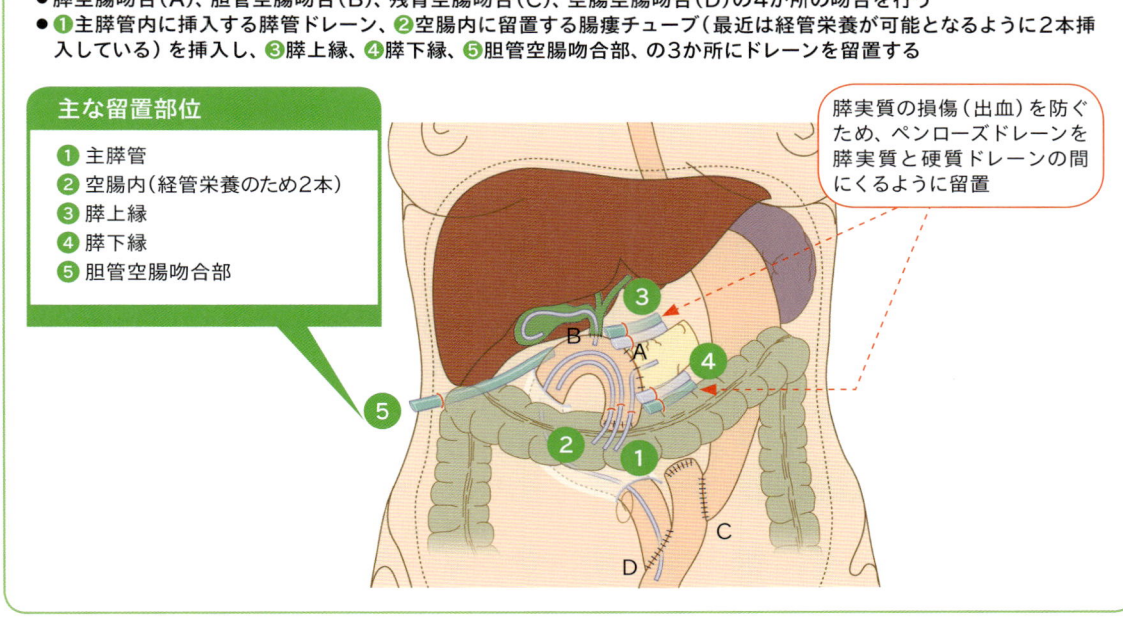

主な留置部位
- ❶ 主膵管
- ❷ 空腸内（経管栄養のため2本）
- ❸ 膵上縁
- ❹ 膵下縁
- ❺ 胆管空腸吻合部

膵実質の損傷（出血）を防ぐため、ペンローズドレーンを膵実質と硬質ドレーンの間にくるように留置

図6 膵空腸吻合を二期的に行う場合（二期再建）

- 二期目の手術まで、❶膵管ドレーンは単独で正中創から腹腔外に誘導するようにしておく

❸膵上縁
❹膵下縁
❶主膵管
❺胆管空腸吻合部
❷腸瘻

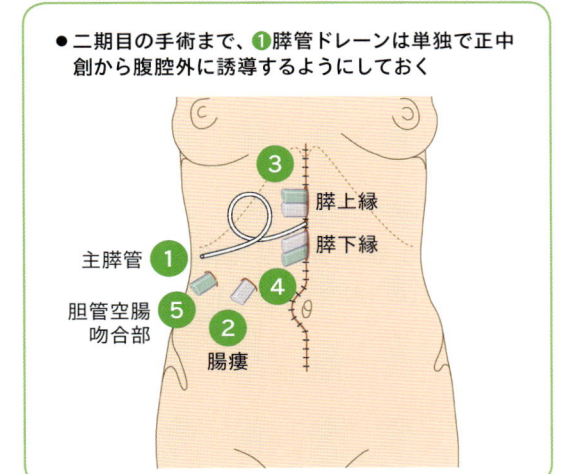

図7 PD術後の腹壁

- ❶主膵管内に挿入する膵管ドレーン、❷空腸内に留置する腸瘻チューブ（経管栄養も行えるよう2本挿入）を挿入し、❸膵上縁、❹膵下縁、❺胆管空腸吻合部、が腹腔外に誘導されている。本症例は肝切除も同時に行ったため、肝離断面にもドレーンが挿入されている（❻）

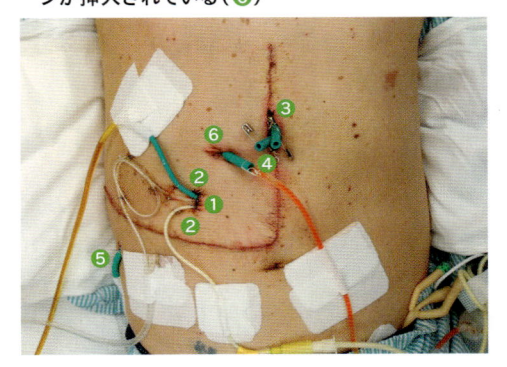

症は膵液瘻およびそれに関連する出血性合併症であり、術後ドレナージの役割は非常に大きい。

②挿入

- PDの再建方法はさまざまであるが、当科ではルーワイ（Roux-Y）脚を作成しての膵空腸吻合、胆管空腸吻合、残胃空腸吻合、そして空腸空腸吻合を行っている（図5）。したがって、主膵管内に挿入する膵管ドレーン（図5-❶）および空腸Roux-Y脚に挿入する腸瘻チューブ（図5-❷）に加えて、膵周囲（膵上縁と膵下縁の2か所）（図5-❸、❹）、胆管空腸吻合の背側（図5-❺）にド

図8　膵体尾部切除(DP)術後のドレーン留置位置

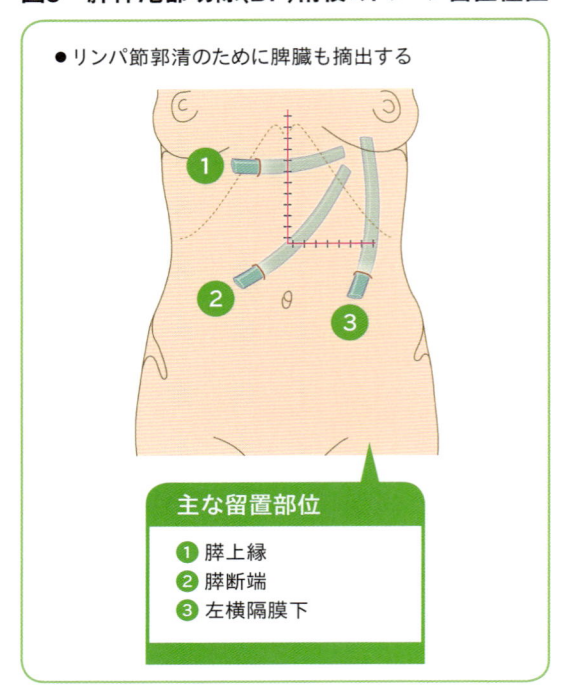

● リンパ節郭清のために脾臓も摘出する

主な留置部位
❶ 膵上縁
❷ 膵断端
❸ 左横隔膜下

レーンを留置することを原則としている。
● 膵実質がやわらかく、重症膵液瘻のリスクが高いと考えられる症例には、膵空腸吻合を3か月後にあらためて行う二期再建法を採用しており、その際には一期目の術後には膵管ドレーン（図5-❶）はそのまま腹腔外に誘導されることになる（p.179図6）。

③管理

● 膵切除後の膵液瘻を完全に予防することは現在も困難であり、膵液瘻が治癒するまでの間、膵液を確実にドレナージすることが求められる。
● 筆者らはPD術後も同じく三孔先穴ドレーンを用いており、排液の性状、排液量を観察するとともに、排液の培養検査、アミラーゼ値の測定を繰り返す（p.179図7）。
● 排液の性状が「ピンク色」～「血性」に変化した場合、仮性動脈瘤（切迫）破裂の可能性を考慮し、緊急CT検査を行う。また膵管ドレーンの排液量が急に増加、減少するのも重大な合併症のサインであり、排液量に変化がみられた場合はただちにX線撮影を行い、ドレーンの位置を確認することが必要である。
● 二期再建前に膵管ドレーンが逸脱してしまった場合は、緊急手術を行って再挿入しなければならない。

④抜去のめやす

● 胆汁漏が認められない場合は、胆管空腸吻合部ドレーン（図5-❺）は抜去可能である。
● 膵液瘻が治癒傾向にある場合は、1週間をめどに膵上縁、膵下縁ドレーン（図5-❸、❹）の抜去を考慮する。
● 膵液瘻が長期化する場合、感染を伴う場合は、透視下にドレーンの入れ替えを行うとともに、交換後1週間目ごろよりドレーンの洗浄（間欠的洗浄または持続的洗浄）を行う。

4　開腹膵体尾部切除

①目的

● 開腹膵体尾部切除（distal pancreatectomy：DP）術後における最大の問題は膵液瘻のコントロールである。

②挿入

● 膵上縁（図8-❶）、膵断端（図8-❷）、左横隔膜下（図8-❸）の3本のドレーンを留置することを原則としている。
● 膵上縁ドレーン（図8-❶）は正中近くから小網を貫いて挿入する。この場合も各ドレーン先端が門脈壁や上腸間膜動脈壁、横隔膜に突き当たらないような配慮が必要である。

③管理

● 排液の性状、排液量の測定はPDの場合と同様に必須であり、培養検査、排液のアミラーゼ値測定を適宜行う。
● 術後膵液瘻が遷延する場合、ドレーンは留置のまま、洗浄を開始する。膵液瘻の量が多い場合、内視鏡を用いた経乳頭的膵管ドレナージ

(→p.207参照)も考慮する。

④抜去のめやす
- PDの場合と同様、膵液瘻が治癒傾向となった時点で、❸左横隔膜下ドレーン→❶膵上縁ドレーン→❷膵断端ドレーンの順に抜去する。

5 腹腔鏡下膵体尾部切除

①目的
- 開腹時と同様である。

②挿入
- 腹腔鏡下にDPを行う場合も、ドレーン留置の部位、本数は開腹の場合と同様に行っているが、膵上縁ドレーンの留置が難しい場合はドレーンを2本(膵断端ドレーンと左横隔膜下ドレーン)にする場合もある。

③管理・抜去のめやす
- 術後管理の方法は開腹時と同様である。さまざまなデバイスを用いた膵切離が報告されているが、膵液瘻の頻度には大差ないため、中等症以上の膵液瘻は一定の割合で必ず発生すると考えて、術後管理にあたるべきである。

*

- ドレーンは術中に適切な場所に留置してくることがすべての根本であるが、術式に応じてどのような合併症、異常が想定しうるのかを考えたうえでの的確な観察、測定、そしてその記録が重要である。
- 重大な合併症の早期発見・治療ももちろんドレーンの重要な役割であるが、役割を終えたドレーンの早期抜去の必要性も強調しておきたい。

(青木 琢、河野義春、國土典宏、白澤亜季、水野真理子)

ケアのポイント

- ドレーンを管理するうえで重要なことは、排液の性状や量を経時的に観察、記録し、異常を早期に発見することである。そのために、それぞれのドレーンの役割、排液の正常を知っておく必要がある。

1. 排液の観察(表2、図9)

①肝切除後の性状
- 肝離断面ドレーンからは、通常「淡血性」〜「漿液性」(図9-①)の排液があり、徐々に排液量が減少し、「血性」が薄まる。
- 出血がある場合は、血性の排液が100mL/時ほどあることがめやすだが、血性の排液

図9 排液の色(一例)

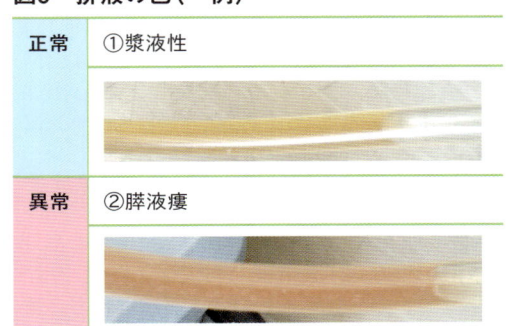

正常	①漿液性
異常	②膵液瘻

表2 肝胆膵手術後ドレナージにおける排液の性状

術式	正常	異常
肝切除	●淡血性〜漿液性(300mL/日以下) ●徐々に減量し、血性が薄まる	●出血:血性(100mL/時) ●胆汁漏:胆汁色や緑がかった色
膵切除	●無色透明(100〜200mL/日) ●PD一期再建時:腸液混じり、薄ピンク ●PD二期再建時:薄ピンク	●出血:血性、ワインレッド色 ●膵液瘻:くすんだ灰色 ●感染:膿性(汚臭あり)

図10 膵断端ドレーン固定部の実際
①固定用テープを貼付した上に、さらにテープでΩ型に固定する 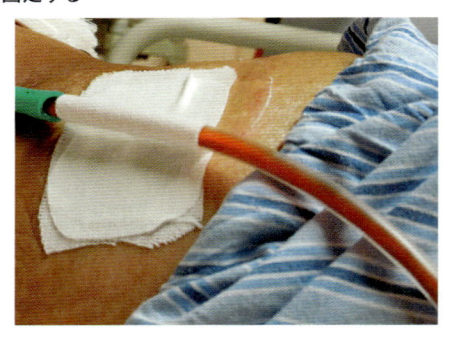
②切り込みを入れたテープを①の反対から差し込み、重ねて固定する

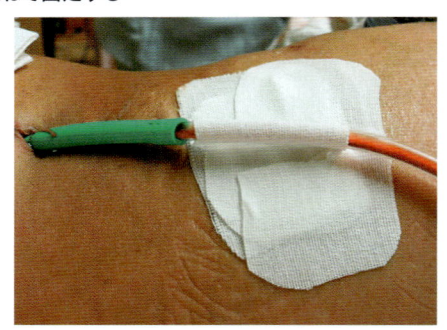

が少量であっても腹腔内に貯留している場合もあるため、血性の濃淡、時間あたりの排液量、バイタルサイン、疼痛の有無を観察し医師に報告する。
- 胆汁漏の場合は、排液は「胆汁色」や「緑がかった」ような性状になる。腹痛の有無、発熱などの腹膜炎の症状に注意する。

②膵切除後の性状
- 排液される膵液は通常「無色透明」で、残膵の状態にもよるが1日に100～200mLほど排液される。
- 膵臓を切離すると膵液瘻（図9-②）は多かれ少なかれ起こるが、悪化した場合は出血にも注意が必要である。「くすんだ灰白色」は膵液が漏出した色、汚臭のある「膿性」排液は感染、「血性」「ワインレッド色」は出血が疑われる。術後1週間程度してから出血を起こすこともあるため、膵管ドレーンに加え、各吻合部ドレーン、膵上下縁ドレーンなどの排液の性状は、経時的に観察する必要がある。
- PD一期再建の場合、主膵管の状況により排液の性状は「腸液混じり」や「薄ピンクがかっている」こともあるが、急激な性状・量の変化は異常である。
- 二期再建の場合は、膵管ドレーンの排液が完全外瘻のため、「薄ピンク」～「血性」への変化や急な排液増加・減少は重大な合併症のサインである。

③排液量
- いずれの場合も、ドレーンの屈曲や閉塞、逸脱により排液がなければ、腹腔内漏出や閉塞性膵炎となってしまう。こまめなドレーントラブルの有無、排液量、性状、ガーゼ滲出の観察が重要であり、変化時はすみやかに医師に報告する。
- 腸瘻は流出の増減があるが、前日の排液量と比べて、急な流出減少、発熱、腹痛が出現した場合はドレーンの閉塞や逸脱も疑われるため、医師に報告する

2. ドレナージの管理
- 誤抜去や縫合の有無は、各勤務帯で必ず確認する。またドレーンが誤抜去や逸脱した場合は再手術となることもあるため、移乗や体位変換時は、屈曲や誤抜去、ドレーン陥入などのトラブルが起こらないように慎重に取り扱う。
- 縫合箇所の確認、固定方法（図10）、Gボトル（排液ビン）が接続されている場合は、空気孔が閉塞していないか注意する。

3. 固定部のケア
- ドレーン固定を確認した際は、あわせてテープかぶれや皮膚の状態も観察をする。
- 皮膚に膵液が多く混入した滲出液が付着した場合は、強力な消化液により皮膚のびらんや発赤、疼痛を生じることもある。皮膚保護材の貼付や消炎鎮痛効果のある薬剤の塗布などを検討する。

4. in-outバランスの把握
- 肝硬変患者、特に肝移植レシピエントでは、術後連日数千mLの腹水がみられることが珍しくない。in-outバランスを確実に把握することにより、バイタルサインの急激な変動を防ぐ。

❷ 消化器②：肝胆膵　ドレーン

経皮経肝胆嚢ドレナージ：PTGBD

主な適応
- 急性胆嚢炎、閉塞性黄疸

目的
- 胆汁のドレナージ

合併症
- 術中〜直後：徐脈・ショック、菌血症、気胸
- 術直後〜数日：腹腔内出血・肝内血腫、胆汁性腹膜炎
- 術後数日以降：ドレーン閉塞・逸脱、脱水・電解質異常、凝固障害

抜去のめやす
- 術後2週間以上経過し、瘻孔形成および胆嚢管開存が確認されれば抜去可能

観察ポイント
- 排液の色：胆汁が緑色の場合、感染もしくは閉塞・逸脱の可能性がある

ケアのポイント
- 感染時：重篤な場合、敗血性ショックを招くため、バイタルサイン、腹痛、採血データで炎症反応を確認する
- 閉塞時：屈曲の有無を確認し、ミルキングローラーでミルキングを行う

主な留置部位
1. 右肋間〜胆嚢の頸部寄り3分の1

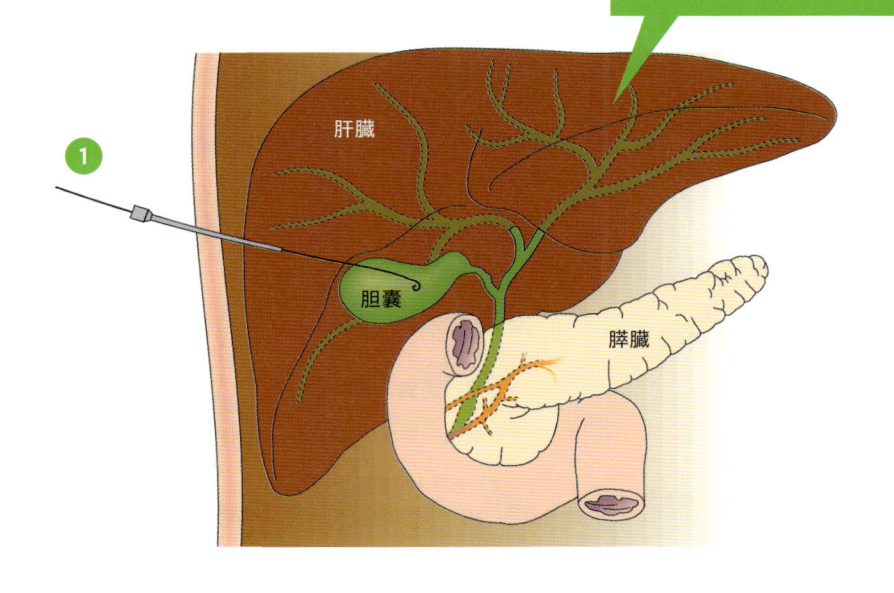

経皮経肝胆嚢ドレナージ (PTGBD) の定義

- 経皮経肝胆嚢ドレナージ(percutaneous transhepatic gallbladder drainage：PTGBD)は、胆嚢をドレナージする方法の1つである。
- 右肋間の皮膚から、肝臓を経由して胆嚢を穿刺し、胆嚢内にドレーンを留置する。

適応と禁忌

1 適応

- 主な適応は①急性胆嚢炎であるが、②閉塞性黄疸にも適応となることがある。

①急性胆嚢炎

- 急性胆嚢炎の原因は、ほとんどの場合、胆嚢結石による胆嚢管の閉塞であり、胆嚢内に胆汁がうっ滞して炎症が起こる。
- 急性胆嚢炎は、重症度によって重症・中等症・軽症に分類される[1]。重症または中等症の急性胆嚢炎で、緊急手術の適応がない場合や、緊急手術が困難である場合にPTGBDを行って、うっ滞した胆嚢内容をドレナージする。軽症あるいは中等症で手術可能な場合は、早期に腹腔鏡下胆嚢摘出術を行う(表1)[1,2]。

②閉塞性黄疸

- 総胆管下部の閉塞によって黄疸をきたしている症例で、内視鏡的逆行性膵胆管造影(ERCP、p.201参照)や経皮経肝胆管ドレナージ(PTBD、p.189参照)によるドレナージが困難な場合は、PTGBDによって減黄を図ることがある。

2 禁忌

①穿刺部位付近の腹水

- 腹水のため胆汁が腹腔内に漏れやすく、胆汁性腹膜炎を起こす。
- 大量の腹水がある場合は、カテーテルの留置手技自体が困難である。

②出血傾向・凝固異常

- 血小板減少(5万/mm^3以下)、プロトロンビン時間延長(PT-INR 1.4以上)、抗血栓薬の使用は、PTGBDによる出血のリスクを増大させる。
- 抗血栓薬は、適当な期間休薬してからPTGBDを行うのが望ましいが、PTGBDの利益がリスクを上回ると判断される場合は、休薬せずに行うことがある。

③造影剤アレルギー

- 超音波と非造影透視のみでPTGBDを施行する。

④呼吸を止められない場合

- 胆嚢が動いてしまうので穿刺が困難となる。ショックなどで全身状態が不良の場合は、気管内挿管のもとでPTGBDを行うこともある。

表1 急性胆嚢炎の重症度と治療法の選択

重症度	病態	胆嚢に対する治療
重症	臓器障害があり、集中治療を要する	●早期PTGBD→待機的(腹腔鏡下)胆嚢摘出術
中等症	臓器障害はないが、局所の強い炎症を伴う	●早期(腹腔鏡下)胆嚢摘出術 ●早期PTGBD→待機的(腹腔鏡下)胆嚢摘出術
軽症	重症、中等症の基準を満たさない	●早期腹腔鏡下胆嚢摘出術

急性胆管炎・胆嚢炎診療ガイドライン改訂出版委員会 編：-TG13 新基準掲載 - 急性胆管炎・胆嚢炎診療ガイドライン 2013 第2版. 医学図書出版, 東京, 2013：162. より引用改変

挿入経路と留置部位

- 超音波で穿刺ルートを確認し、決定する。この際、腹水・胸水の有無を観察し、カラードップラーで穿刺ルート上に血管のないことを確認する。胆嚢の頸部寄り3分の1のところを目標とする。胸腔が肝表面まで入り込んでいることがあるので、肺から十分離して穿刺部位を決定する。
- 穿刺は、超音波ガイド下にセルジンガー（Seldinger）法に準じて行う（**図1**）。
- 固定時の注意点を**表2**に示す。

表2　固定時の注意点

1. ドレーンが屈曲して閉塞しないように注意する
2. 接続した延長チューブは、ループを作って余裕をもたせ、引っ張られても直接固定部に力が伝わらないようにする
3. ドレーンが引っ掛かるところを作らないようにし、誤抜去を予防する
4. 三方活栓を接続しない（詰まりや薬剤の誤投与の原因になるため）

図1　急性胆嚢炎症例に対するPTGBDの穿刺

①18G穿刺針を胆嚢に刺入、胆汁を吸引し、胆嚢を造影する

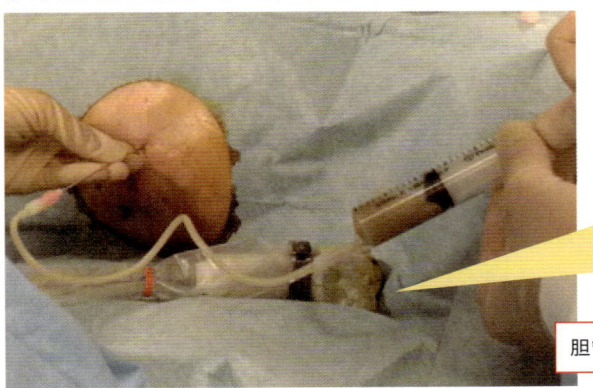

- 膿性の胆嚢内容が吸引された

造影画像
18G穿刺針
胆管チューブステント

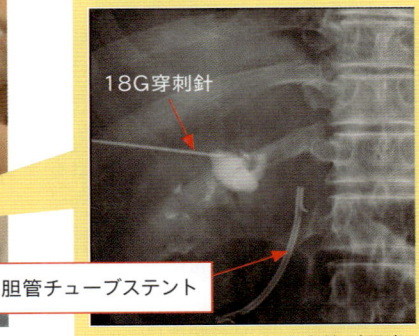

- 胆嚢を造影すると胆嚢管が閉塞していることがわかる。総胆管結石を合併していたため、胆管チューブステントを留置してある

②ガイドワイヤーを留置して、穿刺針を抜去する

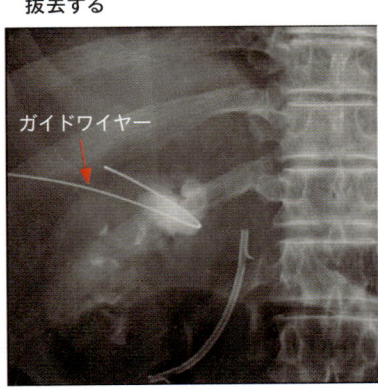

ガイドワイヤー

③次いで、糸付きρ型カテーテルを留置する

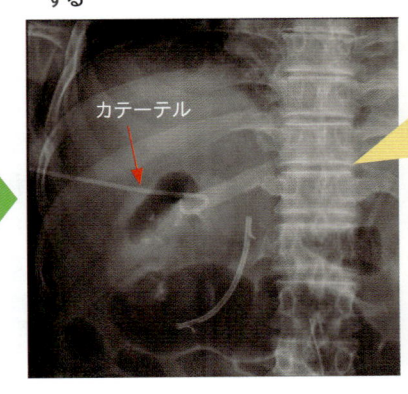

カテーテル

- 抜けにくい「糸付きρ型」あるいは「ピッグテール型」カテーテルを用いる

【糸付きρ型】

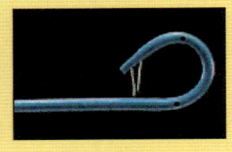

【ピッグテール型】

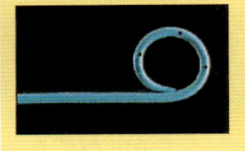

（次頁へつづく）

④固定板とテープで固定する

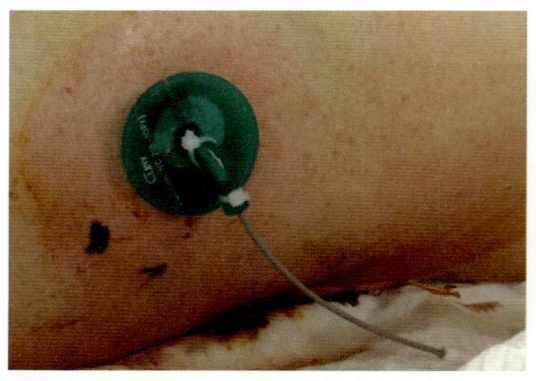

固定板による固定

- 固定板C型（クリエートメディック株式会社）を用いて、ねじれがないようにドレーンを体表に沿わせて固定する

テープによる固定

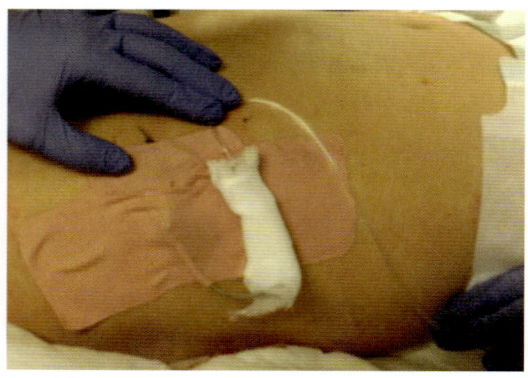

- 固定板をテープで固定したあと、接続した延長チューブでループを作りテープで体表に固定する

表3　注意すべき合併症

時期	合併症	主な原因	主な対処法
術中〜術直後	徐脈、ショック	迷走神経反射	アトロピン注射
術中〜術直後	菌血症	過剰造影	抗生物質投与
術中〜術直後	気胸	胸腔穿刺	胸腔ドレーン
術直後〜数日後	腹腔内出血、肝内血腫	血管損傷	動脈塞栓術、手術
術直後〜数日後	胆汁性腹膜炎	胆汁漏出	腹水穿刺、手術
数日以後	カテーテル閉塞	混濁した胆汁	カテーテル洗浄
数日以後	カテーテル逸脱[3]	体動、呼吸	症状に応じて対処
数日以後	脱水、電解質異常	胆汁の排出多量	補液
数日以後	凝固障害	ビタミンK欠乏	ケイツー®投与

時間の経過 →

合併症

- PTGBDの注意すべき合併症を表3に示す。

利点と欠点

- **利点**：手技が比較的容易で、安全性・確実性が高い[4]。さらに、重篤な急性胆嚢炎の患者でも安全に施行可能で、全身状態が回復してから待機的に手術を行える。
- **欠点**：胆嚢癌が合併していると、瘻孔などに播種してしまう危険性がある[5]。また、早期手術例と比較すると、入院期間が長期になる。

（野村幸博、志村謙次、三浦清代）

ケアのポイント

- PTGBD挿入管理において、排液の色調（図2）、量、ドレーンの固定方法の観察が重要であり、観察することで異常に気づき早期に対処できる。

1. 胆嚢管が開存していない場合（図3）

- 胆汁は閉塞（胆嚢結石や炎症による浮腫など）により胆嚢内へ流れないため、色は「膿性」や「淡血性」である。
- 流出量は0～50mL/日で、炎症の改善とともに減少する。

2. 胆嚢管が開存している場合（図4）

- 胆汁は胆嚢内へ流れるため、胆汁と混同したものが流出する。
- 正常な胆汁は透明な黄茶色をしているため、炎症の改善とともに「透明な黄茶色」に変化する。
- 胆汁の生産量は約500mL/日であるが、胆管側へも流出するため、これよりも少ない400mL/日前後である。

3. 特に注意したいポイント

①出血

- 1日の出血量が少量であっても、長期間つづく場合は貧血に注意する。

②感染

- 胆汁が細菌感染すると「緑色」に変化する。重篤な場合は敗血性ショックを起こすため、バイタルサイン、腹痛の有無、採血データで炎症反応を確認する必要がある。

③ドレーンの閉塞・逸脱

- 胆汁が緑色に変化した場合は閉塞も疑われるため、ドレーンを固定しているテープを剥がし、ドレーンの屈曲の確認やミルキングローラー用いたミルキングを行い、排液の流出を促す。それでも改善がない場合は医師へ報告する。
- 流出がないときは、ドレーンの逸脱か閉塞が疑われる。固定位置の確認や前述のように介入する。

図2 胆汁の性状

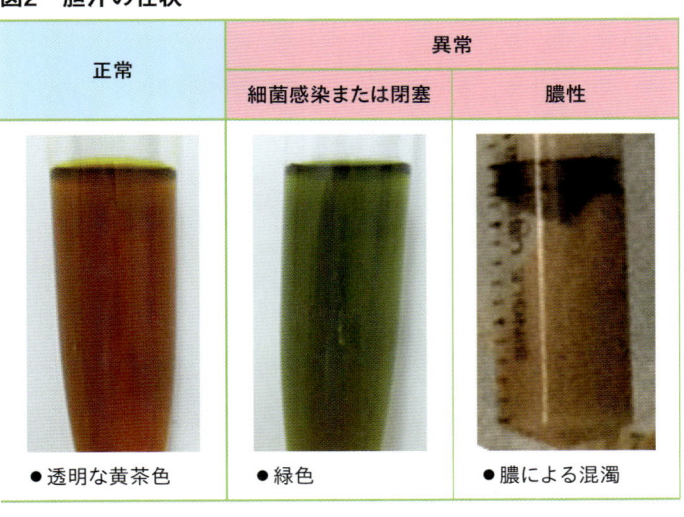

正常	異常	
	細菌感染または閉塞	膿性
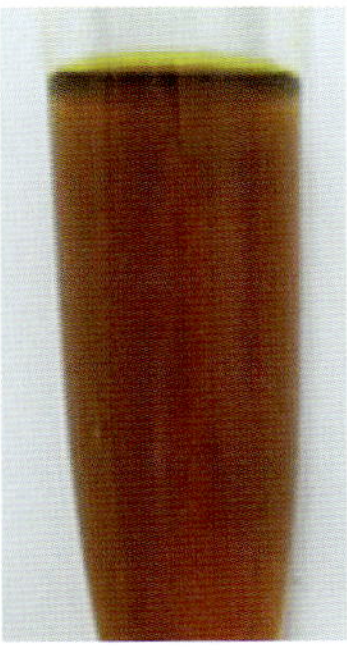 ●透明な黄茶色	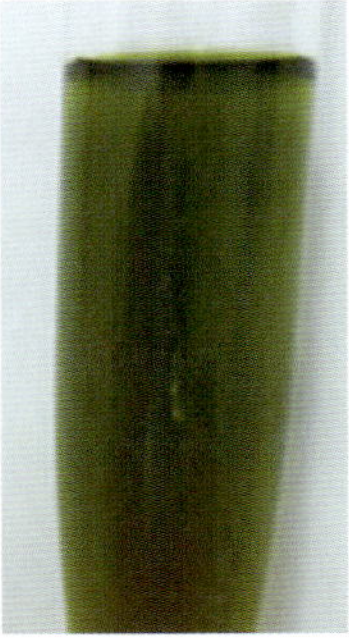 ●緑色	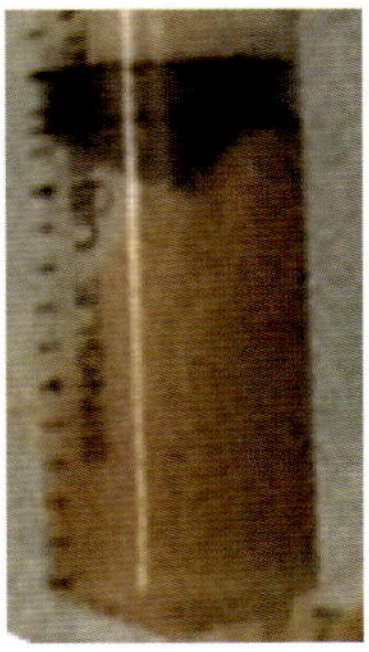 ●膿による混濁

胆嚢管の開存状況により、胆状の色は変化する

図3 胆嚢管が開存していない場合

排液（正常時）
- 流出量：0～50mL/日
- 性状：膿性、淡血性

- ドレーン
- 閉塞（胆嚢結石や炎症による浮腫）
- 胆汁の流れ　胆嚢内へ流れない
- 閉塞 →胆嚢内へ流れない

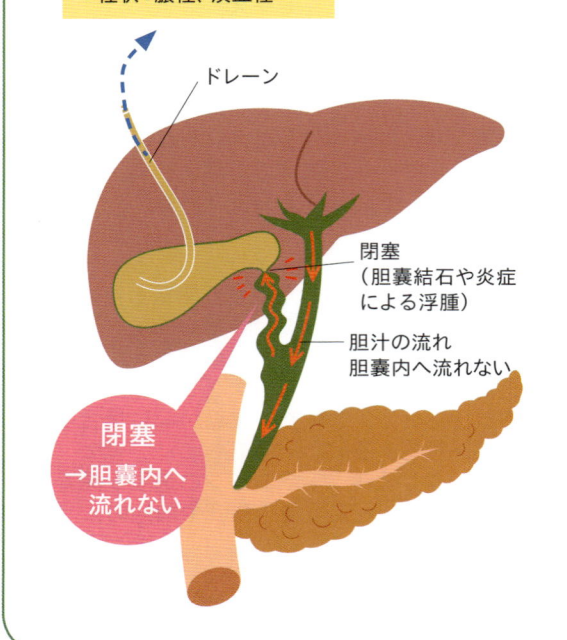

図4 胆嚢管が開存している場合

排液（正常時）
- 流出量：400mL/日前後
- 性状：黄茶色透明

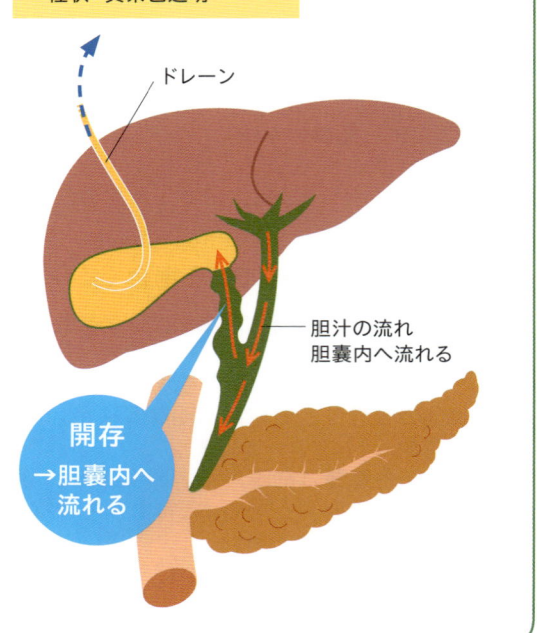

- ドレーン
- 胆汁の流れ　胆嚢内へ流れる
- 開存 →胆嚢内へ流れる

引用文献
1. Yamashita Y, Takada T, Strasberg SM, et al. TG13 surgical management of acute cholecystitis. *J Hepatobiliary Pancreat Sci* 2013；20(1)：89-96.
2. 急性胆管炎・胆嚢炎診療ガイドライン改訂出版委員会 編：－TG13新基準掲載－急性胆管炎・胆嚢炎診療ガイドライン2013 第2版．医学図書出版，東京，2013：161-169.
3. 加藤裕治郎，田中淳一，梅澤昭子，他：PTBD，PTGBDチューブ逸脱例の検討．胆道 1993；7(5)：587-593.
4. 伊藤啓，洞口淳，越田真介，他：急性胆嚢炎に対する経皮的ドレナージ術．胆と膵 2013；34：911-915.
5. 岡本好司：胆嚢癌を合併した急性胆嚢炎に対する手術．手術 2006；60(12)：1827-1832.

❷ 消化器②：肝胆膵　ドレーン

経皮経肝胆管ドレナージ：PTBD・PTCD

主な適応
- 胆管閉塞をきたす悪性・良性の胆道狭窄のうち、胃空腸吻合や胆管空腸吻合などで内視鏡的に胆管アプローチが困難な場合や、食道潰瘍や膵炎など内視鏡での胆管アプローチが危険な場合など

目的
- 胆管の閉塞に伴い閉塞性黄疸になったときに胆汁をドレナージする（＝減圧、減黄）

合併症
- 出血、胆汁漏、カテーテル逸脱など

抜去のめやす
- 閉塞が解除され、かつ挿入から3週間以上経過後

観察ポイント
- 排液（胆汁）の流出・性状・量を観察する。血性排液、漿液性排液などに注意する。多量の場合は脱水症状を観察し、in-outバランスに注意する。少量の場合は閉塞などを疑う。胆汁様の排液が出なくなった場合、カテーテル逸脱を疑う

ケアのポイント
- **安静保持**：患者への十分な説明と固定方法を工夫して、安静保持および事故抜去の予防に努める
- **カテーテル管理**：胆汁の逆流防止のため、ドレーンバックは挙上せず、必ず挿入部位より低く保つ

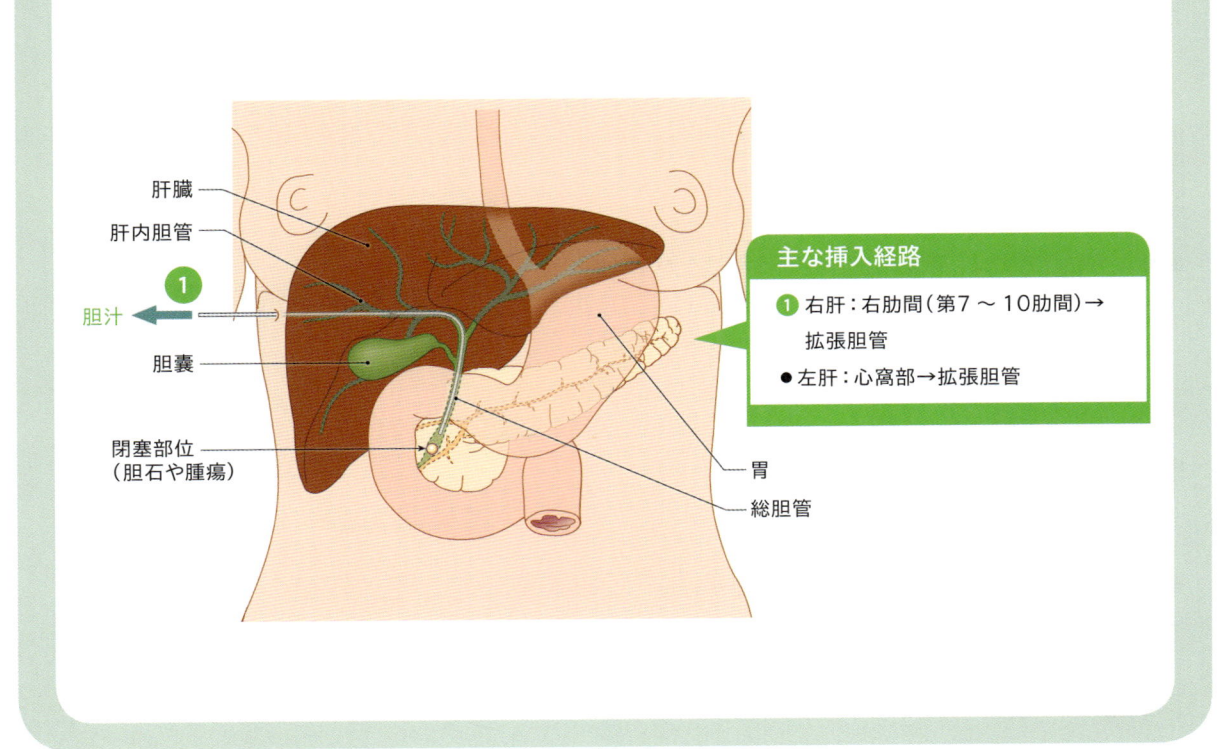

主な挿入経路
- ❶ 右肝：右肋間（第7〜10肋間）→拡張胆管
- 左肝：心窩部→拡張胆管

（図中ラベル）
- 肝臓
- 肝内胆管
- ❶ 胆汁
- 胆嚢
- 閉塞部位（胆石や腫瘍）
- 胃
- 総胆管

経皮経肝胆管ドレナージの定義

- 経皮経肝胆管ドレナージ（percutaneous transhepatic biliary drainage：PTBD、percutaneous transhepatic cholangio drainage：PTCD、PTBDとPTCDは同義語として用いられる）は、胆管結石や胆管癌などにより胆管が閉塞して閉塞性黄疸になったときに胆汁をドレナージする方法の1つである。
- 他稿で解説されている「内視鏡的胆道ドレナージ」（→p.200参照）も同じ目的で行われ、現在ではその減黄法のほうが多く施行されている。

適応と禁忌

- 経皮経肝胆管ドレナージが選択されるのは、内視鏡的胆管アプローチが困難な場合と危険な場合である。
- 例えば、胃空腸吻合や胆管空腸吻合などで内視鏡的に胆管アプローチが困難な場合や、食道潰瘍や膵炎など内視鏡での胆管アプローチが危険な場合などである。

挿入経路と留置部位

- 挿入方法としては、肝臓の超音波画像を見ながら拡張胆管（図1-①）を穿刺し、ガイドワイヤーを挿入する（図1-②）。穿刺した針を抜去したのちに、そのガイドワイヤーに沿わせてカテーテルを挿入する（図1-③）。
- 留置するカテーテルは、最初6〜9Fr（2〜3mm）程度の太さのものを用い、必要により徐々に太くする。
- カテーテルが逸脱すると、胆汁が穿刺部から腹腔内に漏れて胆汁性腹膜炎になるため、抜けないように先端を工夫したカテーテルを留置することが多い（図2）。

図1　経皮経肝胆管ドレナージの穿刺方法

①穿刺時の超音波画像

画像をみるポイント
ゴツゴツと太く拡張している黒い管が拡張胆管である

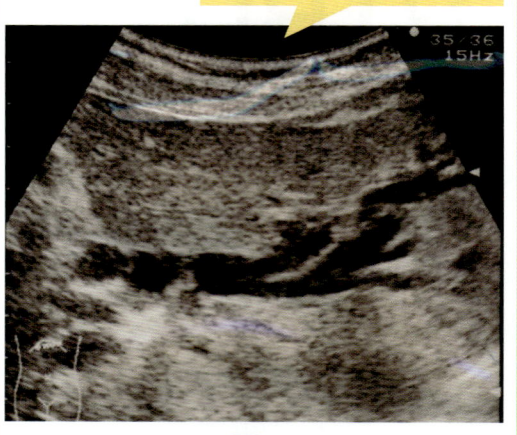

②超音波ガイド下で拡張胆管へ穿刺針、ガイドワイヤーを挿入する

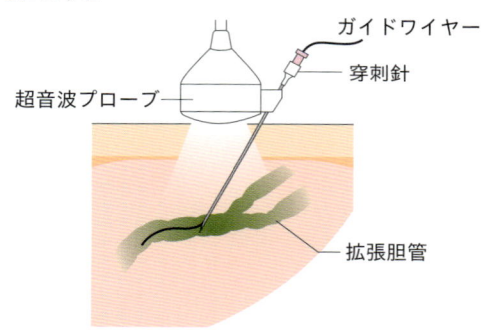

- ガイドワイヤー
- 穿刺針
- 超音波プローブ
- 拡張胆管

③ガイドワイヤーに沿って、カテーテルを挿入する

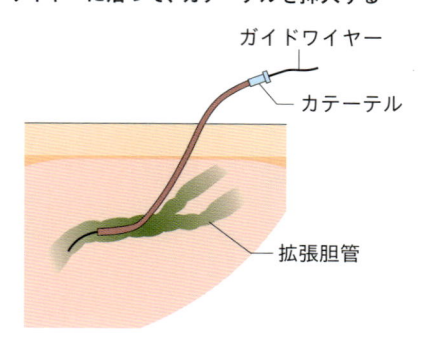

- ガイドワイヤー
- カテーテル
- 拡張胆管

図2　使用するカテーテルの種類（先端部）

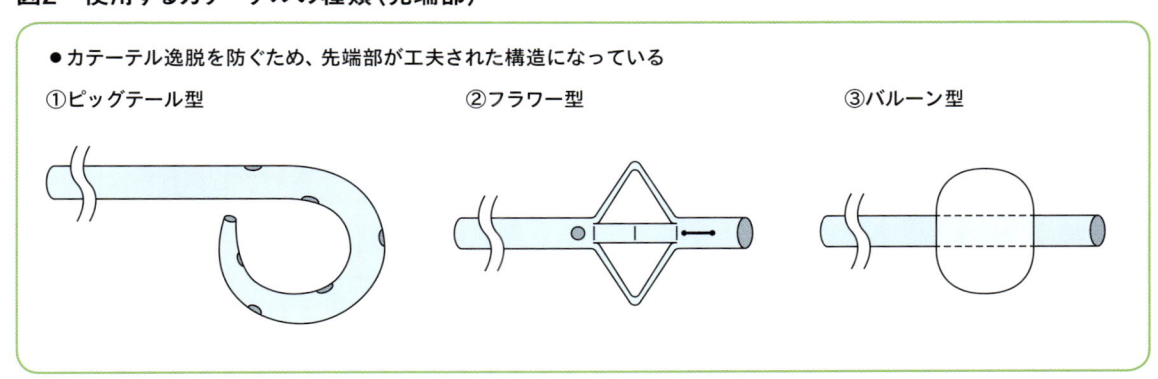

● カテーテル逸脱を防ぐため、先端部が工夫された構造になっている

① ピッグテール型　　②フラワー型　　③バルーン型

- 左肝の胆管穿刺の場合は心窩部から、右肝の胆管穿刺の場合は右肋間（第7〜10肋間）から行われる（p.189図）。
- 穿刺部位の固定は、糸で数か所固定する。
- 穿刺後は、鎮静薬遷延、穿刺後出血予防やカテーテル逸脱予防のため翌朝まで絶食（飲水のみ可）・ベッド上安静とする。
- 翌朝、出血がなくX線検査にてカテーテルの位置に問題ないことを確認し、食事開始・安静解除する。

合併症

- 経皮経肝胆管ドレナージの合併症は、「出血」「胆汁漏」「カテーテル逸脱」などがある。

1　出血

- 出血には胸・腹壁穿刺部位からの出血、肝臓から腹腔内への出血、穿刺胆管壁から胆管内への出血があり、それぞれ、穿刺部位に当てたガーゼの血液による汚染、腹膜刺激症状、カテーテルからの血性排液などで診断する。
- 右肝の胆管を肋間から穿刺した際には、肋間動脈損傷による出血が起こることがあり、この場合は血胸となり右胸痛や呼吸困難を訴えることがある。また肺を穿刺することで気胸になる可能性もある。
- 胸腔内・腹腔内出血を疑う場合、まず超音波検査にて胸腔内・腹腔内に胸水・腹水がないかどうか確認する。またカテーテル逸脱による出血の可能性もあるためポータブルX線撮影にてカテーテルの位置も確認する。
- いずれの出血も、より太いカテーテルに交換して圧迫による止血を試みる。それでも止血できない場合は、緊急で止血手術を行う。

2　胆汁漏

- 胆汁漏はカテーテル逸脱・閉塞・屈曲などで起こるため、X線透視下に造影して確認する。

3　カテーテル逸脱

- カテーテル逸脱に対しては、瘻孔形成していれば（約2週間以上留置）同じ経路からの再挿入を試みる。瘻孔形成が期待できなければ（穿刺後2週間以内）再挿入は困難であり、緊急開腹手術でカテーテルを再挿入する。

長期留置時の内瘻化

- 経皮経肝胆管ドレナージが長期に及ぶ場合、閉塞部を越えてカテーテルを挿入し、内外瘻の状態にすることがある（図3-①）。
- カテーテルをクランプすると、カテーテルの側

図3 長期留置時の内瘻化ドレナージ

①閉塞部を越えてカテーテルを挿入し、内外瘻状態にする

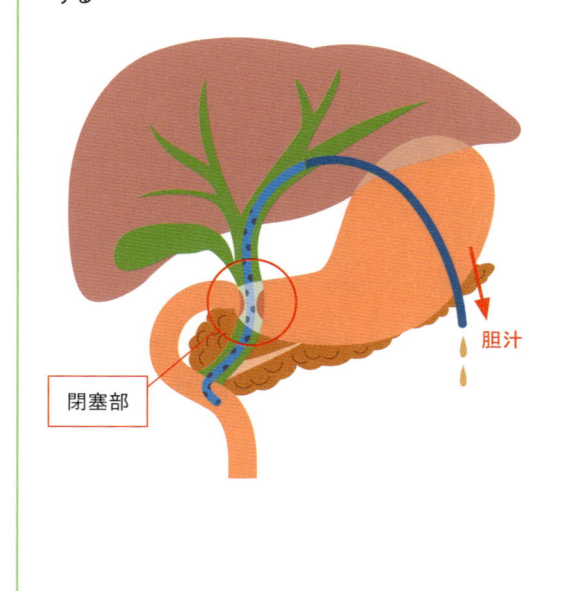

閉塞部
胆汁

②カテーテルをクランプすると内瘻となるため、ドレナージバックを外すことが可能

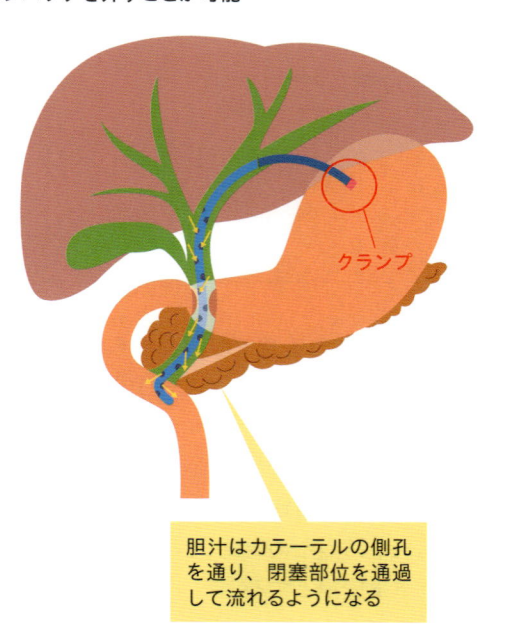

クランプ

胆汁はカテーテルの側孔を通り、閉塞部位を通過して流れるようになる

孔を通って胆汁が閉塞部位を越えて流れるようになり排液バックを外すことができるようになる（＝内瘻化）（図3-②）。
- 内瘻化しない場合、ドレナージ胆汁の内服を指導する。目的は胆汁を消化液として機能させるためと、胆汁の腸肝循環（図4）による肝細胞の膜安定化作用・肝血流増加作用・免疫調節作用・肝庇護効果のためである。

利点と欠点

- **利点**：閉塞した際など入れ替えが容易なこと、ドレナージ効果が最も高いことである。
- **欠点**：胆管拡張が十分でないと穿刺挿入できないこと、穿刺の際に動脈や門脈を損傷して出血することがあること、カテーテルが逸脱すると手術を要することもあること、外瘻のときは胆汁を内服する必要があることなどが挙げられる。

（佐野圭二、栗原 瞳）

図4　胆汁内服による腸肝循環

- 胆汁に含まれる胆汁酸は、脂肪の消化・吸収を促進し、ビタミン・鉄・カルシウムの吸収を促進する。通常、胆汁酸は小腸から脂肪とともに吸収され、肝臓に入り胆汁産生を刺激する
- 胆汁内服によって、胆汁酸を腸と肝臓で循環させる（腸肝循環）

胆汁の腸肝循環による作用・効果
① 肝細胞の膜安定化作用
② 肝血流増加作用
③ 免疫調節作用
④ 肝庇護効果

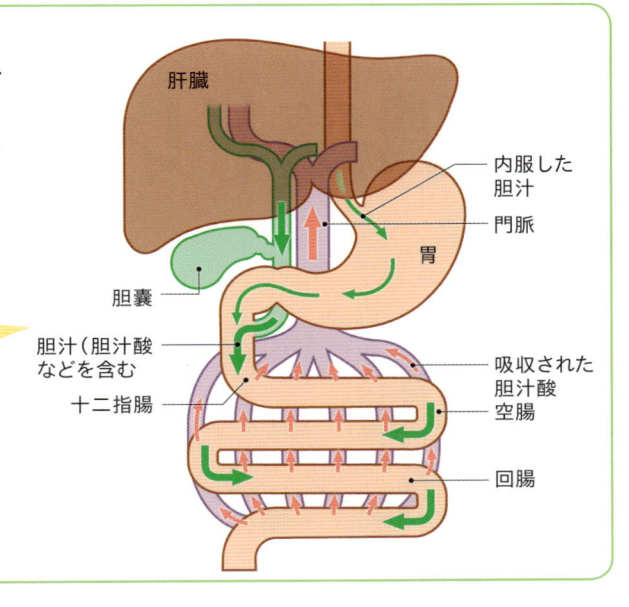

（図中ラベル：肝臓、内服した胆汁、門脈、胃、胆嚢、胆汁（胆汁酸などを含む）、十二指腸、吸収された胆汁酸、空腸、回腸）

ケアのポイント

1. 挿入前の処置・準備

- 患者への説明・承諾書を得る。
- バイタルサイン測定を行う。
- 禁食とし、内服は医師の指示を仰ぐ。
- 挿入前にトイレを済ませ、検査着に着替える。
- 挿入中の疼痛対策のため、医師の指示でプレメディケーション（例えばペンタゾシン15mg＋ヒドロキシジン塩酸塩25mg＋生理食塩液100mLなど）を施行する。

2. 挿入後の処置・看護

①安静保持

- 鎮静薬投与の影響や、肝臓穿刺後の出血予防、カテーテル逸脱防止などのため、カテーテル挿入後はベッド上安静とする（ギャッチアップなどの可否は医師に確認する）。

②観察

- バイタルサイン測定、酸素飽和度、全身状態、腹部症状の有無、カテーテル挿入部痛の有無、挿入部位の発赤・漏れ、カテーテルの固定状態（テープが剥がれていないかどうかなど）、排液（胆汁）の流出・性状・量を観察する。
- 排液は通常、300～500mL/日の量の黄金色透明な胆汁である。
- 排液が多いときは、脱水症状の有無を観察し、in-outバランスに注意する。
- 排液が少ないときは、カテーテルの屈曲や詰まりがないか観察して医師に報告する。
- 血性排液が持続するときは、バイタルサインと時間あたりの排液量を含めて医師に報告する。排液の性状が胆汁様でなくなったり、薄くなったりしたときも、カテーテルが逸脱して胆汁と腹水をドレナージしている可能性があるため、医師に報告する。

③カテーテル管理

- 胆汁の逆流防止のため、排液バックは挙上せず、必ず挿入部位より低く保つよう患者へ説明をする。
- カテーテル留置のまま退院する際は、患者や家族に対して、排液の対処方法や異常時の対応についてを指導する。特に就寝時に排液バックを低く保つため、可能であればベッドで就寝してもらうよう指導する。

④胆汁内服の指導

- ドレナージされた胆汁の内服を指導する。胆汁は生臭くて苦いため、冷却（氷で割るなど）、味付け（レモン汁を加えるなど）などの工夫をすることで飲みやすくなる。

❷ 消化器❷：肝胆膵　ドレーン

肝膿瘍ドレナージ

主な適応
- 細菌性肝膿瘍、アメーバ性肝膿瘍

目的
- 膿性排液のドレナージ、肝膿瘍の治療に伴う起因菌の同定や抗菌薬の選択、（必要時）洗浄

合併症
- 出血、気胸、敗血症、腹膜炎、胸水、膿胸

抜去のめやす
- 排液量・性状、炎症反応と造影CTなどの画像検査で総合的に判断する

観察ポイント
- **排液・バイタル**：排液の性状・量の変化と同時に、バイタルサインの変化を観察する
- **呼吸状態**：気胸や胸水を併発することがあるため、同時に呼吸状態も観察する

ケアのポイント
- **排液減少**：敗血症を防ぐため、閉塞や逸脱が疑われる場合は医師によるドレーンの洗浄や造影検査を検討する
- **事故抜去**：肝膿瘍の場合、発熱による不穏行動が生じやすいため、固定方法を工夫する

主な留置部位
❶ 皮膚～肝膿瘍腔内

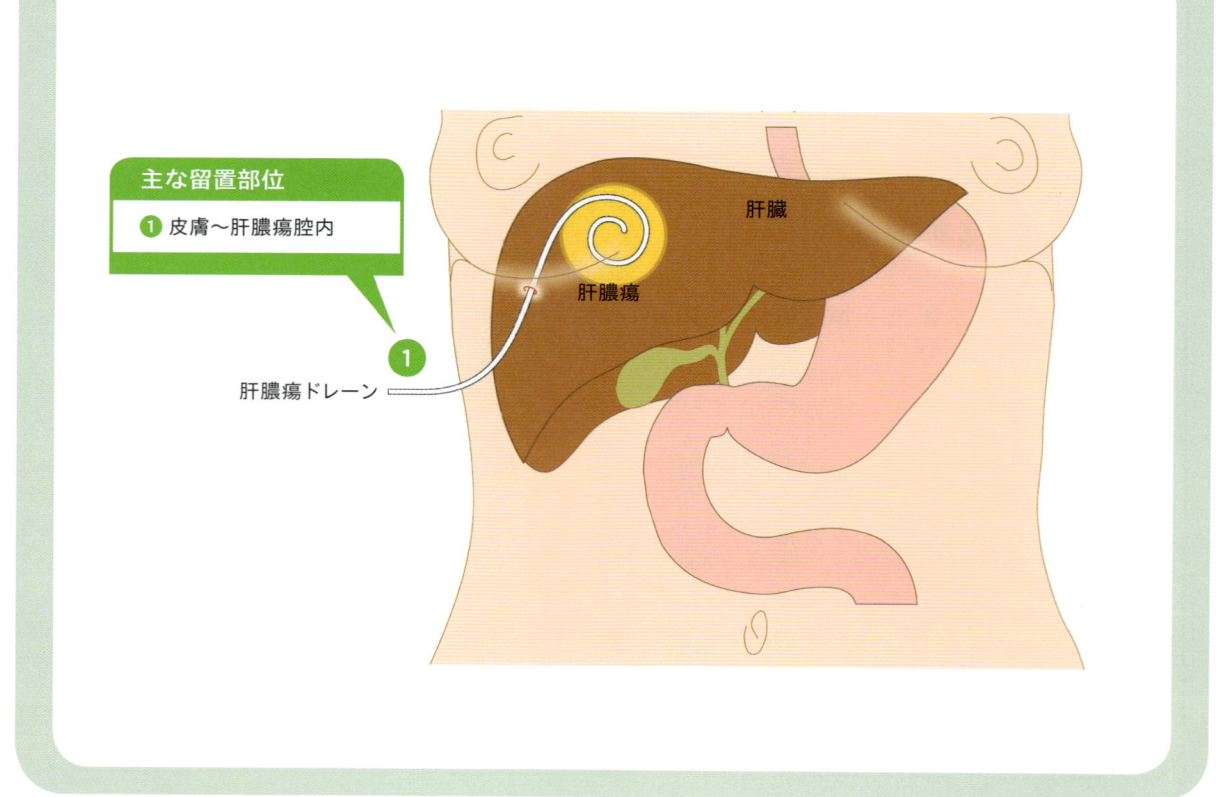

肝膿瘍ドレーン
❶
肝臓
肝膿瘍

肝膿瘍ドレナージの定義

- 肝膿瘍治療に伴う起因菌の同定や抗菌薬の選択のために、膿瘍内容の穿刺・採取や、それに引き続きドレーンを挿入する。
- 炎症反応高値や全身状態不良などの重症例や大きな膿瘍は、早急にドレーンの挿入が必要である。

適応と禁忌

1 肝膿瘍の病態

- 肝膿瘍とは、細菌やアメーバなどが肝臓に侵入し、肝組織の融解を伴う限局性の化膿巣である。
- 起炎菌が「細菌性」か「アメーバ性」かを鑑別することは、治療法選択の点で重要である。

①細菌性肝膿瘍
- 細菌性肝膿瘍の感染経路は、①経胆道性、②経門脈性(虫垂炎、大腸憩室炎など)、③経動脈性(敗血症)、④直接波及(胆嚢炎など)、⑤医原性、⑥特発性などがある。
- その頻度は、胆道と消化管の外科的吻合術後に発生する①経胆道性が多い。肝臓癌に対するラジオ波治療後などの⑤医原性も多い。
- 起炎菌は、大腸菌、クレブシエラ、緑膿菌などである。

②アメーバ性肝膿瘍
- アメーバ性肝膿瘍は、赤痢アメーバが原因である。以前は輸入感染症とされてきたが、最近は日和見感染や性行為感染によるものもある。

2 肝膿瘍の診断

- 症状は発熱や倦怠感である。血液検査では、白血球数(white blood cell count：WBC)やC反応性タンパク(C-reactive protein：CRP)などの炎症反応の上昇が認められることが多い。肝胆道系酵素の上昇は軽度の場合もしばしばある。
- 複数発生の例もあり、他の肝腫瘍との鑑別の点から、診断は造影CT・MRIが重要である(図1、2)。
- アメーバー性肝膿瘍の診断は膿瘍内容や糞便中の赤痢アメーバの証明か、血清免疫学的検査による。

図1 造影CT画像による肝膿瘍の診断

- 造影CT所見：
①肝右葉前区域に不整な低吸収域がある。内部は液状の膿瘍である。周囲の肝実質には反応性の区域性の血流増加がある
②肝右葉後区域にも小さな不整な低吸収域があり、これも膿瘍と診断した

【①肝右葉前区域】

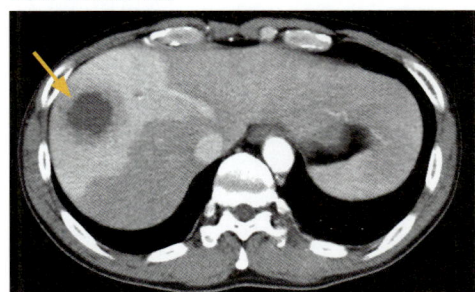

【②肝右葉後区域】

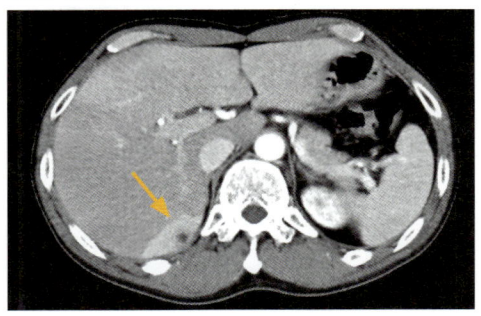

画像をみるポイント
複数の膿瘍の存在に注意しなくてはならない

図2　MRI画像による肝膿瘍の診断

● MRI所見：
① T1強調画像では分葉状の不整低信号域がある
② T2強調画像では不均一な高信号域がある

【①T1強調画像】

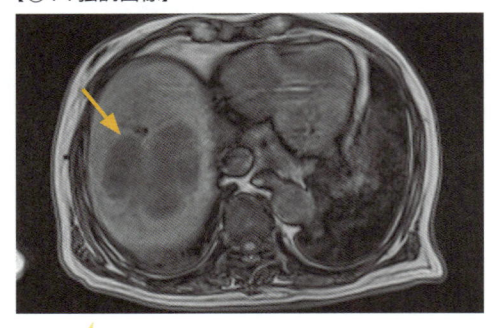

画像をみるポイント
肝右葉にT1強調画像で低吸収、T2強調画像で高吸収な分葉状の大きな腫瘍影がある

【②T2強調画像】

図3　糸付きρ型カテーテル

糸を引き固定すると、カテーテルの先端がρ型に固定され逸脱しにくくなる

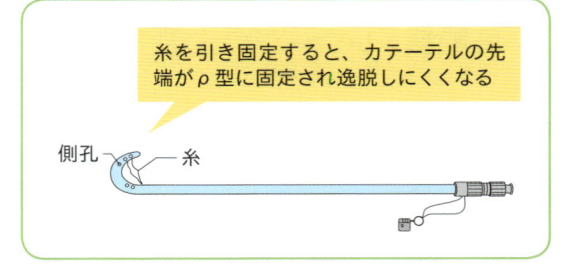

側孔　　糸

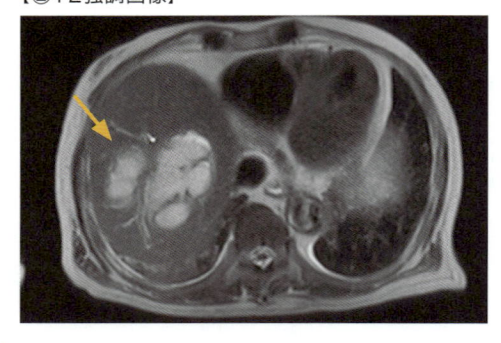

3　肝膿瘍の治療

- 細菌性肝膿瘍では、原因菌に感受性のある抗菌薬の投与が必須である。そのためには膿瘍内容液や血液からの細菌の同定が必要だが、大腸菌、クレブシエラを目標菌とした経験的な投与を行う場合も多い。
- アメーバ性肝膿瘍の治療は、メトロニダゾールの投与が中心となる。

4　禁忌

- 凝固薬内服中の患者は、休薬後の実施が望ましい。しかし、緊急で実施せざる得ない場合もある。

挿入経路と留置部位

① X線透視の台上で施行する。被曝を避けるため、医師および介助する看護師はX線防護服を着用する。

② 穿刺ガイドを表示させた超音波で穿刺部位やルートを決め、穿刺部を消毒する。穿刺ルートは肝内の脈管を避け、胸腔を通らないようにする。肝表面に露出する膿瘍でも正常肝実質を通して穿刺することが重要である。

③ 超音波ガイドで決めた穿刺点を、メピバカイン塩酸塩（2％カルボカイン®）で穿刺方向に腹膜まで局所麻酔をする。カテーテルの径に合わせ、皮膚をメスで切開し、皮下を剥離しておく。

④ 超音波ガイド下に、18G穿刺針にて膿瘍腔内まで穿刺針の先端を進める。

⑤ 穿刺針の内筒を抜き、注射器で内容を吸引し、膿瘍内容を確認する。

⑥ ガイドワイヤー（0.035インチのラジフォーカス®ガイドワイヤー）を、X線透視下に膿瘍内腔に十分挿入する。

⑦ 透視下に穿刺針を抜去し、ガイドワイヤーに沿わせて7Frのダイレーターで穿刺経路を拡張する。その後、7Frの糸付きρ型カテーテル（図3）を膿瘍内腔まで十分挿入する。

⑧ 糸付きρ型カテーテルの糸を引き固定したあと、膿瘍内容を可及的に吸引する。この内容は細菌培養に提出する。

⑨ 内容が引けなくなったところで、少量のアミド

図4　ドレーン造影

- 不整形の膿瘍内腔（→）が造影される。カテーテルの位置や注入した造影剤が吸引されるか確認する

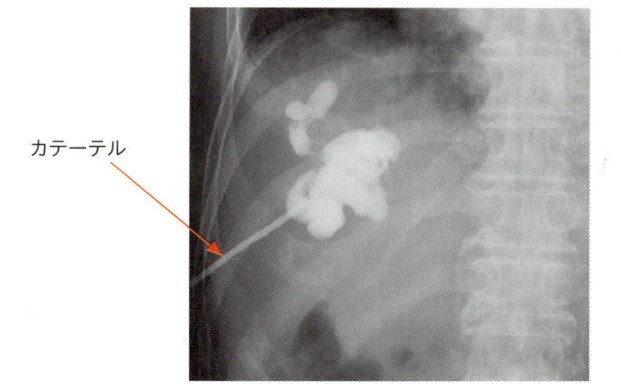

カテーテル

画像をみるポイント
CTなどと比べて、造影されない部位がないことや胆道が造影されるか確認する

図5　肝膿瘍ドレナージの固定方法

- カテーテル挿入部が直接引っ張られないように、絆創膏固定を併用して抜去を予防する

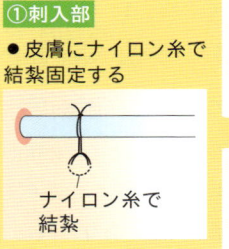

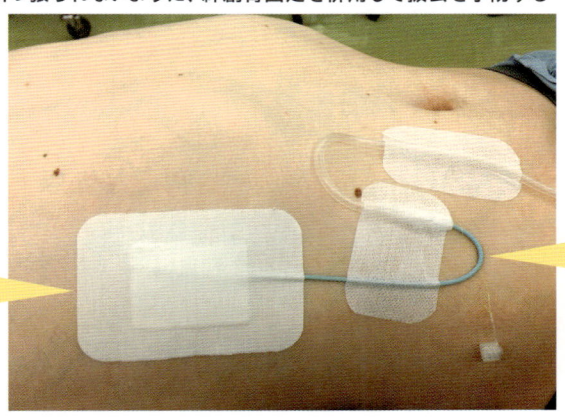

①刺入部
- 皮膚にナイロン糸で結紮固定する

ナイロン糸で結紮

②絆創膏固定部
- カテーテルが引っ張られても抜けないように、ループを作り皮膚に絆創膏固定する
- 絆創膏はカテーテルに沿わせるように（Ω型）貼る

トリゾ酸ナトリウムメグルミン注射液（30％ウログラフィン®、60％製剤を倍希釈）の膿瘍腔を造影する。透視下にドレナージが良好な位置にカテーテルを動かし、造影剤が吸引できるかを確認する（図4）。

⑩糸付きρ型カテーテルを3-0ナイロン糸で皮膚に固定する（図5-①）。カテーテルは排液バックに接続し、皮膚固定部が直接引っ張られないように絆創膏固定を併用する（図5-②）。

⑪固定後のカテーテルの位置を再確認し、X線画像を1枚撮影する。同時に気胸になっていないことを確認する。

挿入後の検査と観察

- CT検査で膿瘍のサイズの変化、ドレーンの位置やドレナージされていない膿瘍腔がないことを確認する（図6）。ドレナージされていない膿瘍腔にはガイドワイヤーを用いて適切な部位にドレーンを誘導したり、新たに別のドレーンを挿入する。
- ドレーンの造影検査は、十分に炎症反応が沈静化した場合や、排液が急に減少した場合に施行する（図4）。造影検査では、膿瘍の縮小や膿瘍

図6　肝膿瘍のドレナージ後のCT画像

● CT上の低吸収域は縮小している。排液量が少なければドレーン抜去可能と判断される

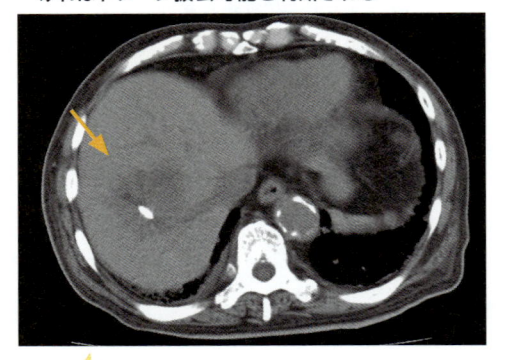

画像をみるポイント
ドレナージしきれていない部分がないか確認する

腔と胆管との交通の有無を確認できる。
● 抗菌薬の中止やドレーンの抜去のタイミングは、炎症反応と造影CTなどの画像検査で判断している（図6）。抜去時は、瘻孔からの出血や抜去後の貧血の進行に注意が必要である。

合併症

1　出血

● 穿刺による肝表面、肝内血管からの出血は、正常の肝実質を通す適切な穿刺経路の選択と、穿刺時の患者による息止めなどの手際のよいドレーン留置操作で予防する。胸壁、腹壁などの動静脈にも配慮する。
● 腸管穿孔、気胸などの可能性もある。

2　敗血症・腹膜炎

● 敗血症や腹膜炎の予防には、穿刺～ドレーン留置まで、できるだけ膿瘍の内圧を上げず、穿刺経路から腹腔内への内容液の流出を抑えるように心がける。

3　胸水・膿胸

● 穿刺経路が胸腔を通った場合や横隔膜下に膿瘍内容が漏れた場合には、胸水が貯留することがある。また、それらの排液が胸腔内に出ると膿胸となり、適切な排液や胸腔ドレナージが必要となる。

利点と欠点

● **利点**：肝膿瘍からの敗血症や播種性血管内凝固症候群（disseminated intravascular coagulation：DIC）などの合併症を早期に回避できる。また、起因菌などの原因検索が可能であり、適切な抗菌薬が選択できる。ドレーン造影により胆道との関係がわかる、などが挙げられる。
● **欠点**：ドレーン挿入に伴う局所の腹膜炎や、膿胸などの合併症が避けられない場合がある。

（橋本雅司、江利山衣子）

ケアのポイント

- 看護師が肝膿瘍ドレナージを管理するうえで最も大切なことは、ドレーン挿入の目的を把握することである。肝膿瘍は、敗血症、細菌性ショック、DICに移行し、致命的になることがある。そのため、病態を把握すると同時に、症状のアセスメントを行い、早期に患者の状態変化に対応することが求められる。

1. 穿刺による合併症の理解

- 穿刺当日は、穿刺に伴う穿刺ルートや肝実質・膿瘍からの「出血」が生じる場合がある（皮下や肝表面から生じる場合もある）。多くは自然に止血するが、ドレーンからの排液の性状・量の変化と同時に、バイタルサインの変化を観察する必要がある。
- 穿刺部位によっては、「気胸」や「胸水」を併発することがあるため、同時に呼吸状態を観察する必要がある。

2. ドレーン留置中の観察

- ドレナージ施行直後は、排液は少ないものの翌朝までは膿汁や血液まじりの排液が認められる。術後半日でまったく排液がなかったり、濃い血性の場合などは異常と考える。
- ドレーン留置中は、定期的に排液の性状・量、発熱や体温などのバイタルサインを観察し、血液検査で白血球やCRPの変化をみることが重要である。

3. ドレナージ管理のポイント（表1）

- 肝膿瘍ドレナージは、体内にドレーンを留置することになるため、留置中の閉塞と脱落に注意をする。

①ドレーン閉塞の予防・対処

- ドレーン閉塞により敗血症を引き起こす可能性があるため、排液量が急激に減少したときは、閉塞を疑い、必要であればドレーン洗浄や造影検査を実施する。
- ドレーン洗浄は、排液の性状をみて実施を決める。濃厚な排液でドレーンが閉塞する可能性がある場合には、医師による生理食塩水を用いた1日1〜2回の洗浄を施行する。ドレナージ直後や排液量が多い場合には洗浄は不要である。
- ドレーンの屈曲による閉塞を防ぐため、ドレーンにねじれがないこと、ドレーンの固定の向きを適切にするなどの工夫も必要になる。特に、臥床時だけでなく、歩行時にも自然に排液が流出、落下するように固定する。

②ドレーン抜去の予防・対処

- 体動時にドレーンや排液バックが牽引されないように、固定糸が確実であるか確認すると同時に、患者の行動に合わせた固定の方法を考える。
- 患者の不穏行動による抜去が生じる可能性もあるため、患者の状態を総合的にアセスメントしながらドレーン管理をする必要がある。特に、肝膿瘍ドレーンを挿入する患者は、炎症反応が高値で発熱していることが多いため、患者の不穏行動が生じやすいことを理解してアセスメントする。
- 万が一、ドレーンが抜去した場合、肝膿瘍ドレーンは治療的ドレーンであり、再留置が必要になることが多い。早急に医師へ報告し、再留置などの対処を行う。

表1 患者の行動に合わせたドレーン管理のポイント

固定方法	1. 引っ張られても外れないように、Ω型に絆創膏を貼りドレーンを固定する
	2. 衣服からチューブが出る部位を考慮して、ドレーンを皮膚に固定する
排液バックの設置	3. 立位・臥位など、どんな状況でも排液バックが肝膿瘍の高さより低い位置になるように設置する
ルート接続	4. 膿瘍洗浄用の三方活栓は、できる限りドレーンに近い位置に接続する

参考文献
1. 炭山嘉伸：特集 これだけは見逃すな！ドレーンの異常、とりあえず20を制覇しよう. 消化器外科ナーシング 2009；14(3)：14-47.

❷ 消化器②：肝胆膵　ドレーン

内視鏡的胆道ドレナージ

主な適応
- 胆管閉塞をきたす悪性・良性の胆道狭窄（総胆管結石、胆管癌、膵頭部癌、慢性膵炎、胆管圧迫など）

目的
- 胆汁うっ滞・閉塞性黄疸に対する減圧、減黄

合併症
- ERCP後膵炎、出血・穿孔、胆管炎・胆嚢炎、誤嚥性肺炎

抜去のめやす
- 胆管閉塞の原因が除去された後
- 外科切除不能な悪性腫瘍など、閉塞が解除される見込みのない場合は、長期留置を目的に内瘻化する

観察ポイント
- **排液**：胆汁の性状（色調〈正常：緑色〉、混濁や出血の有無など）や量（正常：500mL/日）を確認する
- **腹部症状**：腹壁の緊張や腹痛、背部痛、発熱などの自覚症状が強い場合は膵炎などの偶発症を疑う

ケアのポイント
- **事故抜去**：患者への十分な説明と固定方法を工夫して、事故抜去を予防する
- **ルート管理**：ENBDドレーンは細く長い構造で閉塞しやすいため、排液量の減少や排液バック（ボトル）の位置にも注意する

a. ERBD

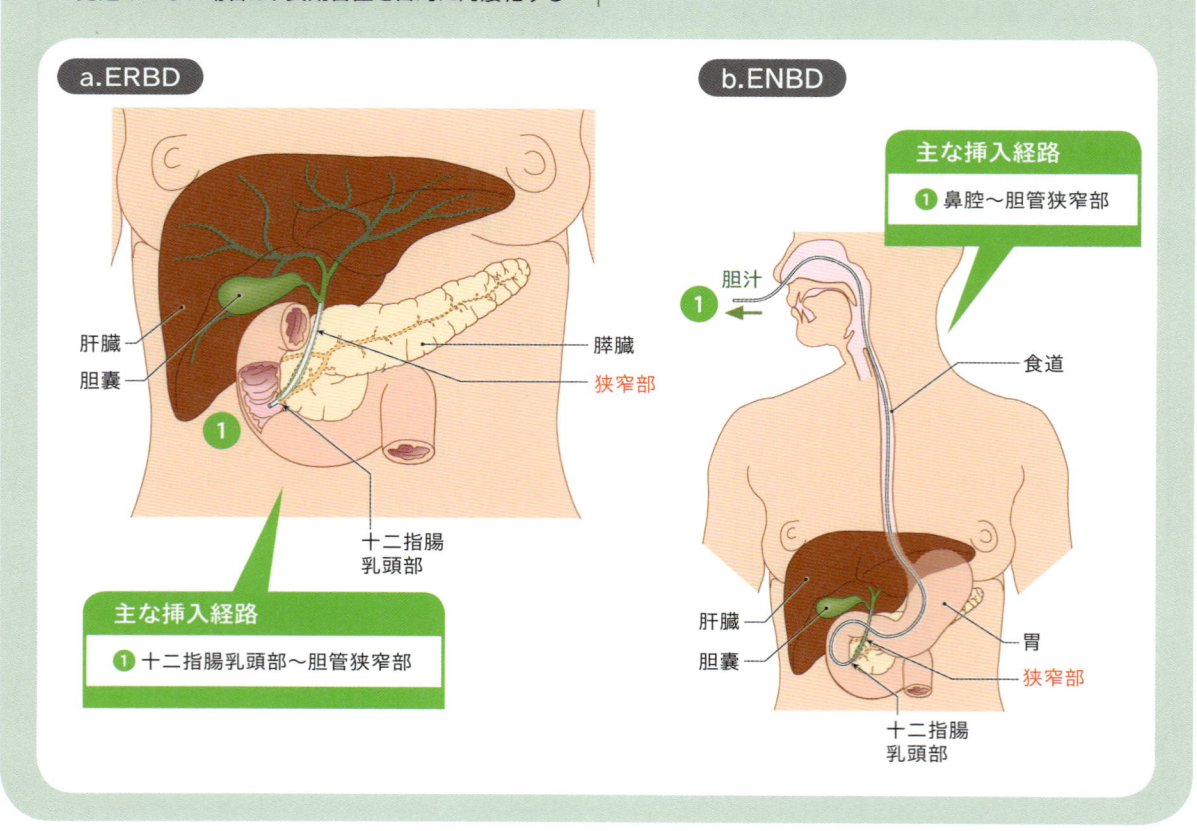

肝臓
胆嚢
膵臓
狭窄部
十二指腸乳頭部

主な挿入経路
❶ 十二指腸乳頭部〜胆管狭窄部

b. ENBD

主な挿入経路
❶ 鼻腔〜胆管狭窄部

胆汁
食道
肝臓
胆嚢
胃
狭窄部
十二指腸乳頭部

内視鏡的胆道ドレナージの定義

- 内視鏡的胆道ドレナージ（endoscopic biliary drainage：EBD）は、胆道腫瘍・膵腫瘍や胆道結石など、さまざまな原因で発生する胆道狭窄・閉塞によって、胆汁うっ滞・閉塞性黄疸をきたした症例に対して行う内視鏡的逆行性膵胆管造影（endoscopic retrograde cholangio pancreatography：ERCP）関連処置である。
- ERCPは、術後膵炎など重篤な偶発症のリスクはあるが、内視鏡的に鎮静下に行うことができるため、手術のリスクの高い症例や高齢者、進行がん症例などにおいて特に有用性が高いと考えられている。
- 閉塞性黄疸の際には、しばしば重篤な胆道感染症を併発し、ただちに緊急ドレナージ術を行わなければ生命に危険を及ぼす場合がある。こうした重症例に対する緊急処置として、あるいは進行がん患者のQOL向上・症状緩和をめざし、広く応用されているEBDであるが、患者の全身状態や原因疾患、病変の状況や進行度などを正しく評価し、適切なドレナージ法の選択が必要となる。

適応と禁忌

- EBDが必要となる疾患は、胆管閉塞をきたす悪性または良性の胆道狭窄である（表1）。

挿入経路と留置部位

1 EBDの挿入方法（図1）

① 咽頭麻酔・鎮静薬投与ののち、内視鏡（側視鏡）を十二指腸下行部に挿入する。
② 十二指腸乳頭を確認し、造影カテーテルを乳頭部から胆管内に挿入する。
③ 胆管造影を行い、胆管閉塞・狭窄の原因、部位、病変の長さなどを評価する。
④ ドレナージの方法・種類・使用するドレーンやステントを選択し、先端が病変部を越えるよう

表1 EBDの適応

① 結石：総胆管結石、胆嚢管結石、肝内結石など
② 腫瘍・がん：胆管癌、膵頭部癌、十二指腸乳頭部癌、肝癌など
③ 慢性炎症：慢性膵炎、硬化性胆管炎など
④ 胆管への外圧迫：腫瘍、腫大したリンパ節、傍乳頭憩室などによる胆管圧迫など

図1 EBDの挿入方法（ERBDの例）

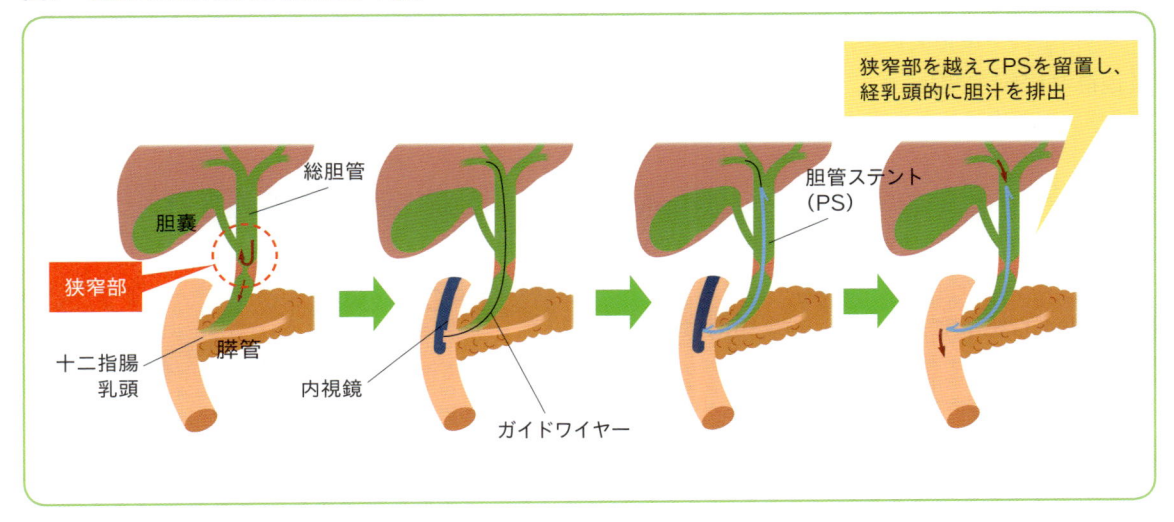

表2 ステントの種類と特徴

①チューブ（PS）	②メタリック（MS）	③カバードメタリック
●価格は安い ●径は小さい（固定） ●交換は容易 ●開存期間は短い **トラブル関連** ●閉塞しやすい ●逸脱・迷入あり	●価格は高い ●径は大きい（留置後に拡張） ●交換は不可能 ●開存期間はやや長い **トラブル関連** ●閉塞しにくいが腫瘍の内部増殖あり ●逸脱・迷入しにくい	●価格は高い ●径は大きい（留置後に拡張） ●交換は困難 ●開存期間は長い **トラブル関連** ●閉塞しにくい ●腫瘍の内部増殖を防止できる ●逸脱・迷入しにくい

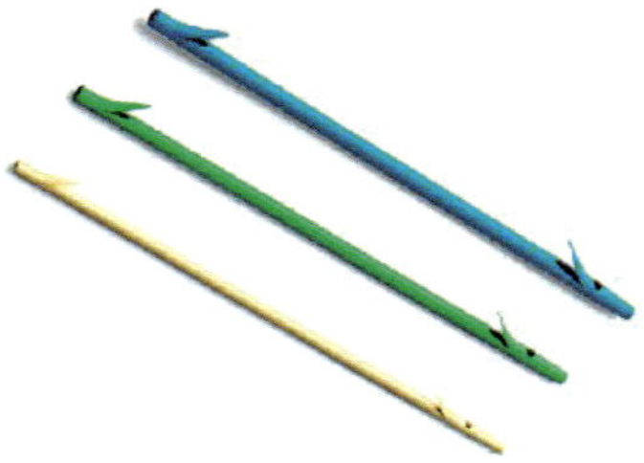

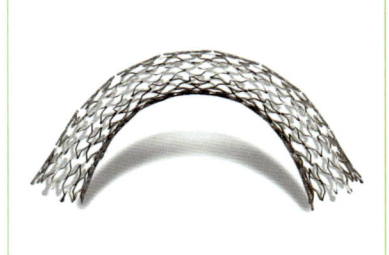

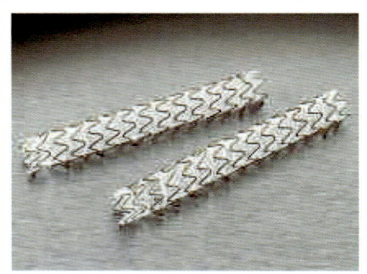

に挿入・留置する。
⑤径の大きいステントを挿入する際には、膵炎予防として十二指腸乳頭括約筋切開術（endoscopic sphincterotomy：EST）を行ってからステントを挿入したり、内視鏡的逆行性膵管ドレナージ（endoscopic retrograde pancreatic drainage：ERPD）を一緒に行うことが多い。

2 ドレナージの種類

●十二指腸内に生理的に胆汁を排出させる方法（内瘻ドレナージ）と、ドレーンを通して体外に胆汁を排出させる方法（外瘻ドレナージ）がある。

①内視鏡的逆行性胆道ドレナージ（endoscopic retrograde biliary drainage：ERBD）（p.200図-a）

●胆道内から狭窄部を越えて、経乳頭的に十二指腸内に胆汁を排出するため、胆管ステントを体内に留置する方法である。
●ステントには、①プラスチック製のチューブステント（PS）、②金属製のメタリックステント（MS）、③表面をカバーで覆ったカバードメタリックステントがある（表2）。

②内視鏡的経鼻胆管ドレナージ（endoscopic nasobiliary drainage：ENBD）（p.200図-b）

●先端が狭窄部を越えるように胆道内に挿入された長いドレーンを、経乳頭的に鼻腔から体外に出して留置する方法である。
●接続した排液バック内に胆汁を回収する。
●通常ERBDより細い径のドレーンを挿入するため、応用として胆嚢管に結石が嵌頓した急性胆嚢炎の場合に、経鼻胆嚢ドレナージ（endoscopic nasobiliary gall bladder drainage：ENGBD）を行うこともある。

術後に起こりうる偶発症[1]

1 ERCP後膵炎

●ERCP関連処置の偶発症として、最も注意しなければならない。
●ステントによる膵管出口を圧迫することで発症することが多い。

- 対策として、①乳頭開口部の大きさに合わせたステントの選択、②ESTやERPDの併用、③重症例ではステントの抜去、④膵炎に対する薬物療法、⑤十分な補液などを行う。

2 出血・穿孔

- ESTに伴い発生することが多く、アドレナリン局注やクリッピングなどの内視鏡的止血術で対処することが多いが、膵管口をふさがないよう注意する。
- 穿孔例では外科的処置も考慮する必要がある。

3 胆管炎・胆嚢炎

- 胆泥や結石、血液などによる細径ドレーンの詰まりやねじれなどでドレナージが不良になると、炎症の再燃をきたす。
- ENBDでは定期的なドレーンの洗浄が可能である。ドレーンの長期留置例では3～6か月をめやすに定期的なドレーン交換が必要である。
- 悪性腫瘍に対しメタリックステントを留置した場合、腫瘍のステント内増殖（ingrowth）やステント長を越える増殖（overgrowth）によってステント閉塞が生じる。あらかじめ長めのステントを選択したり、腫瘍の進展に合わせメタリックステント内への再度ステント留置（stent in stent）などの追加処置を行う。

4 誤嚥性肺炎

- 高齢者、嚥下障害や呼吸器疾患をもつ症例では特に注意が必要である。
- 鎮静下に治療を行うため、胃内に内容物が貯留した状態で処置を行うような緊急症例の場合も注意を要する。

5 ステントの逸脱・迷入

- ERBD施行例で、チューブステント、メタリックステントともにステントの胆管内への迷入、十二指腸内への逸脱がみられる場合がある。
- チューブステントではピッグテール型など、ステントの形状を工夫することで防止可能な場合が多い。
- いずれもドレナージ不良で胆管炎が出現するため、内視鏡的ステント抜去および再挿入が必要となる。

利点と欠点

- EBDは経皮的ドレナージに比べ、①出血のリスクが少ない、②腹水が貯留していても施行可能、③一度の処置で内瘻化が可能で患者のQOLが高い、などの利点がある。
- さらに、ERBDとENBDでそれぞれ利点と欠点があり、患者の状態に適した方法を選択する（表3）[2]。

（笹井貴子、土田幸平、小池健郎、吉竹直人、富永圭一、平石秀幸、杉山栄子）

引用文献
1. 高岡亮：胆道ドレナージ. 日本消化器内視鏡学会 監修, 日本消化器内視鏡学会卒後教育委員会 責任編集, 消化器内視鏡ハンドブック, 日本メディカルセンター, 東京, 2012：427-434.
2. Sharma BC, Kumar R, Agarwal N, et al. Endoscopic biliary drainage by nasobiliary drain or by stent placement in patients with acute cholangitis. *Endoscopy* 2005；37（5）：439-443.

参考文献
1. 堤宏介, 安井隆晴, 貞苅良彦, 他：内視鏡的逆行性胆道ドレナージ（ERBD）. 消化器外科ナーシング2009；14（7）：660-662.
2. 佐藤憲明 編：ドレーン・チューブ管理＆ケアガイド. 中山書店, 東京, 2014.

表3　EBDの方法別メリット・デメリット

EBD	
ENBD（外瘻）	ERBD（内瘻）
メリット ○大気圧まで減圧され、十分なドレナージ効果が確保できる ○ドレナージされた胆汁の性状、量が直接確認できる ○胆管内の洗浄ができる ○胆汁の採取ができ、培養や細胞診検査が繰り返し行える ○胆管造影検査ができる ○必ずしもESTを必要とせず、出血や膵炎のリスクが比較的低い ○ドレーン抜去が容易で、内視鏡を必要としない **デメリット** ×ドレーンによる鼻や喉の不快感があるため、長期の留置が困難 ×事故抜去の恐れがある ×経口摂取に支障をきたす場合がある ×常にドレーンや排液バックがつながっているため、日常生活に支障をきたしうる ×ドレーンが細く長いため、詰まりやねじれで容易に閉塞する ×胆汁が体外に排出されるため、脱水や電解質異常をきたしうる	**メリット** ○留置による患者の不快感が少ない ○経口摂取に支障をきたさない ○留置したままで自宅での日常生活が可能 ○胆汁の腸肝循環が保たれており、生理的 ○ENBDより長期の留置が可能 **デメリット** ×胆汁の排出量や性状を直接モニタリングできない ×腸管内圧の上昇により、ドレナージ効果が低下する可能性がある ×腸液や腸管内の空気の逆流による胆管炎の恐れがある ×径の大きいドレーン留置や複数本のドレーン留置の際にはESTを要し、出血のリスクがある ×抜去には内視鏡を用いなければならない ×長期留置例では通常3〜6か月程度でドレーン交換が必要

● 一般的に、急性胆管炎の場合は両者の効果に差はないと報告されており[2]、いずれを選択してもよいことになっている

ケアのポイント

1. 処置前
- **患者の状態の把握**：バイタルサインのチェック、最終の食事時間・内服薬の確認を行う。
- **ライン確保**：処置中の体位変換に備え、右前腕に末梢静脈ラインを確保する。
- **酸素投与の準備**

2. 処置中
- **患者の状態の把握**：バイタルサインのモニタリング、鎮静下の患者の意識・呼吸状態のチェックを行う。
- **誤嚥の対策**：口腔内貯留物を吸引する。
- **患者の体動への対策**：処置中の疼痛などで患者の体動がみられることがあり、転落や静脈ラインなどに対する注意が必要である。

3. 処置後
- **安静の保持**：胆管炎から敗血症に陥っている重症例では、意識障害や血圧低下がみられる場合がある。また、鎮静や誤嚥の影響で血圧や呼吸などが不安定な場合もあり、術後しっかり覚醒するまで安静と経過観察が必要である。
- **偶発症の観察**：術後、膵炎や出血、穿孔などの偶発症がみられないかどうかを慎重にチェックする。腹痛、背部痛や発熱などの自覚症状が強い場合は、早期に血液検査や腹部CT検査などを行い、膵炎などの合併がないかどうか確認が必要である。
- **栄養摂取**：基本的には、処置翌日の腹部所見や血液検査結果を確認するまでは経口摂取は再開せず補液管理とする。

4. ENBD留置例での注意点
①排液の観察
- ドレーンから排出される胆汁の性状（色調、混濁や出血の有無など）や量を確認する。
- 排液量は通常500mL/日前後で、胆汁は濃い黄金色で透明であるが、排液時には酸化され緑色〜暗緑色になることが多い。

図2　排液バックの設置

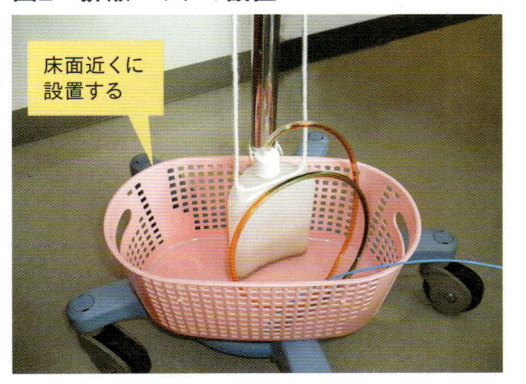

床面近くに設置する

図3　ENBDの固定

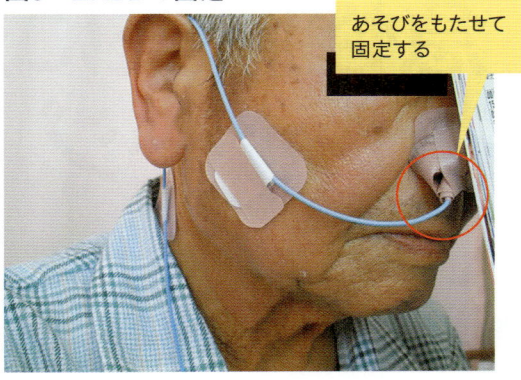

あそびをもたせて固定する

②自己抜去の予防

- ENBDの留置期間は2～4週間程度であり、ドレーン自体は細いものの、咽頭の異物感は患者に苦痛を与えることになる。
- 鼻や喉の不快感のため、術後の半覚醒時や夜間就寝中などに患者がドレーンを自己抜去することがあり、高齢者や認知症患者などでは注意が必要である。最も基本的なことは、患者がドレーンを自己抜去することがないように、十分に説明して必要性をよく理解してもらうことである。
- 排液バック（ボトル）は、患者の体動の妨げにならない位置に固定し、ドレーンが引っ張られない位置を保つ。引っ張ると容易に先端が抜けてしまうため、ベッド周囲やトイレなどでの動作や歩行時など、ドレーンを引っ掛けないよう患者自身にも注意を促す。
- 定期的な腹部X線撮影により、ドレーンの位置に変化がないことを確認する。

③ルートの管理

- ENBDのドレーンは細くて長いため、ねじれや折れ曲がり、胆泥・血液などで容易に閉塞する。
- 更衣や体位変換時は、ドレーンの屈曲、捻転などがないことを確認する。
- ドレーン先端と排液バックとの落差による水柱圧を保つため、床面ぎりぎりに排液バックが位置するようにする（図2）。
- 排液量を定期的に確認し、胆汁の排液量が減少したり、まったく出なくなった場合には、すぐに医師に報告する。

④固定部のケア

- ドレーンは、鼻翼に粘着性の高いテープであそびをもたせて固定する（図3）。特に長期留置の場合に皮膚に押し付けるように固定すると、鼻の固定部分に皮膚潰瘍を形成し、疼痛が生じる可能性があるので注意する。

⑤その他のケア

- 腹痛や腹壁の緊張など腹部症状がないか観察する。
- 食事摂取が可能であれば、誤嚥に注意し嚥下を慎重に行うように説明する。

5. ERBD留置例での注意点

- 胆汁は十二指腸内に排出されるため、性状や量を直接確認することができない。そのため、ステント閉塞などのトラブルに気づくのが遅れる場合がある。
- 特にチューブステントの場合、メタリックステントに比べて開存期間が短いため、長期留置例では定期的なチューブ交換が必要となる。
- チューブトラブルの際には、胆管炎や閉塞性黄疸などが出現するため、発熱・腹痛・皮膚や尿の黄染・白色便などの症状に注意し、変化があればすみやかに医師に報告する。
- ERBDを留置後退院する患者には、ステントトラブルの可能性を説明し、上記のような症状が出現した際の外来受診を指導する。

2 消化器②：肝胆膵　ドレーン

急性膵炎に対するドレナージ

主な適応
- 術式により異なる（表1）

目的
- 急性膵炎による膵壊死部・膿瘍などに対するドレナージ

合併症
- 出血、穿孔、感染、（外科的のとき）腹膜炎など

抜去のめやす
- 出血、膵液瘻、感染などがなくなったとき

観察ポイント
- **排液**：胆汁の性状（色調〈正常：緑色〉、混濁や出血の有無など）や量（正常：500mL/日）を確認する。
- **腹部症状**：腹壁の緊張や腹痛、背部痛、発熱などの自覚症状が強い場合は膵炎などの偶発症を疑う

ケアのポイント
- **事故抜去**：患者への十分な説明と固定方法を工夫して、事故抜去を予防する
- **ルート管理**：ENBDチューブは細く長い構造で閉塞しやすいため、排液量の減少やボトルの位置にも注意する

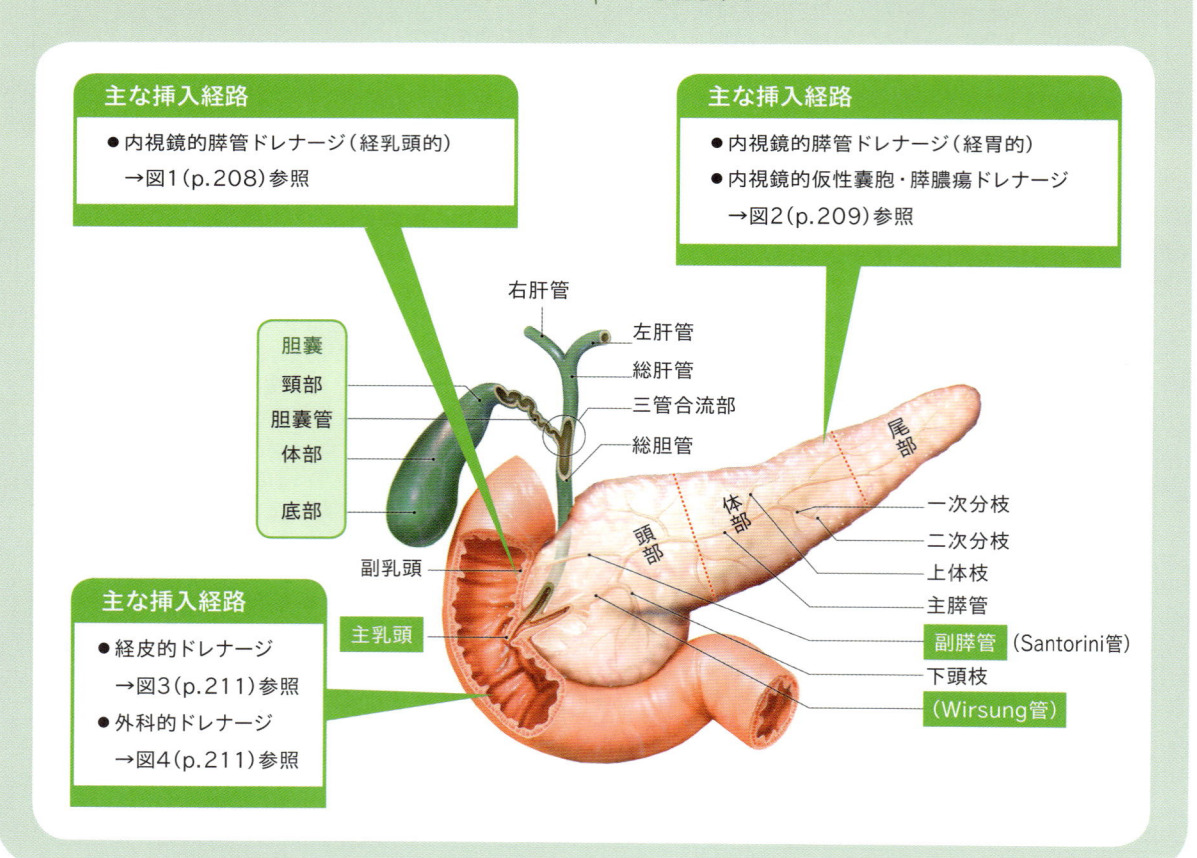

主な挿入経路
- 内視鏡的膵管ドレナージ（経乳頭的）
  →図1（p.208）参照

主な挿入経路
- 内視鏡的膵管ドレナージ（経胃的）
- 内視鏡的仮性嚢胞・膵膿瘍ドレナージ
  →図2（p.209）参照

主な挿入経路
- 経皮的ドレナージ
  →図3（p.211）参照
- 外科的ドレナージ
  →図4（p.211）参照

- 重症急性膵炎の死亡率は、2007年の全国集計では8.9％となっている[1]。しかし、最重症の急性膵炎では今でも30％以上と高い死亡率である[2]。
- 急性膵炎の壊死性膵炎には、まず輸液、抗菌薬などの保存的治療を行う。発症後約4週間経過し、壊死部分が液状化したら、内視鏡的ドレナージを行う。
- 内視鏡的に困難な場合には、経皮的ドレナージを行う。それでも不十分な場合には、内視鏡的壊死摘出術（ネクロセクトミー）、外科的壊死摘出を行う[3]というように、徐々に侵襲的な治療法にステップアップしていく[4-6]。
- 最近では、重症膵炎に対しては積極的に経腸栄養したほうが治りやすいと報告されている。
- 本稿では、急性膵炎に対するドレナージである内視鏡的膵管ドレナージ（経乳頭的）、内視鏡的仮性嚢胞・膵膿瘍ドレナージ、経皮的ドレナージ、外科的（開腹）ドレナージについてそれぞれ概説する（表1）。

内視鏡的膵管ドレナージ（経乳頭的）

1 定義

- 経乳頭的な内視鏡的膵管ドレナージとは、内視鏡的逆行性膵胆管造影（ERCP）の手技で膵管内にステントを留置する。
- 短いピッグテール型カテーテルを膵管と十二指腸内に置いてくる内視鏡的逆行性膵管ドレナージ（ERPD）と、鼻から挿入したドレーンで膵液を体外に誘導する内視鏡的経鼻膵管ドレナージ（endoscopic naso-pancreatic drainage：ENPD）がある。

2 適応と禁忌

- 胆石が落下し、十二指腸乳頭部で膵管出口を塞ぐことによって生じた急性膵炎に対しては、内視鏡的乳頭切開術および内視鏡的経鼻胆管ドレナージ（ENBD）を行う（→p.200参照）。
- 膵仮性嚢胞に対する内視鏡的なドレナージの方法には以下の2つがある。

①**経乳頭的主膵管ドレナージ**：膵管狭窄症例に

表1　主な重症急性膵炎に対するドレナージ

種類	内視鏡的膵管ドレナージ（経乳頭的）（図1）	内視鏡的仮性嚢胞・膵膿瘍ドレナージ（図2）	経皮的ドレナージ（図3）	外科的ドレナージ（図4）
定義・目的	●ERCPの手技で膵管内にステント留置	●経消化管的に仮性嚢胞・膵膿瘍をドレナージ	●体外から穿刺してドレーン留置し、膵液・感染性膿をドレナージ	●全身麻酔下で後腹膜経路（または開腹）でドレーン留置
適応	●急性膵炎→内視鏡的乳頭切開術・ENBD ●膵仮性嚢胞→経乳頭的主膵管ドレナージ→経消化管的嚢胞ドレナージ	●消化管との癒着が完成し、嚢胞壁が安定化した仮性嚢胞 ●内視鏡的ネクロセクトミーは4週以降が望ましい	●内視鏡的な経消化管的ドレナージが困難な症例	●内視鏡・CTガイド下ドレナージなどでは膵壊死巣が除去しきれないとき ●できるだけ後期
合併症	●出血、感染、ドレーン閉塞による膵炎の悪化	●出血、消化管穿孔	●腹腔内出血、消化管穿孔	●腹膜炎、腸管の穿孔、後出血、イレウス
利点と欠点	○低侵襲 ○（膵管狭窄時）狭窄を広げる ×ドレナージ不十分の場合がある	○低侵襲で予後改善につながる ×繰り返し治療が必要	○画像ガイド下に穿刺可能 ×事故抜去リスクがある ×（主膵管狭窄時）膵液の流出がつづく可能性あり	○十分な膵壊死巣の摘出が可能 ○持続洗浄が可能 ×高侵襲

対して実施する（図1）。
②**経消化管的囊胞ドレナージ**：主膵管と仮性囊胞に交通がない場合に用いる（図2）[7,8]。
- 先天的に主膵管と副膵管がつながっていない膵管非融合では、急性膵炎が起こることがあり、内視鏡的に副膵管ステント挿入が有用な場合がある。

3 挿入経路と留置部位

- 経乳頭的膵管ドレナージは、ERCPと同様の手技で行う。
- 膵頭十二指腸切除術後に、まれに膵空腸吻合部が狭窄して術後膵炎を発症することがある。通常の内視鏡では届かないが、ダブルバルーン内視鏡で膵空腸吻合部に到達して、バルーン拡張で狭窄を治療することが可能である[9]。

4 合併症

- ERCPと同様に、出血や感染、ドレーン閉塞によ る膵炎の悪化などがある。

5 利点と欠点

- **利点**：従来の外科的ドレナージよりも侵襲が少なく、また膵管狭窄が原因の場合にはステント留置によって狭窄を広げることができる。
- **欠点**：膵管ステントが細いために十分なドレナージが得られない点が挙げられる[8]。超音波内視鏡ガイド下穿刺吸引術（EUS-guided fine needle aspiration：EUS-FNA）が日常臨床で用いられる現在では、ドレナージ不十分な場合は経消化管的にドレナージを行う[8]。

内視鏡的仮性囊胞・膵膿瘍ドレナージ、ネクロセクトミー（経消化管的）

1 定義

- 経消化管的に、仮性囊胞や膵膿瘍をドレナージする方法である。

図1　内視鏡的膵管ドレナージ（経乳頭的）

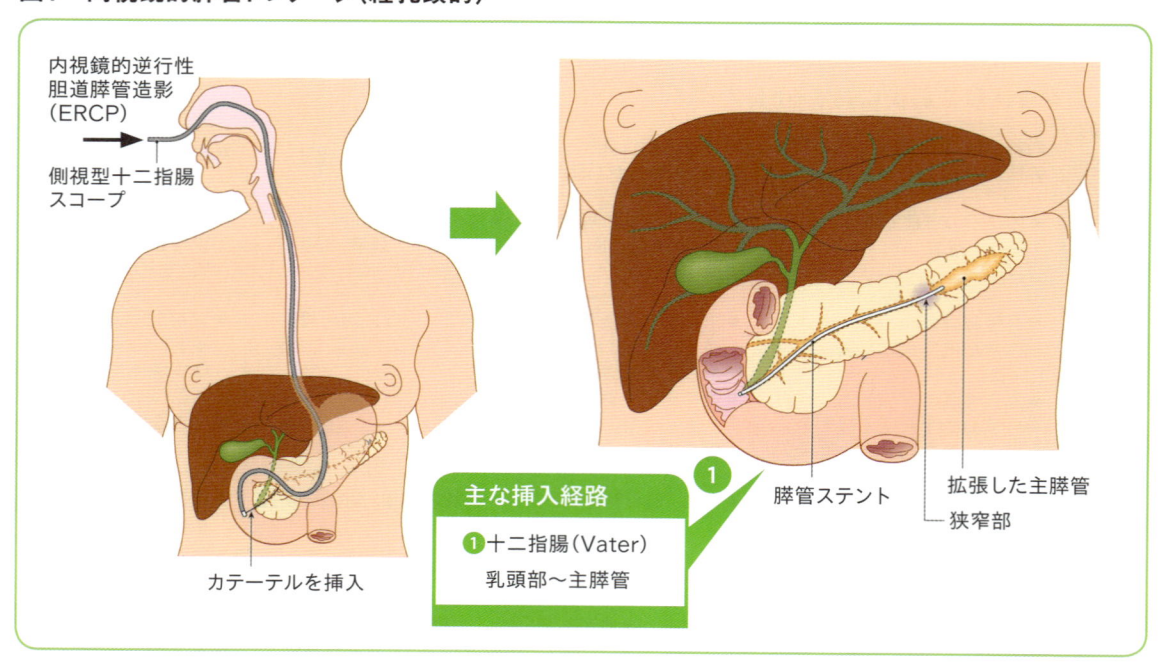

内視鏡的逆行性胆道膵管造影（ERCP）
側視型十二指腸スコープ

カテーテルを挿入

主な挿入経路
① 十二指腸（Vater）乳頭部〜主膵管

① 膵管ステント
拡張した主膵管
狭窄部

2 適応と禁忌

- 以前は開腹手術による膵壊死の除去（ネクロセクトミー）が標準的治療であったが、最近では侵襲の少ない内視鏡や超音波・CTなどを使用したドレナージ術が行われるようになっている。
- 経消化管的ドレナージは、消化管との癒着が完成し、囊胞壁が安定化した仮性囊胞がよい適応である[10]。
- 内視鏡的ネクロセクトミーは、急性膵炎の発症早期には行うことは難しく、4週以降の液状化した時期が望ましい。膵炎の80％で改善が得られる[11]。
- まず内視鏡的ドレナージを行い、効果が不十分なときには内視鏡的ネクロセクトミーを行う。

3 挿入経路と留置部位

- 超音波内視鏡（EUS）で穿刺する囊胞を観察する。内視鏡下で胃から囊胞を穿刺する。穿刺針からガイドワイヤーを挿入して、ドレナージチューブを留置する（図2）。
- ドレナージのみで不十分の場合には、後日、胃―囊胞の瘻孔部をバルーンでゆっくり拡張して広げて、内部の壊死物質を内視鏡から鉗子などで除去する（ネクロセクトミー）。

4 合併症

- 内視鏡的ネクロセクトミーの最も多い合併症は「出血」である。バルーン拡張が出血の原因となるため、まずドレナージして後日、拡張したほうがよいという報告がある[11]。
- その他には「消化管穿孔」などがある。

5 利点と欠点

- 利点：内視鏡的なドレナージやネクロセクトミーの利点は、従来の外科的手術と比較して侵襲が少なく、予後が改善される点である。
- 欠点：外科的ドレナージに比べて、繰り返し治療が必要である。

図2　内視鏡的膵管ドレナージ（経胃的）

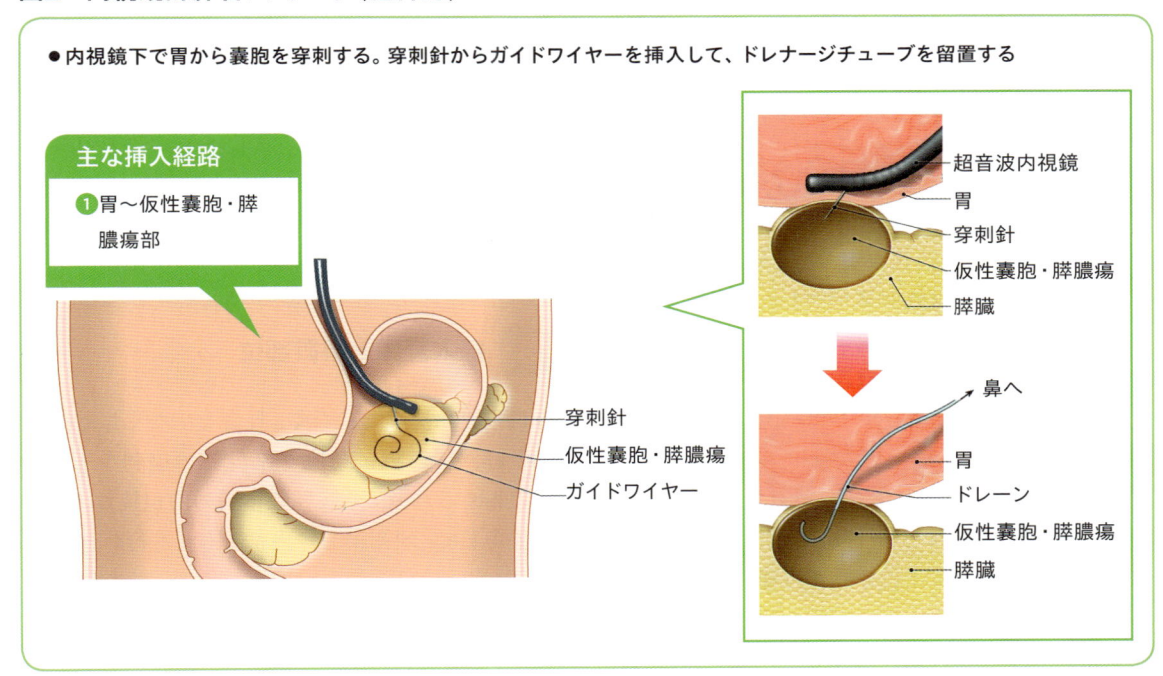

- 内視鏡下で胃から囊胞を穿刺する。穿刺針からガイドワイヤーを挿入して、ドレナージチューブを留置する

主な挿入経路
1 胃～仮性囊胞・膵膿瘍部

穿刺針
仮性囊胞・膵膿瘍
ガイドワイヤー

超音波内視鏡
胃
穿刺針
仮性囊胞・膵膿瘍
膵臓

鼻へ
胃
ドレーン
仮性囊胞・膵膿瘍
膵臓

経皮的ドレナージ

1 定義

- 経皮的ドレナージとは、膵仮性囊胞や膵膿瘍を体外からCTガイドなどで穿刺してドレナージチューブを留置し、膵液や感染性膿を体外に誘導して治療する方法である。

2 適応と禁忌

- 経皮的ドレナージは内視鏡的な経消化管的ドレナージが困難な症例がよい適応である[12]。
- 超音波ガイドではリアルタイムに穿刺の針先が見えるのでよいが、膵臓は後腹膜に存在しており、周囲に超音波の通らないガスを含む腸管もあるため、CTガイドで穿刺することが多い。

3 挿入経路と留置部位

- 膵体尾部の液状化および感染した膵壊死に対しては、左腎前傍腔経由で穿刺、留置する[12]（図3）。
- 膵頭体部には、胃結腸間膜経由でアプローチする。

4 合併症

- 膵周囲には血管や消化管があるため、穿刺に伴い「腹腔内出血（仮性動脈瘤含む）」や「消化管穿孔」のリスクがある（逆に消化管を貫いて穿刺したほうがよいという報告もある）[12]。

5 利点と欠点

- 利点：内視鏡的ドレナージが困難であっても、CT（超音波）ガイド下に穿刺が可能なことである。
- 欠点：ドレーンが体外に出ているため、自己抜去の危険性がある。また、主膵管の狭窄がある場合はドレーンから膵液が流出しつづける可能性がある。

外科的（開腹）ドレナージ

1 定義

- 外科的ドレナージとは、従来行われてきた方法で、全身麻酔下に皮膚、筋肉を切開して後腹膜経路（または開腹）で膵周囲の感染巣に到達し、ドレーンを何本か挿入する方法である。
- 外科的ネクロセクトミーとは、感染した膵壊死組織を鑷子や用手的に摘出し、敗血症などへの移行を阻止して全身状態を改善する方法である。

2 適応と禁忌

- 侵襲の少ない内視鏡的やCTガイドによるドレナージなどでは、膵の壊死部分の感染巣が除去しきれないときに行う。
- 急性膵炎ガイドラインでは、壊死性膵炎に対する早期手術の死亡率が高いために、敗血症になっていなければ、できるだけ後期に外科的ドレナージすべきであるとされている[2]。この理由は、時間を置いたほうが正常膵と壊死膵との境界がわかりやすくなり、出血や正常な膵臓の摘出が避けられるためである。

3 挿入経路と留置部位

- 最近では開腹ではなく、侵襲を少なくした後腹膜経路に膵臓に到達する（図3の穿刺ルートで手術する）。また、腹腔鏡手術の内視鏡カメラを併用して、壊死巣を除去する方法も行われる。
- ネクロセクトミーした場所にドレーンを留置して、術後持続洗浄を行う。

図3　CTガイド下経皮的ドレナージ

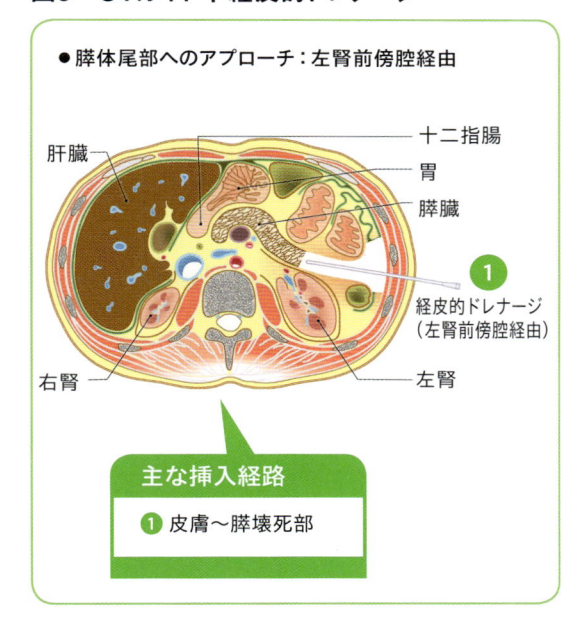

● 膵体尾部へのアプローチ：左腎前傍腔経由

（図：肝臓、十二指腸、胃、膵臓、右腎、左腎、❶経皮的ドレナージ（左腎前傍腔経由））

主な挿入経路
❶ 皮膚～膵壊死部

図4　外科的ドレナージ（ネクロセクトミー）

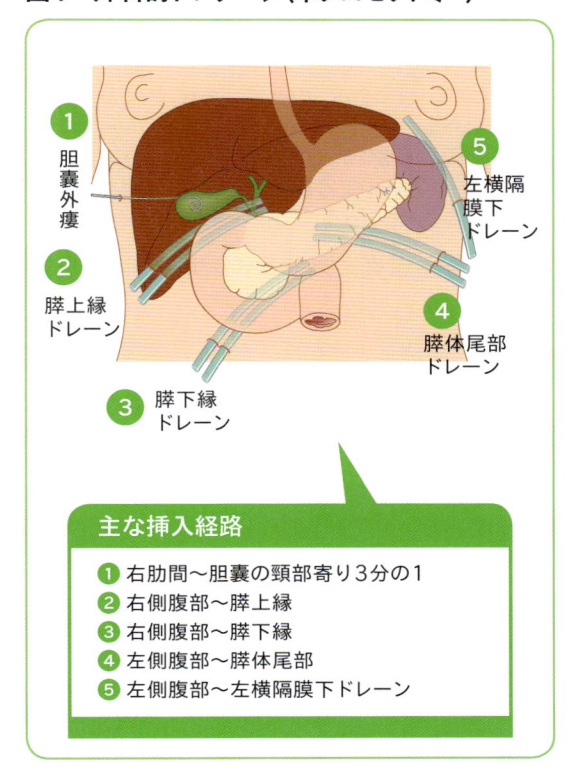

（図：❶胆嚢外瘻、❷膵上縁ドレーン、❸膵下縁ドレーン、❹膵体尾部ドレーン、❺左横隔膜下ドレーン）

主な挿入経路
❶ 右肋間～胆嚢の頸部寄り3分の1
❷ 右側腹部～膵上縁
❸ 右側腹部～膵下縁
❹ 左側腹部～膵体尾部
❺ 左側腹部～左横隔膜下ドレーン

4　合併症

● 後腹膜経路での手術であれば少ないが[13]、開腹経路では感染壊死物質が腹腔内に漏れて「腹膜炎」になる危険性、「腸管の穿孔」「後出血」「イレウス」の発症などが挙げられる。

5　利点と欠点

● 利点：外科的手術では内視鏡などに比べて、大きな創で膵臓に到達できるため、十分な膵壊死巣の摘出が可能となる。またドレナージチューブも太く、持続洗浄が可能である（図4）[14-16]。
● 欠点：重症急性膵炎で、腎機能障害などの全身状態が不良な時期に全身麻酔下に手術を行うため、内視鏡的ドレナージや体外ドレナージに比較して侵襲が大きくなり、かえって予後不良であったとの報告もある[17]。

慢性膵炎に対する膵管ドレナージ手術

● 慢性膵炎は、アルコール多飲によって発症することがほとんどで、膵管の圧力が高くなって疼痛が生じる。
● 内視鏡的に膵管ステントを留置して、体外衝撃波結石破砕療法（extracorporeal shock wave lithotripsy：ESWL）を行う場合や、バスケット鉗子による膵石の除去を行い治療する。
● 内視鏡的治療が有効でない場合には、外科的治療を行う。炎症が弱ければ膵切除術（膵頭十二指腸切除術、膵体尾部切除術→p.177参照）を行うが、炎症が強く門脈から膵実質を剥がせない場合には膵管と消化管を吻合して、膵管の圧力をドレナージする手術を行う（Fry手術、Puestow手術、Partington手術など）[18,19]。

（木村　理、平井一郎、渡邊利広、手塚康二、菅原秀一郎、福元　剛、庄司智子、豊岡慎一）

ケアのポイント

- 膵液瘻から腹腔内膿瘍・後出血をきたすことが、最も死亡率の高い急性膵炎の合併症である。
- 膵臓は動脈血流が豊富であり、特に出血しやすいのは横行膵動脈、上横行膵動脈、背側膵動脈である。

1. 急性膵炎に対するドレナージ

- 多少の膵液瘻が生じるものと考えて、予防的にドレナージを行うことが重要である。コンセプトは"ドレーンの本数を少なくして早く抜く"のではなく、"ある程度多めに膵周囲にドレーンを置いておいて、術後アミラーゼ値が低いものや、排液の性状・量が正常なものから抜いていく"という考え方である。
- 当科では膵空腸吻合部の上下に、24 Frファイコンドレーンを1本ずつ留置している（図4）。Soft pancreas*1の手術では術中から膵周囲が白色になっており、アルカリ性の膵液による鹸化である。ドレーンから流出してくるものには薄い膵液のほかに、フィブリンなども混じっている。
- 術後1週間は閉鎖式ドレーンとして、チューブ（川澄®）を外して1、3、5、7病日にドレナージ内容のアミラーゼ、リパーゼ値と細菌培養の検査に提出している。術後1週間後には開放式ドレーンに変更して、朝夕回診時に生理食塩水（生食）による洗浄を行う。ドレーンの性状に問題がなければ徐々に短くしていく。
- 使用するドレーンの種類は、交換が容易かつストレートでシンプルな24 Frファイコンドレーンを使用している。曲がった走行のやわらかいドレーンでは、洗浄や交換が困難である。

2. 持続洗浄

- 重症急性膵炎術後や膵頭十二指腸切除術後の膵液瘻や腹腔内膿瘍が持続すると、膵周囲の血管が破綻して、大出血をきたして致命的となる。以前は、重症急性膵炎の感染性壊死には膵床ドレナージが行われてきた。すなわち腹腔内を生食で持続洗浄して、常に清潔な環境にすれば、多少の膵液が漏れていても薄まり、感染が減じ、術後出血による死亡率を減らすことができる。
- 当科では、ドレーン内アミラーゼ値が高値の場合や、排液がねっとりと混濁し感染徴候の場合には、積極的にドレーン内の持続洗浄を行っている。持続洗浄は膵の上下のドレーン周囲にストーマのようなカラヤゴム付きのオープンタイプのパウチ（オープントップ）を貼り、半閉鎖式ドレナージで管理する（図5-①）。持続洗浄はファイコンドレーンに密着せず、圧を逃がすように細い（6または8 Fr）アトムチューブを挿入して、先端が出ない長さでファイコンドレーンに付けた安全ピンと糸で固定する（図5-②）。
- 生食の滴下量は50mL/時程度とする。術前に心不全傾向のある患者では、洗浄量を20〜30 mL/時程度に減量するほうが安全である。洗われた排液はオープントップに流れるため、夜間でも洗浄でき、腹部が濡れて目が覚めることもない。
- 重要なのは、患部のドレナージ洗浄はしているけれども、術後3日目ごろから経口摂取や経腸栄養を開始し腸から栄養が摂取できており、平気で歩いていることである。

3. その他の膵液瘻、腹腔内膿瘍の治療法

- Soft pancreas症例での膵切除後の膵液瘻の治療法は、上記で述べたドレナージや持続洗浄が基本であるが、その他の方法としてはオクトレオチド酢酸塩の持続投与がある。
- オクトレオチド酢酸塩を投与することによって、膵液の著明な減少を得ることができる。難治性の膵液瘻では、膵液をオクトレオチド酢酸塩で減少させると、ドレナージや洗浄の効果がさらに高まり、より早期に治癒する。
- オクトレオチド酢酸塩の長期間の効果を期待する場合には、徐放性製剤（サンドスタチン®LAR®）を使用し、速効性の皮下注射薬と数日かぶらせて使用するとよい。

図5 感染徴候がある場合の持続洗浄の方法

①膵上下のドレーン周囲に、カラヤゴム付きのオープントップを貼る

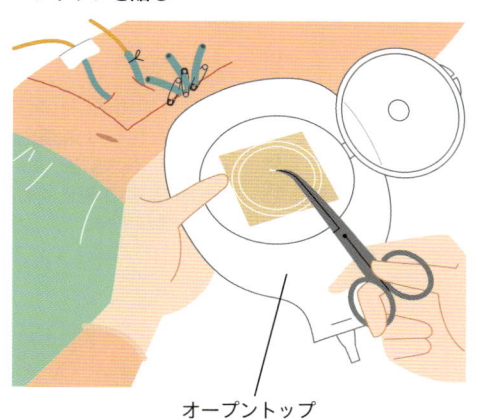

②アトムチューブ（6または8Fr）を挿入し、ファイコンドレーンに付けた安全ピンと糸で固定する

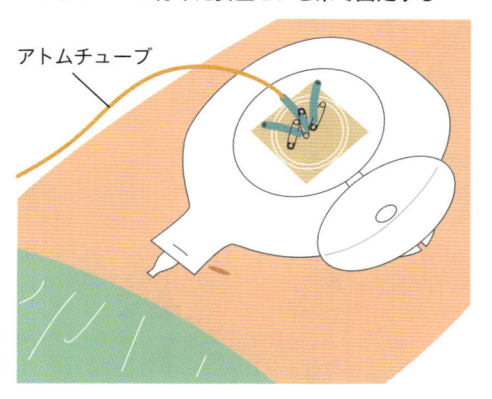

アトムチューブ

オープントップ

*1【soft pancreas】＝主膵管閉塞がなく、正常のやわらかくみずみずしい膵臓。ちなみに、癌などで主膵管閉塞が起こると癌の左側にある膵臓は全体に線維化が生じて固くなる（＝hard pancreas）。

引用文献

1. 武田和憲：急性膵炎の診断と治療の変遷―昔と今で何が変わったのか．肝胆膵 2012；64：395-404．
2. 急性膵炎診療ガイドライン2010改訂出版委員会編：急性膵炎診療ガイドライン2010．第3版，金原出版，東京，2009．
3. 伊佐地秀司，種村彰洋，安積良紀：急性膵炎におけるWONの概念とは．膵臓 2014；29：202-209．
4. 木村理，柴崎弘之，藤本博人，他：重症急性膵炎と診断したらどのような治療戦略をたてるか．外科治療 2003；88：30-36．
5. 木村理：重症急性膵炎に対する外科治療―適応と方法．外科治療 2009；100：387-395．
6. 木村理，水谷雅臣：急性腹症の診断と治療 肝・胆・膵 急性膵炎．外科 2009；71：277-282．
7. 潟沼朗生，真口宏介，矢根生，他：膵仮性嚢胞（貯留嚢胞）に対する内視鏡的ドレナージ手技の実際とコツ．胆と膵 2013；34：935-938．
8. 山本夏代，伊佐山浩通，梅舟仰胤 他：WONに対する内視鏡的ドレナージとnecrosectomy手技の実際とコツ 経乳頭と消化管．胆と膵 2013；34：939-945．
9. 池田祐之，牧野直彦，上野義之 他：胆石除去用バルーンカテーテルが膵管空腸吻合部の同定に有用であった術後反復性膵炎の1例．Gastroenterol Endosc 2013；55：42-47．
10. 厚生労働省難治性膵疾患に関する調査研究班：膵仮性嚢胞の内視鏡治療ガイドライン2009．膵臓 2009；24：571-593．
11. 向井俊太郎，糸井隆夫，祖父尼淳，他：急性膵炎後のpancreatic pseudocyst／walled-off necrosisに対する経消化管的治療．胆と膵 2014；35：413-420．
12. 我那覇文清，嘉数雅也：膵仮性嚢胞・WONに対する経皮的ドレナージの適応と手技の実際．胆と膵 2013；34：947-954．
13. Van Vyve EL, Reynaert MS, Lengele BG, et al. Retroperitoneal laparostomy: a surgical treatment of pancreatic abscess after an acute necrotizing pancreatitis. Surgery 1992; 111: 369-375.
14. 木村理，窪田敬一，針原康他：ナース必須！全科ドレーン管理マニュアル 急性膵炎に対するドレナージ．Expert Nurse 1998；14：98-101．
15. 木村理，他：ドレナージを見直す knack & Pitfalls 膵炎に対するドレナージ 消化器外科 1999；22：475-479．
16. 木村理，幕内雅敏：Knack & Pitfalls 膵脾外科の要点と盲点 第2版．急性膵炎に対するドレナージ，木村理編，文光堂，東京，2009：301-303．
17. Van Santvoort HC, Besselink MG, Bakker OJ, et al. A step-up approach or open necrosectomy for necrotizing pancreatitis. N Engl J Med 2010; 362: 1491-1502.
18. 木村理，武藤徹一郎：慢性膵炎の手術 脾温存Puestow手術．外科 1996；58：1765-1770．
19. 厚生労働省難治性膵疾患調査研究班，日本膵臓学会：膵石症の内視鏡治療ガイドライン2014．膵臓 2014；29：121-148．

Column

膵炎に対するドレナージ管理と観察のポイント（他施設での実践例）

1. ドレナージ方法別のポイント

- 膵炎に関連するドレナージでは、発症の要因で膵管ドレナージや胆道ドレナージなどが行われる。ドレナージ方法には、内視鏡的ドレナージや経皮的ドレナージなどがあるため、その違いを理解する必要がある（→p.207参照）。

①内視鏡的ドレナージ

- 内視鏡的ドレナージでは、鼻からドレナージする内視鏡的経鼻膵管ドレナージ（ENPD）と内視鏡的経鼻胆管ドレナージ（ENBD）、十二指腸にドレナージする内視鏡的逆行性膵管ドレナージ（ERPD）と内視鏡的逆行性胆道ドレナージ（ERBD）などがある。
- ENPDとENBDは、経鼻的にドレーンを挿入するため違和感などがあるとドレーンの自己抜去が起こりやすい。せん妄、意識レベルの低下、活動状況を判断し、ドレーンの固定方法など注意が必要である。
- ERPDやERBDは、生理的に排液を排出するが、排液量や性状が観察できないためドレーン閉塞を察知しにくい。そのため、血液データ、黄疸症状、倦怠感などの観察が重要になる。

②経皮的ドレナージ（図）

- 経皮的ドレナージでは、留置部位によって穿刺部位が異なる。膵臓の周囲は、消化管や血管が多くあるため、出血のリスクが高い。
- 穿刺部だけではなくバイタルサイン、血液データ、腹部症状などの観察が重要である。

2. 排液の観察

- 膵管ドレナージの排液は正常では「無色透明」、胆道ドレナージの排液は、正常では「黄褐色」～「茶褐色」である。「緑色」や「白濁膿性」に変化している場合には感染などが考えられるため、ただちに医師へ報告する。
- 急な排液量の減少は、ドレーンの閉塞や挿入部位がずれた可能性があるため、医師にただちに報告する。

3. 固定部のケア

- ドレナージ方法やドレーンの種類はさまざまであり、病状によっては留置の期間も長期化する。そのため、固定などによるスキントラブル予防が重要であり、皮膚保護材を適宜使用する。
- 逆行性感染のリスクも高まるため、ドレーン留置が長期化する場合やADLが自立している場合など、刺入部やドレーンなど自己管理の指導も重要である。

（雀地洋平）

参考文献
1. 塚原大輔, 露木菜緒：消化器系障害の治療・ケア. クリティカルケア実践の根拠, 照林社, 東京, 2012：178-191.
2. 堀川長子：肝・胆・膵ドレーン. 重症集中ケア 2010；8(6)：64-69.

図　経皮的ドレナージにおけるテープ固定の工夫

①ドレーンの下に固定用テープを貼る
- ドレーン
- 固定用テープ
- 1枚目

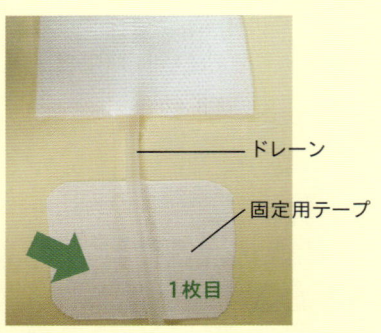

②固定用テープでドレーンをΩ型に包み、①のテープの上に重ねて固定する
- ドレーンをΩ型留めにする
- 2枚目

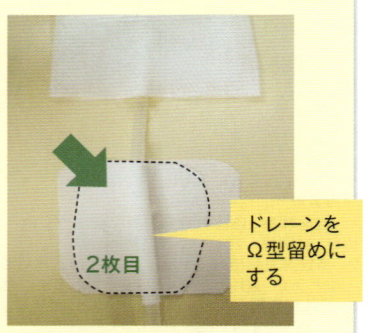

③切れ目を入れた固定用テープ（赤）を重ねて貼る
- 切れ目を入れたテープ
- 3枚目

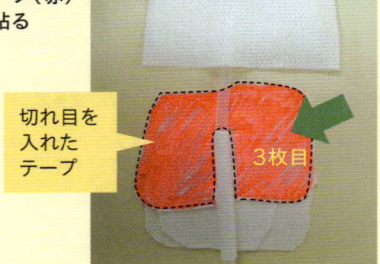

④反対側から固定用テープ（青）を重ねて貼る
- 切れ目を入れたテープ
- 4枚目

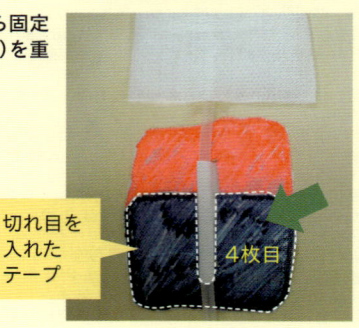

❷ 消化器③：下部消化管 ドレーン

後腹膜膿瘍ドレナージ

主な適応
- 抗菌薬で感染コントロールが不良な膿瘍（そのほか、慎重適応などは表1、p.217参照）

目的
- 後腹膜腔や腸腰筋に発症した膿瘍を、体外または膿瘍腔外に誘導する

合併症
- ドレナージ時の腹腔内臓器損傷、出血、経胸膜穿刺による膿胸（上腹部背側での経皮的穿刺ドレナージの場合）

抜去のめやす
- 膿瘍造影で膿瘍腔の消失を確認後に抜去する

観察ポイント
- 閉塞や留置部のずれ、感染を早期発見するために、排液量やバイタルサインを継続的に観察する

ケアのポイント
- 閉塞予防：粘稠性の高い排液や背・側腹部から挿入時は閉塞リスクが高まるため、固定位置の工夫や定期的なミルキング、除圧が重要
- 排液減少時：ドレーン全体に屈曲やねじれがないことを確認し、これらがない場合はただちに医師に報告する

a. 腹部水平断：後腹膜腔と腸腰筋

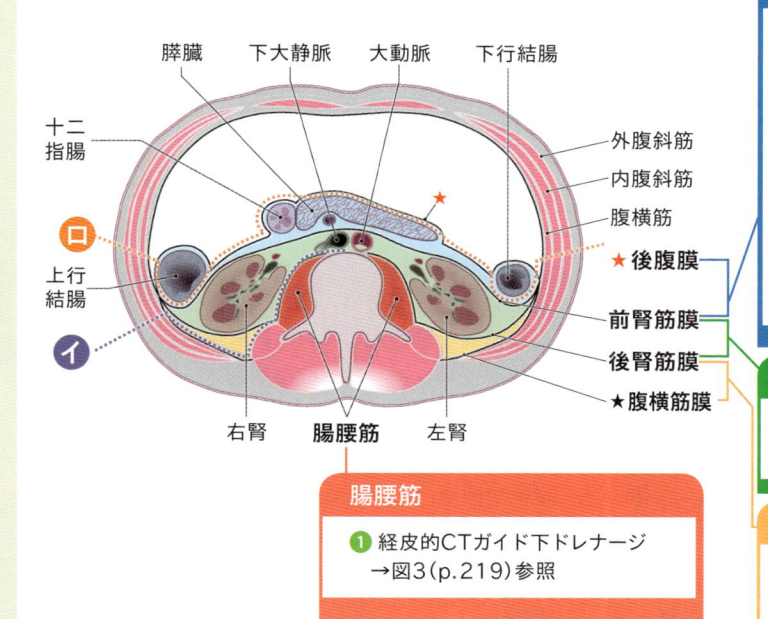

膵臓／下大静脈／大動脈／下行結腸／十二指腸／外腹斜筋／内腹斜筋／腹横筋／★後腹膜／前腎筋膜／後腎筋膜／★腹横筋膜／上行結腸／右腎／腸腰筋／左腎／ロ／イ

〔主な挿入経路〕

前腎傍腔
1. 経皮的CTガイド下ドレナージ：皮膚→膿瘍部 →図1(p.218)参照
2. 経消化管的ドレナージ：胃壁・十二指腸壁→膿瘍部
3. 経十二指腸乳頭的ドレナージ：十二指腸乳頭→膵管（膿瘍部）
4. 手術的ドレナージ：皮膚創部→膿瘍部

腸腰筋
1. 経皮的CTガイド下ドレナージ →図3(p.219)参照

腎周囲腔
1. 経皮的超音波ガイド下ドレナージ

後腎傍腔
1. 経皮的CTガイド下ドレナージ →図2(p.218)参照

後腹膜腔

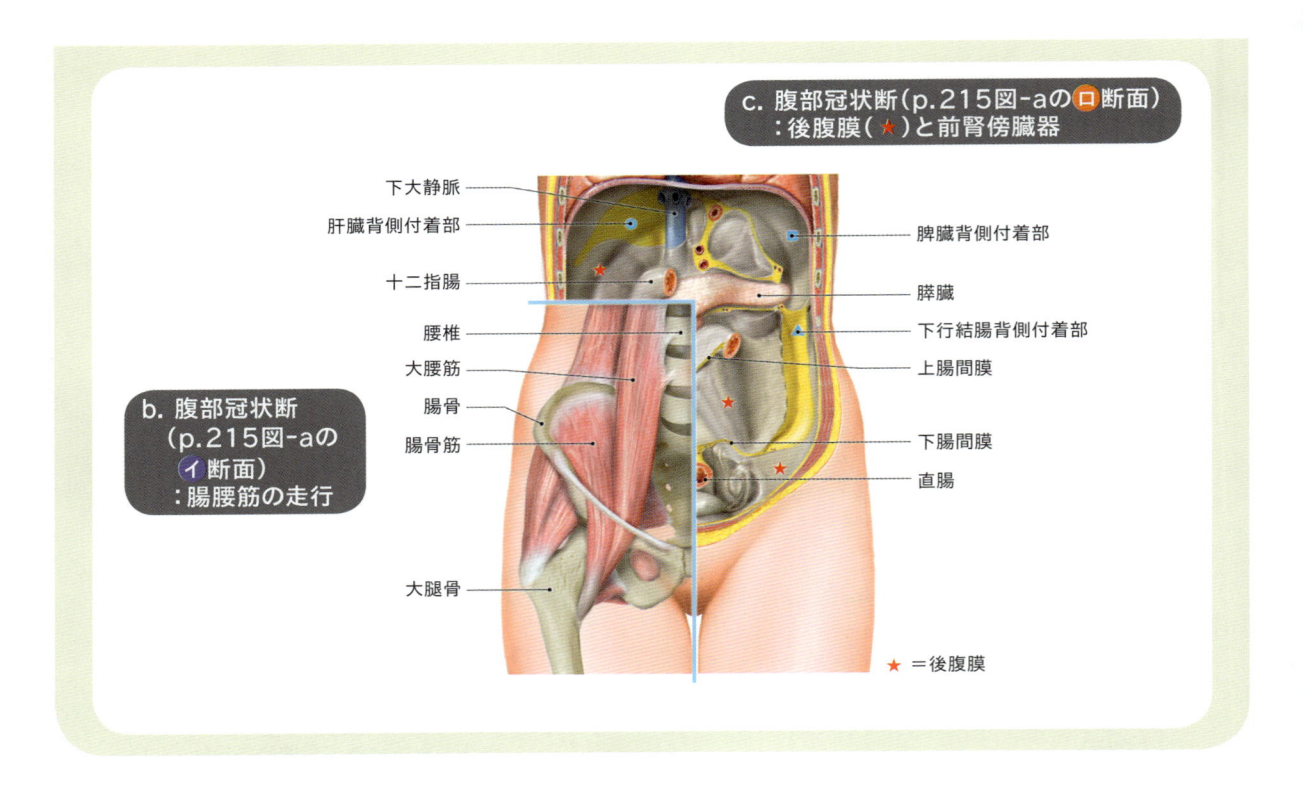

c. 腹部冠状断（p.215図-aの口断面）：後腹膜（★）と前腎傍臓器

- 下大静脈
- 肝臓背側付着部
- 十二指腸
- 腰椎
- 大腰筋
- 腸骨
- 腸骨筋
- 大腿骨
- 脾臓背側付着部
- 膵臓
- 下行結腸背側付着部
- 上腸間膜
- 下腸間膜
- 直腸

b. 腹部冠状断（p.215図-aのイ断面）：腸腰筋の走行

★＝後腹膜

後腹膜膿瘍ドレナージの定義

- 後腹膜膿瘍ドレナージとは、体幹の背側に位置する「後腹膜腔」や「腸腰筋」（p.215図-a、p.216図-b、c）に発症した膿瘍を、体外または膿瘍腔外に誘導する手技である。

適応と禁忌

- 適応と禁忌を表1[1]に示す。

挿入経路と留置部位

- 後腹膜膿瘍ドレナージでは、解剖学的部位により存在臓器が異なるため、ドレナージの手技も異なる。
- 主な手技としては以下が挙げられる。

① 経皮的：体表から画像（CTもしくは超音波）をガイドに直接膿瘍を穿刺し、カテーテルを留置
② 経消化管的：超音波内視鏡を用いて胃壁や十二指腸壁を介して膿瘍を穿刺し、カテーテルを留置（→p.208参照）
③ 経十二指腸乳頭的：内視鏡を用いて十二指腸乳頭より膵管にカテーテルを留置（→p.207参照）
④ 手術的：手術的（開腹もしくは腹腔鏡下）に膿瘍を解放し、ドレーンを留置

- 適切なドレナージには後腹膜腔および腸腰筋の解剖を理解し、膿瘍の局在や広がりを把握することが重要である。
- まず解剖について解説し、次に代表的な膿瘍のドレナージ手技について説明する。

1 後腹膜腔

- 後腹膜腔とは、腹腔の背側の腹膜（後腹膜、

表1　後腹膜膿瘍ドレナージの適応

①適応
- 抗菌薬で感染コントロールが不良な膿瘍

②禁忌
- 内部が壊死し、嚢胞・膿瘍化したがん
- 出血傾向の症例

③慎重適応
- 多発性または多房性膿瘍：経皮的、経消化管的穿刺ドレナージでは、複数回の穿刺が必要となることが多い
- 壊死組織を多く含む膿瘍：壊死組織によりカテーテルが閉塞しドレナージ不良となることが多い

④相対禁忌
- 意識障害患者：穿刺時に安静や呼吸止めなどの協力が得られない場合や、カテーテル管理などの安全性が確保できない場合[1]
- 経皮的または経消化管的穿刺ドレナージ：穿刺部と目標の膿瘍との間に胸膜、消化管（胃・小腸・大腸など）、血管などが介在し、穿刺ルートが確保しづらい場合

p.215図-a★、p.216図-c★）と腹横筋膜（p.215図-a★、腹壁の「いわゆる三枚肉」の一番内背側のスジ部分）の間隙を指す。頭方は横隔膜、尾側は小骨盤腔の直腸周囲・仙骨前部に至る。
- 「前腎傍腔」「腎周囲腔」「後腎傍腔」の3つの腔よりなり、「前腎筋膜：いわゆるGerotaの筋膜」、「後腎筋膜：いわゆるZuckerkandlの筋膜」で境されている。これら腎筋膜は単なる隔壁ではなく、3つの腔をつなぐ伝導路であり、炎症時には滲出液などを貯留する貯留腔の役割を担う[2]。

①前腎傍腔（p.215図-a、■部分）
- **前腎傍腔**には多くの臓器が存在する。膵臓、十二指腸、盲腸〜上行結腸背側部、下行結腸背側部（p.216図-c▲）、直腸、肝臓背側部（p.216図-c●）、脾臓背側部（p.216図-c■）、腹部大動脈および下大静脈である。小腸・大腸への血管とリンパ管が走行する上・下腸間膜とも連続する。左右は交通し、炎症はしばしば両側に伸展する[2]。
- 前腎傍腔膿瘍としては、重症膵炎後の感染性膵仮性嚢胞や感染性被包化膵壊死が典型である[3]（→p.208参照）。
- 膵切除後の膵液瘻による膿瘍もしばしば経験する。孤立性の膿瘍に対しては経皮的CTガイド下穿刺ドレナージ（図1）が有効であるが、手術的ドレナージが必要とされることも多い。
- 上行結腸や下行結腸の背側の憩室が穿通すると、炎症はこの前腎傍腔で拡大し膿瘍を形成する（p.216図-c▲）。抗菌薬投与による保存的治療が第一選択である。特に3cm以下の小膿瘍では抗菌薬のみで症状の改善が期待し得る[4]。抗菌薬でコントロール不良な場合は、経皮的穿刺ドレナージを行う。ドレナージ後24〜48時間で改善が得られない場合は、膿瘍部を含めた大腸切除を検討する。
- 肝臓背側部も前腎傍腔に付着するため（p.216図-c●）、急性虫垂炎がこの腔に波及・上行し、肝背側で右横隔下膿瘍を形成する機序も理解しやすい。

②腎周囲腔（p.215図-a、■部分）
- **腎周囲腔**には腎臓、尿管、副腎が存在し、左右の交通はない。
- 腎盂腎炎などの泌尿器科疾患に由来する腎膿瘍が典型で、超音波ガイド下穿刺ドレナージが有効である[5]。しかしながら、最近は、強力な抗菌薬の出現によりドレナージが必要な症例は少なくなっている[6]。

③後腎傍腔（p.215図-a、■部分）
- **後腎傍腔**には臓器は存在せず、左右の交通もない。骨盤リンパ節郭清術後の感染性リンパ嚢腫などがあり、CTガイド下穿刺ドレナージが有効である（図2）。

2　腸腰筋（p.215図-a、■部分）

- **腸腰筋**は「大腰筋」と「腸骨筋」よりなり、「後腎傍腔」の背側を走行する。大腰筋は第1〜4腰椎、腸骨筋は腸骨窩に始まり大腿骨小転子に至る（p.216図-b）。機能としては股関節の屈曲を担

図1　前腎傍腔膿瘍に対するドレナージ

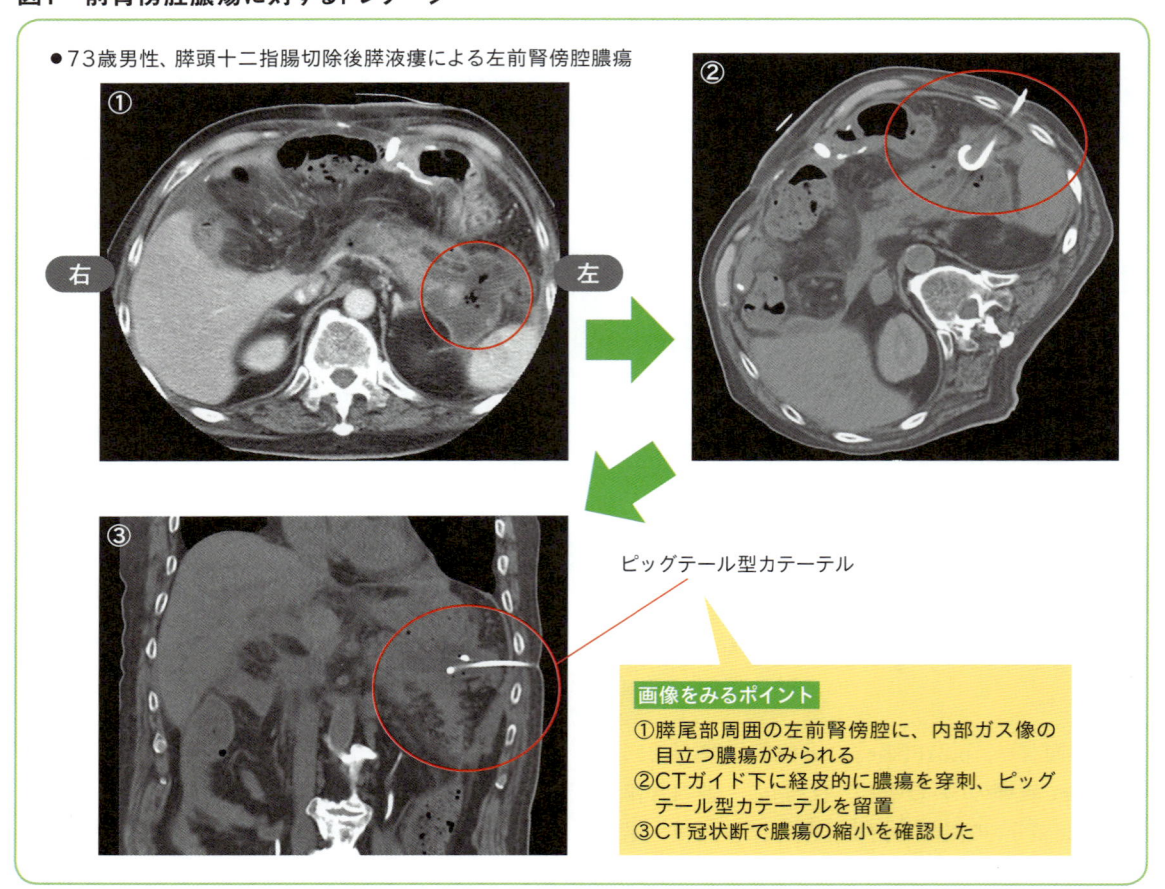

- 73歳男性、膵頭十二指腸切除後膵液瘻による左前腎傍腔膿瘍

ピッグテール型カテーテル

画像をみるポイント
①膵尾部周囲の左前腎傍腔に、内部ガス像の目立つ膿瘍がみられる
②CTガイド下に経皮的に膿瘍を穿刺、ピッグテール型カテーテルを留置
③CT冠状断で膿瘍の縮小を確認した

っている。
- 腸腰筋膿瘍は一次性と二次性に分類され、CTガイド下穿刺ドレナージが有効である。

①一次性腸腰筋膿瘍
- 糖尿病、慢性腎不全や担がん患者などの免疫抑制状態で、遠隔臓器に感染した菌が血行性やリンパ行性に腸腰筋に達し発症する。

②二次性腸腰筋膿瘍
- 近接臓器の感染が、直接腸腰筋に波及して発症する。約3分の1は腰椎・椎間板炎が原発とされるが[6]、原因特定できないことも多い（図3）。

図2　後腎傍腔感染性リンパ嚢腫

- 68歳女性、準広汎子宮全摘・骨盤リンパ節郭清術8か月後に発症

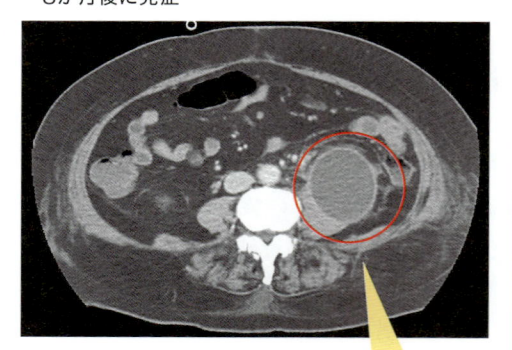

画像をみるポイント
左腸腰筋前面の後腎傍腔に、壁が肥厚したリンパ嚢胞がみられ感染が疑われる

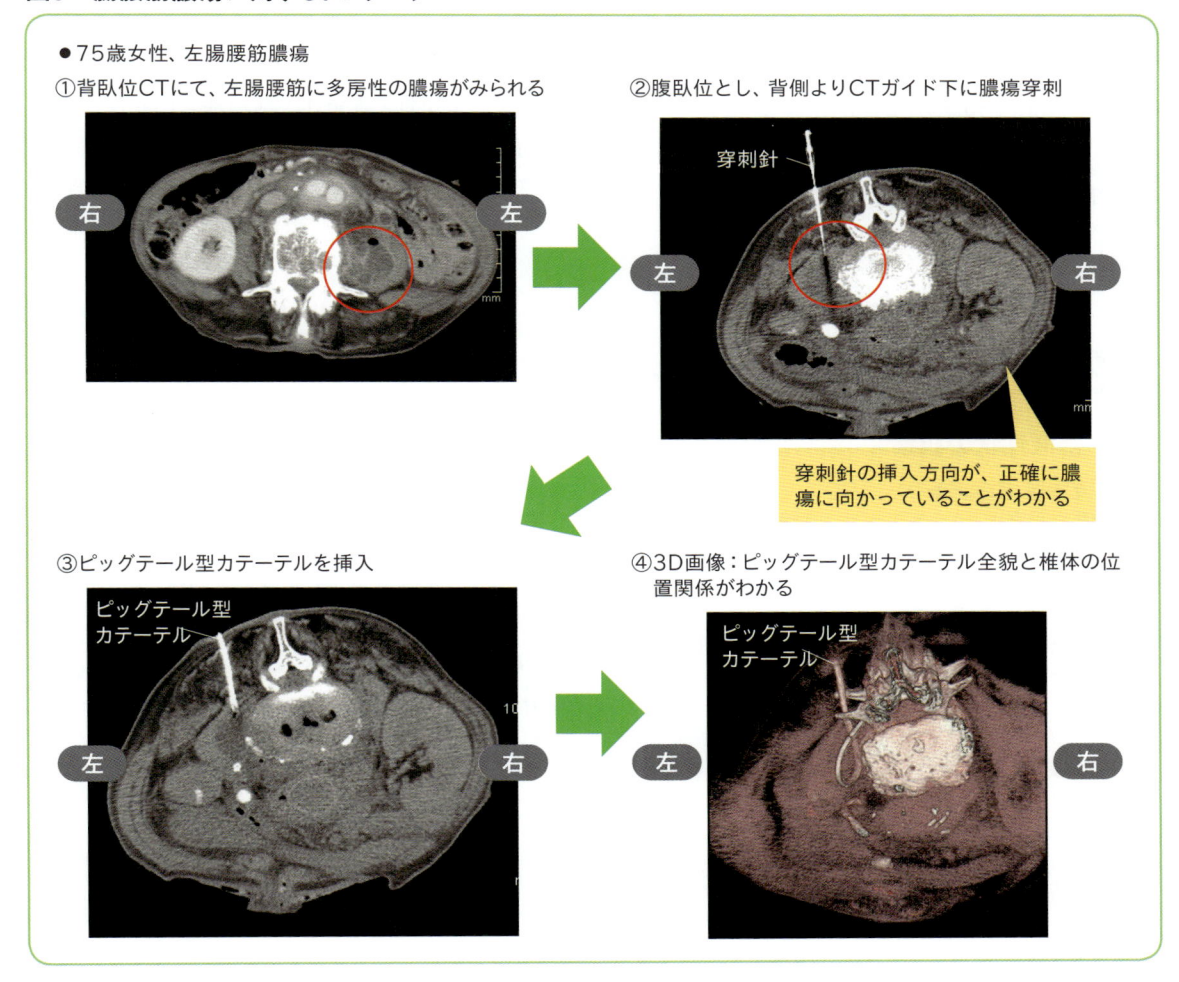

図3 腸腰筋膿瘍に対するドレナージ

- 75歳女性、左腸腰筋膿瘍
- ①背臥位CTにて、左腸腰筋に多房性の膿瘍がみられる
- ②腹臥位とし、背側よりCTガイド下に膿瘍穿刺

穿刺針

穿刺針の挿入方向が、正確に膿瘍に向かっていることがわかる

- ③ピッグテール型カテーテルを挿入

ピッグテール型カテーテル

- ④3D画像：ピッグテール型カテーテル全貌と椎体の位置関係がわかる

ピッグテール型カテーテル

合併症

- いずれの手技においても、ドレナージ時の腹腔内臓器損傷と出血に注意する。
- 上腹部背側での経皮的穿刺ドレナージでは、経胸膜穿刺による膿胸に注意する（→p.130参照）。

利点と欠点

1 経皮的穿刺ドレナージ

①超音波ガイド下

- **利点**：超音波画像を見ながら穿刺を行うため、放射線被曝が少ない。穿刺に要する時間が短い。
- **欠点**：腸管ガスや骨などで膿瘍を同定できないことがある。

②CTガイド下

- **利点**：膿瘍と周辺臓器との位置関係など、全体像の把握が超音波画像より容易である。また、超音波では判断の難しい、内部にガスを有する膿瘍などの同定も容易で、骨、腸管ガスなどにも影響されない。
- **欠点**：穿刺方向を確認するため、CT撮影を複数回行う必要があり、放射線被曝が多めとなる[1]。

2 経消化管的ドレナージ

● 詳細は他稿（→p.208）を参照されたい。

3 経十二指腸乳頭的ドレナージ

● 詳細は他稿（→p.207）を参照されたい。

4 手術的ドレナージ

● **利点**：多房性・多発性、粘稠性、壊死性膿瘍でもドレナージ可能である。
● **欠点**：全身麻酔下の手術となり、侵襲が大きい。

（照屋正則、雀地洋平）

ケアのポイント

1. 排液性状の観察

● 後腹膜膿瘍ドレナージでは、ドレナージ部位や目的によって排液の性状や量が変わってくる。基本的には膿瘍に対するドレナージであるため、排液は膿性であり排出初期の性状を基本に考える。そのため、穿刺時に医師と排液の性状を観察し、性状の確認を行う。

2. 排液量の観察と閉塞予防

● 排液量の観察は、膿瘍の大きさなどによって異なる。基本的には排液量の減少により抜去を検討するが、急激な減少はドレーンの閉塞やドレナージ部位のずれが原因となる場合もある。排液の粘稠性が高い場合など、ドレーンの屈曲が継続することで閉塞の原因となるため、固定位置の工夫やミルキングが重要となる。

● 排液量の減少が認められた場合は、刺入部からドレーンバックまでのドレーンに屈曲やねじれがないことを確認する。これらがない場合には、ただちに医師に報告し、挿入部位のX線写真やCTなどによる画像診断を行い、膿瘍の状態を確認する。

3. 効果的なドレナージにつなげるケア

● ドレナージが効果的に行われていない場合には、体温の上昇や倦怠感の増強など感染時の症状が悪化する。症状が進行することで循環動態が悪化することがあるため、バイタルサインを継続的に観察する。

● 後腹膜ドレナージは、背部や側腹部から挿入されることが多い。そのため、臥床時にはドレーンが長時間圧迫されることがあり閉塞の可能性が高まる。定期的なミルキングや除圧が重要である。

引用文献
1. 萩原真清, 太田豊裕, 石口恒男：診断のための検査法 CTガイド下穿刺吸引・ドレナージ. 感染症道場 2014；3(1)：10-14.
2. 丹野啓介, 角田秀和, 大河内知久, 他：後腹膜・躯幹部組織の解剖と画像. 臨床画像 2011；27(6)：711-718.
3. 佐田尚宏：急性膵炎の診断と治療：新しい動向 感染を合併したWON (walled-off necrosis)の治療：外科的アプローチ. 膵臓 2014；29(2)：223-228.
4. Young-Fadok TM, Pemberton JH：Management of acute complicated diverticulitis.
http://www.uptodate.com/contents/management-of-acute-complicated-diverticulitis
（2015年6月1日アクセス）
5. 髙橋聡, 舛森直哉：泌尿器科領域におけるトラブルシューティング ドレナージに関するトラブル回避. 泌尿器外科 2014；27(7)：1119-1121.
6. 蘆田浩：膿瘍ドレナージ. 栗林幸夫 監, IVRマニュアル第二版, 医学書院, 東京, 2011：281-284.

② 消化器③：下部消化管　ドレーン

直腸癌手術後ドレナージ

主な適応
- 直腸癌手術症例のすべて

目的
① 情報ドレナージ：出血、滲出液の貯留、縫合不全など、術後の体腔内情報の獲得
② 予防的ドレナージ：体腔内の炎症や感染の限局化と予防
③ 治療的ドレナージ：体腔内に貯留する血液・滲出液・膿などの排出

合併症
- 挿入部周囲の皮膚障害・感染、逆行性感染、ドレーンによる血管・腹腔内臓器の損傷

抜去のめやす
- 術後第5～7病日
- 排ガス・排便があったこと
- 排液に汚染のないこと

観察ポイント
- **排液**：性状（出血、混濁、便汁様など）や量を確認する
- **固定部**：固定糸・テープを観察し、テープの汚染があれば交換する。挿入部・固定部の皮膚も観察する

ケアのポイント
- **術直後**：体動時や体位変換時に誤抜去やドレーンの屈曲を起こしやすいため、体動時は介助を依頼するよう患者に促す
- **座位の苦痛緩和**：経会陰・経肛門経路ドレナージは、座位時に苦痛を伴う。やわらかいマットの使用や、殿部の圧迫を抑える動作方法を指導する

a. 経腹壁経路
挿入経路
① 腹壁～吻合部前面、吻合部後面、直腸肛門側断端、骨盤死腔など

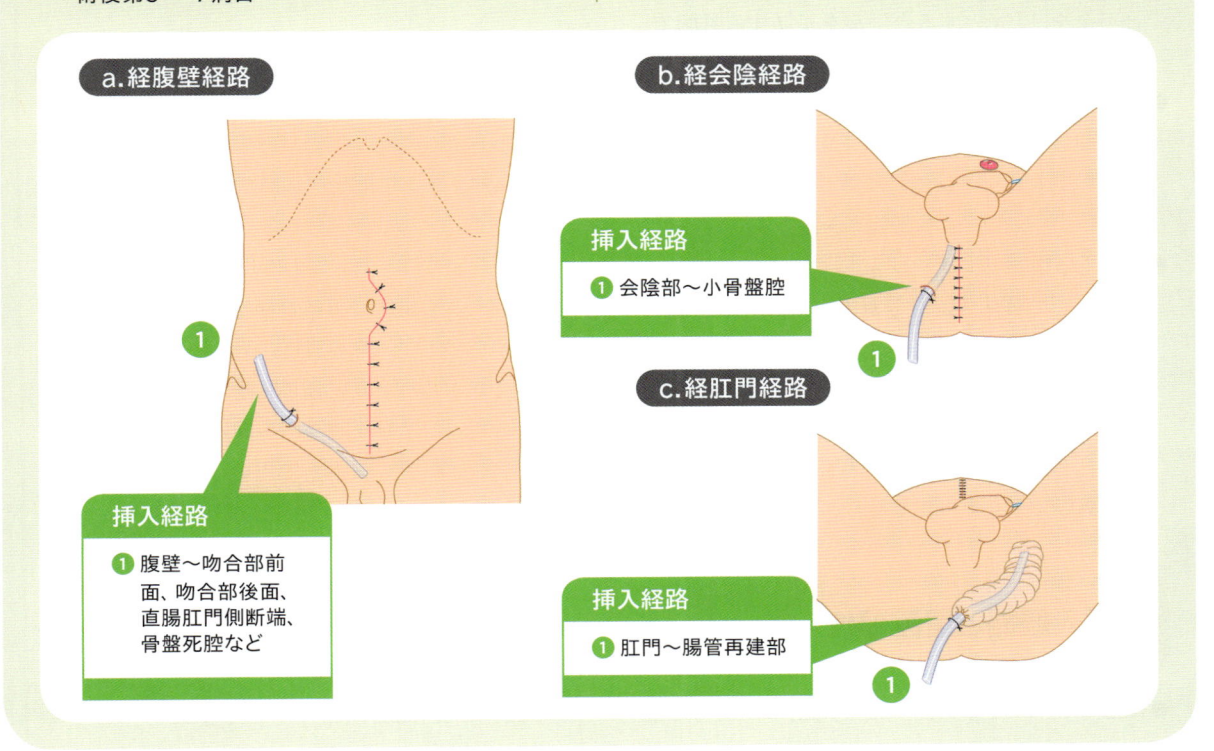

b. 経会陰経路
挿入経路
① 会陰部～小骨盤腔

c. 経肛門経路
挿入経路
① 肛門～腸管再建部

直腸癌手術後ドレナージの定義

- 直腸癌手術におけるドレナージとは、術後に腹腔内・骨盤腔内に貯留する血液・膿・滲出液・消化液などの内容物を体外へ誘導・排出することである。
- その目的によって、①情報ドレナージ、②予防的ドレナージ、③治療的ドレナージの3つに分類される（表1）。

適応と禁忌

- 当科では、術式（開腹手術か腹腔鏡下手術か）を問うことなく、直腸癌手術症例全例でドレナージを施行している。禁忌は設けていない。
- 直腸癌手術は、解剖学的に深部での操作である。骨盤内操作は感染のハイリスク因子で、縫合不全などの合併症の発生率は結腸癌手術に比べて高く、ひとたび感染が生じれば遷延しやすい[1]。術後の体腔内情報をモニタリングし、感染や縫合不全をはじめとする合併症を予防する目的で、多くの施設でもドレナージが行われている。
- 近年、ドレナージが感染や縫合不全の予防・防止となっていないことが多くの専門家から報告され[2-6]、ドレナージに対する考え方は変化しつつあり、ドレナージ不要論もある[7]。
- しかし、情報ドレナージもしくは予防的ドレナージとして挿入・留置されたドレーンが、縫合不全などの合併症発症時には治療的ドレナージを担い、再手術とならずにすむことはしばしば経験する。ドレナージを行わず縫合不全を合併し死亡した事例では、医師側が不利となった判例もある[8]。ドレナージで得られる利益は大きい。

挿入経路と留置部位

- 開腹手術では、ドレーンは手術創とは別の部位から目的部位まで最短ルートで直線的に挿入する。
- 腹腔鏡下手術でも同様であるが、ポート挿入部からドレーンを挿入する。
- ドレーンは挿入部周囲の皮膚と縫合糸で固定される。ドレーンが体腔外に逸脱したり、体腔内に迷入しないように固定する。
- ドレナージは、ドレーンの挿入経路、ドレーンの接続回路、ドレナージの方法の3項目で分類できる（表2）。

表1　目的によるドレナージの分類

分類	ドレナージの目的
情報ドレナージ	術後の体腔内の情報（出血、滲出液の貯留、縫合不全など）を得る
予防的ドレナージ	体腔内の炎症や感染の限局化と予防を図る ● 術後に出血や体液の貯留が予想されるとき ● 死腔が大きくなったとき ● 縫合不全が懸念されるとき
治療的ドレナージ	体腔内に血液・滲出液・膿が貯留して症状が出現したときの治療

1 ドレーンの挿入経路

- 直腸癌術後の主なドレーンの挿入経路は、経腹壁経路、経会陰経路、経肛門経路の3つである。

①経腹壁経路（p.221図-a）

- 皮膚、皮下組織、腹壁を構成する筋を貫き、腹膜外を沿わせて腹腔内または骨盤腔内へ至る経路である。吻合部前面、吻合部後面、直腸肛門側断端、骨盤死腔などへ向けて挿入される。
- ほとんどの直腸癌手術で用いられる挿入経路である。

②経会陰経路（p.221図-b）

- ドレーンは座骨結節内側の会陰部より小骨盤腔に向けて挿入される。
- 腹会陰式直腸切断術で用いられる。

表2 直腸癌手術後ドレナージの種類と利点・欠点

分類	種類	利点	欠点
1. ドレーン挿入経路	経腹壁経路	●体動制限が少ない	●目的部位までの距離が長い ●ドレナージ不良となる可能性あり
	経会陰経路	●目的部位までの距離が短い ●良好なドレナージ	●挿入部の痛み ●会陰部の違和感や不快感 ●体動制限されやすい
	経肛門経路	—	●肛門周囲の痛み ●肛門周囲の違和感や不快感 ●体動制限されやすい
2. ドレーン接続回路	開放式	●体動制限少ない ●ドレーン内の洗浄・吸引が可能 ●ドレーン閉塞の確認・予防が容易	●ガーゼ交換回数が多い ●不快感や皮膚障害が起こりやすい ●臭気がある ●逆行性感染しやすい
	閉鎖式	●排液の性状の観察が容易 ●排液の定量が容易 ●逆行性感染しにくい ●頻回のガーゼ交換は不要 ●管理費用の削減	●体動制限されやすい ●排液の臭気の変化に気づきにくい ●ドレーン閉塞に気づきにくい
3. ドレナージ方法	受動的	●シンプルな接続回路	●良好なドレナージを期待できないことがある（ドレーン経路が長い、目的部位が体腔深部の場合）
	能動的	●良好なドレナージ	●接続回路が複雑 ●体動制限されやすい ●ドレーン閉塞に気づきにくい ●体腔内臓器を巻き込み損傷する恐れがある

③経肛門経路（p.221図-c）
●肛門から再建された腸管内に至る経路である。吻合部の減圧を図り、縫合不全を予防する目的で挿入される。

2 ドレーンの接続回路

●一般的に直腸癌手術時に挿入されるドレーンは、閉鎖式の受動的ドレナージであることが多い。情報ドレナージや予防的ドレナージを目的に挿入される。
●感染や縫合不全が疑われる場合には、閉鎖式ドレーンをカットして開放式ドレーンとする。排液バックを接続することで生じる死腔を減らし、より直接的にドレナージが効くようにしている。ドレーン内の洗浄や吸引といった処置も容易になる。能動的ドレナージを行うことが難しくなるが、当科ではオープンタイプのパウチを用いて、半閉鎖式ドレーンとて工夫している（図1）。

合併症

●いかなるドレーンも生体にとっては異物である。ドレナージを行うことで、程度の差こそあれ、違和感や痛み、体動の制限、QOLの低下は必ず発生することを意識すべきである。
●長期にわたるドレーン留置は弊害になる。挿入部周囲の皮膚障害や挿入部感染のみならず、逆行性感染も認められる。ドレーンが逆行性感染

の原因となることは古くから知られている。逆行性感染が少ないとされる閉鎖式ドレーンでも、術後24時間以上でcolonization（生着）率の増加、術後5日目からの排液細菌培養陽性率の増加が報告されている[1]。
- ドレーンによる血管や腹腔内臓器の接触圧迫による損傷、不十分な固定によるドレーンの逸脱や迷入も経験するところである。

利点と欠点

- 挿入経路、接続回路、ドレナージ方法のそれぞれで、その利点と欠点を述べる。

1 ドレーン挿入経路（表2-1）

- 経腹壁経路で挿入されたドレーンは、経会陰経路や経肛門経路で挿入されたドレーンに比較して、患者の体動制限は少ない。経会陰経路や経肛門経路で挿入されたドレーンでは、挿入部の違和感や痛みの訴えは多く、座位になれないとの訴えが聞かれることもある。
- 一般に経腹壁経路でドレーンを挿入された患者で術後生活の質は高い。その一方で、腹会陰式直腸切断術の際には、骨盤死腔までの距離は経腹壁経路で長く、経会陰経路で最短である。経会陰経路でより直接的で良好なドレナージが期待できる。

2 ドレーン接続回路（表2-2）

- 開放式とした場合、排液バックが不要であるため、患者の体動制限は少ないが、ガーゼ交換の回数は多くなる。排液が直接皮膚に触れやすく不快感や皮膚障害は起こりやすい。排液の臭気が問題となることもある。
- 開放式ドレナージはドレーン内を吸引・洗浄して、ドレーン閉塞を確認・予防することができるが、逆行性感染のリスクは高くなる。感染を

図1　半閉鎖的能動的ドレナージの工夫

- 感染や縫合不全が疑われる場合に実施
- より直接的にドレナージでき、ドレーン内の洗浄・吸引も容易

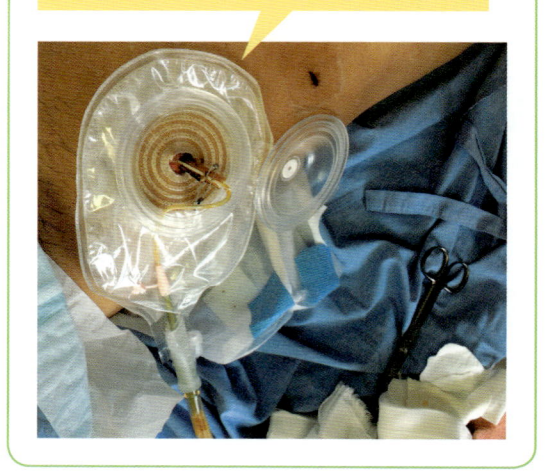

生じた場合には直接洗浄することが可能である。
- 閉鎖式とした場合には、排液の性状の観察と定量が容易で、感染率や細菌培養陽性率が低くなり、頻回のガーゼ交換は不要となる。管理費用の削減につながることも報告されている[9]。欠点としては、体動が制限されやすいこと、排液の臭気の変化に気づきにくいこと、ドレーン内腔の閉塞に気づきにくいことが挙げられる。

3 ドレナージ方法（表2-3）

- 能動的ドレナージは、受動的ドレナージよりも良好なドレナージ効果が期待できる。しかし、常に陰圧がかかっている必要のある閉鎖式ドレナージのため、陰圧をかける装置が必要となり、回路は一般に受動的ドレナージより複雑である。患者の体動は制限されやすく、ドレーン内腔の閉塞に気づきにくい。体腔内臓器をドレーン内に巻き込み損傷する恐れもある。その管理には受動的ドレナージよりも注意を要する。

（髙木和俊、櫻岡佑樹、窪田敬一、
大島由喜、小山喜代美）

ケアのポイント

- ドレナージは、痛みや違和感、体動制限など、患者に何かしらの不利益をもたらす。
- 手術直後は、創部痛により体動や可動域が制限されやすい。体動時や体位変換時に誤抜去やドレーンの屈曲を起こしやすい。
  そのため、体動時は看護師に介助を依頼するよう患者に促す。
- 経会陰経路や経肛門経路で挿入されたドレーンは、座位時に苦痛を伴う。やわらかいマットの使用や、殿部の圧迫を最小限に抑える起き上がり動作の方法を指導する。
- ドレナージの重要性を患者に啓蒙する。
- 以下に挙げる3項目に留意し、異常を察知した場合は、すみやかに医師・スタッフへ報告・連絡・相談することが重要である。

1. ドレーンの固定

- 固定糸に異常がないか、牽引による皮膚障害が生じていないかなど、ドレーン挿入部を観察する。
- ドレーンの屈曲・閉塞はないか、ルートを観察する。
- ドレーン固定用テープも観察し、固定不備による自然抜去（脱落）や迷入がないよう注意する。固定用テープが排液で汚染されると、粘着力が低下して誤抜去や牽引による皮膚障害につながるため、固定用テープを交換する。
- 固定用テープは確実に固定できるテープを選択する。皮膚へのダメージを最小限に抑えるため、低刺激性テープの選択やΩ型留めをするなどの工夫を行う。
- ドレーンは皮膚に確実に固定する。固定部位は関節や鼠径部などの折れ曲がる部位は避け、寝衣や下着の着脱、体位変換、起き上がり時、歩行時に支障がない場所を選択する。
- ドレーンの固定部位は、経会陰経路や経肛門経路で挿入された場合、大腿部で固定することが多い。固定不備がないか特に注意する。
- 腹圧がかかったときに誤抜去しやすい。
- 観察時には、羞恥心が強い部位を露出することを理解し配慮する。

2. 排液・滲出液の性状・量

- ドレーン挿入部からの滲出液の有無、性状、量を観察する。
- 滲出液が増加し、排液バックへの排液量が減少している場合は、有効にドレナージされていない。ドレーンの閉塞やドレーンの留置位置が不適切となった可能性がある。
- ドレーン内の排液の性状・量は定期的に観察する。
- ドレーン排液が血性となり、排液量が増える場合は「出血」を疑う。
- 排液の性状が混濁した場合や便汁様に変化した場合は「縫合不全」を疑う。
- 腹部症状の有無やバイタルサインの変動を確認する。
- 腹痛やバイタルサインの変動がみられる場合、ドレーンの排液の変化がみられなくても、出血や縫合不全を引き起こしていることがある。

3. 感染予防

- ドレーン挿入部の汚染に注意し、フィルムドレッシング材を活用する。
- 挿入部痛や皮膚の発赤・熱感・腫脹が観察された場合は、炎症や創部感染の可能性を考える。
- ドレーン挿入部位よりドレーンの排液バックを高く上げると「逆行性感染」の可能性が高くなる。排液バックはドレーン挿入部より低位に保つ。

引用文献
1. 問山祐二、井上靖浩、小林美奈子、他：予防的ドレーン挿入のpros and cons. 日本大腸肛門病学会誌 2009；62(10)：834-838.
2. Sagar PM, Hartley MN, Macfie J, et al. Randomized trial of pelvic drainage after rectal resection. Dis Colon Rectum 1995；38(3)：254-258.
3. Brown SR, Seow-Choen F, Eu KW, et al. A prospective randomized study of drains in infra-peritoneal rectal anastomoses. Tech Coloproctol 2001；5(2)：89-92.
4. Puleo FJ, Mishra N, Hall JF. Use of Intra-abdominal drains. Clin Colon Rectal Surg 2013；26(3)：174-177.
5. Dougherty SH, Simmons RL. The biology and practice of surgical drains. part II. Curr Probl Surg 1992；29(9)：633-730.
6. Scott H, Brown AC. Is routine drainage of pelvic anastomosis necessary?. Am Surg 1996；62(6)：452-457.
7. Merad F, Hay JM, Fingerhut A, et al. Is prophylactic pelvic drainage useful after elective rectal or anal anastomosis? A multicenter controlled randomized trial. Surgery 1999；125(5)：529-535.
8. 古川俊治：縫合不全・穿孔. メディカル クオリティ・アシュアランス 判例にみる医療水準, 医学書院, 東京, 2000：207-209.
9. 篠原徹雄：閉鎖式および開放式ドレーン管理費用の無作為比較試験. 日外感染症会誌 2006；3(1)：77-81.

❷ 消化器③：下部消化管 ドレーン

肛囲膿瘍ドレナージ

主な適応
- 肛囲膿瘍がある症例

目的
- 膿の排出を促進し、消炎と膿瘍増悪を防ぐ

合併症
- 出血、肛門狭窄、肛門機能障害、肛囲膿瘍再発

抜去のめやす
- 低位筋間膿瘍ドレナージはドレーン留置なし、深部・多発膿瘍では膿汁排液の消失にてドレーン抜去

観察ポイント
- 切開時：気分不快や疼痛の有無を確認、声かけやバイタルサインチェックを行う。排膿液の性状（膿性・漿液性・出血）、出血量を観察する

ケアのポイント
- 感染予防：排液の付着したガーゼ類はスタンダードプリコーションに則り処理する
- 清潔保持：排便時は創部が汚染されるため、温水洗浄便器の使用やシャワー浴を勧め、保清に努めるよう指導する

肛門膿瘍の種類

主な挿入経路
- ❷ 高位筋間膿瘍ドレナージ →図4（p.229）参照

主な挿入経路
- ❶ 低位筋間膿瘍ドレナージ →図3（p.229）参照

図中ラベル：
- 内肛門括約筋
- ❷ 高位筋間膿瘍
- 外肛門括約筋
- ❶ 低位筋間膿瘍
- 歯状線
- 皮下膿瘍
- 骨盤直腸窩膿瘍
- 肛門挙筋
- 肛門陰窩
- 坐骨直腸窩膿瘍

肛囲膿瘍ドレナージの定義

- 肛囲膿瘍とは、肛門管と直腸周囲に細菌感染が起こり、膿瘍を皮下、粘膜下、筋間に形成する疾患である。
- 歯状線上の肛門洞下端部にある窪みを肛門陰窩（小窩）と呼び、細菌がこの肛門陰窩より侵入感染し、周囲に化膿性炎症が波及し、肛門直腸周囲に膿瘍を形成する（p.226図）。
- 肛囲膿瘍は抗生物質による治癒は期待できず、自然に自潰するまでは時間を要し、膿瘍の早期切開排膿により膿の排出を促進し、消炎と膿瘍増悪を防ぐ処置が肛囲膿瘍ドレナージであり、日常肛門疾患診療での必須処置である。
- 肛囲膿瘍ドレナージ後は、難治性の瘻管が形成されることがあり、痔瘻に移行し、後日痔瘻根治術が必要となることが多い。

適応と禁忌

- 肛囲膿瘍があれば、肛囲膿瘍ドレナージが適応となる。
- 一般的な肛囲膿瘍は、肛門陰窩からの細菌感染から痔瘻に移行することが多いが、感染性アテロームや膿皮症などのように皮膚から感染したものや、魚骨など直腸肛門内異物や浣腸操作による外傷性やクローン病などの特殊な病因による肛囲膿瘍もある。
- 肛門疾患には、血栓性外痔核や嵌頓痔核、肛門周囲炎、肛門瘙痒症など多彩であり、十分な鑑別診断が必要となる。不必要な肛囲膿瘍ドレナージは慎むべきであり、皮膚科医との連携も重要となる。
- 特殊な肛囲膿瘍として、糖尿病や免疫不全など基礎疾患を有する患者で発症する「フルニエ症候群」（フルニエ壊疽）がある。これは、嫌気性菌による壊死性筋膜炎が、肛門周囲だけでなく、短時間で会陰、殿部から大腿にまで達する進行性の疾患である。通常の肛囲ドレナージのみでは不十分であり、広範囲な皮膚切開と壊死組織の除去を必要とし、致命的になることも多いため、注意を要する。

挿入経路と留置部位

1 低位筋間膿瘍、皮下膿瘍

- 最も頻度の多い低位筋間膿瘍や皮下膿瘍では、外来での局所麻酔下切開排膿術で問題はない。前投薬や前処置の必要はなく、体位はシムス位が多いが、砕石位やジャックナイフ位でも行う（図1）。
- 用意する物品を図2に示す。
- 膿瘍直上の皮内と周囲皮下に、局所麻酔にて浸潤麻酔する。
- 膿瘍の頂点で、波動の中心部を皮膚切開する。皮膚切開は、肛門に対して放射状に切開する「①放射状切開法」や、早期の切開創癒着によるドレナージ不良を回避するには「②十字切開法」

図1 局所麻酔下切開排膿術の体位

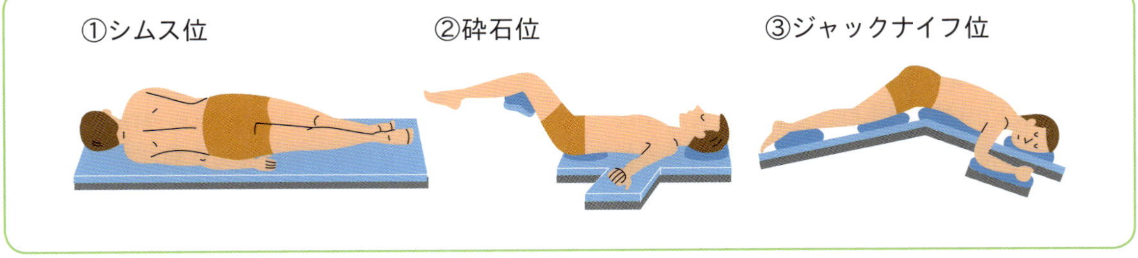

①シムス位　　②砕石位　　③ジャックナイフ位

図2　局所麻酔下切開排膿術における必要物品

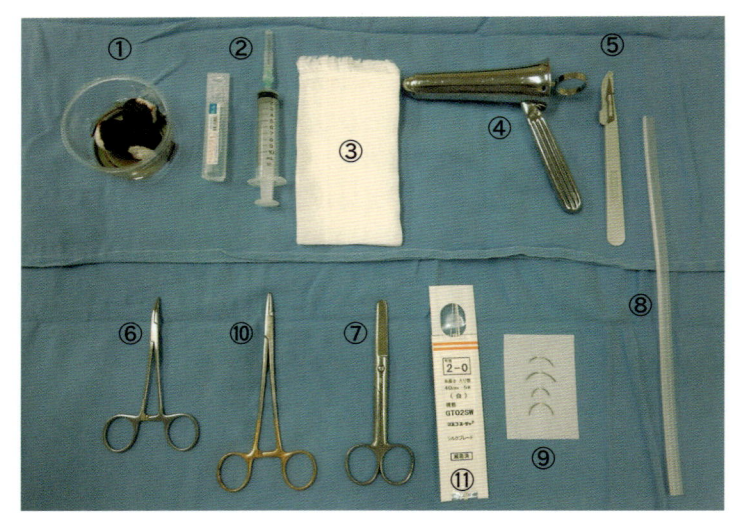

①消毒薬
②局所麻酔薬、シリンジ
③ガーゼ
④肛門鏡
⑤尖刃メス
⑥ペアン鉗子
⑦剪刃
（以下、ドレーン留置時）
⑧ペンローズドレーン
⑨角針
⑩持針器
⑪絹糸

が選択される（図3）。
- 皮膚切開創より、膿瘍腔内にペアン鉗子を挿入し、皮膚切開創を拡張させると膿汁が噴出し、ドレナージが効果的となる（図3）。ドレーン留置は通常必要とせず、排膿後は当てガーゼのみで、込めガーゼも必要としない。

2　深部・多発膿瘍、疼痛が著しい症例

- 骨盤直腸窩膿瘍や高位筋間膿瘍などの深部膿瘍や多発膿瘍、疼痛が著しい症例では、腰椎麻酔、仙骨硬膜外麻酔あるいは静脈麻酔下での肛囲膿瘍ドレナージが必要であり、入院管理とする。
- 高位筋間膿瘍の場合、肛門周囲の皮膚側では膿瘍を触知しないため、肛門管内指診にて膿瘍を触知し、切開する。切開経路として、肛門管粘膜側から切開排膿する「①粘膜側切開法」と、肛門縁の皮膚側からアプローチし、切開排膿する「②肛門縁側切開法」がある（図4）。
- 肛門管粘膜側から切開する際は、血管損傷を回避するため縦方向の粘膜切開を行う。この方法は、粘膜切開部と膿瘍腔まで最短距離であり、ドレーンの留置を必要としないが、皮膚側からのアプローチでは、膿瘍腔までの距離が長くなるため、ペンローズドレーンを留置する（図4）。
- 坐骨直腸窩膿瘍や骨盤直腸窩膿瘍でも排膿経路が長くなり、ペンローズドレーンやチューブ型ドレーンの留置にて肛囲ドレナージする。

合併症

①出血：粘膜切開例や抗凝固薬内服例、出血傾向のある患者では注意が必要
②肛門狭窄：まれではあるが、切開創の治癒後に肛門管の変形や狭窄
③肛門機能障害：肛門括約筋損傷により合併
④肛囲膿瘍再発：切開創早期癒着やドレナージ不良にて膿瘍再燃

利点と欠点

- 利点：排膿ドレナージにより、効率的に排膿され、肛囲膿瘍の悪化を防ぐ。膿瘍腔内圧上昇による肛門周囲痛のすみやかな改善や、発熱の遷延を防いですみやかな解熱効果が得られる。
- 欠点：外来での局所麻酔時の疼痛は著明である。意識下でのシムス位や砕石位は羞恥心を伴う。

（岩﨑喜実、窪田敬一、須藤百合子、福田敏子）

図3　低位筋間膿瘍ドレナージ（局所麻酔下切開排膿術）の方法

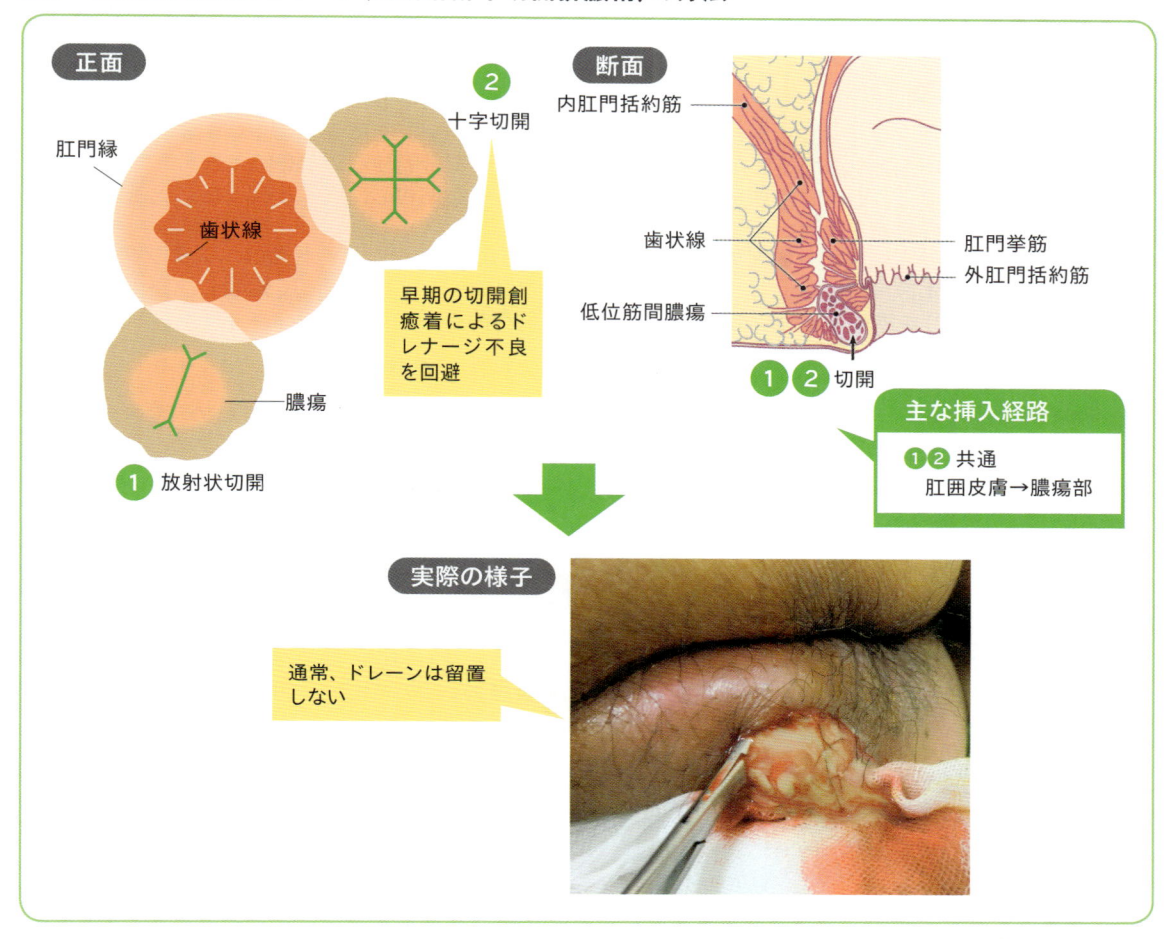

正面
- 肛門縁
- 歯状線
- 膿瘍
- ❶ 放射状切開
- ❷ 十字切開
- 早期の切開創癒着によるドレナージ不良を回避

断面
- 内肛門括約筋
- 歯状線
- 低位筋間膿瘍
- 肛門挙筋
- 外肛門括約筋
- ❶❷ 切開

主な挿入経路
- ❶❷ 共通　肛囲皮膚→膿瘍部

実際の様子
- 通常、ドレーンは留置しない

図4　高位筋間膿瘍ドレナージの方法

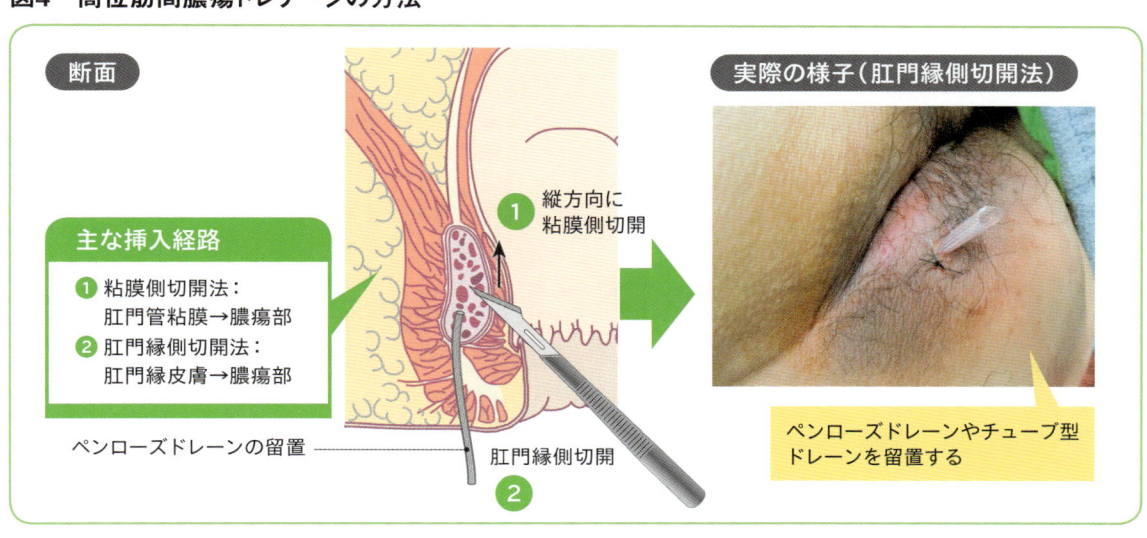

断面

主な挿入経路
- ❶ 粘膜側切開法：肛門管粘膜→膿瘍部
- ❷ 肛門縁側切開法：肛門縁皮膚→膿瘍部

- ペンローズドレーンの留置
- ❶ 縦方向に粘膜側切開
- ❷ 肛門縁側切開

実際の様子（肛門縁側切開法）
- ペンローズドレーンやチューブ型ドレーンを留置する

ケアのポイント

1. 挿入前の看護

- 病態を把握し、ドレナージの目的・処置方法・経過などの医師からの説明が理解できているか確認する。不明時は補足し、患者の精神的不安の軽減を図る。
- 既往歴・抗凝固薬の服用・薬物アレルギーの有無を確認する。
- 必要物品（図2）を準備する。
- 検査着に着替え、掛け物や空調による室温調節を行い、患者プライバシーの保護に努める。
- 局所麻酔の必要性を説明する。
- バイタルサインチェックを行う。
- 創部の状態に対して経過を追って継続的に観察する必要があるため、場合によっては写真を撮影し画像で評価することを患者に説明し、了承を得る。

2. 挿入時の看護

- 処置時の体位はシムス位を基本とする。
- 処置用シーツを敷き、汚染の予防に努める。
- スタンダードプリコーションに沿って必要物品を滅菌シーツの上に準備する。
- 患者に局所麻酔を行うことを伝え、緊張を緩和するよう声をかけ、同時に副作用の確認を行う。
- 切開時は排膿液の性状（膿性・漿液性・出血）を観察し、標本としての提出の有無を確認する。
- 気分不快や疼痛の有無を確認して声をかけ、バイタルサインチェックを行い、異常の早期発見に努める。
- 出血があるときは、出血量の把握と止血の有無を確認する。
- 洗浄を行う際は、生理食塩液を準備する。
- ペンローズドレーンのサイズを確認し、必要なドレーンを準備する。絹糸またはナイロン針で縫合することを伝える。
- ガーゼを貼付し、終了となったことを説明する。
- 排液の付着したガーゼ類は、スタンダードプリコーションに則って処理し、感染予防に努める。

3. 挿入後の看護

- 排便時は創部が汚染されるため、温水洗浄便器の使用やシャワー浴をすすめ、保清に努めるよう指導する。
- 帰宅後の創部保護として、ガーゼ以外に生理用ナプキンなども排液の吸収に役立つことを説明する。
- 持続する疼痛や多量の出血、滲出液の性状の変化やドレーンが抜去された場合は、病院に連絡し対応を確認するよう説明する。
- 看護の経過を記録し、再診時の評価にも結びつける。

4. 再診時の看護

- 再診時は切開周囲組織の感染徴候を観察し、症状が軽減しているか確認する。
- ドレーンの逸脱・屈曲・閉塞がなく、ドレナージが効果的に行えているか、排液状況の確認を行う。
- 発熱の有無や熱型の確認を行う。
- 創部疼痛の程度をフェイススケール（図5）やvisual analogue scale（VAS）スコアを用いて評価し、経過表に残す。
- 患者に患部の写真撮影の許可を得て、前回の創部状態と比較し、記録に残す。
- 日常生活における問題を把握し、アドバイスを行うなど支援する。

図5　フェイススケール

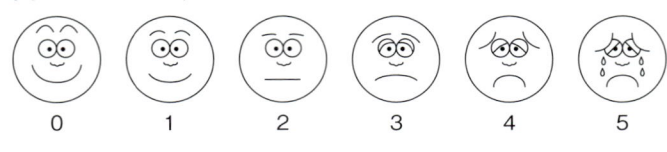

0　1　2　3　4　5

参考文献

1. 佐原力三郎, 岩垂純一：直腸, 肛門周囲膿瘍. 岩垂純一 編, 実地医家のための肛門疾患診療プラクティス 改訂第2版, 永井書店, 大阪, 2007：99-102.
2. 髙木和俊, 窪田敬一：事故を起こさないための各種病態におけるドレーン管理 肛囲膿瘍ドレナージ. 臨床看護 2003；29(6)：889-892.
3. 三浦まき：肛囲膿瘍ドレナージ. 佐藤憲明 編, ドレーン・チューブ管理＆ケアガイド, 中山書店, 東京, 2014：123-125.
4. 富松昌彦, 川野良子 編：消化器疾患ベストナーシング. 学研メディカル秀潤社, 東京, 2009：128-130.
5. 井廻道夫, 菅原スミ 編：新体系 看護学全書 成人看護学⑤消化器 第2版. メヂカルフレンド社, 東京, 2012：240-241.

❷ 泌尿器　ドレーン　カテーテル

一般手術後ドレナージ

主な適応
- 術式によって異なる（各項目参照）

目的
① 術後のリンパ液・血液の貯留防止
② 重大な合併症の早期発見および液体貯留による合併症の重症化の防止
③ 尿管ステント・尿道カテーテル：尿の排出を促し、尿のうっ滞や尿路外への漏出を防ぐ
④ 腎瘻・尿管ステント・尿道カテーテル：尿の通過障害（腎後性腎不全）を解除する

合併症
- 挿入時：臓器損傷など各ドレナージによる
- 留置中：膀胱炎、腎盂腎炎、尿路感染症など各ドレナージによる

抜去のめやす
- 腎瘻・膀胱瘻・尿管ステント：長期留置（1〜3か月ごとに交換）の場合もある
- 尿道カテーテル：術式によって異なるが、術後1〜14日程度

観察ポイント
- 尿の状態（量・色・性状・臭気）、全身状態（バイタルサイン・検査値）、挿入部・カテーテル全体（固定部・皮膚・カテーテル接続部など）を観察する

ケアのポイント
- **感染予防**：容易に感染を起こしやすく、重症化しやすい点を念頭にケアにあたる
- **長期留置時**：退院後の管理方法や定期受診などを患者の状況に合わせて指導する

主な挿入経路
- 腎瘻：腰背部皮膚〜腎盂
→図1（p.233）参照

主な挿入経路
- 尿管ステント：腎盂〜膀胱
→図5（p.235）〜図7（p.236）参照

主な挿入経路
- 膀胱瘻：恥骨上皮膚〜膀胱
→図2（p.234）、図3（p.235）参照
- 尿道カテーテル：膀胱〜尿道口
→図8（p.237）参照

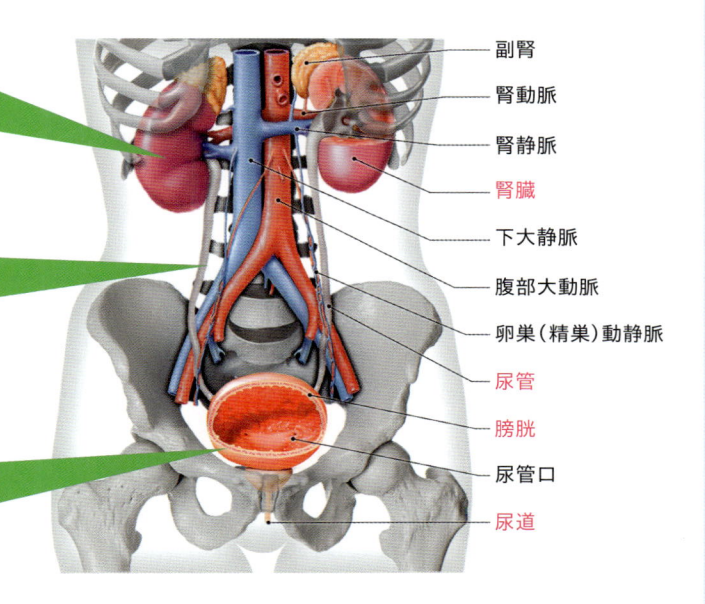

副腎
腎動脈
腎静脈
腎臓
下大静脈
腹部大動脈
卵巣（精巣）動静脈
尿管
膀胱
尿管口
尿道

- 泌尿器科一般手術後ドレナージの目的は、以下の2点である。
① 術後手術部位の剥離面から体腔内へのリンパ液や血液の貯留防止
② 尿路、腸管、肝臓、膵臓などの損傷や吻合不全などによる重大な合併症の早期発見および液体貯留による合併症の重症化の防止
- 上記2点は、泌尿器科手術にかかわらず、一般的な外科手術と同様である。それ以外に泌尿器科独特のものとして以下が挙げられる。
③ 尿路再建時に尿路の内腔に留置して尿のスムーズな排出を促し、尿のうっ滞や尿路外への漏出を防ぐ目的で留置される「尿管ステント」「尿道カテーテル」
④ 尿の通過障害（腎後性腎不全）を解除する目的で留置される、「腎瘻」「尿管ステント」「尿道カテーテル」
- 本稿では尿路独特のドレナージである腎瘻、膀胱瘻、尿管ステント、尿道カテーテルについてそれぞれ概説する（表1）。

腎瘻

1 定義

- 腎瘻は、腎盂腎杯内の尿を直接皮膚から体外にドレナージする。内視鏡的な経皮的腎砕石術後には、内視鏡の挿入経路に腎瘻が留置されるが、開放手術の場合は術後に造設されることは

表1 主な泌尿器一般手術後ドレナージ

	腎瘻	膀胱瘻	尿管ステント	尿道カテーテル
定義・目的	● 腎盂腎杯内の尿を、直接皮膚から体外にドレナージする	● 膀胱内の尿を、恥骨上から直接ドレナージする	● ダブルJステント：腎盂〜膀胱まで尿管内に留置しドレナージする ● シングルJステント：回腸導管、新膀胱造設術後腎盂〜尿管経由で体外に留置しドレナージする	● 術後の自排尿困難時に、膀胱内の尿を尿道経由でドレナージする ● 腎部分切除、腎尿管全摘、膀胱部分切除、前立腺全摘術後では、術後出血を観察する
適応	● 悪性腫瘍手術後に尿路を確保するなど特殊な症例のみ	● 回腸利用新膀胱造設術後（新膀胱からのドレナージ） ● 外陰部腫瘍、尿道腫瘍で膀胱以下の尿路を切除時	● 尿路再建術後（尿管尿管吻合、尿管膀胱新吻合、尿管（回腸）導管吻合など）	● ほぼすべての手術
合併症	● 穿刺時：腎出血、肺、肝臓、脾臓、腸管の損傷 ● 留置時：自然抜去、腎盂炎	● 新膀胱：腹腔内への尿漏れ、尿路感染症、新膀胱破裂 ● 膀胱：自然抜去、慢性膀胱炎	● 腎盂腎炎、自然抜去による尿瘻や通過障害	● 挿入時：尿道損傷、仮性尿道経由による膀胱への留置 ● 留置中：自己抜去による尿道損傷
利点と欠点	○尿のドレナージ効果が確実 ×排尿バッグの管理が煩わしい ×自然抜去の可能性あり ×定期交換が必要	● 新膀胱： ○尿道留置よりドレナージが確実 ×膀胱瘻抜去時、新膀胱より一時的に尿が腹腔内に漏出 ● 膀胱： ○尿路変向より簡便で低侵襲 ×カテーテル留置・定期交換が必要 ×尿の漏出、違和感あり	○確実な尿ドレナージが可能 ○正確な尿量のモニタリングが可能 ○吻合部が安定するまで、吻合部での尿路通過障害、尿瘻を予防 ×逆行性感染	○正確な尿量・性状のモニタリング可能 ×違和感あり

図1 経皮腎瘻

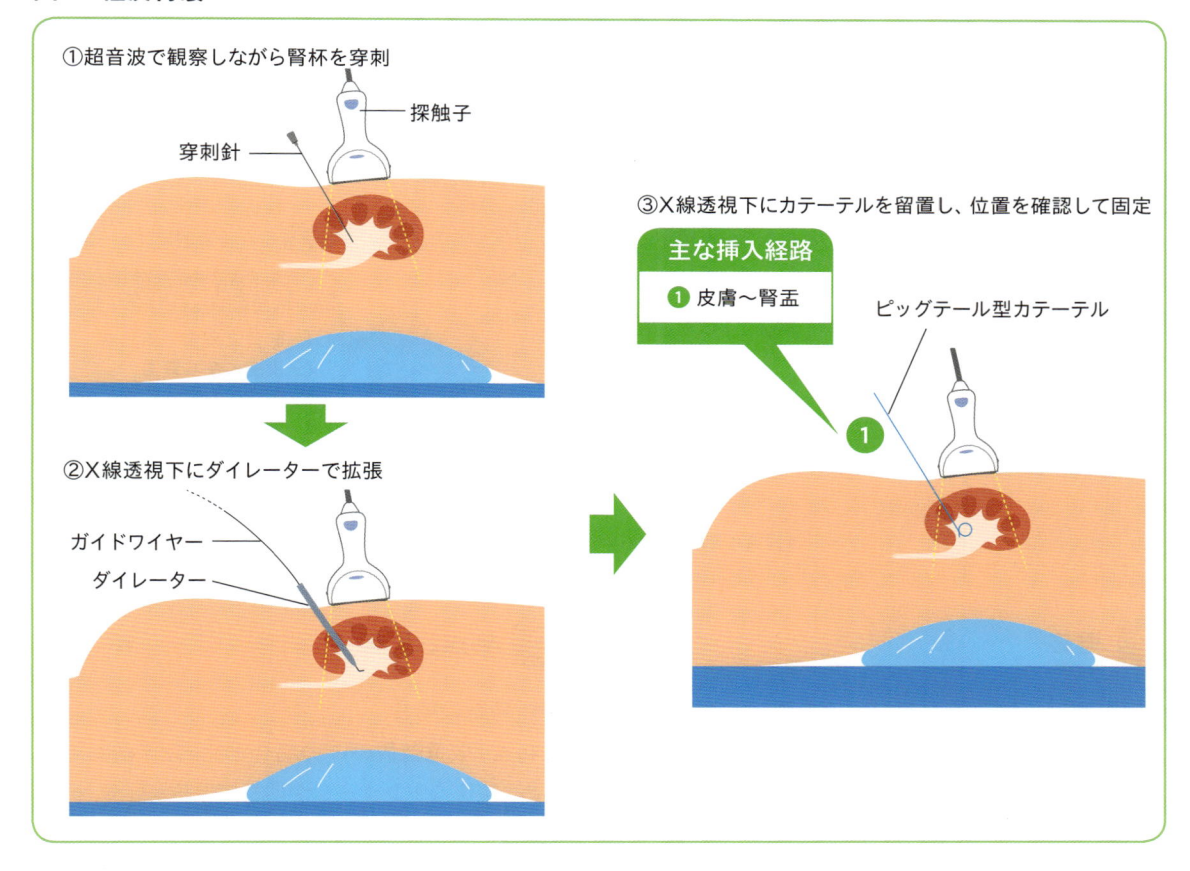

①超音波で観察しながら腎杯を穿刺
- 探触子
- 穿刺針

②X線透視下にダイレーターで拡張
- ガイドワイヤー
- ダイレーター

③X線透視下にカテーテルを留置し、位置を確認して固定
- 主な挿入経路
  ❶ 皮膚〜腎盂
- ピッグテール型カテーテル

ほとんどない。

2 適応

- 一般手術後に限れば、尿管を腎盂近傍で切断する必要のある悪性腫瘍手術後に尿路を確保するなど、特殊なケースに限られる。

3 挿入経路と留置部位

- 挿入経路は、皮膚→皮下→筋層→腎周囲脂肪→腎実質→腎杯→腎盂である（図1）。

4 合併症

- **穿刺時**：腎出血、肺、肝臓、脾臓、腸管の損傷がある。
- **留置時**：自然抜去、腎盂炎がある。

5 利点と欠点

- **利点**：尿のドレナージ効果が確実に行える。
- **欠点**：背面に作成されることが多く、採尿バッグが必要で管理が煩わしい。自然抜去の可能性や、定期的な交換が必要となる（腎盂バルーンで4週、シリコン製ピッグテール型カテーテルで3か月に1回程度）。

膀胱瘻

1 定義

- 膀胱に直接恥骨上からカテーテルを留置する。

図2 膀胱瘻（回腸利用新膀胱）

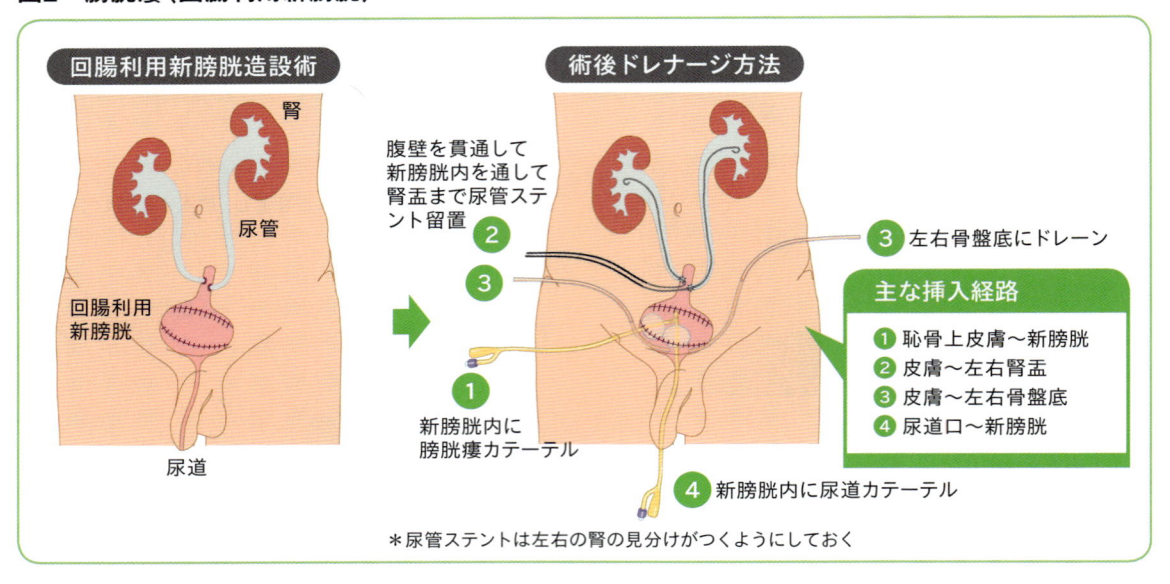

回腸利用新膀胱造設術
腎
尿管
回腸利用新膀胱
尿道

術後ドレナージ方法
腹壁を貫通して新膀胱内を通して腎盂まで尿管ステント留置 ❷
❸
❸ 左右骨盤底にドレーン
❶ 新膀胱内に膀胱瘻カテーテル
❹ 新膀胱内に尿道カテーテル

主な挿入経路
❶ 恥骨上皮膚～新膀胱
❷ 皮膚～左右腎盂
❸ 皮膚～左右骨盤底
❹ 尿道口～新膀胱

＊尿管ステントは左右の腎の見分けがつくようにしておく

2 適応

- 回腸利用新膀胱造設術後、新膀胱内の腸粘液の洗浄のため一時的に新膀胱内に留置されることもある（筆者らは最近尿道カテーテルのみとしている）。
- まれではあるが、外陰部腫瘍や尿道腫瘍で膀胱以下の尿路を切除したとき。

3 挿入経路と留置部位

- 回腸利用新膀胱の場合には、新膀胱と腹壁の接する部位（恥骨上だが正中とは限らない）に造設される（図2-❶）。
- 機能する膀胱があり、それより下部尿路が使えない場合には、恥骨上の皮膚から腹直筋と膀胱前腔の脂肪を経由して膀胱内に留置される（図3）。

4 合併症

- **新膀胱の場合**：腹腔内への尿漏れ、閉塞を契機とした尿路感染症、新膀胱破裂がある。
- **膀胱の場合**：自然抜去、慢性の膀胱炎がある。

5 利点と欠点

①新膀胱の場合

- **利点**：尿道留置のみの場合と比べ2系統あるため、確実なドレナージが期待できる。
- **欠点**：術後一時的な膀胱瘻のため、膀胱瘻抜去時に新膀胱の穴から一時的に尿が腹腔内に漏れる可能性がある。

②尿道腫瘍などの術後の場合

- **利点**：回腸導管などの尿路変向より簡便で、手術の負担が少ない。
- **欠点**：カテーテル留置が必要であり、定期的な交換が必要である。また、膀胱の収縮により脇から尿が漏れたり、カテーテルによる違和感がある。

尿管ステント

1 定義

- 腎盂から膀胱まで尿管内に留置する「ダブルJステント（カテーテル）」（図4-①）と、回腸導管や

図3　膀胱瘻

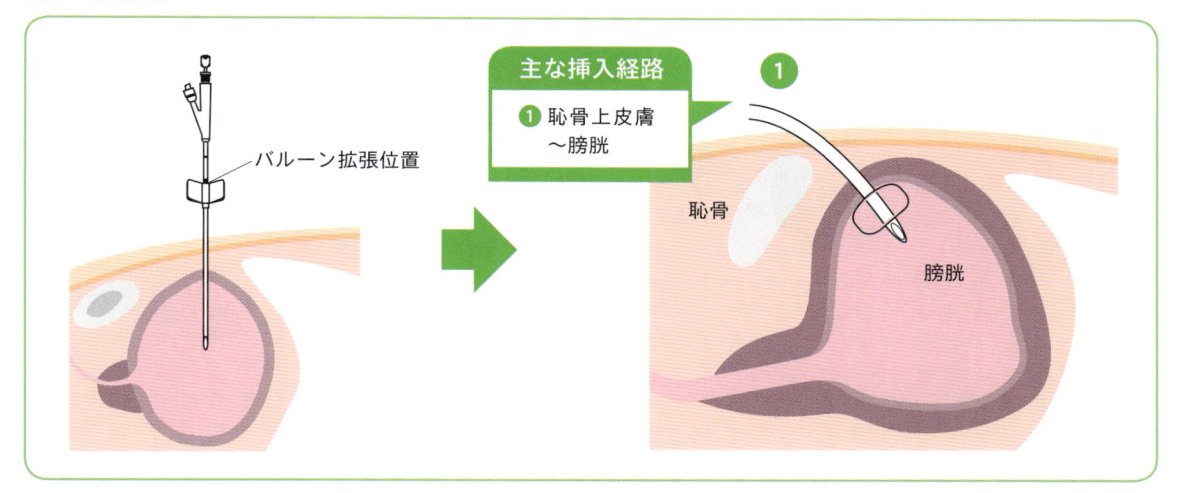

図4　ダブル・シングルJステント（一例）

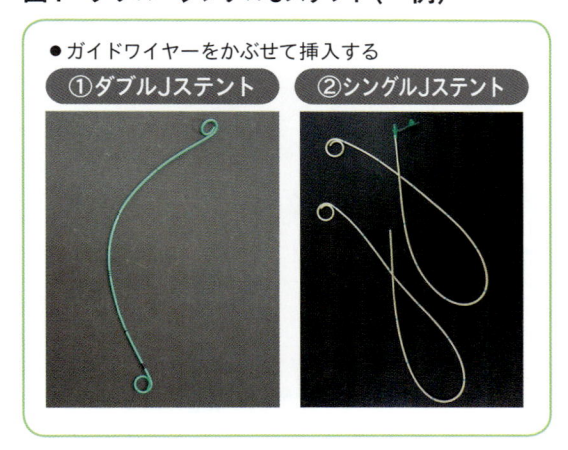

図5　尿管ステント①（尿管再建後ダブルJステント）

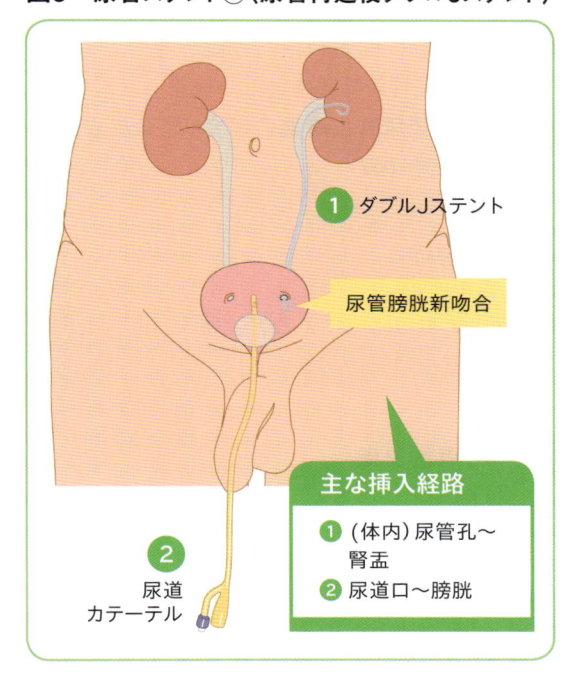

新膀胱造設術術後腎盂から尿管を経由して体外に出す「シングルJステント（カテーテル）」（図4-②）がある。

2 適応

- 尿管尿管吻合、尿管膀胱新吻合、尿管（回腸）導管吻合など尿路再建術後に留置する。
- 吻合部が安定するまで一時的に（1～4週間）留置し、吻合部での尿路通過障害や尿瘻などを防ぐことを目的とする。
- 永久的な尿管皮膚瘻では、尿管皮膚瘻の狭窄が必発であるため、この部位での通過障害を解消する目的で永久的にシングルJないしダブルJステントが留置され、定期的に交換される。

3 挿入経路と留置部位

- **尿管再建後ダブルJステント**：尿管孔→尿管→腎盂（図5）
- **尿路変向後、回腸導管の場合**：回腸導管のストーマ→導管内→尿管導管吻合部→尿管→腎盂

図6　尿管ステント②（回腸導管造設術）

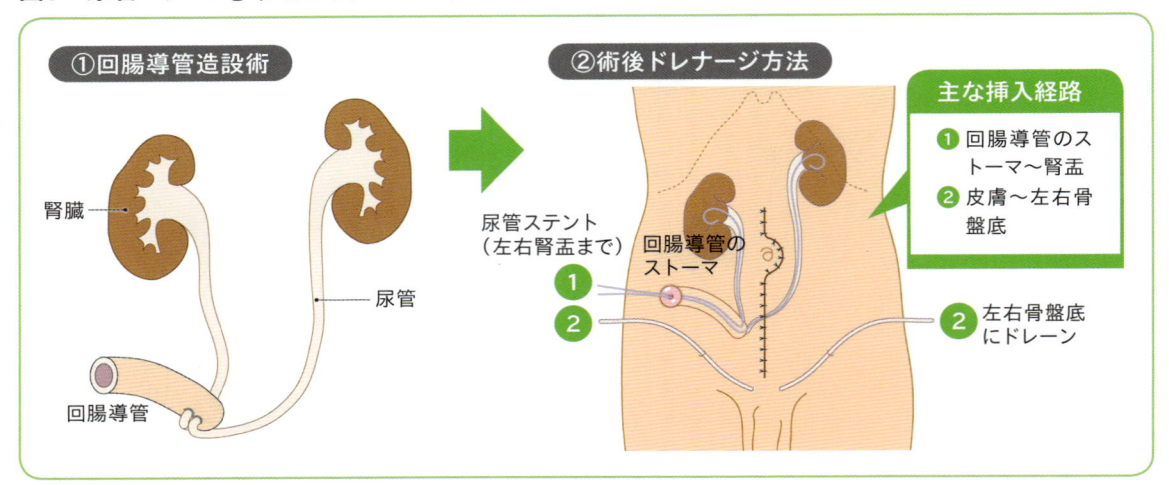

①回腸導管造設術

腎臓／尿管／回腸導管

②術後ドレナージ方法

尿管ステント（左右腎盂まで）／回腸導管のストーマ

主な挿入経路
1. 回腸導管のストーマ〜腎盂
2. 皮膚〜左右骨盤底
2. 左右骨盤底にドレーン

（図6）。
- 尿路変向後、回腸利用新膀胱の場合：皮膚→新膀胱→尿管新膀胱吻合部→尿管→腎盂（図2）
- 尿路変向後尿管皮膚瘻の場合：尿管皮膚瘻→尿管→腎盂（図7）

4 合併症

- カテーテルの閉塞による腎盂腎炎、自然抜去による尿瘻や通過障害がある。

5 利点と欠点

- 利点：術後確実な尿のドレナージが可能で、尿量のモニタリングが正確にできる。また、吻合部が安定するまで、吻合部での尿路通過障害や尿瘻などを防ぐことができる。
- 欠点：逆行性尿路感染の原因となりうる。

図7　尿管ステント③（尿管皮膚瘻造設術）

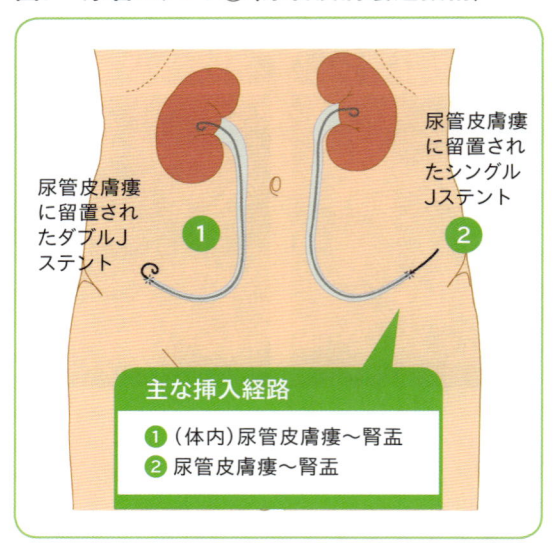

尿管皮膚瘻に留置されたダブルJステント／尿管皮膚瘻に留置されたシングルJステント

主な挿入経路
1. （体内）尿管皮膚瘻〜腎盂
2. 尿管皮膚瘻〜腎盂

腎部分切除術や腎尿管全摘術、膀胱部分切除術、前立腺全摘術の術後では、血尿の状況により手術部位からの出血などの情報が得られる。
- 膀胱全摘術後の新膀胱造設では、腸粘液による閉塞に注意が必要である。

尿道カテーテル

1 定義

- 一般手術後の尿道カテーテルは、術後自排尿が困難な時期に留置するものがほとんどであるが、

2 適応

- ほぼすべての手術、極度の尿道狭窄などがなければ、通常留置可能である。

図8　尿道カテーテル（前立腺全摘術）

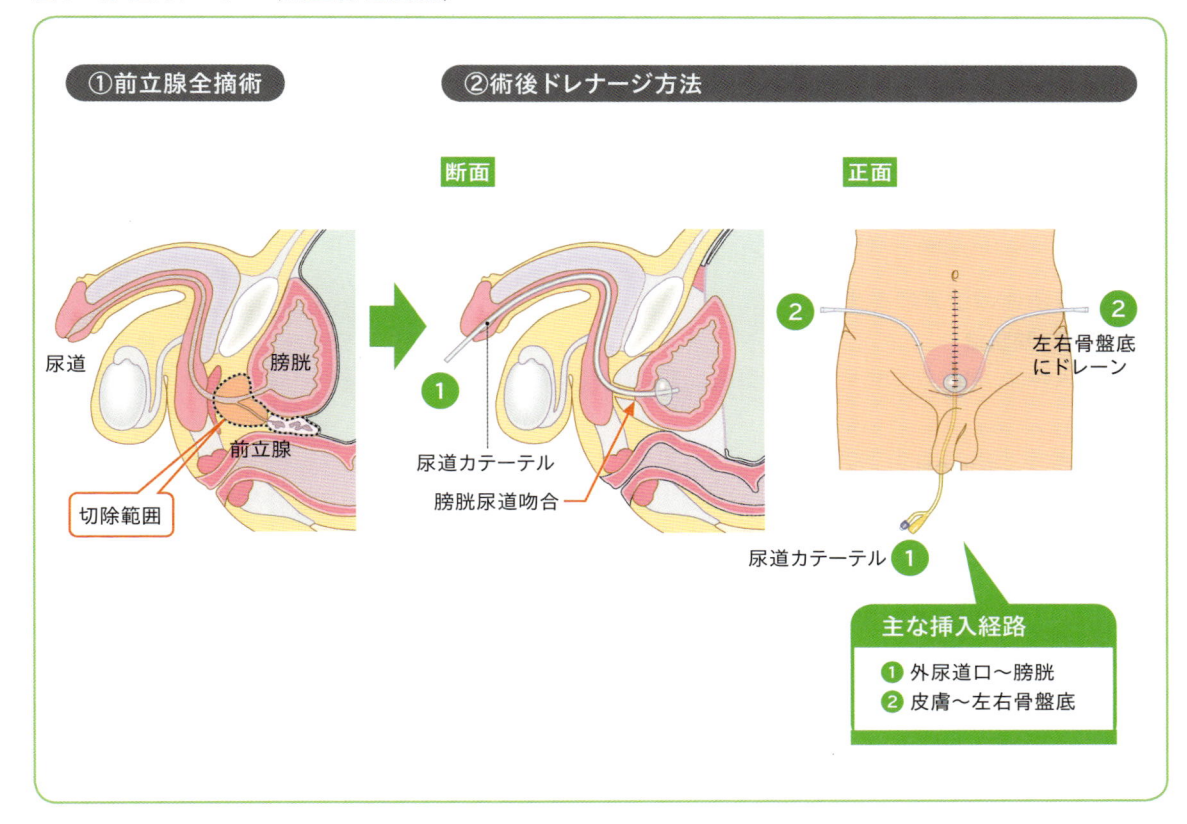

①前立腺全摘術

尿道／膀胱／前立腺／切除範囲

②術後ドレナージ方法

断面：尿道カテーテル／膀胱尿道吻合

正面：左右骨盤底にドレーン／尿道カテーテル

主な挿入経路
1. 外尿道口〜膀胱
2. 皮膚〜左右骨盤底

3　挿入経路と留置部位

- 前立腺全摘術後、腎摘術後など：外尿道口→尿道→膀胱（図8）
- 新膀胱造設術後：外尿道口→尿道→新膀胱（図2）

4　合併症

- 挿入時：粗暴な留置操作による尿道損傷や、仮性尿道経由による膀胱への留置（尿道を突き破ってから膀胱に留置）、尿道内でバルーンを膨らませることによる尿道損傷がある。
- 留置中：自己抜去による尿道損傷がある。

5　利点と欠点

- 利点：術後、正確な尿量や尿性状のモニタリングが可能である。
- 欠点：違和感がある。

（米瀬淳二、山尾文子、佐野美穂）

ケアのポイント

- 泌尿器科のドレナージは、尿路にカテーテルが直接挿入されており、容易に感染を起こしやすく、重症化しやすい点をよく理解しておく。

1. カテーテルの観察と注意点

- カテーテルの観察と注意点を表2に示す。

2. 各項目のケアのポイント

①腎瘻・膀胱瘻

- 挿入時は、腎機能や炎症反応が悪化している場合がある。そのため、こまめに全身状態を観察しながら、異常の早期発見に努め、全身状態が安定したあとカテーテル管理を指導する。
- 腎瘻挿入部は縫合しているだけで抜けやすいため、引っ張らずにゆとりをもって固定する（図9）。
- 退院後もカテーテル管理が必要となる場合が多いため、患者の精神的な負担は大きく、退院後の生活に不安を感じている。患者の受容の状況や理解力、取り巻く環境に合わ

表2 カテーテルの観察と注意点

観察点	観察項目	観察ポイント、注意点
尿の状態	尿量	● in-outバランス
	色調（黄色、褐色、血尿など）	● 血尿の有無 ● 尿スケール（尿比色） ● 血尿がある場合は統一したスケールを使用する
	性状（混濁、浮遊物、凝固塊の混入）	● 定期的にミルキングを行う
	臭気	● 尿路感染を起こすと臭気が強くなるため、医師へ報告する
全身状態	バイタルサイン（血圧、体温、脈拍、呼吸・SpO$_2$）	● 尿路感染の可能性があるため、発熱時は医師に報告する
	採血	● 下記の検査値を確認する 白血球数（WBC）、血色素量（Hb）、ヘマトクリット（Ht）、クレアチニン（Cr）、尿素窒素（BUN）、血性カリウム（K）、血性クロール（Cl）、C反応性タンパク（CRP）
挿入部・カテーテル管理	挿入部の観察（発赤・亀裂・発赤・膿）	● 挿入部の清潔が保たれているか確認する ● 可能であれば毎日シャワー浴を実施し、シャワー浴ができないときは洗浄を行う
	尿脇漏れの有無	● 尿道カテーテルではバルーン固定水を確認する
	固定の状態（ねじれ・屈曲・ゆるみの有無）	● 体位変換時や移動後、カテーテルが身体の下に巻き込まれていないか確認する ● カテーテルの固定を2か所にして、抜去しないように工夫する（図9）
	テープ固定部皮膚の状態（スキントラブルや感染徴候の有無）	● テープ剥離時は愛護的に剥離する ● 同じ場所での固定を避けて、1日1回は必ず貼り替える
	採尿バッグの位置	● 逆流防止のため、挿入部より低い位置に置いて管理する
	接続部のゆるみ・外れ、カテーテルの抜去	● 体位変換時や移動時も、カテーテルと排液バックの接続部が外れていないか、カテーテルが挿入部から抜けかかっていないかを確認する
	カテーテルの挿入日	カテーテルの交換日はいつか確認する（腎瘻は3か月に1回、尿道カテーテルは1か月に1回は入れ替えを行う）
	採尿バッグの交換日	採尿バッグは汚染されていたら交換し、2週間～1か月に1回は交換する

せた指導が重要である。

②尿管ステント

- 尿管ステントには、体内に留置されているもの（ダブルJステント）と、体外的に固定されているもの（シングルJステント）がある。
- 体内に留置されている場合は、定期的な交換の必要性を説明し、定期受診するように指導を行う。
- 体外的に固定されている場合は、皮膚で固定されている。誤って抜去しないよう注意する必要がある。また、尿管や腸管の蠕動運動により脱落があるため、適宜留置位置をX線画像で確認する。

③尿道カテーテル

- 尿道カテーテルは、術後の患者には必ず挿入される。挿入時はテネスムス*1が非常に強いため、薬剤による苦痛の緩和に努める。しかし、血尿によるテネスムスの可能性もあるため、必ず下腹部を触知し、緊満の有無や尿の状態を確認する必要がある。
- 抜去のめやすを表3に示す。

*1【テネスムス】＝裏急後重、しぶり腹。実際には便はないが頻繁に便意を感じる状態。

表3　手術別の尿道カテーテル抜去予定日

手術部位	術式	尿道カテーテル抜去予定日
腎尿管	（左右）腎摘除術	術後2～3日
	（左右）腎臓部分切除術	術後3～4日
前立腺	前立腺全摘術	術後7～10日（膀胱尿道造影後）
膀胱	新膀胱造設術	術後約2週間（膀胱尿道造影後）
精巣	高位精巣摘除術	術後1～2日
後腹膜	後腹膜リンパ節郭清	術後2～3日

図9　腎瘻カテーテルの固定

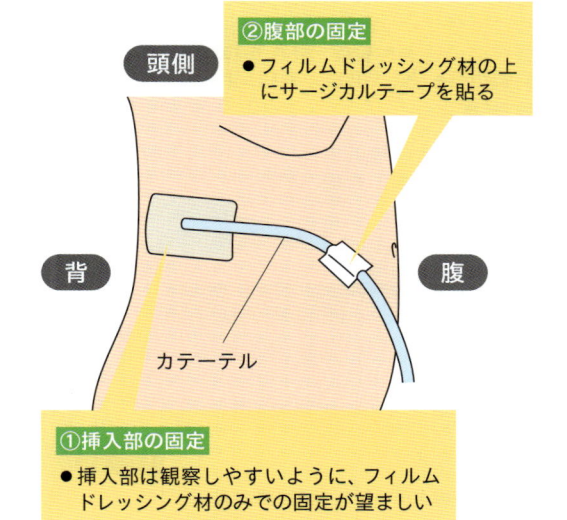

②腹部の固定
- フィルムドレッシング材の上にサージカルテープを貼る

①挿入部の固定
- 挿入部は観察しやすいように、フィルムドレッシング材のみでの固定が望ましい

参考文献
1. 矢野友美, 赤澤瞳, 伊藤喜世子：腎瘻、膀胱瘻の管理. 泌尿器ケア 2006；11(11)：1147-1152.

❷ 泌尿器　ドレーン　カテーテル

内視鏡手術後ドレナージ

主な適応
- 術式によって異なる（各項目参照）

目的
① 創部ドレーン：術後出血、尿溢流の確認、止血など
② 尿道カテーテル：術後排尿、尿路安静、出血確認など
③ 尿管ステント：尿管浮腫や出血による閉塞、尿路損傷時の通過性確保、尿路安静など
④ 腎瘻カテーテル：出血の確認、止血、尿路安静など

合併症
- 挿入時：出血、臓器損傷
- 留置中：感染症、炎症、疼痛

抜去のめやす
- 術式によって異なる（表1、2参照）

観察ポイント
- 腎瘻カテーテルからの尿量が減少した場合は抜去の可能性があるため、尿量に注意する

ケアのポイント
- 閉塞リスク：ドレーン、カテーテルの閉塞に注意するため、尿量・性状を確認する
- 感染予防：尿道カテーテルは1日1回陰部洗浄（シャワー浴）し、排尿バッグは膀胱より低い位置に設置する

主な挿入経路
- 創部ドレーン：摘除・吻合部〜ポート孔
  →図1〜図5（p.234〜235）参照
- 腎瘻カテーテル：腰背部皮膚〜腎盂→図6（p.247）参照

主な挿入経路
- 尿管ステント：腎盂〜膀胱
  →図2、図5〜図7（p.243〜247）参照

主な挿入経路
- 尿道カテーテル：膀胱〜尿道口
  →図1〜図7（p.243〜247）参照

副腎
腎動脈
腎静脈
腎臓
下大静脈
腹部大動脈
卵巣（精巣）動静脈
尿管
膀胱
尿管口
尿道

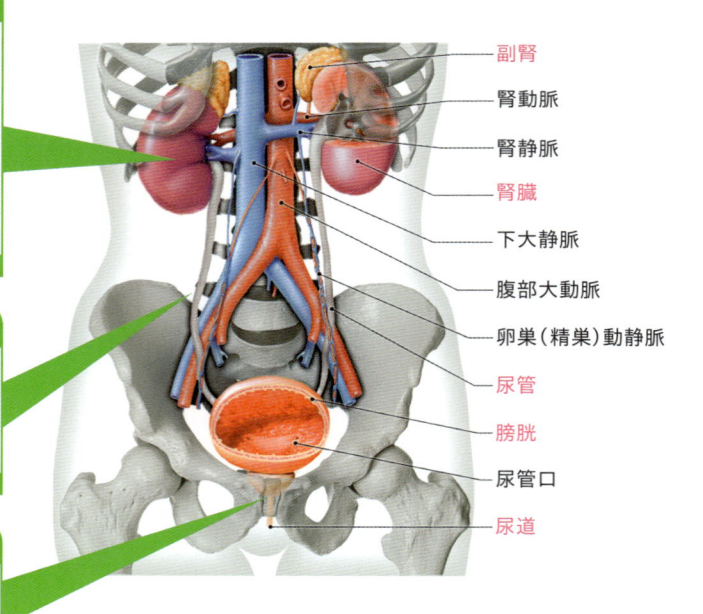

内視鏡手術後ドレナージの定義

- 泌尿器科における内視鏡手術は、一般外科で行われる体腔鏡下手術に加えて、後腹膜アプローチ、あるいは尿路アプローチと多彩であり、それらに応じたドレナージを要する。

適応と禁忌

- 泌尿器科手術における内視鏡術後ドレナージは、出血や尿溢流の有無を確認する目的で挿入される。
- 明確な適応手術や禁忌は示されていない。

挿入経路と留置部位

- 術式ごとに異なるため、後述する。

合併症

- 合併症として、逆行性感染や物理的な刺激による炎症や疼痛などが挙げられる。

利点と欠点

- 利点：出血や尿溢流の有無を早期に発見できることに加えて、尿管ステントや尿道カテーテルなど尿路に留置するものとしては、尿路再建後の吻合部を安静に保てることなどが利点となる。
- 欠点：逆行性感染や物理的な刺激による炎症や疼痛などの合併症リスクがある。

ドレナージの実際①　腹腔鏡下アプローチ (表1)

1 腹腔鏡(後腹膜鏡)下腎・副腎摘除術 (図1)

①手術の特徴

- 尿路再建は伴わない。尿路解放の可能性も低い。
- 主な処理血管としては、副腎摘除術では副腎中心静脈であり、腎摘除術では腎動脈、腎静脈、副腎中心静脈、性腺静脈などである。
- 創の位置：上腹部〜側腹部にかけて、ポート挿入および組織摘出のための創が形成される。

②ドレナージ

- 種類：当院ではデュープルドレーン、あるいは低圧持続吸引システムを使用する。
- 留置位置・目的・抜去のめやす：
  i．創部ドレーン（図1-❶）は、術後再出血の有無を確認する目的で、腎門部、副腎摘除部へ留置する。術後1日で抜去する[1]。後腹膜鏡下では留置しないこともある。
  ii．尿道カテーテル（図1-❷）は、術後排尿困難などに対して留置する。術後1〜2日で抜去する。

2 腹腔鏡(後腹膜鏡)下腎部分切除術 (図2)

①手術の特徴

- 阻血法においては、腎血流を一時的に遮断し、腫瘍切除部の再建がある。
- 創の位置：上腹部〜側腹部に形成される。

②ドレナージ

- 種類：当院ではデュープルドレーン、あるいは低圧持続吸引システムを使用する。
- 留置位置・目的・抜去のめやす：
  i．創部ドレーン（図2-❶）は、術後出血、尿溢流を確認する目的で腫瘍切除部に留置する。術後1〜2日で抜去する。
  ii．尿管ステント（図2-❷）は、尿溢流の減少、尿

表1　泌尿器科における腹腔鏡（後腹膜鏡）下アプローチ術のドレナージ

術式	使用するドレーン	ドレナージの種類	留置位置	目的	抜去のめやす（術後）
1. 腎・副腎摘除術（図1）	●デュープル ●低圧持続吸引システム	①創部ドレーン ②尿道カテーテル	①腎門部、副腎摘除部 ②尿道	①術後出血の確認 ②術後排尿困難	①1日 ②1～2日
2. 腎部分切除術（図2）	上記と同じ	①創部ドレーン ②尿管ステント ③尿道カテーテル	①腫瘍切除部 ②尿管 ③尿道	①術後出血、尿溢流の確認 ②尿溢流の減少、尿路安静 ③術後排尿困難	①1～2日 ②2～3週間 ③1～2日
3. 腎尿管全摘除術（図3）	上記と同じ	①創部ドレーン ②尿道カテーテル	①腎門部、骨盤腔 ②尿道	①術後出血、尿溢流の確認 ②術後排尿困難	①②1～2日
4. 後腹膜リンパ節郭清術（図4）	上記と同じ	①創部ドレーン ②尿道カテーテル	①腹腔内、骨盤腔 ②尿道	①リンパ漏、リンパ嚢腫の確認 ②尿路安静、出血確認、術後排尿困難	①術後1日で骨盤腔ドレーンをクランプし、リンパ液の漏出がなければ抜去 ②1～2日
5. 腎盂形成術（図5）	上記と同じ	①創部ドレーン ②尿管ステント ③尿道カテーテル	①吻合部 ②尿管 ③尿道	①術後出血、尿溢流の確認 ②尿管の通過性確保、尿路安静 ③尿路安静、出血確認、術後排尿困難	①1～2日 ②4～6週間 ③1～2日
6. 前立腺全摘除術	上記と同じ	①創部ドレーン ②尿道カテーテル	①膀胱前腔 ②尿道	①術後出血、尿溢流の確認 ②尿路安静、出血確認、術後排尿困難	①1日 ②5～8日（膀胱造影は不要）
7. ロボット支援根治的前立腺全摘除術	●創部ドレーンはデュープル使用	①創部ドレーン ②尿道カテーテル	①②上記と同じ	①、②上記と同じ	①1日 ②5日

路安静目的で留置する。2～3週間で抜去する。留置しない場合もある。

iii．尿道カテーテル（図2-❸）の留置目的、期間は腹腔鏡下腎摘除術と同様である。

3　腹腔鏡（後腹膜鏡）下腎尿管全摘除術（図3）

①手術の特徴

- 尿路再建はせず、膀胱を解放する。処理血管は腎摘除術と同様である。
- 下部尿管の処理は下腹部正中切開、あるいは傍腹直筋切開を追加して行うことが一般的で、体腔鏡のみで行うこともある。
- **創の位置**：上腹部～側腹部および、下腹部にポート挿入および組織摘出のために形成される。

②ドレーン

- **種類**：デュープルドレーン、あるいは低圧持続吸引システムを使用する。
- **留置位置・目的・抜去のめやす**：

i．創部ドレーン（図3-❶、❷）は、術後出血の有無や尿溢流の確認の目的で腎門部、骨盤腔に留置する。術後1～2日で抜去する。

ii．尿道カテーテル（図3-❸）の留置目的、期間は

図1 腹腔鏡（後腹膜鏡）下腎・副腎摘除術後ドレナージ

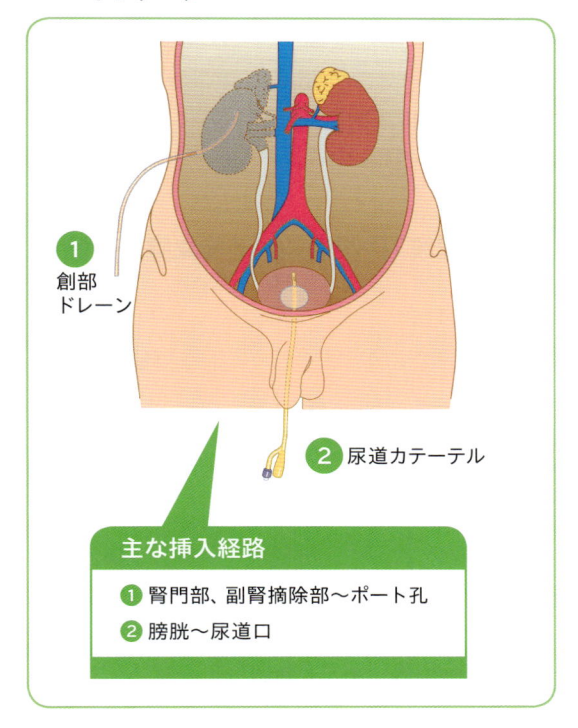

① 創部ドレーン
② 尿道カテーテル

主な挿入経路
① 腎門部、副腎摘除部〜ポート孔
② 膀胱〜尿道口

図2 腹腔鏡（後腹膜鏡）下腎部分切除術後ドレナージ

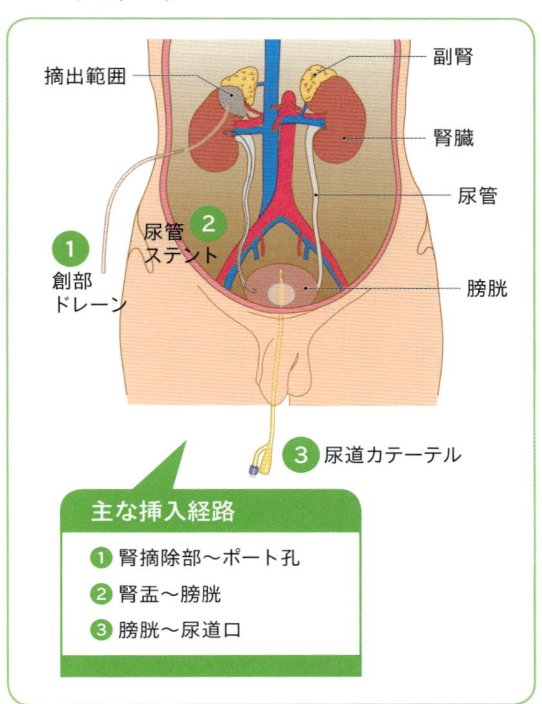

摘出範囲／副腎／腎臓／尿管／膀胱
① 創部ドレーン
② 尿管ステント
③ 尿道カテーテル

主な挿入経路
① 腎摘除部〜ポート孔
② 腎盂〜膀胱
③ 膀胱〜尿道口

腹腔鏡下腎摘除術と同様である。

4 腹腔鏡下後腹膜リンパ節郭清術（図4）

①手術の特徴
- 経腹膜的アプローチ、高難度であり、一般的でない。尿路再建なし。尿路解放なし。
- **創の位置**：側腹部に形成される。

②ドレナージ
- **種類**：デュープルドレーン、あるいは低圧持続吸引システムを使用する。
- **留置位置・目的・抜去のめやす**：
  ⅰ．創部ドレーン（図4-❶、❷）は腹腔内、骨盤腔に留置する。リンパ漏、リンパ嚢腫などを確認するため、術後1日で骨盤腔ドレナージをクランプし、リンパ液の漏出がなければ抜去する[1]。
  ⅱ．尿道カテーテル（図4-❸）は尿路安静、出血確認、術後排尿困難などに対して留置する。術後

図3 腹腔鏡（後腹膜鏡）下腎尿管全摘除術後ドレナージ

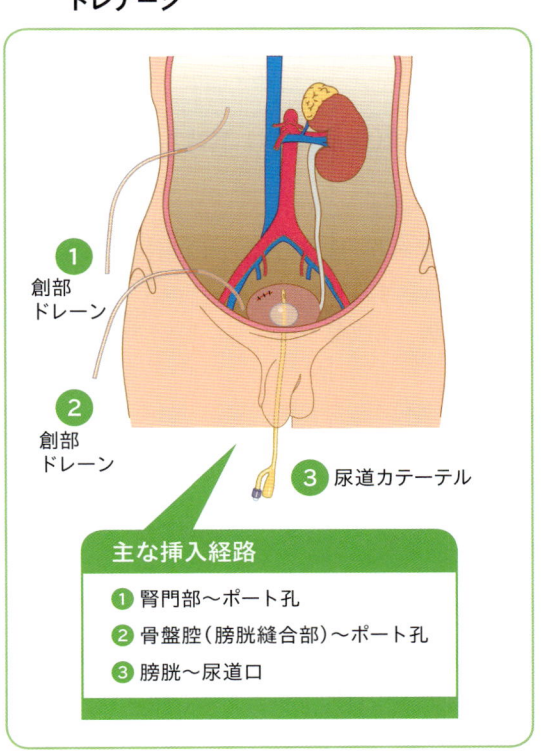

① 創部ドレーン
② 創部ドレーン
③ 尿道カテーテル

主な挿入経路
① 腎門部〜ポート孔
② 骨盤腔（膀胱縫合部）〜ポート孔
③ 膀胱〜尿道口

図4　腹腔鏡下後腹膜リンパ節郭清術後ドレナージ

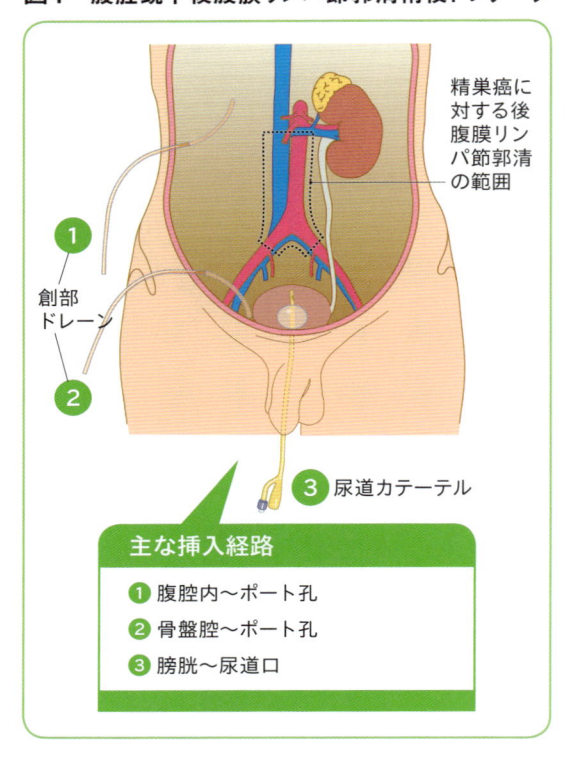

精巣癌に対する後腹膜リンパ節郭清の範囲

① 創部ドレーン
③ 尿道カテーテル

主な挿入経路
① 腹腔内〜ポート孔
② 骨盤腔〜ポート孔
③ 膀胱〜尿道口

1〜2日で抜去する。

5　腹腔鏡（後腹膜鏡）下腎盂形成術（図5）

①手術の特徴
- 尿路再建あり、尿路解放あり。術後に尿管ステントを留置する。
- 創の位置：上腹部〜側腹部に形成される。

②ドレナージ
- **種類**：尿管ステント、尿道カテーテル、創部ドレーンを用いる。創部ドレーンはデュープルドレーン、あるいは低圧持続吸引システムを使用する。
- **留置位置・目的・抜去のめやす**：
ⅰ．創部ドレーン（図5-①）は吻合部に術後出血、尿溢流確認の目的で留置する。術後1〜2日で抜去する。

ⅱ．尿管ステント（図5-②）は再建した尿管に吻合部の安静目的で留置する。術後4〜6週間で抜去する[1,2]。

ⅲ．尿道カテーテル（図5-③）は、尿路安静、出血確認、術後排尿困難などに対して留置する。術後1〜2日で抜去する。

6　腹腔鏡（後腹膜鏡）下前立腺全摘除術

①手術の特徴
- 経腹膜的アプローチで行う。尿路再建、尿路解放あり。
- 創の位置：臍周囲〜側腹部、下腹部に形成される。

②ドレナージ
- **種類**：尿道カテーテル、創部ドレーンがある。創部ドレーンはデュープルドレーン、あるいは低圧持続吸引システムを使用する。
- **留置位置・目的・抜去のめやす**：
ⅰ．創部ドレーンは、出血や尿溢流の有無を確認する目的で膀胱前腔に留置する。術後1日で抜去する[1]。

ⅱ．尿道カテーテルは尿路安静、出血確認、術後排尿困難などに対して留置する。術後5〜8日で抜去。膀胱造影は不要である[1]。

7　ロボット支援根治的前立腺全摘除術

①手術の特徴
- 経腹膜的アプローチ、尿路再建、尿路解放あり。
- 創の位置：臍周囲〜側腹部に形成される。

②ドレナージ
- **種類**：尿道カテーテル、創部ドレーン。創部ドレーンはデュープルドレーンを使用している。
- **留置位置・目的・抜去のめやす**：
①創部ドレーンは腹腔鏡下と同様である。
②尿道カテーテルは尿路安静、出血確認、術後排尿困難などに対して留置する。術後5日で抜去

図5　腹腔鏡（後腹膜鏡）下腎盂形成術後ドレナージ

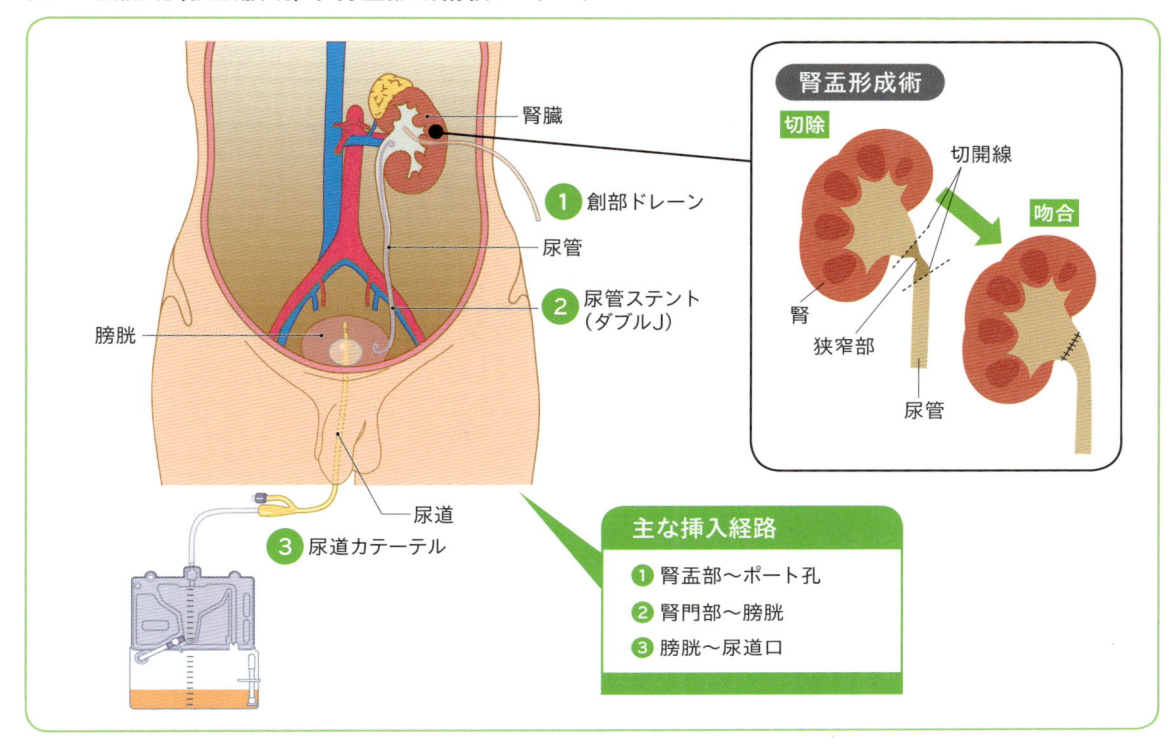

腎臓
① 創部ドレーン
尿管
② 尿管ステント（ダブルJ）
膀胱
尿道
③ 尿道カテーテル

腎盂形成術
切除　切開線
吻合
腎
狭窄部
尿管

主な挿入経路
① 腎盂部〜ポート孔
② 腎門部〜膀胱
③ 膀胱〜尿道口

する[1]。

ドレナージの実際②　経皮的・経尿道的アプローチ（表2）

1　経皮的腎・尿管砕石術（percutaneous nephrolithotripsy：PNL、図6）

①手術の特徴
- 腎瘻造設、尿路解放あり。比較的大きな上部尿路結石に適応あり。通常は腹臥位で行い、超音波やX線透視による画像も併用する。
- 創の位置：側腹部、中腋窩線より背側に形成される。

②ドレナージ
- 種類：腎瘻カテーテル、尿道カテーテル、尿管ステントがある。
- 留置位置・目的・抜去のめやす：

ⅰ．腎瘻カテーテル（図6-①）は、出血の確認、止血、尿路安静の目的で留置する。当院では術後3〜4日で抜去する。

ⅱ．尿管ステント（図6-②）は、尿管浮腫や出血による閉塞、尿路損傷などの際に通過性確保、尿路安静の目的で留置する。当院では術後3〜4週間で抜去する。

ⅲ．尿道カテーテルは、尿路安静、出血確認、術後排尿困難などに対して留置する。当院では術後1〜2日で抜去する。

2　経尿道的尿管砕石術（transurethral ureterolithotripsy：TUL、図7）

①手術の特徴
- 経尿道的操作のみ。尿管鏡、超音波やX線透視による画像を使用する。
- 創の位置：なし。

表2　泌尿器科における経皮的・経尿道的アプローチ術のドレナージ

術式	ドレナージの種類	目的	抜去のめやす（術後）
1. 経皮的腎・尿管砕石術（PNL）（図6）	①腎瘻カテーテル ②尿管ステント ③尿道カテーテル	①出血の確認、止血、尿路安静 ②尿管浮腫や出血による閉塞、尿路損傷時の通過性確保、尿路安静 ③尿路安静、出血確認、術後排尿困難	①3～4日 ②3～4週間 ③1～2日
2. 尿管砕石術（図7）	①尿管ステント ②尿道カテーテル	①②上記と同じ	①②上記と同じ
3. エンドピエロトミー	①尿管ステント ②尿道カテーテル	①尿溢流の減少、尿管浮腫や出血による閉塞時の通過性確保、尿路安静 ②上記と同じ	①②上記と同じ
4. 尿管拡張術	①尿管ステント ②尿道カテーテル	①尿管浮腫や出血による閉塞、尿路損傷時の通過性確保、尿路安静 ②上記と同じ	①②上記と同じ
5. 膀胱腫瘍切除術	①尿道カテーテル	①尿路安静、出血確認、術後排尿困難	①上記と同じ
6. 前立腺切除術	上記と同じ	①尿路安静、出血確認、止血、術後排尿困難	①術後3～4日（持続的膀胱洗浄）
7. 内尿道切開術	上記と同じ	上記と同じ	①10～14日
8. 膀胱尿管逆流防止術	上記と同じ	上記と同じ	①1～2日

②ドレナージ

- **種類**：尿道カテーテル、尿管ステントがある。
- **留置位置・目的・抜去のめやす**：
  ⅰ．尿管ステント（図7-❶）は、経皮的腎・尿管砕石術と同様である。
  ⅱ．尿道カテーテル（図7-❷）も、経皮的腎・尿管砕石術と同様である。

3 エンドピエロトミー（内視鏡下腎盂尿管移行部切開術）

①手術の特徴

- 経尿道的操作で尿路（尿管）を後腹膜へ切開、解放する。尿管鏡、超音波やX線透視による画像、レーザー、切開刀などを使用する。
- **創の位置**：体腔内（腎盂尿管移行部）に形成される。

②ドレナージ

- **種類**：尿道カテーテル、尿管ステントがある。
- **留置位置・目的・抜去のめやす**：
  ⅰ．尿管ステントは、尿溢流を減少させたり、尿管浮腫や出血による閉塞に対して、通過性確保、尿路安静の目的で留置する。当院では術後3～4週間で抜去する。
  ⅱ．尿道カテーテルは、経皮的腎・尿管砕石術と同様である。

4 経尿道的尿管拡張術

①手術の特徴

- 経尿道的操作のみ。尿管鏡、超音波やX線透視による画像、尿管拡張バルーンカテーテルを使用する。
- **創の位置**：なし。

②ドレナージ

- **種類**：尿道カテーテル、尿管ステントがある。
- **留置位置・目的・抜去のめやす**：
  ⅰ．尿管ステントは、尿管浮腫や出血による閉塞、

図6　経皮的腎・尿管砕石術（PNL）

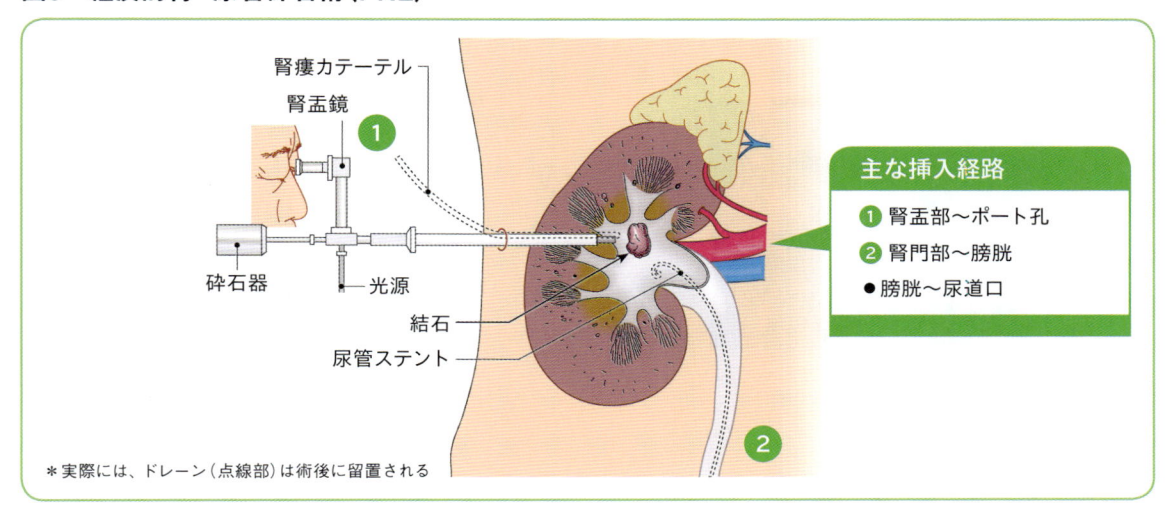

主な挿入経路
1. 腎盂部〜ポート孔
2. 腎門部〜膀胱
● 膀胱〜尿道口

*実際には、ドレーン（点線部）は術後に留置される

尿路損傷などの際に通過性確保、尿路安静の目的で留置する。当院では術後3〜4週間で抜去する。

ii．尿道カテーテルは、経皮的腎・尿管砕石術と同様である。

5　経尿道的膀胱腫瘍切除術

①手術の特徴

- 経尿道的操作のみ。手術用膀胱鏡、電気メスなどを使用する。
- 創の位置：なし。

②ドレナージ

- 種類：尿道カテーテルがある。
- 留置位置・目的・抜去のめやす：

i．尿道カテーテルは、尿路安静、出血確認、術後排尿困難などに対して留置する。当院では術後1〜2日で抜去する。

6　経尿道的前立腺切除術

①手術の特徴

- 経尿道的操作のみ。手術用膀胱鏡、電気メス、レーザーなどを使用する。TUR反応（水中毒）*1

図7　経尿道的尿管砕石術（TUL）

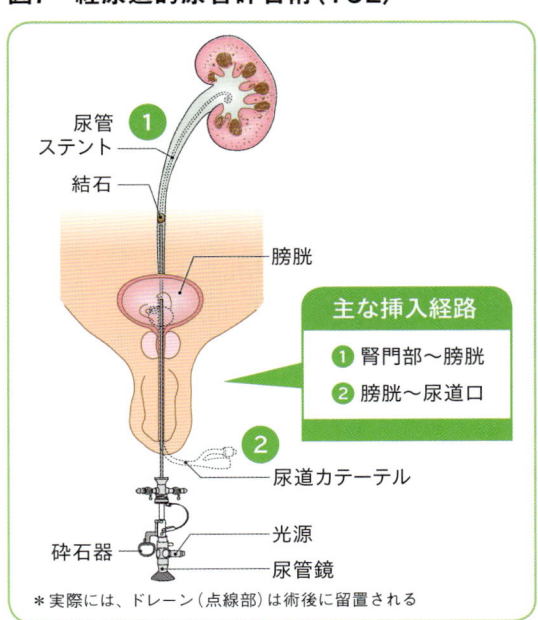

主な挿入経路
1. 腎門部〜膀胱
2. 膀胱〜尿道口

*実際には、ドレーン（点線部）は術後に留置される

という特殊な合併症を生じる可能性がある。前立腺の大きさによっては長時間の手術となる。

- 創の位置：なし。

②ドレナージ

- 種類：尿道カテーテルがある。
- 留置位置・目的・抜去のめやす：

i．尿道カテーテル：尿路安静、出血確認、止血、

---

*1【水中毒】＝過剰な水分摂取によって低ナトリウム血症をきたし、正常な生理機能が阻害された結果、易疲労感、悪心、けいれん、意識消失などを生じる状態。

図8　3WAYカテーテルによる持続的膀胱洗浄

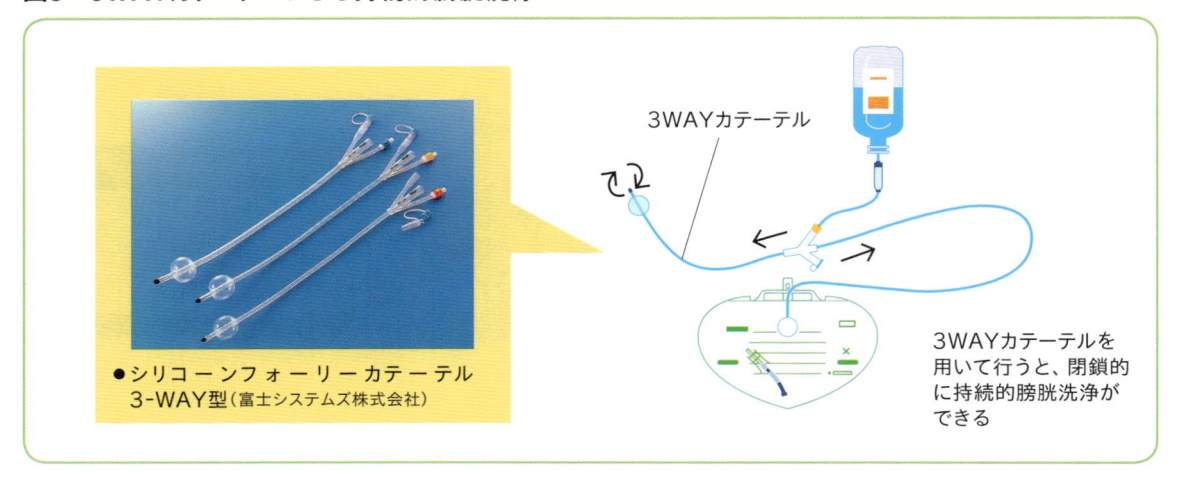

●シリコーンフォーリーカテーテル3-WAY型（富士システムズ株式会社）

3WAYカテーテル

3WAYカテーテルを用いて行うと、閉鎖的に持続的膀胱洗浄ができる

術後排尿困難などに対して留置する。当院では術後3～4日で抜去する。持続的膀胱洗浄のため、3WAYカテーテルを用いることもある（図8）。

7　内尿道切開術

①手術の特徴

- 経尿道的操作のみ。手術用膀胱鏡、電気メス、レーザー、切開刀などを使用する。
- 創の位置：なし。

②ドレナージ

- 種類：尿道カテーテルがある。
- 留置位置・目的・抜去のめやす：
  i．尿道カテーテルは、尿路安静、出血確認、止血、術後排尿困難などに対して留置する。当院では術後10～14日で抜去する。

8　膀胱尿管逆流防止術

①手術の特徴

- 経尿道的操作のみ。ヒアルロン酸、コラーゲンなどを、膀胱鏡を用いて注入する。
- 創の位置：なし。

②ドレナージ

- 種類：尿道カテーテルがある。
- 留置位置・目的・抜去のめやす：
  i．尿道カテーテルは、尿路安静、出血確認、止血、術後排尿困難などに対して留置する。術後1～2日で抜去する。

（幸 英夫、釜井隆男、野中麻矢、大竹公子）

ケアのポイント

1. 尿道カテーテル

- 留置中は、血尿などによるカテーテル閉塞に注意する必要があり、尿量・性状を観察し、十分にミルキングを行う。
- 血尿、血塊などがみられ、さらに尿量減少するなど閉塞が疑われるときは、医師に報告し、膀胱洗浄やカテーテルの交換が必要となることがある。
- 尿道カテーテル留置中は刺激症状が生じることがあるため、尿意や腹部圧迫感の有無などに注意する。
- カテーテル留置中は、感染予防のために1日1回は陰部洗浄、またはシャワー浴を行う。
- 尿道カテーテルの固定は、屈曲やねじれがないかを確認し、男性は腹部、女性は大腿部へ固定する（図9）。
- 排尿バッグは、尿の逆流を防ぐために膀胱より低く設置する。

2. 腎瘻カテーテル

- 尿道カテーテル同様に、カテーテル閉塞に注意する必要があり、尿量・性状を確認する。
- ピッグテール型カテーテルの場合は、縫合糸が外れることで固定位置が変わり、腎盂から脱落・抜去してしまうことがある。腎盂バルーンカテーテルは、固定水が2mL程度であり、固定水は自然に減少するため、自然抜去してしまうこともある。
- 腎瘻カテーテルからの尿量が減少した場合は抜去の可能性があるため、尿量に注意する。腎瘻カテーテルは抜けやすいため、テープ固定は2か所とし、Ω型留め（→p.20参照）にする。
- カテーテル挿入部は週3回消毒を行う。

3. 膀胱瘻

- 尿道カテーテル留置が長期化する場合や留置することが好ましくない場合に使用される。尿道カテーテルや腎瘻カテーテルと同様に、カテーテルの閉塞に注意し、自然抜去のないように固定する。

4. 尿管ステント

- ステントが留置されていても閉塞する可能性があるため、腎盂腎炎などによる疼痛・発熱に注意する。また、血尿やステントによる違和感が出現することがある。

図9　尿道カテーテルの固定方法

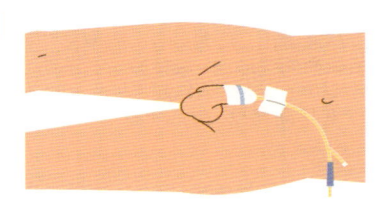

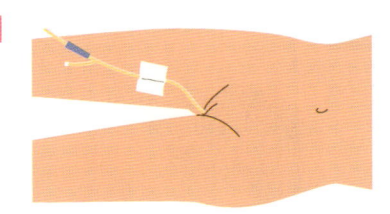

男性
- 主に腹部に固定

女性
- 主に大腿部内側に固定

引用文献

1. Stolzenburg JU, Türk IA, Liatsikos EN. Laparoscopic and robot assisted surgery in urology. Berlin：Springer-Verlag Berlin Heidelberg；2011.
2. Wein AJ, Kavoussi LR, Novick AC, et al. Campbell Walsh urology. 9th ed. Amsterdam：Elsevier；2007.

❷ 婦人科　ドレーン

一般（開腹）手術後ドレナージ

主な適応
- 癒着剥離面が広く止血が困難であった場合、他臓器を損傷・修復した場合、リンパ節郭清術後

目的
① 治療的ドレナージ：術後に貯留したリンパ液や血液、膿瘍を排液する
② 予防的ドレナージ：術後出血、リンパ節郭清術後のリンパ液漏出、肥満患者の融解皮下脂肪を排出し、感染や死腔形成・液体貯留を予防する
③ 情報ドレナージ：術後に起こりうる臓器穿孔や縫合不全を早期発見・対応する

合併症
- 異物反応、逆行性感染、腸管・血管の損傷、挿入部位の瘻孔形成・瘢痕ヘルニア

抜去のめやす
- 排液量が減り、施設ごとの規定量を下まわれば抜去する
- 情報ドレーンは目的に応じて判断する

観察ポイント
- 挿入部（出血・発赤・腫脹）および排液の性状、持続吸引式のものであれば効果的な排液管理のため陰圧が適切にかかっているか確認する

ケアのポイント
- **固定方法**：ドレーン挿入部が観察しやすいようドレッシング材を用いる、2か所に固定して抜去を防ぐ
- **患者指導**：体動時や排液バックの位置について患者指導を行い、抜去や逆行性感染を防ぐ

正面

主な挿入経路
① 腹部〜ウィンスロー孔（肝下面）
② 右傍結腸溝
③ ダグラス窩→図1-❷参照
④ 左傍結腸溝

側断面

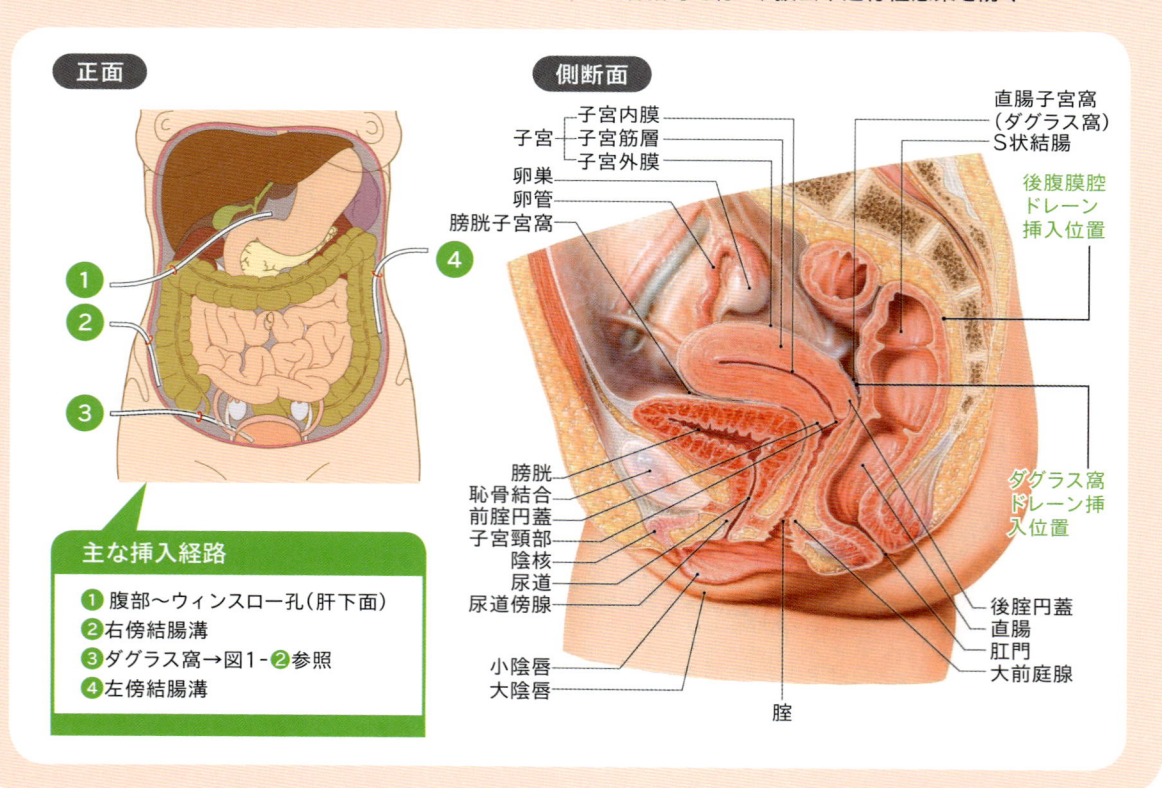

子宮内膜／子宮筋層／子宮外膜／子宮／卵巣／卵管／膀胱子宮窩／膀胱／恥骨結合／前腟円蓋／子宮頸部／陰核／尿道／尿道傍腺／小陰唇／大陰唇／腟／直腸子宮窩（ダグラス窩）／S状結腸／後腹膜腔ドレーン挿入位置／ダグラス窩ドレーン挿入位置／後腟円蓋／直腸／肛門／大前庭腺

産婦人科一般手術後ドレナージの定義と目的

1 治療的（排液）ドレナージ

- 術後に貯留したリンパ液や血液が、大きい腫瘤として他臓器を物理的に圧排している場合（尿管圧迫など）や、感染して膿瘍を形成している場合などでは、排液するためにドレーンを留置する。
- ドレーンの挿入は超音波検査下に病室で、あるいは手術室で麻酔下に切開（ないし開腹）して行う。

2 液体貯留を防ぐ目的での予防的（排液）ドレナージ

- 癒着剥離面からの術後出血、リンパ節郭清術後のリンパ液漏出、肥満患者での皮下脂肪の融解などに対して、それらの液体を排出し、感染や死腔形成・液体貯留を予防するためにドレナージする。

3 早期診断目的での情報ドレナージ

- 腸管・尿管などの諸臓器を、癒着剥離の際に損傷した可能性がある場合、あるいは術中に修復した場合、術後に起こりうる臓器穿孔や縫合不全を早期に発見し、対応できるようにドレナージする。
- 剥離面からの出血では、ドレナージから情報を得て量が多ければ再手術することもあり、予防的ドレナージと重複する部分もある。

適応と禁忌

- 産婦人科手術の特徴として、表1の項目が挙げられる。
- これらをふまえて、ドレナージの適応となるのは、①癒着剥離面が広く止血が困難であった場合、②他臓器を損傷・修復した場合、③リンパ節郭清術後である。
- 禁忌は後述する合併症とも関連するが、合併症を起こしやすい例を予知することは難しく、禁忌といえるほどのものは特にない。
- 予防的ドレナージの効果に関しては否定的な報告もある。

挿入経路と留置部位

- ドレーンから液体が排出されるのは、①重力による自然排出、②毛細管現象による吸い出し、③周辺臓器からの内圧による押し出し、④陰圧による持続吸引のためである。
- 留置部位は、膿瘍などの治療目的では①該当する部位に直接留置し、予防ないし情報目的では②術後仰臥位で液体が貯留しやすい最深部（産婦人科手術ではダグラス〈Douglas〉窩や骨盤底）や③癒着剥離部位や出血が予想される部位などの局所、である。これらを組み合わせて考えると、後腹膜腔（図1-❶）や腹腔内のダグラス窩（図1-❷）に先端部を挿入したドレーンを腹壁から出す場合には、重力や毛細管現象に頼ってもドレナージ効果は不十分である。腔の片側の壁

表1　産婦人科一般（開腹）手術の特徴

①癒着が多い
● 諸臓器同士が癒着している場合が多い ● 子宮から卵管を経由して上行性感染を起こし腹膜が癒着している場合や、罹患率10%とされる子宮内膜症での癒着が多い

②死腔ができやすい
● 骨盤が固い壁として存在するため、壁がやわらかく圧により閉鎖しうる空間に比べ、死腔ができやすい

③縫合部が変化しやすい
● 帝王切開では子宮壁を縫合するが、分娩後の子宮は収縮するため、手術時と数時間後とで縫合部に変化が起こりやすい

図1 後腹膜腔・腹腔内（ダグラス窩）ドレナージ

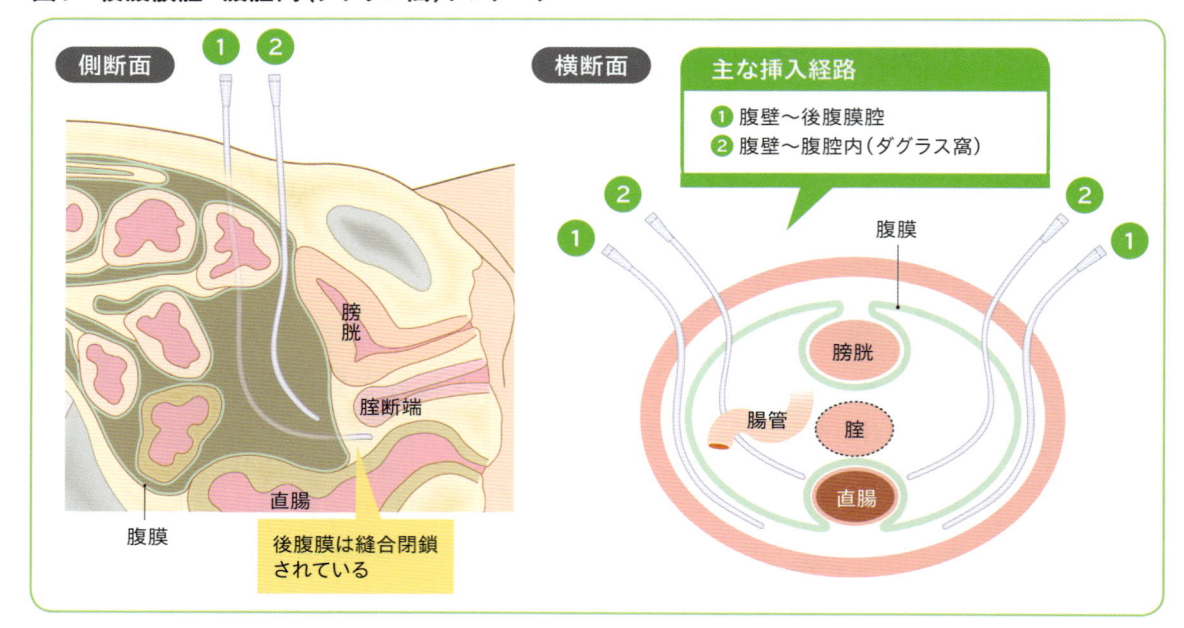

側断面 / **横断面**

主な挿入経路
1. 腹壁〜後腹膜腔
2. 腹壁〜腹腔内（ダグラス窩）

（側断面の図中ラベル）膀胱／腟断端／直腸／腹膜／後腹膜は縫合閉鎖されている

（横断面の図中ラベル）腹膜／膀胱／腸管／腟／直腸

が骨盤になるため、内圧による押し出しも期待できない。したがって、陰圧をかけられるドレーン（低圧持続吸引システム）を利用することになる。

- 腸管に囲まれた膿瘍のドレナージは、陰圧が強いと腸管を巻き込む場合があり、腸管蠕動運動による内圧により排液されるのを待つほうがよい。
- 皮下の浅い部位では毛細管現象でも対応可能であるが、近年は細いチューブで陰圧吸引する場合もある。
- 骨盤リンパ節郭清術後は、ドレーン抜去後にもリンパ液が貯留しリンパ嚢胞炎や膿瘍形成が起こりやすい。下肢から上行性に流れるリンパ液の漏出を完全に防止しようとすると下肢に貯留したリンパ液により下腿浮腫が起きる（それに対して下肢リンパ管と細静脈とを形成外科的に吻合する手術もある）。
- 近年、骨盤腹膜を縫合閉鎖せずに開放したままとし（図2）、下肢からのリンパ液が腹腔内に誘導され腹膜から吸収されるのを期待する術式も工夫されている[1,2]。
- 産婦人科に特徴的な方法として、腟管を排液ルートとして用いる方法[3]がある（図3）。子宮摘出術後、腟断端をボタン穴のように周状に縫合止血して開放し、歩行後に重力による自然排出を期待する。この場合は腟断端周辺の後腹膜は縫合閉鎖して腸管の腟からの脱出を防ぐ。腟断端は術後2か月ほどで自然閉鎖する。

合併症とその対策

1 異物反応

- 異物反応（発熱、疼痛、滲出液増量）に対しては、排液量に応じてなるべく早くドレーンを抜去することで対応する。

2 逆行性感染

- 逆行性感染には低圧持続吸引システムの利用や、ドレーン先端をバックにつなぎ経路を閉鎖する方法などで対応する。腟断端開放例では数日ごとに消毒してもよいが、エビデンスに乏しい。

図2 後腹膜が開放された後腹膜腔ドレナージ

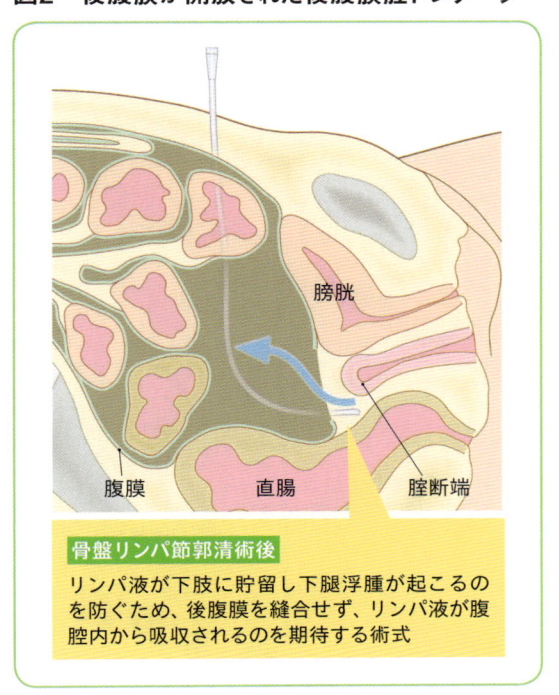

膀胱
腹膜　直腸　腟断端

骨盤リンパ節郭清術後
リンパ液が下肢に貯留し下腿浮腫が起こるのを防ぐため、後腹膜を縫合せず、リンパ液が腹腔内から吸収されるのを期待する術式

図3 腟管によるドレナージ

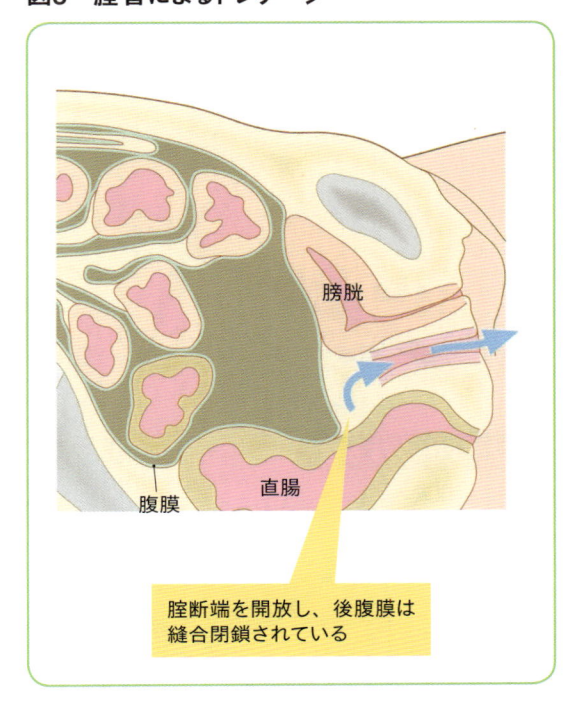

膀胱
腹膜　直腸

腟断端を開放し、後腹膜は縫合閉鎖されている

3 腸管・血管損傷

- 腸管や血管などの損傷を起こさないようにするためには、強い陰圧を避ける必要がある。

4 瘻孔形成・瘢痕ヘルニア

- 挿入部位の瘻孔形成・瘢痕ヘルニアは、腹壁の筋層・脂肪層のドレーン通過ルートがずれるように刺入経路を工夫し（図4）、早期に抜去することで予防を図る。

5 その他

- ドレーン抜去時には諸臓器を引っ掛けないように粗暴な操作を慎むこと、引っ掛かったときは一度休んで少しずつ抜くこと、必要があれば超音波検査やCTなどで確認すること、ドレーンが体内に落ちることを防ぐために固定法を工夫すること、などは一般的な注意である。

利点と欠点

- **利点**：前述部（目的）を参照されたい。
- **欠点**：前述部（合併症）を参照されたい。欠点を防止するためには、ドレーンを適切な時期に抜去する必要がある。
- 排液目的のドレーンは、排液量が減り施設ごとの規定量を下まわった時点で抜去する。
- 情報目的のドレーンは、目的に応じて判断する。例えば、剝離面からの出血を知る目的のときは、1〜2日で抜去してよい。縫合不全の早期発見が目的のときは、1週間程度で考慮する。

＊

- 時代とともにドレーンの材質や吸引法も進歩している。行っている行為の意味と目的を理解して応用できるような自己啓発の継続が重要であろう。

（綾部琢哉、保科織衣、池田彩乃）

図4 瘻孔形成・瘢痕ヘルニアを防ぐドレーン挿入経路の工夫

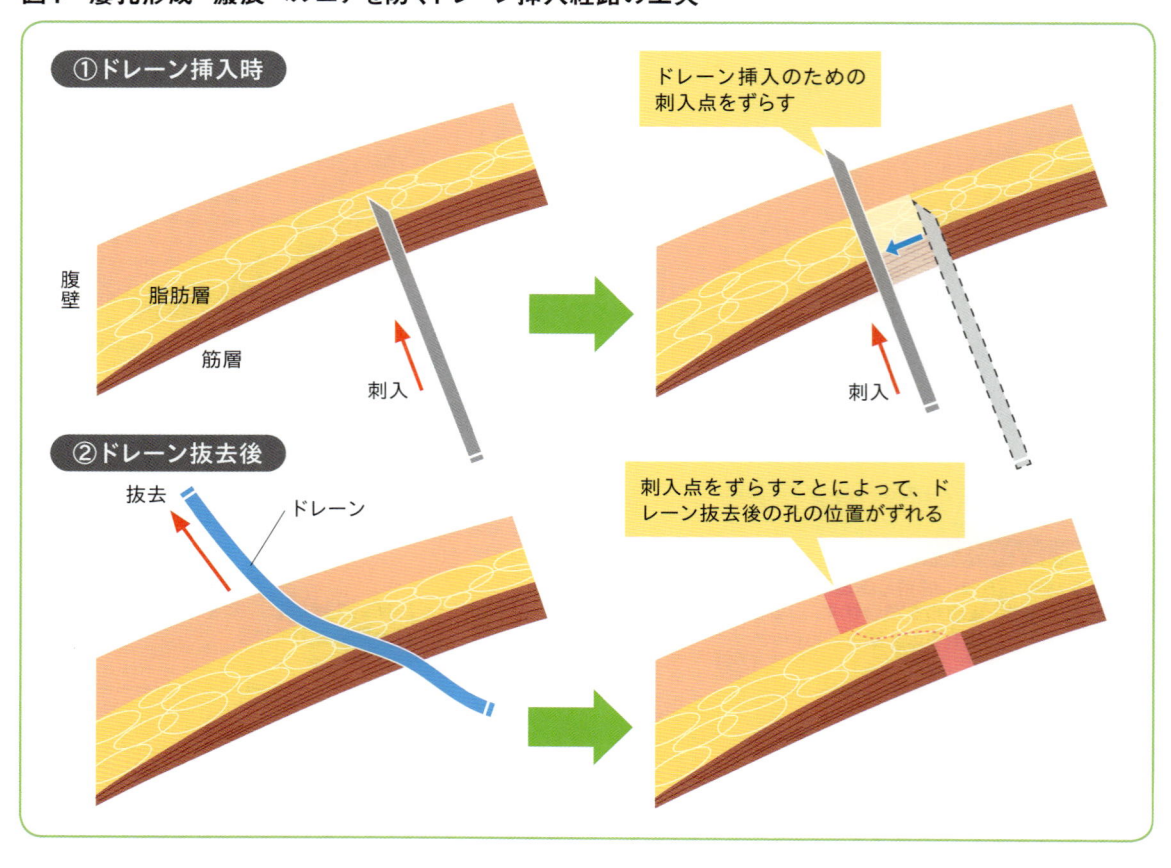

① ドレーン挿入時

腹壁
脂肪層
筋層
刺入

ドレーン挿入のための刺入点をずらす

刺入

② ドレーン抜去後

抜去
ドレーン

刺入点をずらすことによって、ドレーン抜去後の孔の位置がずれる

ケアのポイント

- 婦人科の開腹手術後は、前述の通り、ダグラス窩や骨盤底など術後仰臥位で液体が貯留しやすい部位にドレーンを留置することが多く、効果的なドレナージが行えるよう管理する必要がある。

1. 観察したいポイント

- 手術室から病棟へ帰室した際、巡視ごと、勤務交代時には必ず挿入部の観察と排液の性状、持続吸引式のものであれば効果的な排液管理のため陰圧が適切にかかっているか確認する。
- 観察項目としては、挿入部からの出血・発赤・腫脹に注意する。

2. 固定のコツ

- ドレーンの屈曲や予定外抜去を防止するための固定も工夫する必要がある。婦人科のドレーンは腹壁から垂直に近い形で挿入されてくることが多いため、ドレーンを挟むように2枚のフィルムドレッシング材を貼付し、ドレーン挿入部が容易に観察できるように配慮する（図5）。
- 透明なフィルムドレッシング材のほかに、腹部へもう1か所ドレーンを固定することで、ドレーンが不意に引っ張られてしまった際にも直接挿入部に力が加わらないようにできるため、予定外抜去の予防に効果的である。
- 固定の際、テープとドレーンに油性マジックでマーキングを行うことで、固定のゆるみを早期発見することもできる。

3. 患者指導

- ADLが自立している患者には、体動時にドレーンが引っ張られないようにする、ドレーン排液の逆流防止のため、ドレーンバックは必ず挿入部より下になるようにするなどの注意点を伝え、予定外抜去や感染予防を含めた指導を行う。

図5　ダグラス窩ドレーンの固定のコツ（例）

コツ①挿入部の観察
ドレーンを挟むように2枚のフィルムドレッシング材を貼付する

コツ②抜去予防
腹部にも固定することで、引っ張られても挿入部に力が伝わらない

コツ③抜去予防
マーキングしておくと、ゆるみが早期発見しやすい

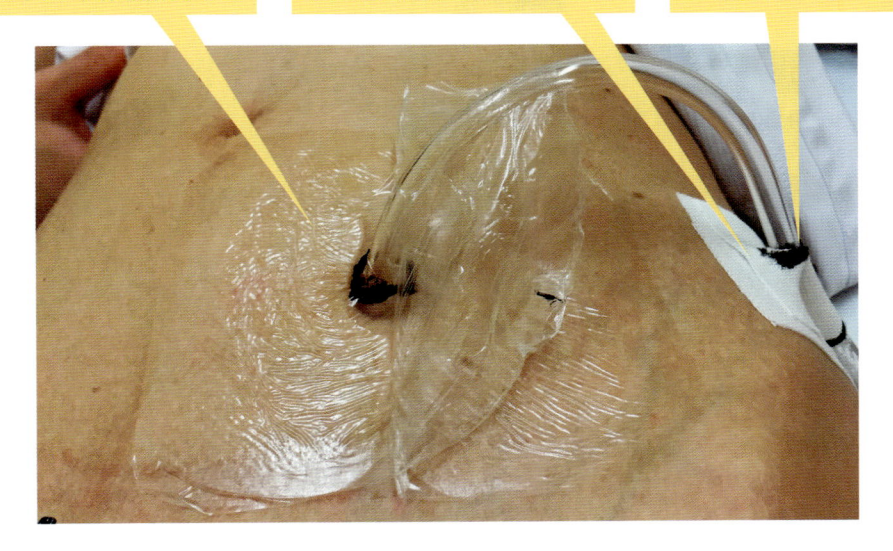

引用文献
1. 永田一郎：広汎子宮全摘術後の骨盤腹膜処理 骨盤腹膜の縫合に関して、するべきか、しないほうがよいか. 産科と婦人科 2008；75(2)：151-161.
2. 角田肇：婦人科がんリンパ節郭清に骨盤後腹膜縫合は必要か　われわれが行ったランダム化比較試験の成績から. 産科と婦人科 2008；75(2)：169-175.
3. 藤堂幸治, 森脇征史, 保坂昌芳, 他：リンパ節郭清術後のドレナージ. 産科と婦人科 2008；75(2)：176-181.

❷ 婦人科　ドレーン

内視鏡手術後ドレナージ

主な適応
- 婦人科腹腔鏡下手術のすべて

目的
① 治療的ドレナージ：止血が十分でも、洗浄後の回収しきれない生理食塩水の排出
② 治療的ドレナージ：感染合併症（骨盤腹膜炎など）の対応
③ 予防的ドレナージ：滲出液が多い、止血が不十分な場合に備える
④ 情報ドレナージ：臓器穿孔や縫合不全による再出血の情報収集

合併症
- 感染、挿入時の臓器損傷

抜去のめやす
- 排液量が50mL/日以下になった時点
- 排液の性状が淡血性あるいは漿液性になった時点

観察ポイント
- 排液量の増減、性状（血性）を観察し、急な変化がみられる場合は医師へ報告する

ケアのポイント
- **閉塞予防**：股関節や腹帯でドレーンが屈曲されないよう注意し、なるべく動きの少ない部位（2か所）に固定して抜去を防ぐ
- **感染対策**：逆行性感染を防ぐため、排液バックの位置に注意し、挿入部の感染徴候も観察する

正面

主な挿入経路
❶ 下腹部腹壁～骨盤内
　（左右2本の場合もある）

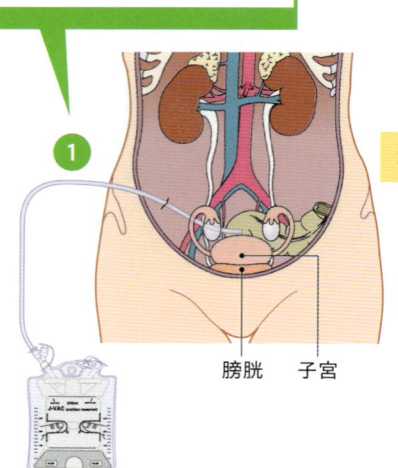

膀胱　子宮

側断面

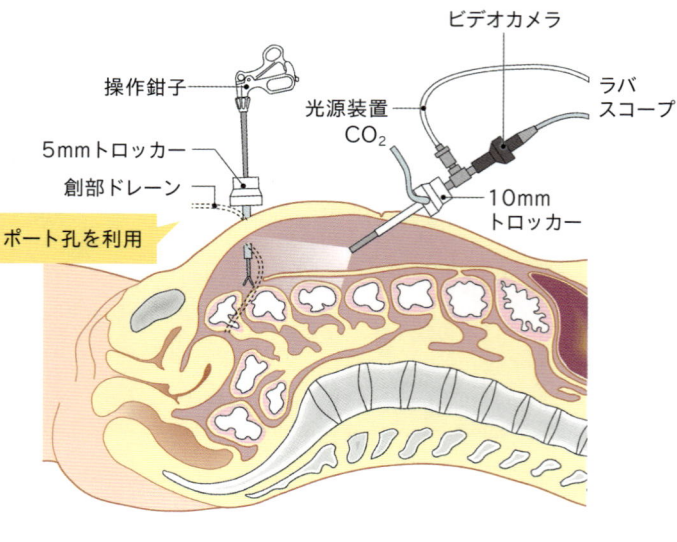

操作鉗子
5mmトロッカー
創部ドレーン
ポート孔を利用
ビデオカメラ
光源装置 CO_2
ラバスコープ
10mmトロッカー

＊実際には、ドレーン（点線部）は術後に留置される

婦人科内視鏡手術後ドレナージの定義

- 婦人科内視鏡（腹腔鏡）手術後のドレナージとは、腹腔鏡下手術後に腹腔内に貯留した水分、血液、滲出液、膿汁や壊死物質を排出する方法である。また、術後の腹腔内や骨盤内からの再出血などの情報収集などの役割を果たしている。
- 誘導管、排液管ともいわれるドレーンには、ゴム製、シリコン製、ポリウレタン製があり、その形状も製品により異なる。また、自然落下式、低圧持続吸引式のタイプがある。

適応と禁忌

- 婦人科腹腔鏡下手術のすべてに適応はあるが、必ずしも挿入する必要性はなく術者の判断にゆだねられることが多い。しかし、婦人科腹腔鏡下手術の特徴は、腸管や大網の骨盤内臓器への影響を回避する目的で強い骨盤高位に手術台を保つことが必要となる。また、大量の生理食塩水（生食水）を使用して骨盤内を洗浄するため、血液を含んだ生理食塩水をすべて吸引で回収できない状態になることが多く、ドレーンの必要性が生じる。
- 婦人科腹腔鏡下手術でのドレーンの使用を目的別に分けると、以下の4項目となる。
① 止血が十分でも、洗浄後の回収しきれない生理食塩水の排出
② 滲出液が多い、止血が不十分な場合に備えた予防的ドレナージ
③ 再出血の情報収集のための情報ドレナージ
④ 感染合併症（骨盤腹膜炎など）に対する治療的ドレナージ
- 婦人科腹腔鏡下手術において、特に禁忌となる項目はないように思われる。

挿入経路と留置部位

1 挿入経路

- 腹腔鏡下手術の場合、挿入経路は左右下腹部に設置した鉗子用ポート孔いずれか一方あるいは両方を使用するケースがほとんどだと思われる（図1）。ドレーン用に新たに穿刺する必要性はない。

2 留置部位

- 腹腔鏡下手術の対象疾患は、骨盤内に限局していることがほとんどである。そのため、術式にかかわらずドレーンの留置部位は骨盤内に留置しておけば十分で、ダグラス窩に固執する必要はない（図2）。

図1　左下腹部ポートからのドレーン挿入

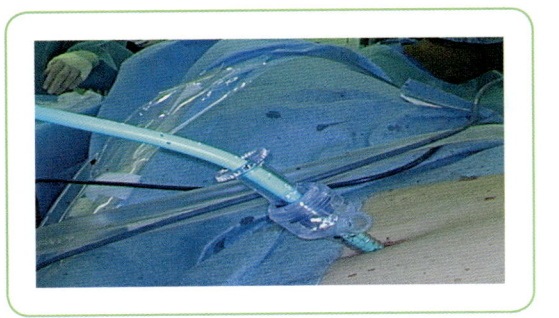

図2　ドレーンを骨盤内へ誘導

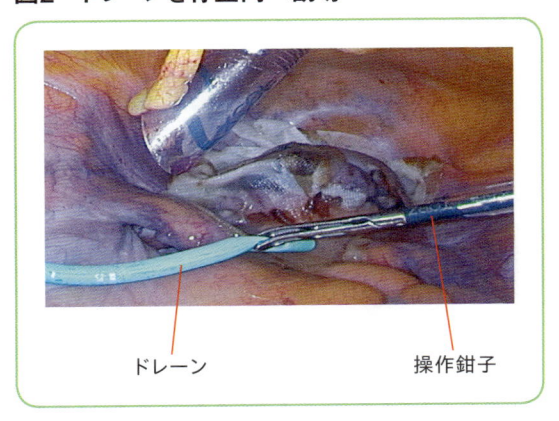

3 ドレーンの種類

- ネラトンタイプのゴムドレーンでは、先端部分に1～3か所の孔があるだけで、この部分が子宮と骨盤壁に挟まれるとドレーンの役目を果たさなくなるうえに、閉塞する可能性もある。
- シリコン製やポリウレタン製の場合、腹腔内に挿入されている部分全体にスリットが入っており、臓器に一部が密閉されても機能は十分保たれ閉塞する恐れはない。
- コスト面を比較すると、ネラトンタイプのゴムドレーンでは安価であるが、シリコン製・ポリウレタン製は比較的高価である。

4 ドレーンの固定

- ドレーンの固定が不十分だと、体動時に自然抜去してしまう恐れがある。
- 挿入したドレーンは、引き込まれたり自然抜去されないようにしっかりと糸で固定しなければならないが、ドレーン部分の巻き付けは軽く変形する程度で閉塞しないように注意する（図3）。
- テープ固定は、皮膚に密着するテープを張り、その上にドレーンを置いてさらにドレーンを包み込むよう別のテープで固定する。固定の際の注意点は、絶対に折れ曲がらない工夫をすることと、牽引されてもすぐにドレーン挿入部に力が加わらないように工夫することである。

図3　ドレーンの固定

- 糸で縫合固定する
- ドレーン部分の巻き付けは軽く変形する程度に留め、閉塞しないように注意する

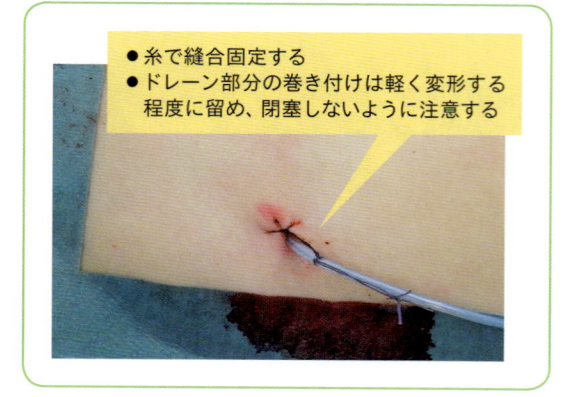

合併症

1 感染症

- ドレーンによる合併症の主な要因は「感染」である。
- 腹腔鏡下手術では開放式ドレーンはほとんど使われず、多くが閉鎖式ドレーンである。このため、開放式に比べ閉鎖式では感染は少ないが、留置が長期に及ぶと感染の危険性が出てくる。
- ドレーン挿入部の感染や腹腔内感染が危惧されるため、挿入部は清潔を保つために不必要に手を加えないことが原則となる。また、排液の逆流を絶対に起こさせないことが重要となる。
- できるだけ早期の抜去を心掛け、1日の排液量が50mL以下、排液の性状が「淡血性」あるいは「漿液性」になった時点で抜去する。また、術後の体位変換や早期離床は、排液を促進しドレーンの早期抜去につながる。

2 臓器損傷

- ドレーンによる臓器損傷などの合併症にも注意する必要がある。

利点と欠点

- **利点**：腹腔内に貯留した水分、血液、滲出液、膿汁や壊死物質をすみやかに排出できる点および、術後の再出血を早期に発見できる点の2点と思われる。
- **欠点**：鉗子用ポート孔を利用してドレーンを挿入するため、挿入部の創の大きさとドレーンの直径に誤差が生じ、ドレーン挿入部から排液が漏れ出ることがある。このため、固定する際、十分に創部を閉鎖する必要がある。また、体位変換時の腹部違和感や痛み、常に感染の危険性に曝される点であろう。

（北澤正文、深澤一雄、高橋 恵）

ケアのポイント

1. 排液の観察

- 婦人科における腹腔鏡下手術後ドレナージの場合、腹腔内に貯留した水分、血液、滲出液、膿汁や壊死物質を排出することが多く、排液量の増加が「血性」であれば、ポート挿入時や術中操作による血管、子宮・卵巣周囲の他臓器損傷や縫合不全によるものが考えられる。
- 急激な排液量の減少は閉塞の可能性もあるため、排液量の増加や減少がみられた場合はすみやかに医師へ報告する。

2. 開通確認・閉塞予防

- ドレーン閉塞による体液貯留を予防するため、固定の際に屈曲されないような位置に固定をする。婦人科疾患の場合、腹部にドレーンを留置・固定するため、挿入部位・固定位置を確認し、股関節や腹帯でドレーンが屈曲されないように注意していく。
- ドレーン挿入部は自然抜去されないようにドレーンをまず糸で縫合固定し、次にガーゼまたはフィルムドレッシング材で固定することが多い。さらに、なるべく動きの少ない部位を選び2か所以上で固定する(**図4、5**)。その際、固定テープ剥離を防ぐため、Y型にテープをカットし、Ω型(→p.20参照)に固定する。
- ドレーンに排液バックがついている場合、留置部より低い位置に設置し、ドレーンに適度なたわみがあり、テンションがかからないようにする。

3. 感染対策

- 逆行性感染予防のため、排液バックは挿入部より上にせず、床面につかないようにする。
- ドレーン刺入部周囲の発赤・腫脹・熱感・疼痛・滲出液の有無に注意していく。

4. 皮膚状況の確認

- テープかぶれを起こす場合もあるので、皮膚の観察も行う。

図4　ドレーン挿入部の固定方法①

- ドレーン挿入部をガーゼ・シルキーテックスで固定し、クイックフィックス®でさらに補強する

腹部の固定：クイックフィックス®(→p.19参照)
＋
挿入部の固定：ガーゼ＋シルキーテックス(→p.19参照)
→ 2か所に固定

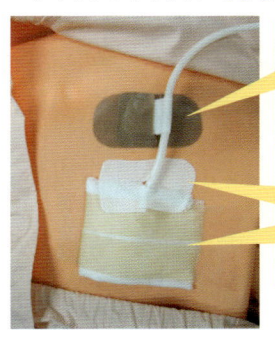

図5　ドレーン挿入部の固定方法②

- ドレーン挿入部をドレッシング材(IV3000ドレッシング)・シルキーテックスで固定し、クイックフィックス®でさらに補強する

腹部の固定：クイックフィックス®
＋
挿入部の固定：IV3000ドレッシング＋シルキーテックス

● IV3000ドレッシング(スミス・アンド・ネフュー ウンドマネジメント株式会社)

→ 2か所に固定

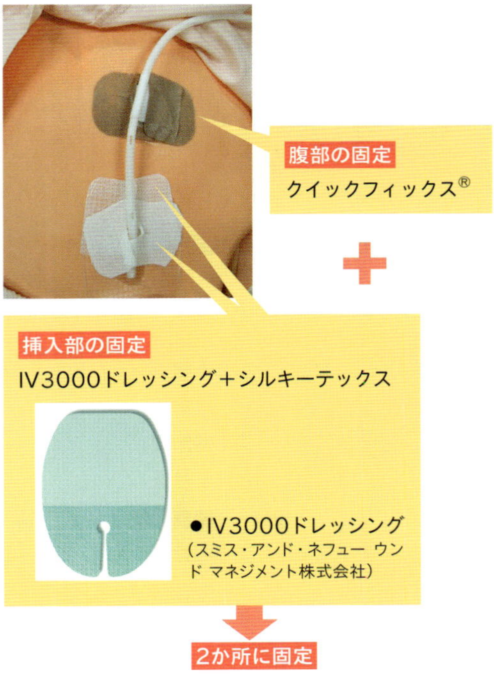

参考文献

1. 金内優典：開腹手術に用いる手術機器と材料のupdate. 産婦人科の実際 2014；63(6)：745-753.
2. 藤原寛行, 鈴木光明：子宮全摘出術・卵巣嚢腫摘出術後ドレナージ. 永井秀雄, 中村美鈴 編, 見てわかるドレーン＆チューブ管理, 学研メディカル秀潤社, 東京, 2006：141-143.
3. 伊藤貴公, 高橋健二, 増居洋介, 他：ドレーン管理の基本と看護師の役割. 藤野智子, 福澤知子 編, 看るべきところがよくわかる ドレーン管理, 南江堂, 東京, 2014：22-34.
4. 今井竜太郎：腹腔ドレナージ. 藤野智子, 福澤知子 編, 看るべきところがよくわかる ドレーン管理, 南江堂, 東京, 2014：134-143.
5. 篠原千寿, 大曾契子：産科・婦人科手術後ケア. 岡元和文 編, 徹底ガイド 術後ケアQ&A 第2版, 総合医学社, 東京, 2014：236-237.
6. 林里香：ナースが行う処置とケア 術後ドレーン管理. 道又元裕 監, 見てわかる産婦人科ケア, 照林社, 東京, 2013：18-22.
7. 澁谷裕美：ナースが知っておきたい婦人科手術 鏡視下手術 腹腔鏡・子宮鏡. 道又元裕 監修, 岩下光利, 高崎由佳理 編, 見てわかる産婦人科ケア, 照林社, 東京, 2013：108-111.

❷ 整形外科　ドレーン

関節腔ドレナージ

主な適応
- 人工関節置換術や、関節鏡視下、前十字靱帯再建術など、関節腔に大量の関節内血液貯留が予想される場合（表1）

目的
- 術後、関節腔内の異常な貯留液を関節腔外に排出する

合併症
- 感染、ドレーン引き抜け、ドレーン先端の折損残留

抜去のめやす
- 通常術後1～2日（術後関節内出血がなくなるまで）

観察ポイント
- 排液量の増減、性状、ドレーン挿入部の固定、ルート接続部を観察し、異常がみられる場合は医師へ報告する

ケアのポイント
- **感染対策**：閉鎖式ドレナージを保持し、固定部の剥がれや接続部のゆるみに注意する
- **抜去予防**：体位変換や移動・移乗の際はドレーンの抜去に注意する

---

a. 一般手術後ドレナージ

膝関節

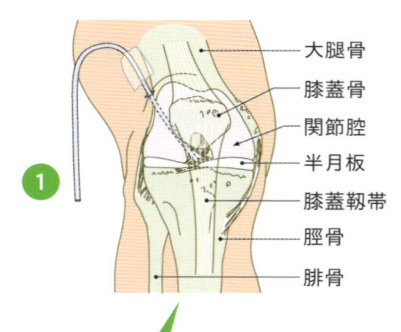

（ラベル：大腿骨、膝蓋骨、関節腔、半月板、膝蓋靱帯、脛骨、腓骨）

主な挿入経路
❶ 関節腔～膝蓋骨近位外側皮膚
→図1（p.261）参照

b. 関節鏡視下手術後ドレナージ

膝関節

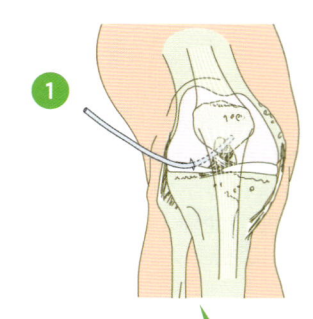

主な挿入経路
❶ 関節腔～外側膝蓋下穿刺孔（ポート孔を利用）
→図3（p.262）参照

関節腔ドレナージの定義

- 関節腔ドレナージとは、正常では無菌の閉鎖腔である関節腔内に穿刺、あるいはドレーンを留置し、腔内の異常な貯留液を関節腔外に排出することである。
- 関節腔内には正常でも少量の関節液（滑液）が貯留している。異常な液の貯留としては、変形性関節症や関節リウマチ、偽痛風など関節内の炎症に伴って大量に貯留する関節液、関節内骨折や靱帯損傷、また関節手術後に貯留する血液、さらには化膿性関節炎の際の膿性関節液などがあり、それぞれの病態に適したドレナージ法がある。
- 本稿では、整形外科手術患者において一般的に適応される手術後関節腔ドレナージについて述べる。

適応と禁忌

- 手術後関節腔ドレナージの適応は、関節腔に手術侵襲が及び、大量の関節内血液貯留が予想される場合である。関節内に大量の血液が貯留すると疼痛が誘発され、術後早期から開始される関節可動域訓練などの手術後療法の妨げとなるため、ドレナージが必要である。
- 関節腔ドレナージの適応を表1に示す。

表1　関節腔ドレナージの適応

1. 一般手術	
●人工関節置換術 ●関節内骨折観血的整復内固定術	
2. 関節鏡視下手術	
膝関節	●前十字靱帯再建術 ●後十字靱帯再建術 ●鏡視下関節内骨折内固定術 ●滑膜切除術

挿入経路と留置部位

1　一般手術後ドレナージ

- 一般手術後のドレナージでは、ドレーン先端に付いた穿刺針を関節内から関節包、皮下組織、皮膚の順に貫き、ドレーンを関節内から外へ通し、皮膚に（USPサイズ）3-0ナイロン糸を用いて縫合固定する。
- 膝関節においては、膝蓋骨近位外側の皮膚を貫通して留置する（図1）。

2　関節鏡視下手術後ドレナージ

- 関節鏡視下手術の場合、皮膚を貫通して関節鏡の外筒管を関節腔内に挿入し、その内腔に沿ってドレーン先を関節腔内に挿入する。その後、ドレーン先を関節内に留置したまま外筒管を抜去し、3-0ナイロン糸でドレーンを皮膚に縫合固定する。
- ナイロン糸は、ドレーンの固定と同時に穿刺孔の縫合を兼ねる。すなわち、ドレーンを抜去する際には、固定糸を中途で切ることでドレーンの固定が解除され、ドレーン抜去が可能となるが、残存糸は穿刺孔の縫合糸として残り、穿刺

図1　一般手術後の関節腔ドレナージ（膝関節）

●膝蓋骨近位外側の皮膚を貫通して留置する

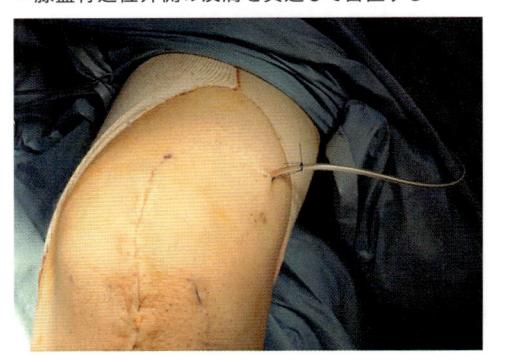

孔の創治癒後に抜糸する（図2）。
- 膝関節の場合、ドレーンの留置部位は膝蓋骨近位外側が一般的であるが、関節鏡の一般的な穿刺部位である外側膝蓋下穿刺孔（図3）をそのままドレーン留置孔として利用することもある。

3 ドレナージ方法と抜去のめやす

- 関節腔内は無菌であるので、その環境を維持するために閉鎖式ドレナージを行う。
- 閉鎖式ドレナージでは、関節内に留置した清潔なドレーンの内腔が外気に触れることなく、清潔な排液バックに直接連結される。
- ドレーン留置期間は、術後関節内出血がなくなるまでの間で通常術後1～2日である。

合併症

1 感染

- 合併症として最も起こりやすく、また重大なものである。ドレーン皮膚穿刺孔からの感染やドレーンを介した逆行性感染などがある。
- 人工関節術後など、関節内インプラントに感染が及んだ場合には治癒が困難となるため、その予防、すなわち皮膚穿刺孔と留置ドレーンの清潔環境維持はきわめて重要である。
- 関節腔内の出血量が多く、排液バックが充満した場合には、バックからの廃液が必要となる。その場合には清潔操作の実施および、いったん流出した排液が関節内に逆流しないよう注意する必要がある。

2 ドレーンの抜去困難・折損残留

- 抜去時には、抜去困難やドレーン片の折損残留

図2　関節鏡視下手術後の関節腔ドレナージ（膝関節）

- ドレーン抜去時は固定糸を中途で切断し、残存糸は穿刺孔の創治癒後に抜糸する

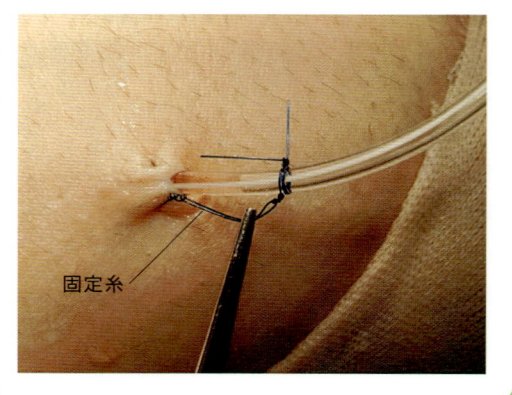

固定糸

図3　外側膝蓋下穿刺孔をドレナージ孔として利用した症例

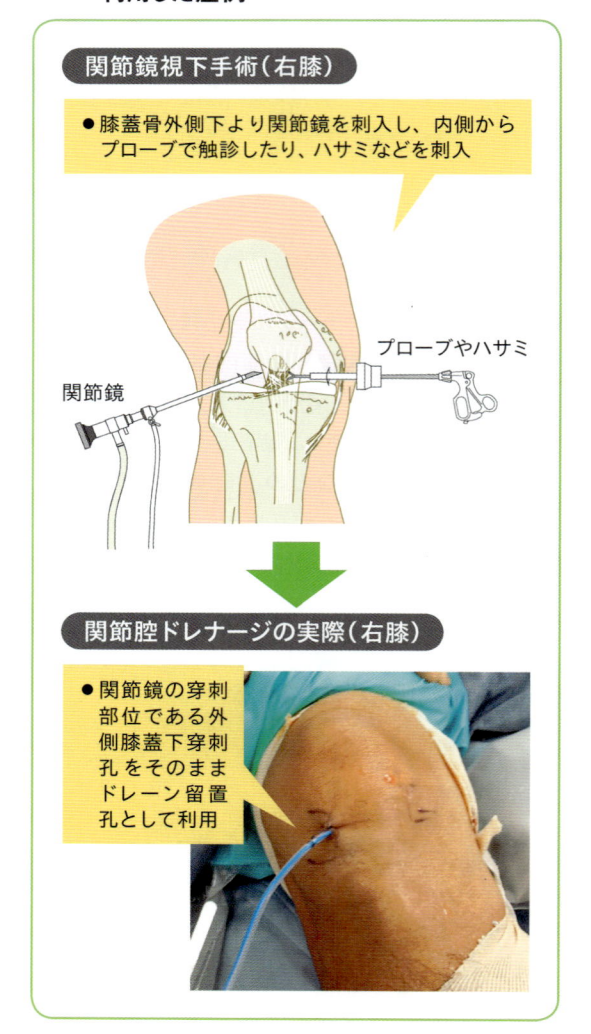

関節鏡視下手術（右膝）
- 膝蓋骨外側下より関節鏡を刺入し、内側からプローブで触診したり、ハサミなどを刺入

関節鏡　　プローブやハサミ

関節腔ドレナージの実際（右膝）
- 関節鏡の穿刺部位である外側膝蓋下穿刺孔をそのままドレーン留置孔として利用

なども可能性がある。

利点と欠点

- **利点**：術後の関節内出血を関節外へドレナージすることにより、関節内の血液貯留をなくし、関節腫脹による疼痛と術後療法の遅延を防ぐことができる。また、閉鎖式ドレナージを行うことで、開放式ドレナージ（ペンローズドレーンなど）とくらべて感染の可能性を低減できる。
- **欠点**：関節腔内にドレーンが留置されている期間は、積極的な関節運動ができない。ただし、持続他動運動（continuous passive motion：CPM）装置を用いた術直後からの他動的関節運動は可能であり、また、術後早期にドレーンを抜去するのが一般的であるため、術後療法への影響は限定的である。

（平岡久忠、酒井宏哉、菅原美穂）

ケアのポイント

1. ドレーン挿入部・固定の観察

- **ドレーン挿入部の出血・滲出液があるとき**：吸引指示圧になっているかを確認し、滲出量が増えるようなら医師に報告する。
- **ドレーン挿入部の固定**：ドレーン挿入部は縫合し、割ガーゼ・ガーゼまたはフィルムドレッシング材で保護している（図4）。テープや保護材の剥がれがあるときは、再度固定する。
- **ドレーン接続部の固定**：ドレーンと排液バックの接続部は、引っ張りなどの予期せぬ外力によって抜けることがある。ドレーンとバックの接続部が外れると、感染の危険性が高まるため、体位変換時などは注意が必要である。もし外れた場合は、ドレーンをクランプし、ただちに医師に報告する。

図4　ドレーン挿入部の固定法
- 右人工股関節全置換術（THA）後、左側臥位の状態
- ドレーン挿入部は縫合し、割ガーゼ・ガーゼまたはフィルムドレッシング材で保護する

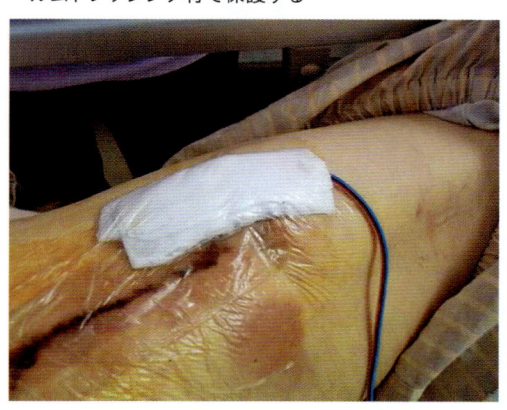

- **ドレーンの折れ・ねじれがあるとき**：体位変換時はドレーンにゆとりをもたせて行う。また、挿入部から排液バックまで、異常がないかルート全体を指でなぞって確認する。

2. 排液量の観察

- 術直後は「血性」だが、徐々に「淡血性」〜「漿液性」になる。ドレーンからの排液量・性状を経時的に観察する。

①出血量が多いとき

- 術後出血やショックを疑い、バイタルサインや採血データなどのアセスメントが必要となる。
- 血圧低下・脈拍増加がある場合は、ただちに医師に報告する。

②排液量が少ないとき

- **ドレーン閉塞の場合**：ドレーンの折れ・ねじれに注意し、折れ・ねじれがあれば解除する。ドレーン内の血塊が原因である場合、ミルキングで閉塞は解除される。
- **排液バックに空気が貯留する場合**：吸引が効いてない可能性があるので、再度指示圧にする。それでも空気が貯留する場合は、医師に報告する。
- **ドレーン挿入部や創部のガーゼ汚染がみられる場合**：吸引が効いていない可能性がある。滲出液の状態を観察し、医師に報告する。

3. 移乗・移動時のケア

①抜去予防のための工夫

- 移乗・移動時は、ドレーンが抜けないよう

関節腔ドレナージ

にドレーン・排液バックを固定する。その際、ドレーンの屈曲・ねじれに注意する（図5）。
- 創部の上に排液バックを固定すると創痛が増強することがあるため、固定位置に注意する。
- 固定のネットがきつい場合は疼痛が増強し、ゆるい場合は固定が不十分になるため、固定の状態について観察する。
- ベッドに戻った際は、固定を外す。

②移乗時のコツ
- 患肢の安楽保持・転倒予防のため、移乗時は患肢を支えて介助する。
- 患肢は膝可動域に制限がある。さらに、ドレーン抜去は術後2日目が多いため、車椅子への移乗後も患肢が安定し、安楽な肢位となるよう注意する。

4. 患者指導
- ドレーンの目的・抜去時期・注意点を説明する。体位変換時や移動の際は、看護師が介助することを説明し協力を得る。

図5　移乗・移動時の固定法（左前十字靱帯再建術後、プレイビー装具を装着中の例）
- 術後1週間は膝可動域を30°に設定しているため、患肢は右下肢のように曲げることができない
- 移動時は、伸展位で車いすに板を付けた状態で乗る
- ドレーンが抜けないようにドレーン・排液バックをまとめて固定する

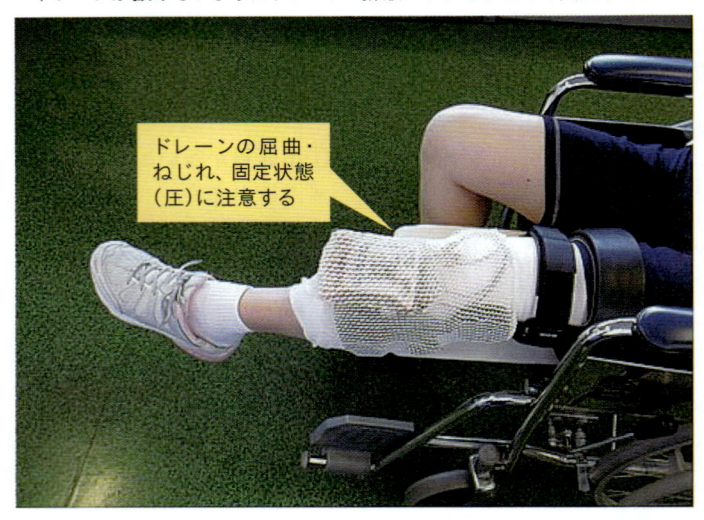

ドレーンの屈曲・ねじれ、固定状態（圧）に注意する

❷ その他

ドレーン

切開排膿ドレナージ

主な適応
- 表層（粉瘤など）、深部（筋間、腹膜前腔など）に貯留した膿瘍で、抗菌薬投与後も軽快しない場合

目的
- 切開排膿後、切開部がすぐに閉鎖して膿瘍腔内に膿が遺残するのを防ぐ

合併症
- 出血、感染

抜去のめやす
- 排膿がなくなり、感染がコントロールされたとき

観察ポイント
- 切開排液時：排液の量、性状、出血の有無、においなどに注意する

ケアのポイント
- **開放式**：ガーゼの抜去・迷入に注意し、ガーゼ交換時は感染に注意する
- **閉鎖式**：ドレーンの抜去・屈曲、接続部のゆるみに注意し、テープ固定法を工夫する
- **患者指導**：表層膿瘍は外来管理が多いため、ガーゼ交換や異常時の対応などセルフケアを指導する

皮下組織と筋膜

主な挿入経路
1. 皮膚〜表層膿瘍部 →図3（p.268）参照
2. 皮膚〜深部膿瘍部 →図4（p.269）参照

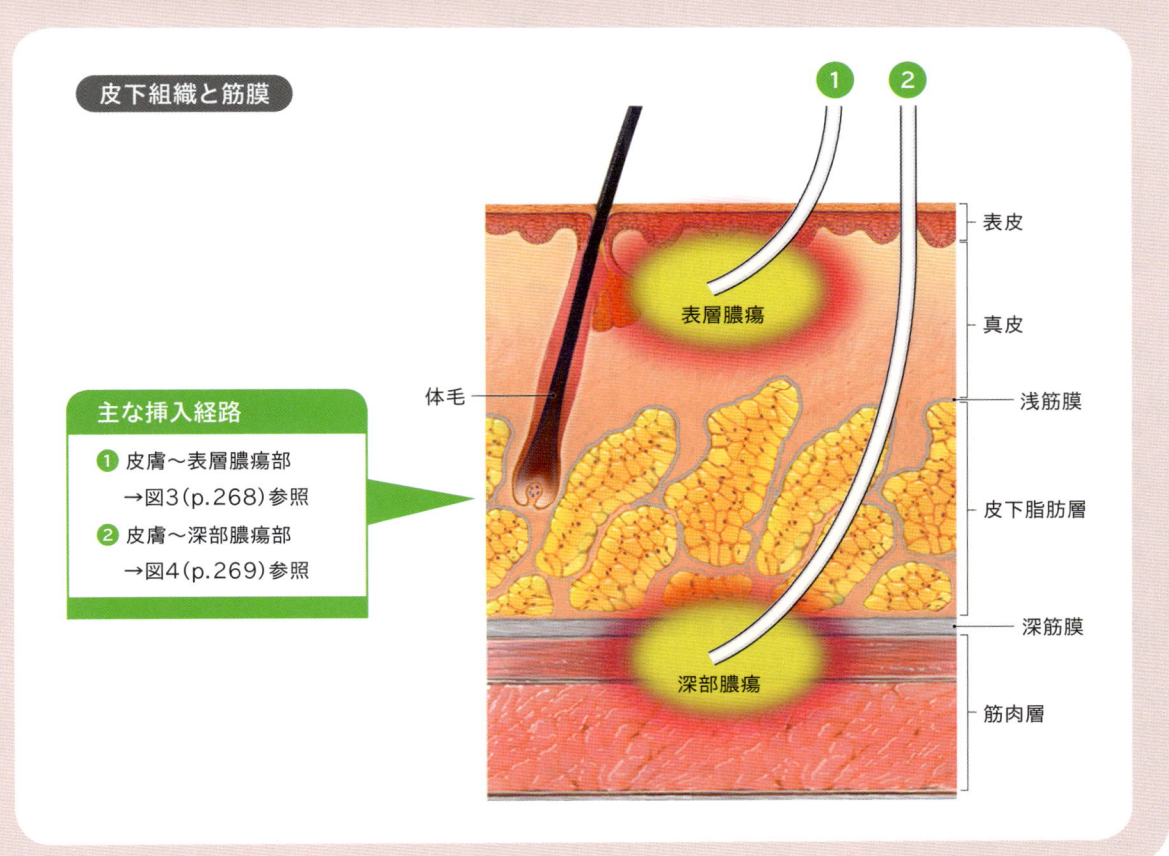

（図中ラベル：体毛、表層膿瘍、深部膿瘍、表皮、真皮、浅筋膜、皮下脂肪層、深筋膜、筋肉層）

切開排膿ドレナージの定義

- 膿瘍とは体内に感染が生じ、身体の免疫によって対処できずに膿がたまった状態である。
- 膿瘍ができる部位は、表層、深部、体腔内に分けられる（表1）。原因として一次的な感染症と、術後感染症である手術部位感染（SSI）がある。いずれの部位でも、膿瘍を形成し抗菌薬投与など保存的治療で軽快しない場合は、切開排膿ドレナージが必要になる。
- 表層膿瘍の場合は局所麻酔下に切開排膿ドレナージを行うが、深部膿瘍の場合は筋間や腹膜前腔に達しており、部位、広がりによっては全身麻酔が必要になる。
- 切開排膿したあとに、膿が膿瘍腔に遺残しないように、ドレーンを一定期間留置することが多い。
- 本稿では、切開排膿ドレナージとドレーン留置について述べる（体腔内の膿瘍ドレナージについては、他稿参照）。

適応と禁忌

- **対象**：表層（粉瘤など）、深部（筋間、腹膜前腔など）に貯留した膿瘍。
- **診断**：視診、触診による感染徴候（発赤、疼痛、熱感など）。
- **画像**：超音波、CTなど。
- **検査**：白血球数、好中球数、CRPなど。
- **適応**：抗菌薬投与で軽快しない場合。
- **禁忌**：出血傾向のある患者、もしくは抗血小板薬、抗凝固薬を使用している患者。ただし、感染コントロールが優先される場合もある。

挿入経路と留置部位

- 切開部がすぐに閉鎖して膿瘍腔内に膿が遺残しないように、ドレーンを留置する。
- 使用するドレーンには、開放式と閉鎖式のタイプがある。
- 開放式ドレーンの代表的なものは、ペンローズドレーン（図1-①）である。膿瘍腔の深さによっては、三孔先穴ドレーン（図1-②）や、込めガーゼ（図1-③）を使用することもある。
- 閉鎖式ドレーンの代表的なものは、マルチスリット型ドレーン（図1-④）がある。閉鎖式の場合は、低圧持続吸引システムのための吸引器（リザーバー）を同時に使用する（図1-⑤、⑥）。

1 表層膿瘍の場合

① 外来で切開排膿を行い、通院で管理することが多い。準備の一例を図2に示す。
② 膿瘍直上に局所麻酔を行う。
③ メスで切開し（図3-①）、ペアンで膿瘍腔を開放する（図3-②）。
④ 排膿後、込めガーゼまたは開放式ドレーンを留置する（図3-③）。

2 深部膿瘍の場合

- 術野が深くなるため、手術室で処置を行い、術後は入院管理することが多い。

表1 切開排膿ドレナージの対象（膿瘍部位の深度別）

膿瘍部位	ドレナージ法	麻酔	ドレナージシステム
表層	切開排膿	局所麻酔	開放式／閉鎖式（低圧持続吸引）
深部	切開排膿	局所／全身麻酔	開放式／閉鎖式（低圧持続吸引）
体腔内	穿刺、開腹など	局所／全身麻酔	閉鎖式（低圧持続吸引）

図1　ドレーンの種類（一例）

開放式	閉鎖式（⑤、⑥は低圧持続吸引システム）
①ペンローズドレーン **サイズ** ①Fタイプ：幅40mm 　　　①Aタイプ：4～12mm 　　　（ともに長さ30cm） ●シラスコン®〈ラジオペーク〉ペンローズドレーン （株式会社カネカメディックス）	④ブレイク® シリコン ドレイン **サイズ** 10～24Fr （ジョンソン・エンド・ジョンソン株式会社）
②三孔先穴ドレーン **サイズ** 10～28Fr （富士システムズ株式会社）	⑤J-VAC®サクションリザーバー **サイズ** スタンダード型150、300、450mL （ジョンソン・エンド・ジョンソン株式会社）
③大学コメガーゼ （白十字株式会社）	⑥クリンバック閉鎖式持続吸引システム PVC （株式会社ユーシンメディカル）

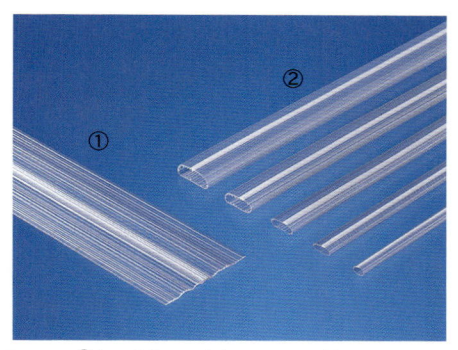

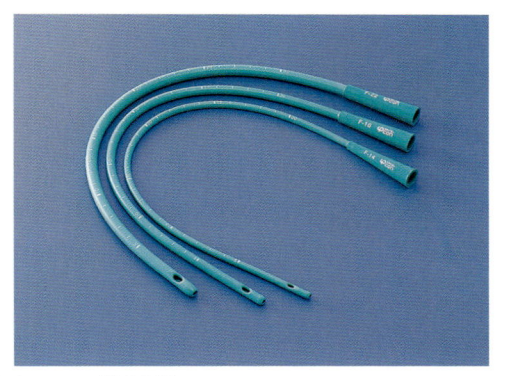

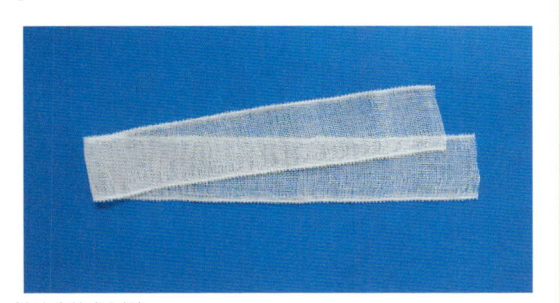

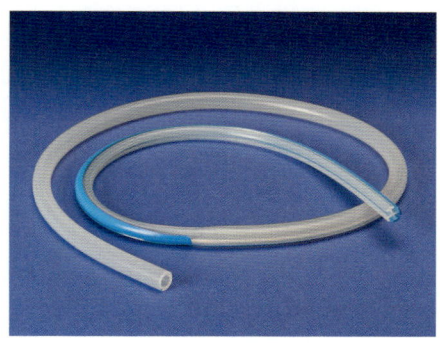

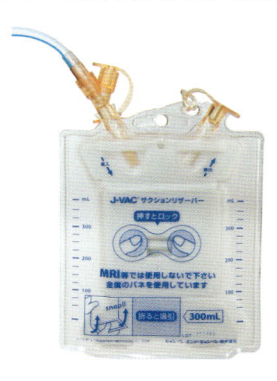

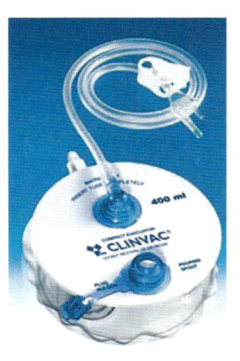

図2　切開排膿ドレナージの使用物品（一例）

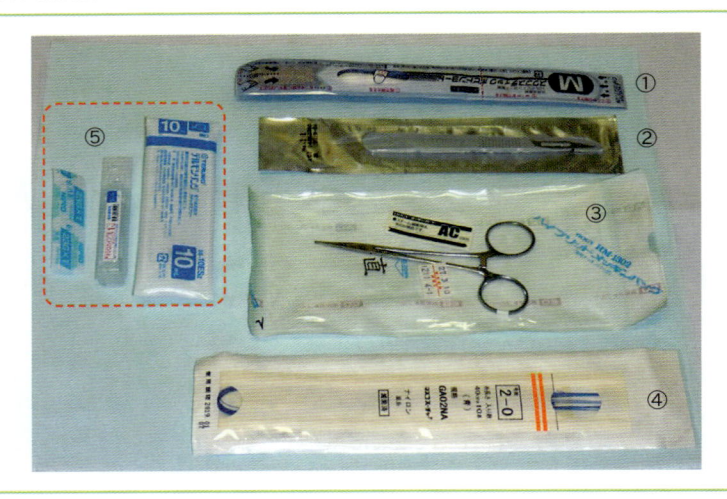

①10％ポビドンヨード綿棒
②ディスポーザブルメス
③モスキートペアン
④縫合糸
⑤局所麻酔

図3　表層膿瘍に対する切開排膿ドレナージ

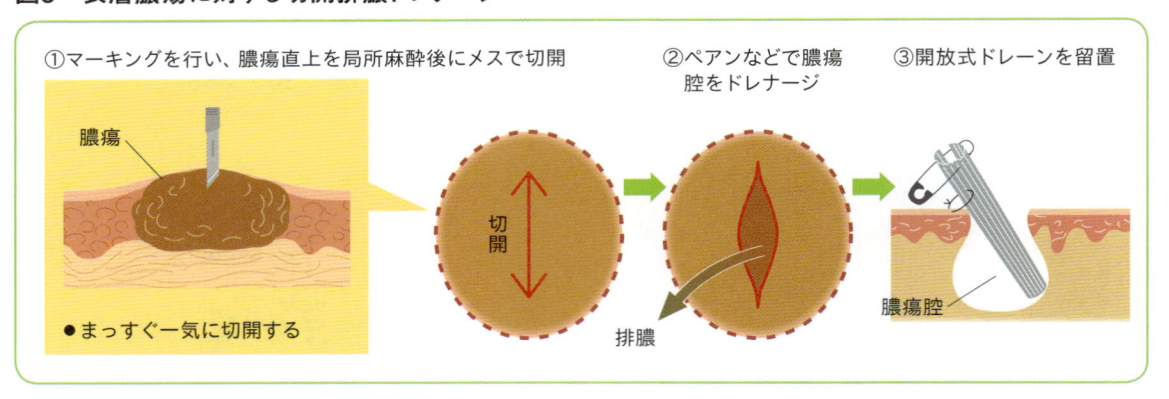

①マーキングを行い、膿瘍直上を局所麻酔後にメスで切開
　膿瘍
　●まっすぐ一気に切開する
　切開

②ペアンなどで膿瘍腔をドレナージ
　排膿

③開放式ドレーンを留置
　膿瘍腔

- 手技の詳細は後述する（図4）。

合併症

1　出血

- 皮膚を切開するため、出血のリスクがありうる。
- 外来で切開排膿することが多いため、救急外来受診など出血が続くときの対処を指示する。

利点と欠点

- **利点**：抗菌薬内服で経過をみるよりも、早く治癒する。
- **欠点**：皮膚切開という侵襲があり、術後も創が閉鎖するまで処置が必要である（外来管理での自己処置が可能）。

症例掲示

- 深部膿瘍に対する最新の閉鎖吸引持続洗浄式

ドレナージを以下に紹介する。
- **症例**：43歳男性
- **主訴**：発熱、右下腹部痛
- **現病歴**：10歳代後半に急性虫垂炎に対し手術施行。37歳時、手術創部に晩期膿瘍を形成し、切開排膿ドレナージ施行。腹痛、発熱を主訴に当院救急外来を受診した。
- **検査データ**：白血球12700/μL、CRP19.1 mg/dLと上昇。
- **造影CT**：右下腹部に皮下から腹膜前腔に広がる膿瘍の所見（図4-①、②）。
- **手技**：手術室において局所麻酔下で小切開にて排膿（図4-③）した。低圧持続吸引システムに洗浄用のアトム多用途チューブを沿わせたシステムを作成し（図4-④）、膿瘍腔に留置した（図4-⑤）。ドレーンには低圧持続吸引システムを接続し、アトム多用途チューブからは生理食塩水を20mL/時で滴下し持続洗浄した。
- **経過**：順調に経過し、第5病日に洗浄を終了し、第7病日退院となった。
- **まとめ**：深部膿瘍に対し、小切開による排膿、閉鎖吸引持続洗浄システムによるドレナージは有力な選択肢と考えられる。

（脊山泰治、有吉節代）

図4　深部膿瘍に対する最新・閉鎖吸引持続洗浄式ドレナージの一例（43歳男性）

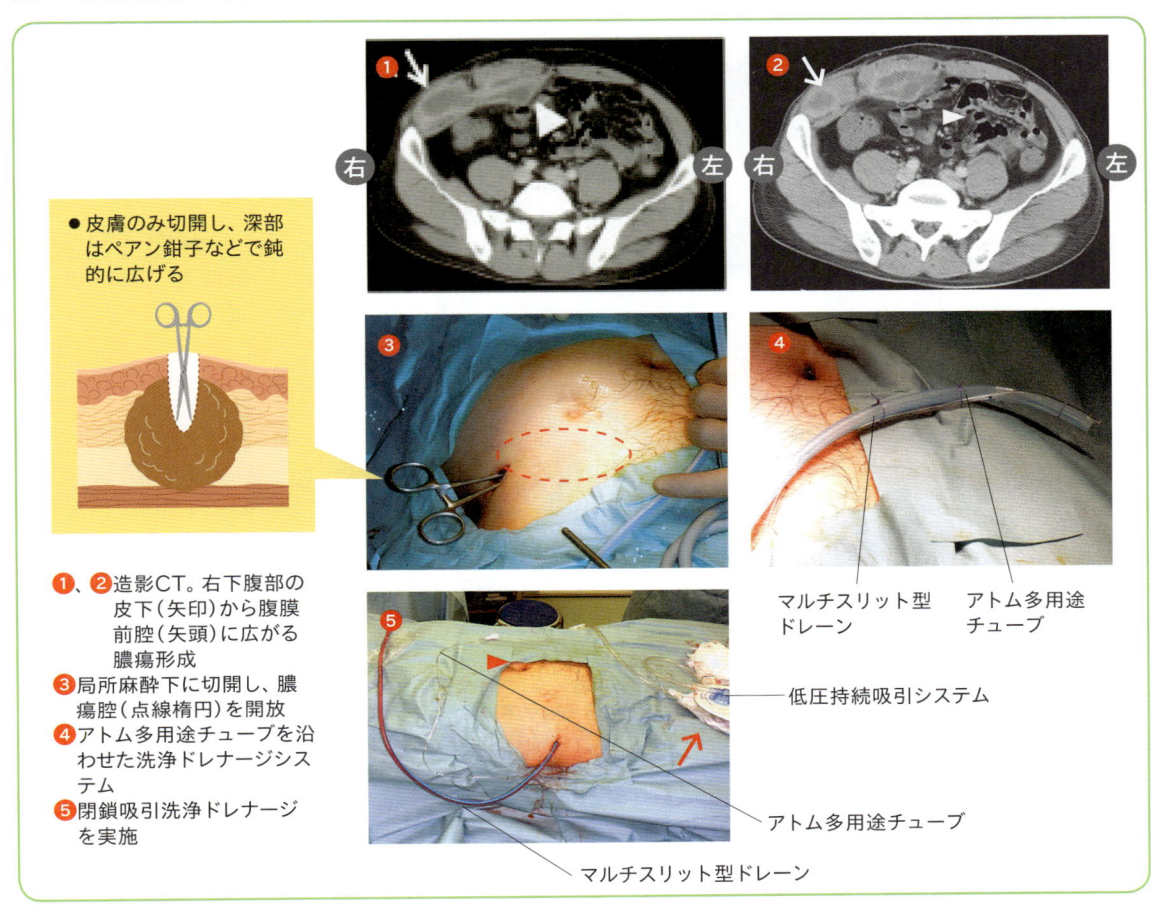

- 皮膚のみ切開し、深部はペアン鉗子などで鈍的に広げる
- ❶、❷造影CT。右下腹部の皮下（矢印）から腹膜前腔（矢頭）に広がる膿瘍形成
- ❸局所麻酔下に切開し、膿瘍腔（点線楕円）を開放
- ❹アトム多用途チューブを沿わせた洗浄ドレナージシステム
- ❺閉鎖吸引洗浄ドレナージを実施

マルチスリット型ドレーン
アトム多用途チューブ
低圧持続吸引システム
アトム多用途チューブ
マルチスリット型ドレーン

ケアのポイント

- ドレーン挿入に伴うケアは、「1. 管理・観察」「2. 感染対策」「3. 精神的ケア・指導」が重要である。
- 合併症などを最小限にとどめ、異常を早期に発見して、治療がスムーズに進むようにすること、患者の身体的・精神的苦痛を緩和できるようにケアを行っていく必要がある。患者を総合的にアセスメントして、適切なケアが行えるようにする。

1. 管理・観察

①ドレーン挿入時の介助
- 使用物品（図2）を準備する。
- 切開排膿時は患者に動かないよう説明を行い、協力を得る。
- カーテンを閉めるなど、プライバシーの保護に努める。

②観察
- 開放式ドレナージと閉鎖式ドレナージのケアを表2に示す。
- **排液の量**：どの程度の排液が出てくるのか確認する。
- **排液の性状**：性状、出血の有無、においなどにも注意する。
- **ドレーン刺入部**：発赤、腫脹、熱感など感染徴候がないか観察する。
- バイタルサインや検査データなどを確認し、異常の早期発見ができるようにする。

③疼痛管理
- **痛みの評価**：ドレーン刺入部痛、腹痛、経時的変化などの有無を観察する。
- **疼痛スケール**：主観的なスケールとしてvisual analogue scale（VAS）、numeric rating scale（NRS）、フェイススケール（p.230参照）などがある。客観的なスケールとして、behavioral pain scale（BPS）、Critical-Care Pain Observation Tool（CPOT）などがある。

2. 感染対策

①標準予防策の徹底
- ガーゼ交換時はもちろん、ドレーン周囲の操作を行う場合には、手指衛生を実施し、標準予防策を徹底する。

②ドレーン刺入部の清潔保持
- ガーゼ交換のほか、必要に応じてフィルムドレッシング材を使用する。

3. 精神的ケア・指導

①ドレーン挿入・留置による苦痛の緩和
- ドレーン挿入の目的を患者や家族に説明する。ドレーン留置により、活動が制限されてしまうため、どのように動いてよいのか具体的に指導を行っていく。

②外来患者の場合
- ガーゼ交換のタイミング、清潔操作などを指導する。また、出血、疼痛増強、発熱、などの異常があれば、早めに受診するように伝える。

表2　ドレナージ方式とケアのポイント

ドレナージ	ケアのポイント
開放式	①ドレーンが自然抜去、体腔内へ迷入しないか確認する ②排液をガーゼで受けるため、適宜ガーゼ交換を行う ③ガーゼがずれないように、テープや腹帯などを使用して固定する
閉鎖式	①位置がずれていないか、マーキングを行い確認する ②ドレーンをテープで固定する際には、ドレーンと皮膚が接触しないよう、Ω型に固定する（ドレーンで皮膚を圧迫しないようにする） ③ドレーンと皮膚の接触面の皮膚状態を観察する ④ドレーンと排液バッグ（リザーバー）の接続部にゆるみがないか確認する ⑤ドレーンが屈曲や引っ張られないよう、排液バッグの配置を工夫する ⑥患者の苦痛にならないように、安静度に応じて排液バッグの固定方法を工夫する

PART 3 ドレナージ吸引装置の使い方

③ ドレナージ吸引装置の使い方

SBバック

使用部位・適応

- 整形外科：人工関節置換術
- 一般外科：乳房切断術、甲状腺腫瘍摘出術、食道癌拡大郭清時の頸部ドレナージ
- 耳鼻咽喉科：耳下腺腫瘍摘出術
- 脳神経外科：開頭術後の皮下ドレナージ
- 婦人科：子宮広範摘出術
- 口腔外科：顎変形症に対するドレナージ

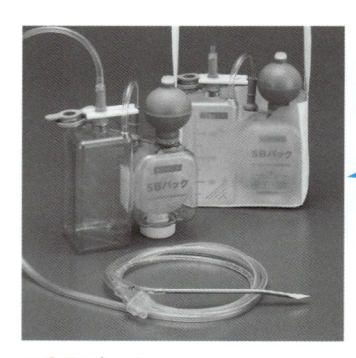

装置の構成
① 吸引器
② ウーンドドレナージチューブ
③ Yコネクター付チューブ
④ キャリングバッグ

● SBバック

各部の名称と機能

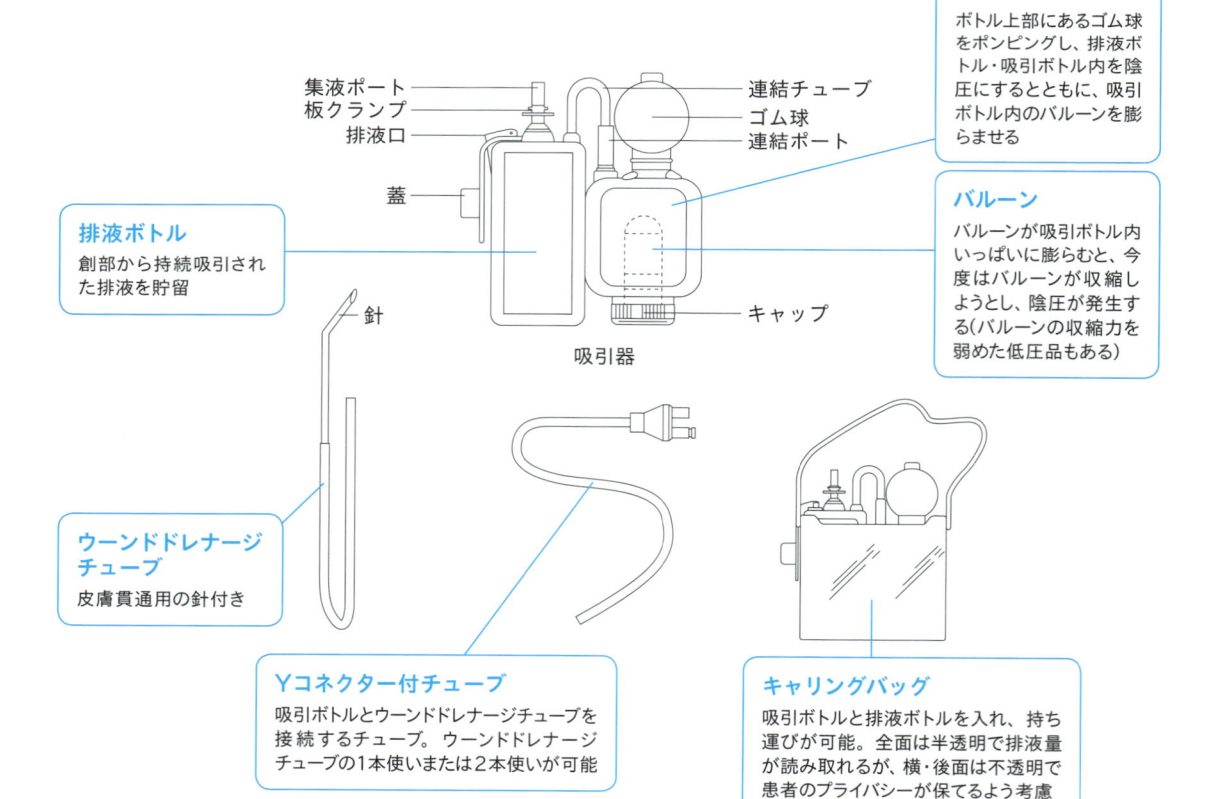

集液ポート／板クランプ／排液口／蓋
連結チューブ／ゴム球／連結ポート／キャップ
吸引器

排液ボトル
創部から持続吸引された排液を貯留

吸引ボトル
ボトル上部にあるゴム球をポンピングし、排液ボトル・吸引ボトル内を陰圧にするとともに、吸引ボトル内のバルーンを膨らませる

バルーン
バルーンが吸引ボトル内いっぱいに膨らむと、今度はバルーンが収縮しようとし、陰圧が発生する（バルーンの収縮力を弱めた低圧品もある）

ウーンドドレナージチューブ
皮膚貫通用の針付き

Yコネクター付チューブ
吸引ボトルとウーンドドレナージチューブを接続するチューブ。ウーンドドレナージチューブの1本使いまたは2本使いが可能

キャリングバッグ
吸引ボトルと排液ボトルを入れ、持ち運びが可能。全面は半透明で排液量が読み取れるが、横・後面は不透明で患者のプライバシーが保てるよう考慮

使用手順・接続

- 最も一般的な塩化ビニール製ウーンドドレナージチューブ（ラウンドタイプ）を使用した場合の手順を示す。

1 創部への留置
- 1本使いか2本使いかを決定し、創部にウーンドドレナージチューブを留置し、縫合部分からやや離れた創内部より皮膚側に針を貫通させる。

2 挿入
①1本使いの場合：Yコネクターの開口しているポートにウーンドドレナージチューブを挿入、接続する。
②2本使いの場合：Yコネクターの閉じているポートを開口ポートと同じ長さになるよう切断し、同様に接続する。

3 固定
- 必要により、ウーンドドレナージチューブを縫合糸で体表に固定する。

4 接続
- Yコネクター付きチューブを接続ボトル上部の集液ポートに接続する。

5 セッティング
①排液ボトルについている板クランプを閉じる。
②吸引ボトルのゴム球をポンピングし、バルーンをボトルいっぱいになるまで膨らませる。
③Yコネクター付きチューブを接続コネクターにしっかりと差し込む。

6 吸引開始
- 板クランプを解除する。

7 排液量測定
- 排液ボトルを垂直にして測定する。50cc以下の場合は斜めにする。

8 排液
- 板クランプを閉じ、排液口を開けて排出する。連結チューブを外すと、よりスムーズに排液が可能。

9 再吸引
①板クランプは閉じたまま排液口を閉じる。連結チューブを外した場合は、吸引ボトルにつなぐ。
②吸引ボトルのゴム球をポンピングし、バルーンをボトルいっぱいになるまで膨らませる。
③板クランプを解除すると吸引が再開される。

保守・点検

- 一般のディスポーザブル製品の取り扱いに準じる。

使用上の注意

- 吸引器（排液ボトル＋吸引ボトル）を傾けたり、逆さにしたりすると、排液が吸引ボトル内に入り込み、吸引ボトルの性能に支障をきたすことがある。そのため、できる限り吸引器は垂直に保ち、やむを得ず横にする場合は印刷面を上にする。
- 逆行性感染の可能性があるため、排液時には必ず板クランプを閉じる。
- ウーンドドレナージチューブをYコネクターに接続する際は、チューブ先端を45°に切断し、滅菌生理食塩水で濡らしてから差し込むと容易に接続できる。

販売元／資料請求先
住友ベークライト株式会社
医療機器事業部

〒140-0002　東京都品川区東品川2-5-8　天王洲パークサイドビル
URL：http://www.sumibe.co.jp/product/medical/

③ ドレナージ吸引装置の使い方

エバキュエース

使用部位・適応

- 自然気胸
- 膿胸
- 外傷性血気胸
- がん性胸膜炎
- 開胸手術後

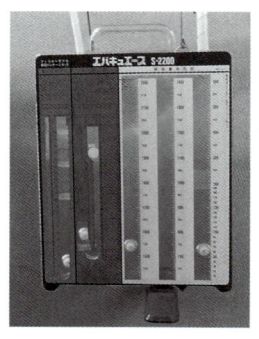

装置の構成

エバキュエースには下記の2種類がある
- S-2200タイプ（ペーシェントチューブ1本）
- W-2000タイプ（ペーシェントチューブ2本）

● エバキュエース（S-2200）

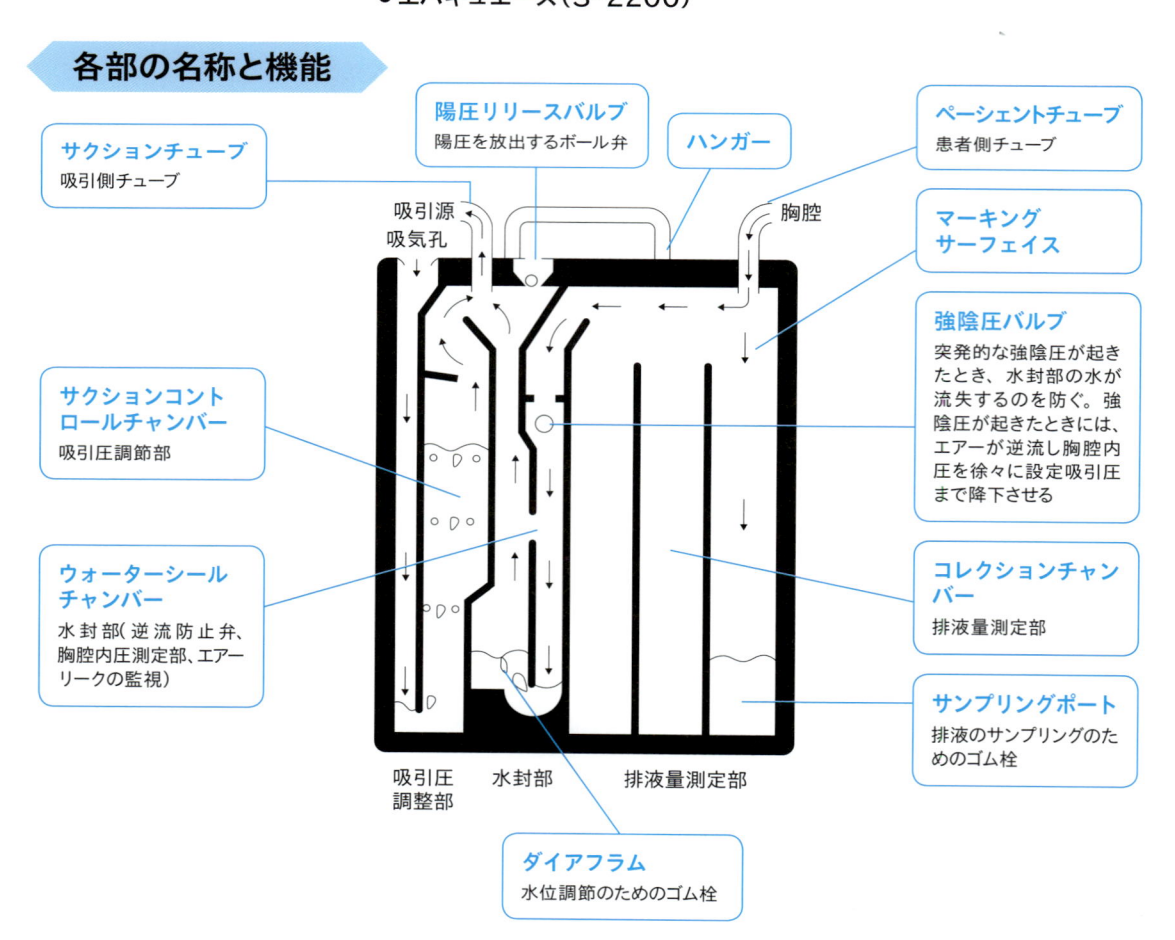

各部の名称と機能

サクションチューブ
吸引側チューブ

陽圧リリースバルブ
陽圧を放出するボール弁

ハンガー

ペーシェントチューブ
患者側チューブ

マーキングサーフェイス

強陰圧バルブ
突発的な強陰圧が起きたとき、水封部の水が流失するのを防ぐ。強陰圧が起きたときには、エアーが逆流し胸腔内圧を徐々に設定吸引圧まで降下させる

サクションコントロールチャンバー
吸引圧調節部

ウォーターシールチャンバー
水封部（逆流防止弁、胸腔内圧測定部、エアーリークの監視）

コレクションチャンバー
排液量測定部

サンプリングポート
排液のサンプリングのためのゴム栓

ダイアフラム
水位調節のためのゴム栓

吸引圧調整部　水封部　排液量測定部

使用手順・接続

1 3連ボトル法
①滅菌パックされたエバキュエースを開封する。
②ウォーターシールチャンバーにサクションチューブより0cmレベルまで注水する（20mL）。
③サクションコントロールチャンバーへ設定吸引圧まで吸気孔より注水する。
④ペーシェントチューブを胸腔カテーテルに接続する。
⑤サクションチューブを吸引源に接続する。
⑥吸引を開始する。

2 ビューロー法
●上記の①、②、④の手順でラインの接続を行う（持続吸引からビューロー法に変更する時、サクションコントロールシャンバーに注水されていても問題ない）。

注：サクションチューブを壁掛吸引器、吸引ポンプに接続し吸引流量の微調整ができず、発砲音が気になるときは、専用レギュレーター（別売）を使用する。

保守・点検

●滅菌済みなので外装にピンホール、キズなどがないことを確認する。
●陽圧リリースバルブ、強陰圧バルブのボールが、揺すって動くか確認する。
●ウォーターシールチャンバーに指定水位まで注水し、ペーシェントチューブをクランプして吸引を開始し、サクションコントロールチャンバーに発泡が生じたら吸引を止める。このとき、ウォーターシールチャンバー内を上昇した水が、停止し下降しないことを確認することで、本体の気密が保たれていることがわかる。

使用上の注意

●本体を患者より下に設置する。
●ペーシェントチューブは、体位変換のために長めになっているが、なるべくたるみがないようにする。

販売元／資料請求先　株式会社秋山製作所
〒113-0033　東京都文京区本郷3-31-4　秋山ビル
URL：http://akiyama-elp.com/

③ ドレナージ吸引装置の使い方

気胸セット

使用部位・適応

- 気胸：自然気胸、血気胸
- 開胸手術後の歩行可能患者
- がん性胸膜炎、膿胸（滲出液少量の場合）

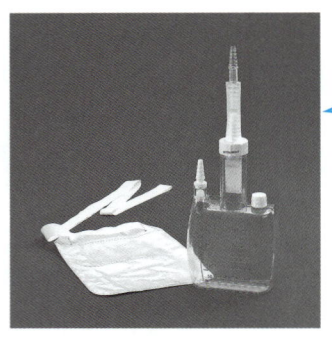

装置の構成
① 気胸セット（本体）
② キャリングバッグ

● 気胸セット

各部の名称と機能

トロッカー、ドレーンとの接続コネクター
- トロッカーカテーテルまたはソラシックカテーテルに接続

保護キャップ

接続チューブ

落下菌防止用キャップ
- 空気の排出を妨げることなく、落下菌の侵入を防ぐ

排気口兼低圧持続吸引器接続コネクター
- 胸腔内から出てきた空気の逃げ口。持続吸引器に接続すると持続的胸腔ドレナージとして使用可

逆流防止弁（フラッターバルブ）
- 胸腔内から出てきた空気と滲出液は通すが、胸腔内に逆流させない

排液排出口
- 排液ボトル内に溜まった排液を排出

モニター弁（球）
- 胸腔内からのエアリーク（空気漏れ）を判別するためのもの。ある程度以上のエアリークがあると球が上昇する（患者に軽く咳をさせるとよい）

キャリングバッグ
- 携帯用の袋。肩から下げて歩行可

排液ボトル
胸腔内からの滲出液を貯留

使用手順

1 ドレーンの接続
①キャップを外し、クランプされているトロッカーカテーテルを接続コネクターに接続する。
②クランプを解除すると自然ドレナージが開始される。

2 使用前のチェック
- 患者に軽く咳をさせ、逆流防止弁とモニター弁がわずかに動くことを確認する。これによりドレーンが確実に胸腔内に挿入されており、かつ気胸セットが正常であることが確認できる。

3 キャリングバッグの使用
- 本体をキャリングバッグに入れ、ひもを患者の肩に回し、適当な長さに調節する。

4 持続吸引が必要な場合
- キャップを外し、低圧持続吸引器を接続コネクターに接続する。

5 排液
- 排液排出口のキャップを開け、たまった排液を排出する。

保守・点検
- 一般ディスポーザブル製品の取り扱いに準じる。

使用上の注意
- 低圧持続吸引器と接続する以外は、落下菌侵入防止用キャップを外さない(外気の通気性は確保されている)。
- 排液ボトルに溜まった排液が、ボトル内の逆流防止弁に触れないように注意する。特に排出時およびボトルを横にするときは注意が必要。
- 排液する際、モニター弁(球)に排液が触れないように注意する。
- ベッドに吊り下げる場合は、ドレーンとボトルの間に専用の延長チューブを使用する。
- 排液が100mLを超える場合、および就寝前には排液する。

販売元／資料請求先
住友ベークライト株式会社
医療機器事業部

〒140-0002　東京都品川区東品川2-5-8　天王洲パークサイドビル
URL：http://www.sumibe.co.jp/product/medical/

③ ドレナージ吸引装置の使い方

コンパクトドレーンユニット

使用部位・適応

- 胸腔：気胸などの術後の胸腔内の陰圧保持
- 術後の連続または間欠吸引

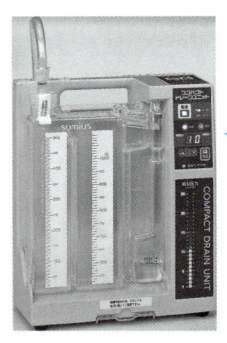

装置の構成

① 本体
② 排液ボトル
③ コネクティングチューブ

● コンパクトドレーンユニット

各部の名称と機能

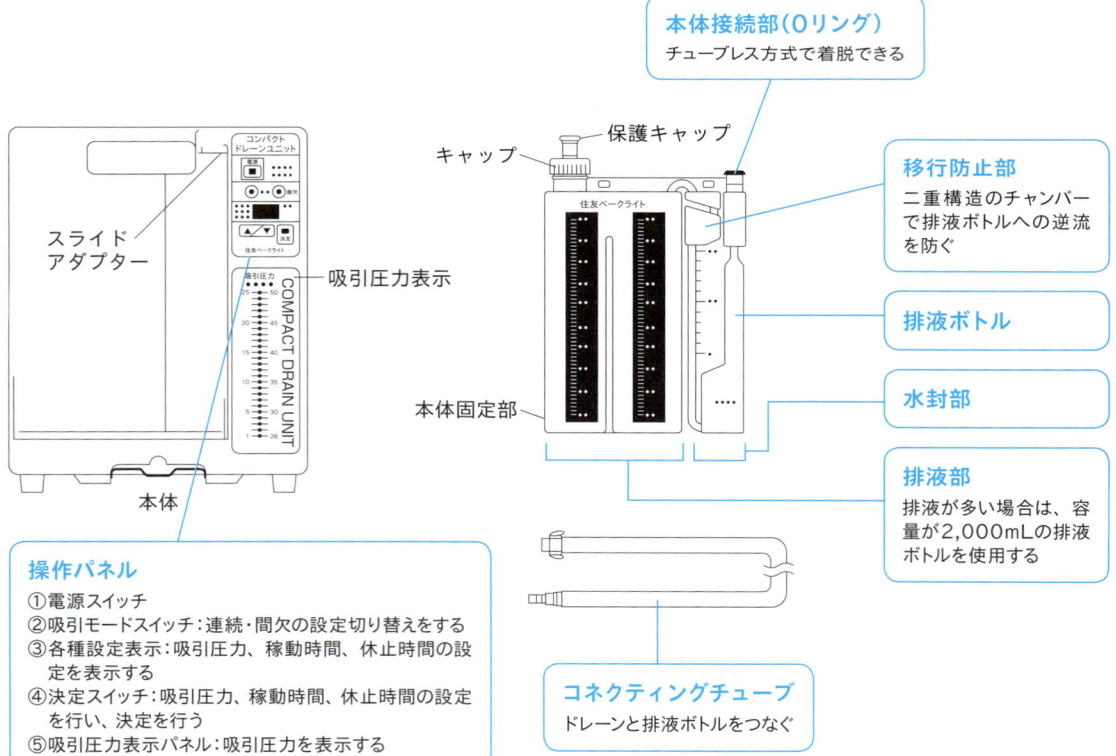

- スライドアダプター
- 吸引圧力表示
- 本体

本体接続部（Oリング）
チューブレス方式で着脱できる

- キャップ
- 保護キャップ

移行防止部
二重構造のチャンバーで排液ボトルへの逆流を防ぐ

- 本体固定部

排液ボトル

水封部

排液部
排液が多い場合は、容量が2,000mLの排液ボトルを使用する

コネクティングチューブ
ドレーンと排液ボトルをつなぐ

操作パネル
① 電源スイッチ
② 吸引モードスイッチ：連続・間欠の設定切り替えをする
③ 各種設定表示：吸引圧力、稼動時間、休止時間の設定を表示する
④ 決定スイッチ：吸引圧力、稼動時間、休止時間の設定を行い、決定を行う
⑤ 吸引圧力表示パネル：吸引圧力を表示する

使用手順

1 準備
①メイン電源スイッチ(本体裏側)をONにする。
②排液ボトルの本体接続部より滅菌蒸留水20mLをシリンジで注入し、排液ボトル・コネクティングチューブ・ドレーンを接続する。
③ドレーン留置部より低い位置に、本体が垂直になるように設置する。

2 操作設定
①電源スイッチを押す。すべてのランプが2秒間点灯した後、連続吸引スイッチ、間欠吸引スイッチが点滅することを確認する。
②**連続吸引を行う場合**：連続吸引スイッチを押すと、連続吸引スイッチが点灯し、アップ・ダウンスイッチ、決定スイッチ、設定値表示が点滅する。アップ・ダウンスイッチを押して吸引圧力を設定する。決定スイッチを押すと吸引が開始される(間欠吸引時は間欠吸引スイッチを押したあと、稼動時間を設定する)。

3 吸引
- 吸引を開始すると、水封部の水中に連続気泡が発生した後、設定圧力に達しリークがない場合は気泡が止まる。

保守・点検
- 保守・点検前には外装および本体の排液ボトル接続部からトラップボトルまでを消毒用エタノールで消毒する。
- 日常点検を行い、異常のないことを確認する。

使用上の注意

1 使用上の注意
- 水封部の注水には滅菌蒸留水以外は使用しない。
- コネクティングチューブを排液ボトルに接続する際、コネクティングチューブのコネクター先端が不潔にならないように注意する。
- コネクティングチューブのOリングに傷のあるものや、装着状態に異常のあるものは使用しない。
- カプラーの爪が引っ掛かっていない状態で使用しない。
- キャップが確実に閉まっていることを確認する。
- 本体を患者より高い位置で使用しない。
- コネクティングチューブは、キンク(屈曲)したり、接続が外れたりしないように、テープなどで固定する。
- 本体を垂直に近い姿勢以外で使用しない。
- 起動時に電源スイッチを2秒以上押し続けない。
- 間欠吸引を行う場合、吸引停止時に胸腔内が過陰圧になることがあるので、状況に応じた定期的ドレナージ管理を行う。
- 排液ボトル交換は、コネクティングチューブをクランプして行う。

2 トラブルシューティング
①**吸引開始時に気泡が出ない**
- 排液ボトルを交換する。それでも直らないときは本体が故障しているので、販売元に連絡する。

②**気泡が止まらない**
- 患者のドレーンをクランプし、連続気泡の有無を確認する。

a)**連続気泡がないとき**：体腔の漏れの可能性がある。
b)**連続気泡があるとき**：コネクティングチューブをクランプし、再度、連続気泡の有無(以下c、d)を確認する。
c)**連続気泡がないとき**：コネクティングチューブとドレーンの接続不良の可能性がある。
d)**連続気泡があるとき**：排液ボトルとコネクティングチューブの接続状態と、キャップが閉まっていることを確認する。異常がない場合は、排液ボトルの気密不良なので交換する。

販売元／資料請求先
住友ベークライト株式会社
医療機器事業部

〒140-0002　東京都品川区東品川2-5-8　天王洲パークサイドビル
URL：http://www.sumibe.co.jp/product/medical/

❸ ドレナージ吸引装置の使い方

J-VAC® ドレナージシステム

使用部位・適応

- 以下に代表されるような外科手術：乳房切断術、甲状腺摘出術、全股関節形成術、全膝関節形成術、直腸切断術等

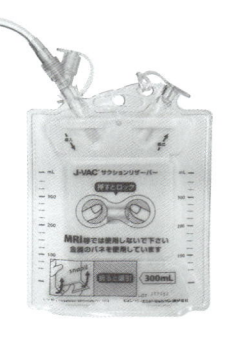

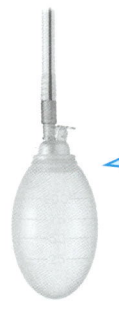

装置の構成

①J-VAC®ドレナージシステム
②サクションリザーバー（スタンダード型 150、300、450（mL）、バルブ型100（mL）
③ブレイク®シリコンドレイン（ハブレスタイプ、ハブ付きタイプおよびトロッカー針付き・なしタイプ、形状はラウンド型10、15、19（Fr）、フラット型7、10mm幅）

● J-VAC®ドレナージシステム（スタンダード型：左、バルブ型：右）

各部の名称と機能

【スタンダード型】

逆流防止弁
排液が創内に逆流するのを防ぐ

フラップ
上方に折り曲げるとロックが外れ、吸引開始（陰圧がかかる）。再作動前に表と裏の2枚のプラスチック板をロックするときは、下方に折り曲げる

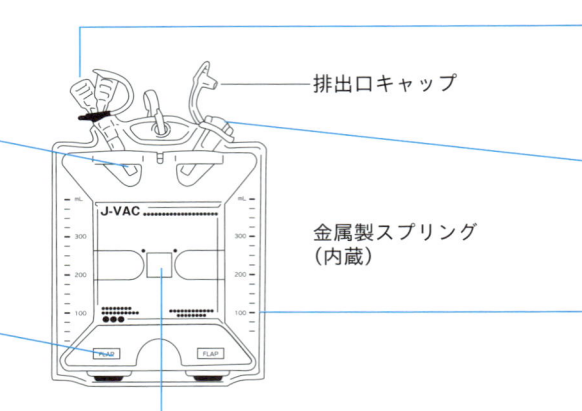

排出口キャップ

金属製スプリング（内蔵）

Yコネクター
ドレーンとリザーバーをつなぐ集液口。同時に2本のドレーンを接続できる

排出口
計量、排液を行うときに排出口のキャップを開口する

計量目盛
排出口を開け、リザーバーが完全に広がった状態で排液量の観察可

ロック部／確認窓
表と裏の2枚のプラスチック板がかみ合う部分（ロック）。ロック状態か吸引中の状態（陰圧状態）かは、ここを通して確認可

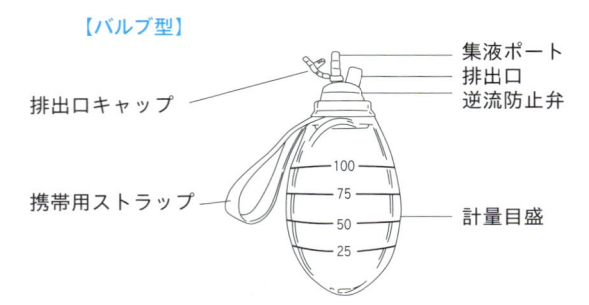

【バルブ型】

排出口キャップ
集液ポート
排出口
逆流防止弁
携帯用ストラップ
計量目盛

使用手順

1 ドレーンの留置

①生理食塩水で創内を洗浄し、凝血塊・組織片を吸引排出する。
②創内の最もドレナージを必要とする部位に、ドレーンをねじれのないように設置する。創縁から2〜5cmの位置をトロッカー針で体内から穿刺、あるいはスカルペルを用いて皮膚切開を行い、ドレーン刺入部を作成する。この際、ベンダブルトロッカーにより穿刺する場合は、あらかじめ針先にキャップのついた状態で適当な角度に曲げを調節する。一度ベンダブルトロッカーの角度が決まったら、繰り返し曲げない。ドレーンの吸引溝の端から約5cmのところに黒点がついているので、固定する際の目安にする。
③トロッカー針付きのドレーンの場合、②の後にトロッカー針を切り離し、アダプターを差し込む。
④ドレーンをテープ固定、または針糸でループ状に固定する。

2 リザーバーの操作（スタンダード型）

①**リザーバーの作動**：アダプターをリザーバーのYコネクターに接続する。閉創後、リザーバー底部のフラップを音がするまで静かに上方に折り曲げ、吸引開始を確認する。
②**排液量の測定**：排出口のキャップを開け、リザーバーの中に空気を入れて全開にする。リザーバーの側面の目盛で計算する。
③**排液**：リザーバーを傾けて排出口より排液する。
④**再作動**：リザーバーを指ではさみ、中央部を音がするまで強く押す。底部のフラップを後ろにやや折り曲げて固定する。排出口のキャップを閉め、底部のフラップを音がするまで静かに上方に折り曲げ、吸引の再開始を確認する。
⑤**留意点**：フラップアップの際は、リザーバー表面、左上に表示"J-VAC"の文字部分を持つ。排出口のプラグを開ける際には、一方の手で排出口の根元をしっかり持って固定する。

使用上の注意

1 警告

● トロッカー針は鋭利なため、組織や血管の損傷には十分に注意する。トロッカー針を頭部に用いた際に、血管損傷による硬膜外出血、硬膜下出血など、重篤な合併症を発生させたとの報告がある。
● 閉鎖型吸引ドレナージシステムは、常に吸引が維持されている必要がある。リザーバー作動時には、エアリークなどに十分注意し、必ず吸引が行われていることを確認する。
● ドレーンは柔軟で傷つきやすいため、鋭利なものに触れたり、ミルキングローラーなどでの圧搾や過度の圧迫によって、切れたり裂けたりする可能性がある。先の尖った刃のある器具、または鈍器での取り扱いは十分に注意する。

2 禁忌・禁止

● リザーバーが全開し、吸引できなくなるため、断続的に空気を吸引する可能性のある部位には留置使用しない。
● ドレーンの破損は創傷内での切離を引き起こす恐れがあるため、ドレーンを縫合したり切り込みを入れたりしない。
● 過去にアナフィラキシー様症状の経験のある医療関係者・患者へは使用しない。
● 頭部に使用する場合は、中枢神経組織に直接接触の可能性のある部位には留置しない。
● リザーバーに集液された血液の再使用は禁止。
● 目的用途以外の使用、再使用・再滅菌は禁止。

3 併用禁忌

● リザーバー（スタンダード型）に使用されているスプリングは磁性体であるため、MRI検査機器などの使用時には当該リザーバーを使用しない。強力な磁場によりリザーバーが機器などに吸い付けられ、ドレーン抜去・リザーバーの脱落、検査機器などへの影響が考えられる。

販売元／資料請求先
ジョンソン・エンド・ジョンソン株式会社　エチコン事業部

〒101-0065　東京都千代田区西神田3-5-2
URL：https://www.ethicon.jp/

❸ ドレナージ吸引装置の使い方

センチネル シール™ コンパクト C.D.U.

使用部位・適応

- 胸部手術

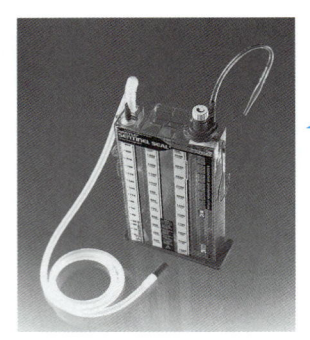

装置の構成

① 排液ボトル
② 水封部

● センチネル シール™ コンパクト C.D.U.

各部の名称と機能

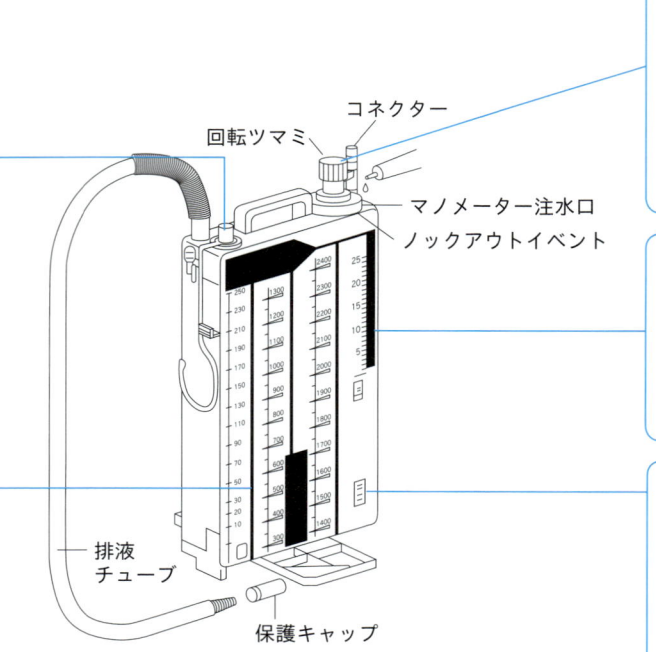

エアベント
- 押しボタン式で、0.22ミクロンのフィルターがついており、ボタンを押すとフィルターを通して空気が排液ボトル内に流入する。これにより細菌が除去された空気が排液ボトル内に入る
- ミルキングにより上昇した陰圧は、エアベントを押して空気を流入させることで解除できる

排液収納室
- アンダーウォーターシールに流れ込んだ排液を貯める
- 小児用の目盛り付きで、成人用の容量を備えている。目盛は250mLまで1mL間隔、250mLからは10mL間隔

回転ツマミ
コネクター
マノメーター注水口
ノックアウトイベント
排液チューブ
保護キャップ

吸引レギュレーター
- アンダーウォーターシールにかかる吸引圧を調節
- 吸引調節用のボトルよりも正確に吸引圧やその変化を調節し、大幅な変化にも対応できる設計

マノメーター
U字管の役割で吸引圧を測定できる。これにより、排液ボトル内と患者の胸腔内にかかっている陰圧を、直接的に読み取れる

ウォーターシール
- 胸腔から大気を隔離する
- 空気は出て行っても入ってくることがないので、胸腔は外気から隔離され、感染から保護される

使用手順・接続

1 アンダーウォーターシールへの注水
①ウォーターシール注水口の蓋を開く。
②WATER SEAL FILL LINEのところまで滅菌水を入れる（約90mL）。
③蓋を閉じる。

2 マノメーターへの注水
①マノメーターの注水口にあるテープを剥がし、赤い線（FILL LINE）まで滅菌水を入れる（約35mL）。
②水は青色に変わる。

3 排液チューブとソラシックカテーテルの接続
①排液チューブの保護キャップを取り外し、コネクターをソラシックカテーテルに接続する。
②カテーテルのサイズに合わせて、コネクターをカットできる。
③排液チューブをクランプする。

4 吸引源への接続
①吸引源を吸引レギュレーターに接続する。
②ウォールサクションを最低160mmHgにセットする。
③マノメーターを観察しながら、所定の圧になるまで回転ツマミを回転させる。
● 時計回りに回すと陰圧が上がる。陰圧を下げるときは、エアベントを押しながら回転ツマミを反時計回りに回す。

使用上の注意

1 トラブルシューティング
● マノメーターの水位の上下動がありウォーターシール室の気泡がある場合：患者の胸腔からエアリークしており、肺が拡張していない状態を示す。水位の上下動や気泡の発生が激しいほどエアリークが激しく、肺の拡張が困難になる。
● マノメーターの水位の上下動がなくウォーターシール室の気泡がない場合：患者の胸腔からのエアリークが止まり、肺が再拡張した証拠（多少の上下動はある）である。排液チューブがねじれたり閉塞していないことを確認すれば、肺の再拡張はより確かなものといえる。
● マノメーターの水位の上下動がなくウォーターシール室の気泡がある場合：接続部またはセンチネル シール™ コンパクト C.D.U.のどこかにエアリークが生じていることを示す。胸部排液チューブを一時的にクランプし、それでも気泡の発生が続いたらカテーテルと排液チューブの接続部からのエアリークなので、接続を強化するとともにテープなどで補強する。
● マノメーターの水位の上下動がありアンダーウォーターシールの気泡がない場合：肺の一部または全摘術および閉塞性肺疾患で観察されることがある。
● マノメーターの水位が設定した位置より高くなりウォーターシール室の水面が変化なし、または赤い線-2-より上昇する場合：患者の胸腔内陰圧が、ミルキング、肺の再拡張、大気圧の変化などの原因で高くなっている。所定の陰圧に下がるまでエアベントを押して修正する。
● マノメーターの水位が設定した位置より低くなりウォーターシール室の水面が変化なしの場合：患者の胸腔内陰圧が、吸引が働かない、吸引圧が適切でないなどの原因で下がっている。吸引源のチューブが折れ曲がりまたは閉塞していないか、吸引源が適切な圧で引いているかを確認し、吸引レギュレーターの設定をチェックする。

2 使用上の注意
● 外装が破れたり開けられていたものは使用しない。

販売元／資料請求先
日本コヴィディエン株式会社
〒158-8615　東京都世田谷区用賀4-10-5　世田谷ビジネススクエアヒルズⅣ 2F
URL：https://www.covidien.co.jp/

③ ドレナージ吸引装置の使い方

ソラシックエッグ

使用部位・適応

- 自然気胸

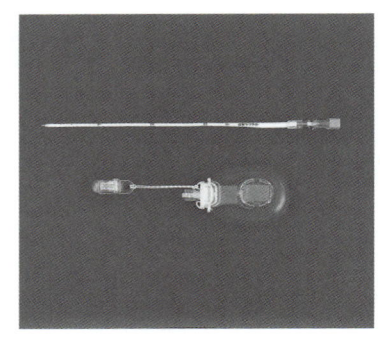

装置の構成
① 穿刺針付カテーテル（標準タイプ）
② 排液ボトル

● ソラシックエッグ

各部の名称と機能

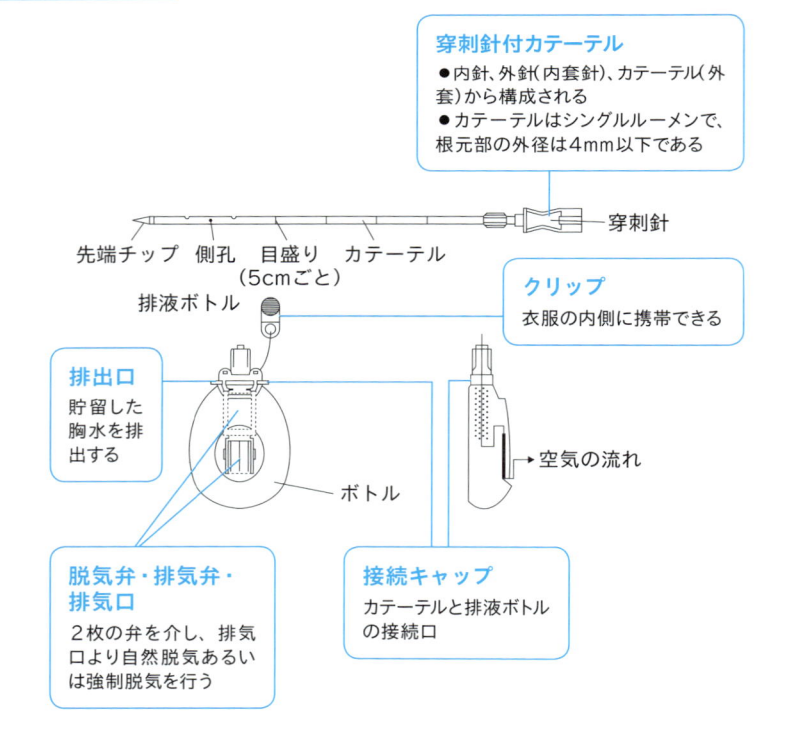

穿刺針付カテーテル
- 内針、外針（内套針）、カテーテル（外套）から構成される
- カテーテルはシングルルーメンで、根元部の外径は4mm以下である

穿刺針
先端チップ　側孔　目盛り（5cmごと）　カテーテル

排液ボトル

クリップ
衣服の内側に携帯できる

排出口
貯留した胸水を排出する

ボトル

空気の流れ

脱気弁・排気弁・排気口
2枚の弁を介し、排気口より自然脱気あるいは強制脱気を行う

接続キャップ
カテーテルと排液ボトルの接続口

使用手順・接続

1 スタンダードセットのカテーテル挿入

① 排液ボトルと接続キャップがしっかり接続されていることを確認する。
② 排液ボトルを2、3回ポンピングし、排気口から排気音が発生することを確認。
③ 挿入部の皮膚を消毒し、局所麻酔後、皮膚に2mm程度の小切開を加える。
④ 患者を仰臥位にし、前胸壁鎖骨中心線上で通常、第2肋間（第3肋骨上縁）に穿刺針付きカテーテルを穿刺する。
⑤ カテーテル先端を胸腔内まで挿入後、穿刺針を2cm程度引き、さらにカテーテル先端は肺尖部まで挿入する。
⑥ 穿刺針を抜去し、すみやかにカテーテルを鉗子などでクランプする。
⑦ カテーテルを排液ボトルの接続キャップに接続してルアーロック後、クランプを解除する。
⑧ 挿入したカテーテルが抜けないように、縫合糸による一針縫合およびテープ止めなどによる体表固定を行う。
⑨ クリップを用いて衣服の内側に携帯する。
⑩ 胸部X線写真を撮り、カテーテルの配置、折れ、ねじれなどの異常がないことを確認する。
⑪ 適宜ボトルポンピングによる脱気操作を行う。
⑫ ボトルポンピングによるボトル排気音の有無により、肺からのエアリークの有無を確認する。
⑬ 胸水が貯留した際には、すみやかに排出口の両側をつまみ、接続キャップを取り外し、胸水の排出を行う。
⑭ ドレナージ終了後、挿入部を消毒して糸を抜去する。胸腔内に空気が入らないように患者の呼吸を止めさせた状態でカテーテルを抜去し、すみやかに挿入部の皮膚を閉じる。
⑮ 胸部X線写真を撮り、胸腔内の状態を確認する。

使用上の注意

1 使用前の注意

● 1回限りの使用とし、再使用しない。
● ボトルポンピングによる排気音の確認時、排気音が発生しないものは気密不良の可能性があるので使用しない。

2 使用時の注意

● カテーテル挿入経路の周囲の気密性が確保されるように、通常3～4cm程度皮下および筋層を這わせる。
● 穿刺針を過度に押し込まない。
● スタンダードタイプのカテーテル挿入後は、開放したままにしない。
● 穿刺針付きカテーテル（逆止弁一体タイプ）を留置する際は、必ずスリットを胸腔内に位置させる。
● 接続キャップとボトルの接続は、両側の爪に確実にはめ込み、しっかり行う。
● 患者の衣服に排液ボトルをクリップで固定する場合は、脱衣の際に確実にクリップを外すように十分に指導する。
● 排液ボトルを体表にテープなどで貼付固定する際は、排気口を塞がない。
● 留置中はカテーテルの折れ、潰れ、ねじれなどのないことを適宜確認する。
● ボトルポンピングによる脱気操作を過度に行わない。

併用禁忌・禁止

● 穿刺針付きカテーテル以外の滅菌済み体内留置排液用チューブおよびカテーテルを使用すると、寸法不適合による接続部でのカテーテル脱落、排液漏出の危険性がある。

販売元／資料請求先
住友ベークライト株式会社
医療機器事業部

〒140-0002　東京都品川区東品川2-5-8　天王洲パークサイドビル
URL：http://www.sumibe.co.jp/product/medical/

③ ドレナージ吸引装置の使い方

チェスト・ドレーン・バック（分離型）

使用部位・適応

- 胸腔内ドレナージ：肺切除術、開胸を伴う食道手術、開胸を伴う脊椎手術
- 胸骨下、心ドレナージ：開心術

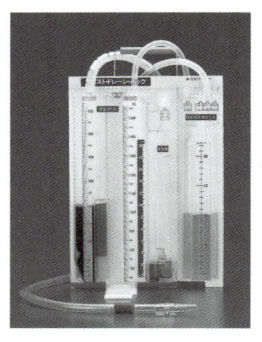

装置の構成

- 現在最も一般的な機種（MD-85515）で示す
  ①吸引圧制御ボトル
  ②排液ボトル（1500mL）
  ③胸腔ドレーン接続チューブ

● チェスト・ドレーン・バック（分離型）

各部の名称と機能

連結チューブ・コネクター
排液ボトルと吸引圧制御ボトルを接続

過陰圧解除ポート
胸腔内に発生した過陰圧を、直接無菌空気を注入することで解除

陽圧逃がし弁
胸腔内において2cmH₂O以上の陽圧が発生すると作動し、自動的に陽圧を解除

逆流防止弁
水封室内の水の排液部への移行を防ぐ

水封室
排液ボトルと一体化。胸腔内圧の変動（呼吸性移動）の観察や、胸腔内圧の測定、エアリークの感知ができる

検体採取ポート
針付きシリンジを刺入することで排液ボトルに溜まった血液、滲出液をサンプリング可

ハンガー

胸腔ドレーン接続コネクター
注水（30mL）

胸腔ドレーン接続チューブ

連結コネクターの差込口

空気導入管

排液ボトル

吸引圧制御ボトル

回転式スタンド
床置きする場合に使用し、吊り下げや歩行・搬送時には回転可

水封室水位調節ポート
針付きシリンジを刺入することで水位を調節可

吸引ポンプ接続コネクター・チューブ
吸引源（吸引ポンプまたは院内配管）に接続

空気導入口
シリンジを垂直に立てて挿入し、水を注入することで吸引圧を設定する（22cmH₂Oまで1cmH₂O刻みで設定可能）。吸引圧を上げる場合は、シリンジによって注水する。下げる場合は、シリンジで引くことにより水量を減少させる

3連ボトルシステム
胸腔 — 排液ボトル — 水封室 — 吸引圧制御ボトル — 吸引源

原理：3連ボトルシステムをプラスチックユニットにまとめた

使用手順

1 水封室への注水（水封止－ウォーターシール）
①連結コネクターからシリンジで約30mLの滅菌蒸留水を注入する。
②注水量の調整は、水位調節ポートに針付きシリンジを刺して行う。

2 吸引圧制御ボトルへの注水（吸引圧設定）
①空気導入口にシリンジで設定圧まで注水する。
②水位の調節は、空気導入口にシリンジを差し込み、吸引または注水して行う。

3 ボトルの接続、金具取り付け
①連結コネクターを吸引圧制御ボトルの差込み口に接続する。使用しないほうは閉じる。
②吊り下げ金具をハンガーに取り付ける。

4 気密性の確認
①胸部ドレーン接続チューブをクランプする。
②吸引源（院内配管または吸引ポンプ）に吸引ポンプ接続コネクターを接続し、吸引を開始する。
③水封室内の水に泡が見られなくなり、吸引圧制御ボトルに気泡が発生したら、吸引ポンプ接続コネクターを吸引源から外す。
④水封室の水が上昇すること、上昇した水が下がらないことを確認する（20～30秒間）。
⑤確認後、クランプを解除する。

5 接続・固定
①胸腔ドレーン接続コネクターとドレーンを接続し、排液ボトルと吸引圧制御ボトルがしっかり接続できているかを確認する。
②吸引源と吸引圧制御ボトルを接続する。

6 吸引
①吸引源のスイッチをオンにする。
②エアリークの確認（水封室の水に泡が出なくなることを確認する）。
③吸引開始：ドレーンのクランプを解除する。

7 排液ボトル交換
①ドレーンをクランプし、吸引源のスイッチを切る。
②ドレーンとコネクティングチューブのコネクターを取り外す。
③裏面のテープを剥がし、排液ボトル側の吊り下げ金具を外し、ボトルをスライドさせて取り外す。
④新しい排液ボトルを滅菌袋から取り出し、ハンガーに取り付け、テープ止めする。
⑤水封室に注水し、吸引圧制御ボトルに接続する。
⑥吸引源のスイッチを入れ、水封室の水に泡が出なくなることを確認する。
⑦クランプを解除してドレナージを再開する。

保守・点検

●一般のディスポーザブル製品の取扱いに準じる。

使用上の注意

●胸腔内の強陰圧を空気注入にて解除する場合は、滅菌フィルターをつけたシリンジで行う。
●吸引源のスイッチを入れる前に、吸引圧のレベルを最低にしておく。スイッチを入れたら圧を徐々に上げ、吸引圧設定ボトル内の水に泡が発生したところで固定する。
●ドレナージ期間が長くなると吸引圧制御ボトル内の水が蒸発し、設定圧より低くなるため、注水する必要がある。この際、吸引中に空気導入口から注水すると、吸引源の圧が直接胸腔内に働き危険となる。注水する場合は必ず、連結コネクターを連結コネクターの差込口から外す（または胸腔ドレーンをクランプする）。
●吸引中に大量の検体採取を行うと、胸腔内圧が低下するおそれがあるので避ける。
●空気導入口は指等で塞がない。

販売元／資料請求先
住友ベークライト株式会社
医療機器事業部

〒140-0002　東京都品川区東品川2-5-8　天王洲パークサイドビル
URL：http://www.sumibe.co.jp/product/medical/

③ ドレナージ吸引装置の使い方

チェスト・ドレーン・バック
（Q-1タイプ、Q-2タイプ）

使用部位・適応

- 胸部ドレナージ全般

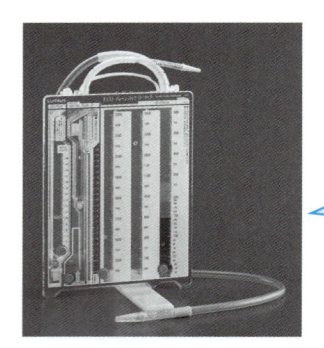

装置の構成
①本体（1体）
②排液チューブ（Q-1タイプ：1本。Q-2タイプ：2本）
③吸引チューブ（1本）
④スタンド（1個）
⑤取っ手（1個）
⑥ハンガー（左右各1個）

●図1 チェスト・ドレーン・バック（Q-1タイプ）

各部の名称と機能

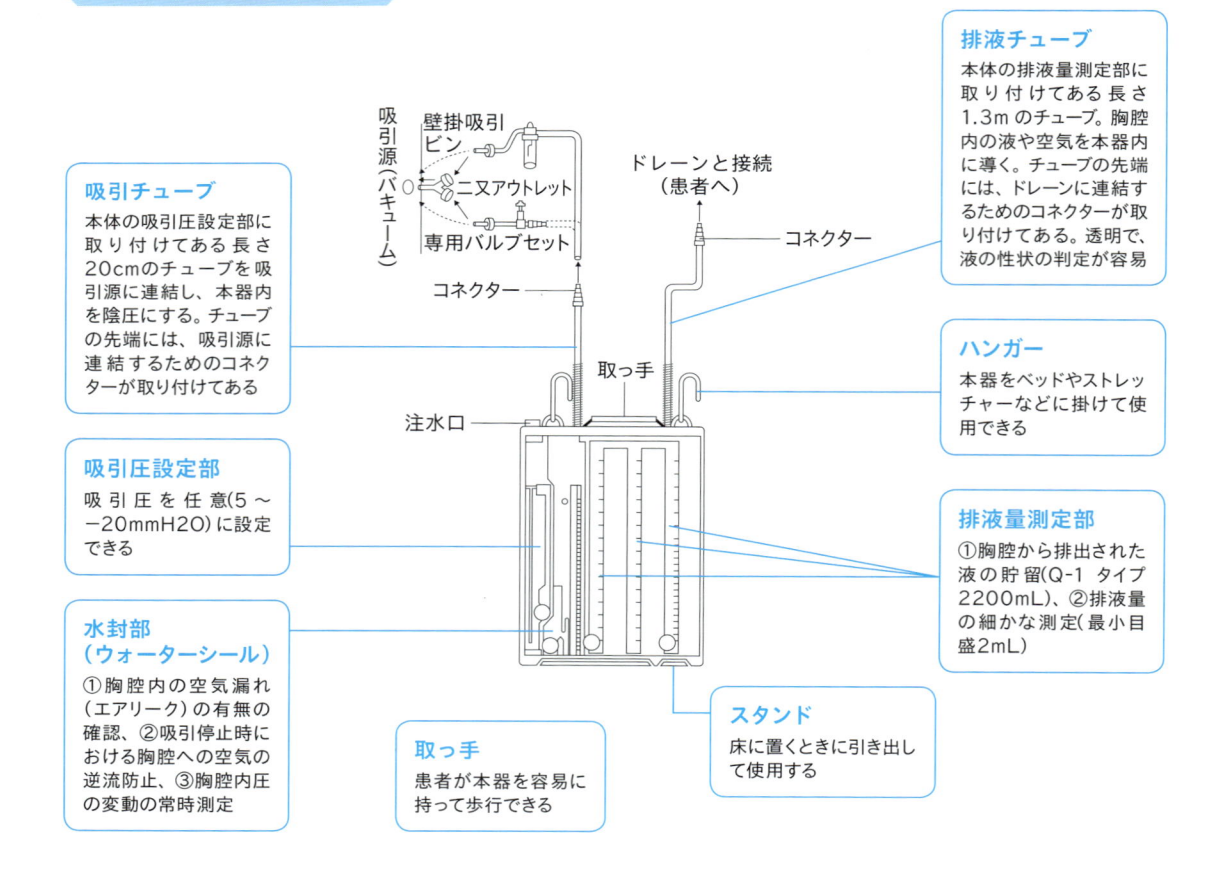

吸引チューブ
本体の吸引圧設定部に取り付けてある長さ20cmのチューブを吸引源に連結し、本器内を陰圧にする。チューブの先端には、吸引源に連結するためのコネクターが取り付けてある

吸引圧設定部
吸引圧を任意（5〜−20mmH2O）に設定できる

水封部（ウォーターシール）
①胸腔内の空気漏れ（エアリーク）の有無の確認、②吸引停止時における胸腔への空気の逆流防止、③胸腔内圧の変動の常時測定

壁掛吸引ピン
吸引源（バキューム）
二又アウトレット
専用バルブセット
コネクター
ドレーンと接続（患者へ）
コネクター
注水口
取っ手

排液チューブ
本体の排液量測定部に取り付けてある長さ1.3mのチューブ。胸腔内の液や空気を本器内に導く。チューブの先端には、ドレーンに連結するためのコネクターが取り付けてある。透明で、液の性状の判定が容易

ハンガー
本器をベッドやストレッチャーなどに掛けて使用できる

排液量測定部
①胸腔から排出された液の貯留（Q-1タイプ2200mL）、②排液量の細かな測定（最小目盛2mL）

スタンド
床に置くときに引き出して使用する

取っ手
患者が本器を容易に持って歩行できる

使用手順・接続

1 使用前準備（注水）

①水封部に定量（25mL）の滅菌蒸留水を注入する。注水には注射器を使用し、吸引チューブの先端コネクターから注入する。

②注水口から吸引圧設定部に任意量の滅菌蒸留水を注入する。注入時には、吸引圧設定目盛りに合わせて注入する。注水した水位により吸引圧が設定される。

2 本器と患者を連結

●患者の体内に挿入されたドレーンに本器の排液チューブを連結する。

3 本器と吸引源を連結

①吸引チューブを吸引源に連結する。
②院内の壁配管のバキュームを吸引源とする。
③連結には、壁掛吸引ビンまたは専用バルブセットを介して接続する。

4 吸引開始（吸引源のバルブを開く）

●吸引圧設定部の水中に連続的な発泡が持続する状態に吸引源のバルブを調節する。

保守・点検

1 保　守

●ディスポーザブルタイプなので保守は不要。

2 点　検

●使用前に次の点検を行う。異常があれば、そのユニットは使用しない。
①**無菌の確認**：本器（ユニット）の包装を開封する前に、包装に破損がないか点検する。
②**破損の有無の確認**：包装を開封した際、本体に破損がないか点検する。

使用上の注意

●本器は常に立てて使用し、転倒しないように注意する。
●本器は患者の胸部より低い位置に設置する。
●排液チューブが折れないように設置する。
●排液チューブ内に排出した液を溜めない。
●吸引圧設定部に注入した水は、長時間使用すると蒸発するので、1日に1～2回、適正水位まで追加注水する。

販売元／資料請求先
住友ベークライト株式会社
医療機器事業部

〒140-0002　品川区東品川2-5-8　天王洲パークサイドビル
URL http://www.sumibe.co.jp/product/medical/

❸ ドレナージ吸引装置の使い方

デイボール リリアバック

使用部位・適応

1) 400mLタイプ
- 整形外科領域：人工関節置換術など
- 一般外科領域：乳房切除術など

2) 100mLタイプ
- 頭頸部手術など

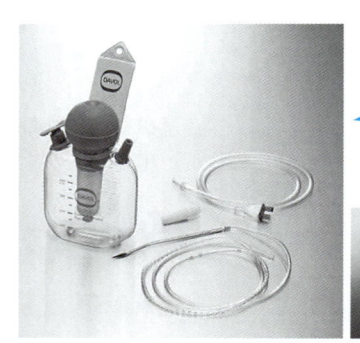

装置の構成

① 本体容器（排液を貯める）
② ドレーンチューブ
③ トロッカー針

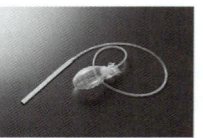

● デイボール リリアバック（400mLタイプ：左、100mLタイプ：右）

各部の名称と機能

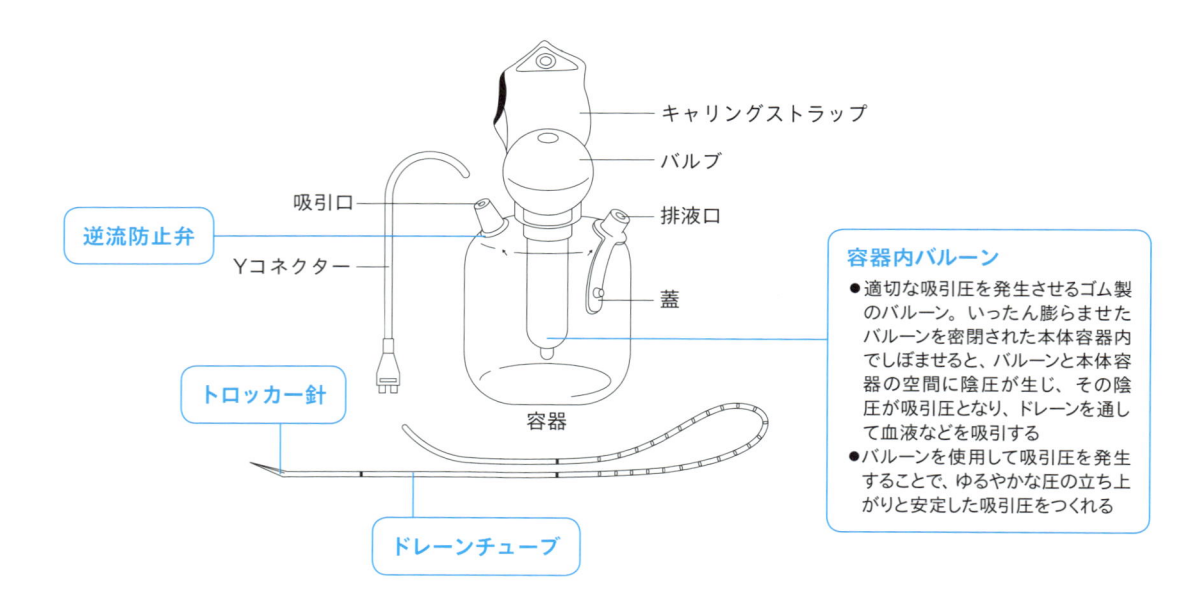

- キャリングストラップ
- バルブ
- 吸引口
- 排液口
- 逆流防止弁
- Yコネクター
- 蓋
- トロッカー針
- 容器
- ドレーンチューブ

容器内バルーン
- 適切な吸引圧を発生させるゴム製のバルーン。いったん膨らませたバルーンを密閉された本体容器内でしぼませると、バルーンと本体容器の空間に陰圧が生じ、その陰圧が吸引圧となり、ドレーンを通して血液などを吸引する
- バルーンを使用して吸引圧を発生することで、ゆるやかな圧の立ち上がりと安定した吸引圧をつくれる

● この400mLタイプのほか、吸引圧は本体容器を直接握ってしぼませることによる弾性で陰圧を発生させる100mLタイプがある

使用手順・接続

- ここでは、400mLタイプについて説明する（100mLタイプについては、添付文書を参照）。

①**ドレーンチューブの接続と吸引操作**

a) ドレーンチューブの有孔部を中央で切断し、2本にする。

b) 吸引が必要と思われる部位の内側より外側に向け、あらかじめ取りつけられたトロッカー針を刺し、黒いマークが体外に出るところまでドレーンチューブを引っ張る。

c) ドレーンチューブをトロッカー針の端から3cmの位置で45°の角度で切断し、Yコネクターの穴の開いている部分に挿入し、確実に接続する。

d) ドレーンチューブを2本使用する場合は、もう片方のドレーンチューブにトロッカー針を貼りつけ、上記b、cと同じ操作を繰り返す。

e) Yコネクターの穴の開いていない部分をカットする場合は、すでに穴の開いている部分と同じ位置になるようにカットし、Yコネクターを本体容器の吸引口に差し込む。

f) 排液口の蓋が開いていることを確認し、バルブをつかんで連続的に伸縮させる。

g) 本体容器内いっぱいにバルーンが膨らんだら、排液口の蓋を閉める。

h) バルーン内の圧力と、容器内の圧力が等しくなるまでしばらくシューと音がする。その後、自動的に吸引が開始される。

②**容器に貯まった排液量の測定**

- 本体容器に貯まった排液量を測定するときは、排液口の蓋を開け、いったんバルーンをしぼませた状態で容器内の目盛りを見て測定する。

③**本体容器からの排液操作**

- 排液口の蓋を開け、本体容器を上下逆さまにする。

使用上の注意

1 使用上の注意

- 包装に破損や水濡れなどがあったり、内容物に損傷があったりした場合は使用しない。
- ディスポーザブル製品なので、1回限りの使用である。決して再使用しない。
- 胸腔ドレナージ目的で使用しない。

2 トラブルシューティング（400mLタイプ）

①**バルーンが膨らみにくい場合**

- 排液口の蓋が閉じていないか確認する。
- バルブの下にある金属弁が正しく作動していない場合がある。金属弁をたたくか、細い棒でつついてみる。

②**バルーンが膨らまない場合**

- バルブの伸縮のスピードが遅い。
- バルーンが破裂しないよう肉厚になっているので、最初の数回は膨らみにくい場合がある。

③**バルーンが膨らんだまま、しぼまない場合**

- 創部内の吸引すべき血液、体液がすでになくなっている場合がある。
- ドレーンチューブが詰まっている可能性がある。その場合、チューブの詰まりの部分を指でしごいて取り除く。
- 吸引口の逆流防止弁が詰まっている可能性がある。この場合、細い棒で弁を開放する。

④**バルーンがすぐにしぼんでしまう場合**

- ドレーンチューブの側孔の部分が体外に出ている。
- ドレーンチューブとYコネクターの接続が外れている。
- Yコネクターと吸引口の接続が外れているか、ゆるんでいる。
- 排液口の蓋が十分に閉まっていない。

販売元／資料請求先　株式会社メディコン

〒541-0046　大阪府大阪市中央区平野町2-5-8　平野町センチュリービル9階
URL：http://www.medicon.co.jp/top/

③ ドレナージ吸引装置の使い方

デイボール CWS400 PVC セット

使用部位・適応

- 整形外科領域：人工関節置換術の術後など
- 一般外科領域：乳房切除術の術後など
- 操作が簡単で安価であることから、汎用品として広く使用されている。

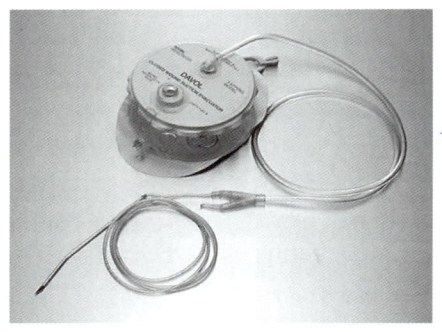

装置の構成

① 本体容器（排液を貯める）
② ドレーンチューブ
③ トロッカー針

● デイボール CWS400 PVCセット

各部の名称と機能

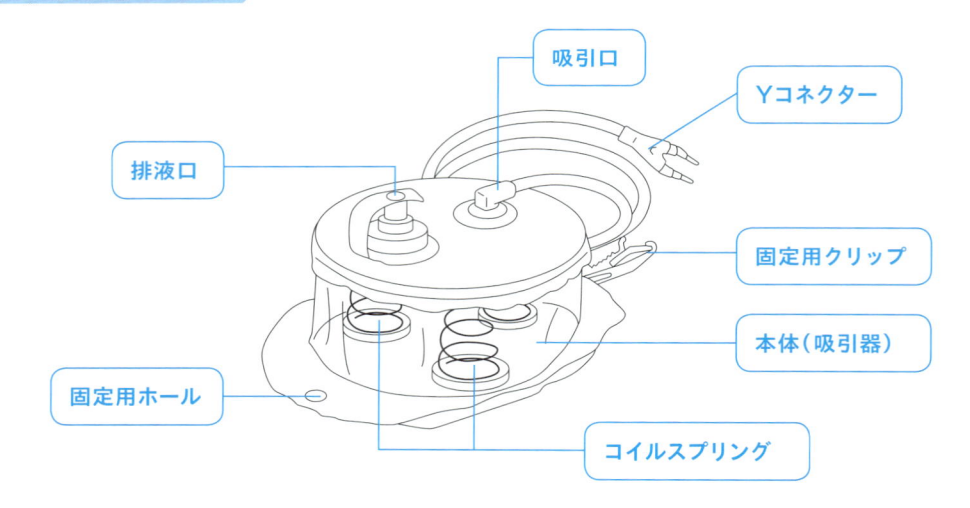

- 吸引口
- Yコネクター
- 排液口
- 固定用クリップ
- 本体（吸引器）
- 固定用ホール
- コイルスプリング

【吸引圧発生の仕組み】

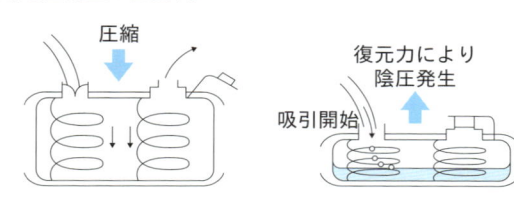

圧縮 → 吸引開始 → 復元力により陰圧発生

- 容器内部には、3本のスプリングが装着されており、本体容器を圧縮することでスプリングが縮められ、その復元力により陰圧（吸引圧）を発生させ、ドレーンを通して血液などを吸引する構造

使用手順

1 ドレーンの接続と吸引操作

a）ドレーンチューブの中央を切断し2本にする。
b）吸引が必要と思われる部位の内側から外側に向け、あらかじめ取りつけられたトロッカー針を刺し、黒いマークが体外に出るところまでドレーンチューブを引っ張る。
c）ドレーンチューブをトロッカー針の末端から3cmの位置で45°の角度で切断し、Yコネクターの穴の開いている部分に挿入し、確実に接続する。
d）ドレーンチューブを2本使用する場合は、もう片方のドレーンチューブにトロッカー針を取りつけ、上記b、cと同じ操作を繰り返す。Yコネクターの穴の開いていない部分をカットする場合は、すでに穴の開いている部分と同じ位置になるようにカットする。
e）Yコネクターを吸引口に確実に差し込む（図1-①）。
f）排液口の蓋を開けたまま、本体容器を上から両手で圧縮して中の空気を押し出す（図1-②）。
g）そのままの状態で排液口の蓋を閉めると、吸引が開始される。

2 容器に貯まった排液量の測定

● 容器に貯まった排液量を測定するときは、排液口を開け、いったん復元させた状態で容器内の目盛りを見て測定する。

3 本体容器からの排液操作

● 排液口を開けて傾けながら排液。再び容器を圧縮して排液口を閉じれば吸引が再開される。

使用上の注意

1 使用上の注意

● 包装に破損や水濡れなどがあったり、内容物に損傷があったりした場合は使用しない。
● ディスポーザブル製品なので、1回限りの使用である。決して再使用しない。
● 胸腔ドレナージとしては使用しない。
● コイルスプリングは磁性体のため、MRI検査機器などとの併用は避ける。

図1　使用手順

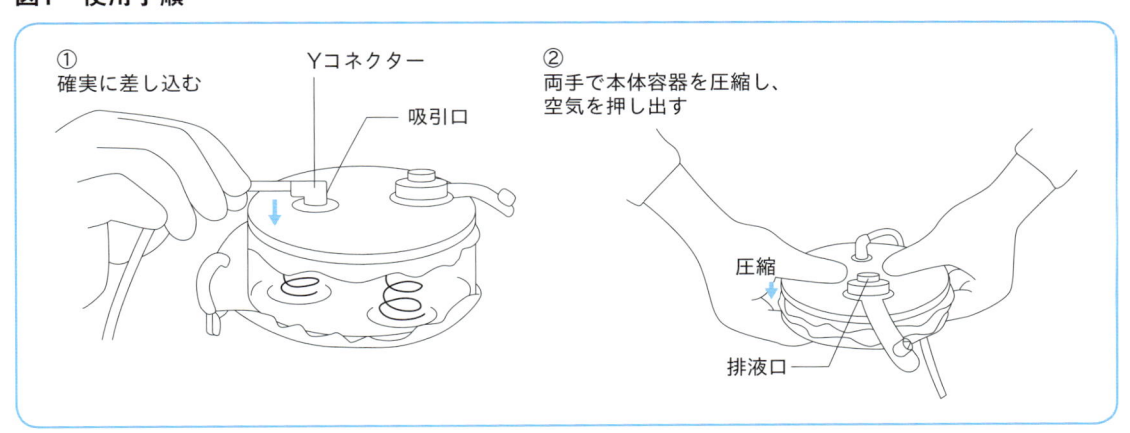

① 確実に差し込む　Yコネクター　吸引口

② 両手で本体容器を圧縮し、空気を押し出す　圧縮　排液口

販売元／資料請求先　株式会社メディコン
〒541-0046　大阪府大阪市中央区平野町2-5-8　平野町センチュリービル9階
URL：http://www.medicon.co.jp/top/

③ ドレナージ吸引装置の使い方

ハマ・サーボドレイン SD-3000

使用部位・適応

- 胸腔：気胸、膿胸、術後などの低圧持続吸引
- 消化管：術後の減圧、イレウス管などの間欠的吸引

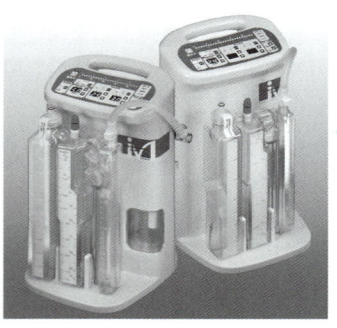

装置の構成

①本体（SD-3000）
②接続チューブ（ワンタッチコネクタ用）
③接続チューブ（竹の子用）
④チューブ離脱鉗子

● ハマ・サーボドレインSD-3000

各部の名称と機能

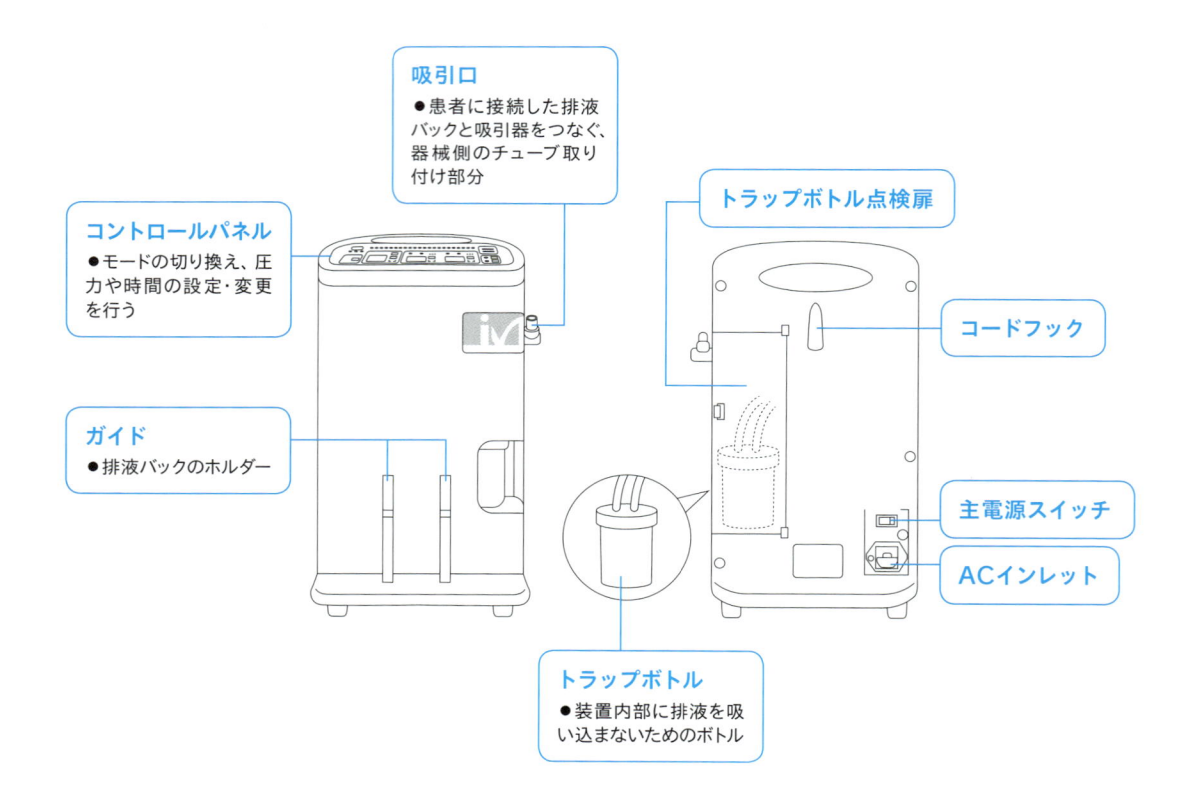

吸引口
● 患者に接続した排液バックと吸引器をつなぐ、器械側のチューブ取り付け部分

コントロールパネル
● モードの切り換え、圧力や時間の設定・変更を行う

ガイド
● 排液バックのホルダー

トラップボトル点検扉

コードフック

主電源スイッチ

ACインレット

トラップボトル
● 装置内部に排液を吸い込まないためのボトル

使用手順・接続

1 準備
① 目的に合った排液バックを準備する。1,000mL、1,800mLの2種類から選ぶ。
② 滅菌バックと排液バックの外観に異常が無いか、滅菌有効期限を確認する。異常のある場合、滅菌有効期限以外は使用しない。

2 注水
● 準備した排液バック右側の部分に滅菌蒸留水を水封線の位置まで注水する。

3 接続
① 排液バックと吸引器本体を専用の接続チューブで接続する。
② コネクティングチューブを排液バックに接続し、次に患者側からきているドレーンをコネクティングチューブのコネクタに接続する。
③ この時、コネクティングチューブを鉗子等でクランプしておく。

4 吸引開始
① 電源を入れ、ロック解除ボタンを押し胸腔モードか消化器モードを選択する。吸引圧を設定する。消化器モードの場合は引き続き吸引時間、休止時間の設定をする。10秒後に自動的にボタンロックされる。
② バーグラフがセットした吸引圧に達し、リークの無いことを確認する。
③ チューブのクランプをゆっくりと解除する。

ラインの接続

1 チューブの選択
● コネクティングチューブは、①竹の子タイプ、②ワンタッチタイプの2種類があるので、排液バックに合わせて選択する。

2 接続の手順
① 排液バックの水封線まで滅菌蒸留水を入れ、本体に排液バックをセットする。
② 専用の接続チューブを本体吸引口と排液バックに接続する。
③ コネクティングチューブを排液バックに接続し、鉗子等でクランプしておく。
④ 患者側からきているドレーンをコネクティングチューブに接続する。

保守・点検
● 点検は使用前と使用後に必ず実施する。各部の外観を目視でチェックする。
● コントロールパネルの表示が電源を入れたときに全点灯することを確認する。

使用上の注意

1 使用上の注意
● 使用中、吸引器本体は患者より低い位置で水平に置く。
● 使用するモードには、胸腔／消化器モードがある。目的に合ったモードを選び、確認し選択する。
● 吸引圧は、必ず担当医の指示に従う。
● 吸引は、必ず低圧（弱いほう）から開始する。
● 吸引中はチューブの外れ、ねじれなどに十分注意する。
● 万一、器械に異常があった場合には、ただちに使用を中止する。

2 トラブルシューティング
● －25cmH$_2$O以上吸引圧が高くならない：胸腔モードになっていないか。
● 電池運転ができない：①充電は十分か（フル充電で約150分運転可能）、②交換から2年くらいで充電性能低下となることがある。

販売元／資料請求先　株式会社イノメディックス
〒338-0011　埼玉県さいたま市中央区新中里5-22-2
URL：http://www.innomedics.co.jp/index.html

③ ドレナージ吸引装置の使い方

ヘモバック

使用部位・適応

- 外科：乳癌、食道癌など
- 整形外科：人工股関節置換術、人工膝関節置換術、骨腫瘍など
- 脳神経外科：頭蓋内腫瘍など
- 皮膚科：皮膚悪性腫瘍など
- 耳鼻科：咽頭癌
- 婦人科：子宮頸癌など
- 泌尿器科：膀胱腫瘍など

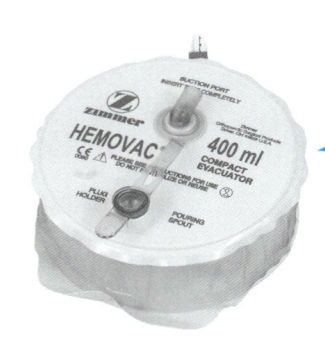

装置の構成

① ヘモバックエバキュエータ
② コネクター吸引チューブ
③ トロカール付き吸引ドレーン

● ヘモバック（400mL）

各部の名称と機能

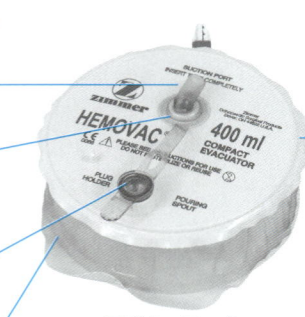

吸入口

逆流防止バルブ
エバキュエータ内に入ったドレナージ液は、フローの逆流を防止

排出口

計量目盛り
側壁部が透明で、収集分泌液の計量が容易な目盛り付き（容量400mLになるまで50mLごと）

エバキュエータ

エバキュエータ
スプリングで作動し、緩除な吸引を行ってドレナージ液を収集する。透明のサクションポートで、エバキュエータチューブの持続状態を目視できる

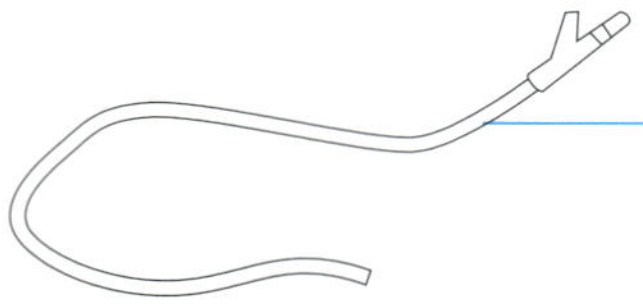

コネクター吸引チューブ（PVC）

コネクター吸引チューブ
トロカール付き吸引ドレーンをエバキュエータに接続する。自在型コネクターを使用しており、トロカール付き吸引ドレーンに適した直径にすることで、トロカール付き吸引ドレーン1～2本を取り付け可能

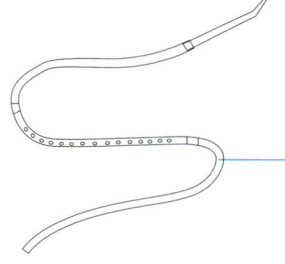

トロカール付き吸引ドレーンPVC
（PVCとシリコン製の2種類）

トロカール付き吸引ドレーン
中央部に穿孔部があり、ドレーンの長軸方向に沿って、X線で検出可能なストライプ付き

使用手順・接続

1 システム組み立て

①吸引チューブを、エバキュエータの吸引口に奥まで挿入する。

②**PVC製の場合**：吸引チューブのうち一方の端を、コネクター吸引チューブYコネクターに挿入する。2本のドレーンを接続する場合は、このコネクターのY字形の一方を使用するドレーンの大きさ・数に合わせてサイズを示した位置にて切断する。

シリコン製の場合：キャップをとって差し込む。

③ドレーンの穿孔加工していない端部をコネクター内に差し込む。

2 創傷ドレーンの取り付け方

- 分泌物が最大限集積、滞留すると予想され、現に分泌液・血塊やその他の残屑物がない部位にドレーンを当てる。
- ドレーンを、手術部位の縁端部より2〜5cm離れた刺創から、体外へ取り出す。
- ドレナージと、その後の取り外しを容易に行い、ドレーンの圧迫による有害な反応を回避するため、ドレーンはあらかじめ皮膚の出口まで、もつれたり、よじれたりしないように注意する。
- 深部ドレナージは、組織の各層につき1つまたはそれ以上のドレーンを使用すると効果的に行える。各レベルを、それぞれ固有のエバキュエータに接続する。
- 閉止する際は、どのドレーンも自由に動くように、すべてのドレーンを繰り返し確認する。ドレーンを介して縫い合わせたり、ドレーンに切り込みを入れないように注意する。
- ドレーンが損傷すると取り外しが困難になり、また引き出すときに損傷部位で破断する危険性があり、破断片が患者の体内に残ったり、取り出しが難しくなる危険性がある。
- 密性シールを行うため、またドレーンが不必要に動かなくするために、ドレーンを出口部に固定する。

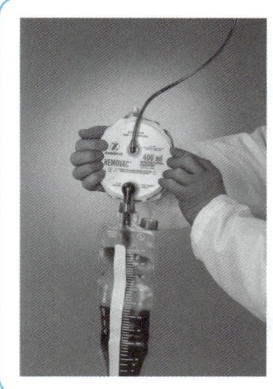

●ヘモバックインフェクションコントロール
血液接触のリスクを抑え、密封状態で排液処理が可能なクローズドシステム製品もある

3 ラインの接続

①ドレーンをコネクターの吸引チューブのYコネクターに接続する。

②プラグを排出口の中に少し挿入する。

③エバキュエータを圧搾しつぶしきった状態で、プラグ全体を排出口の中に挿入する。

④エバキュエータを開放して、吸引を開始する。

4 ドレナージの測定とエバキュエータから排出する方法

①プラグを排出口から取り外す。

②排出口下方の側壁部に設けた目盛りを利用して、滲出液の量を測定する。

③排出口より滲出液を排出して、空にする。このとき、エバキュエータを押しつぶしながら排出しないこと。

④エバキュエータを再作動させてドレナージを続行する。

使用上の注意

- ドレーンの取り付け、取り外しは、必ず手作業で行う。
- 必要に応じてドレーン・コネクター吸引チューブをコッヘルなどでミルキングする。

販売元／資料請求先
ジンマー株式会社

〒105-0001　東京都港区虎ノ門4-1-17　神谷町プライムプレイス7階
URL：https://www.zimmer.co.jp/

③ ドレナージ吸引装置の使い方

メラサキュームMS-008EX

使用部位・適応

- 胸部・腹部等（外科手術によって生じる患者の創部からの排出液や分泌物を、体外へ持続的に吸引する装置）

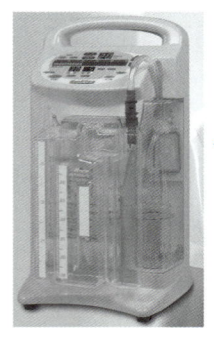

装置の構成

①本体（MS-008EX）
②器機側接続チューブ
③排液バック（アクアシールD₂）
④コネクター付接続管

● メラサキュームMS-008EX

各部の名称と機能

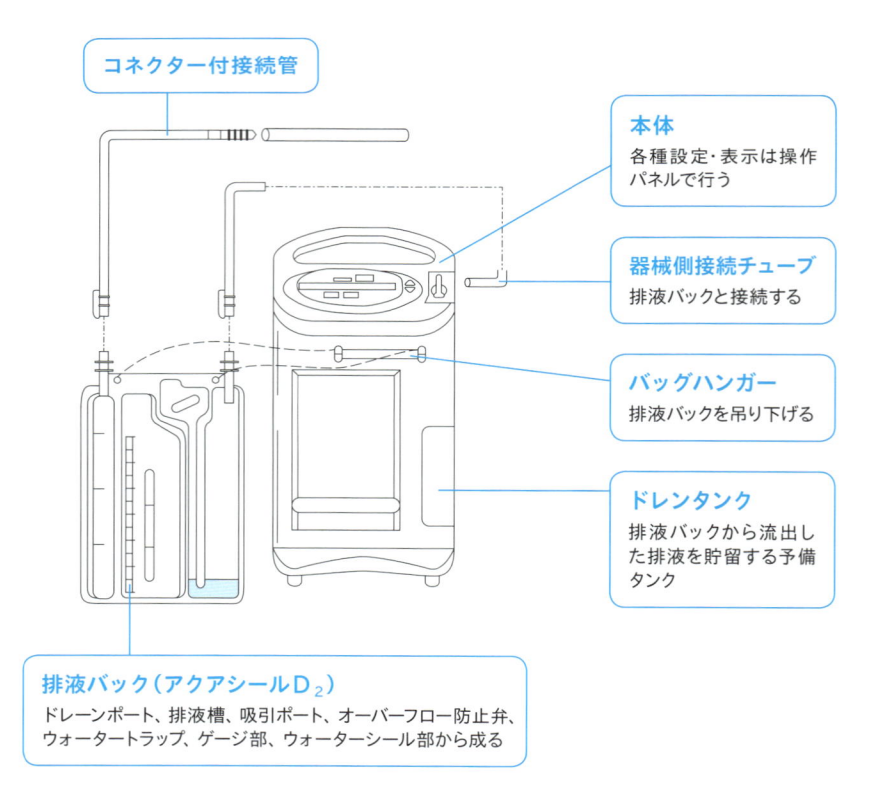

コネクター付接続管

本体
各種設定・表示は操作パネルで行う

器械側接続チューブ
排液バックと接続する

バッグハンガー
排液バックを吊り下げる

ドレンタンク
排液バックから流出した排液を貯留する予備タンク

排液バック（アクアシールD₂）
ドレーンポート、排液槽、吸引ポート、オーバーフロー防止弁、ウォータートラップ、ゲージ部、ウォーターシール部から成る

使用手順

1 準備
① 本体は、患者より低い位置で水平に設置する（患者への逆流などを防ぐため、80～100cm以上の落差で設置）。
② 吸引ポートより滅菌蒸留水（24mL）をウォーターシール注入線まで注入した後、バッグハンガーに取り付け、器械側接続チューブを接続する。

2 患者接続
● コネクター付接続管と排液バックを接続し、コネクター付接続管のもう一方を患者ドレーンと接続する。チューブは患者が身体を動かせる程度の余裕を持たせ、キンク、外れがないようにテープなどで固定する。

3 吸引
① 電源コードをコンセントに差込み、電源をONにする。
② 吸引圧を設定すると吸引が開始される。

保守・点検

● 常に安全な吸引を行うため、以下の日常点検（始業前、終業後）を、必ず行う。
① 電源のON・OFFが正常に作動するか。
② 設定吸引圧に対してバーグラフは、追従して作動するか（設定吸引圧に対して正常に吸引しているか）。
③ 各種スイッチは、正常に設定操作できるか。
④ 滅菌製品（コネクター付接続管、排液バック）の包装に傷などの異常はないか。

使用上の注意

1 使用上の注意
● 本体は、患者より低い位置に水平に設置する。
● 吸引中はチューブのキンク、外れのないことを確認する。
● チューブ内が排液により閉塞することがあるので、定期的に監視し、ミルキングなどを行う。
● 長時間使用するとウォーターシール水が蒸発することがあるので、定期的に確認し、補充する。
● 使用中には、常に患者、機器の状態に異常がないことを確認し、万一、異常があった場合には、すみやかに改善の処置を行う。
● ドレンタンクに排液が貯留していないか監視する。
● 排液バックの所定容量を超えないように監視し、オーバーフローさせない。

2 トラブルシューティング
① **機器が吸引しない**
● 以下に示すような考えられる原因を確認する。
● **電源が入っていない**：電源コードをコンセントに差し込むか、電源スイッチをONにする。
● **吸引ポンプが動作しない**：設定圧を確認する。
● **吸引圧の設定が異常である**：設定圧にバーグラフが追従して作動しているか確認する。
● **吸引回路（患者側・装置側）の異常**：キンク、外れを確認する。

② **警報が鳴る**
● 以下に示すような考えられる原因を確認する。
● **回路リーク警報**：吸引回路（患者側・装置側）のチューブの外れを確認する。ドレンタンクを確実に閉める（設定圧に対して回路内圧が50％以下になったときにも鳴る）。
● **バッテリー警報**：電源コードをコンセントに差し込み、充電する。
● **高陰圧警報**：設定圧に対して患者側が$-20cmH_2O$の差違を検知したときに鳴る。

③ **排液されていない**
● 以下に示すような考えられる原因を確認する。
● **患者接続チューブが閉塞している**：キンクの確認やチューブ内の排液凝固物のミルキングを行う。また、ドレーン挿入位置の確認を行う。
● **装置の作動異常**：操作パネルの表示がつかない、吸引ポンプの作動音がない、スイッチの操作ができない、などのときは、メーカーに問い合わせる。

販売元／資料請求先
泉工医科工業株式会社

〒113-0033　東京都文京区本郷3-23-13
URL：http://www.mera.co.jp/

INDEX 索引

和文

あ

圧迫壊死	150, 163
圧迫止血	95
アップシュート	94
当てガーゼ	228
アトムチューブ	212, 269
アメーバ性肝膿瘍	195
アンダーセンシング	89

い

胃潰瘍	127, 166
胃癌	139, 147
胃結腸間膜	210
遺残膿瘍	9, 120
意識障害	22
胃・十二指腸潰瘍	126
胃手術後ドレナージ	138
胃食道逆流症	117
胃全摘術	14, 138
一時的（体外式）ペーシングカテーテル	87
糸付きρ型カテーテル	185, 196
異物反応	252
イレウス管	155, 170
胃瘻	124, 157
インシデント	18
咽頭癌	296
咽頭粘膜縫合	53
咽頭瘻孔	53, 56
イントロデューサー	163
インフォームド・コンセント	153
インフォメーションドレナージ	2
陰部洗浄	249
インフレート（膨張）	92

う

ウィンスロー孔	11, 14
植え込み型（永久的）ペースメーカー	88
右横隔膜下	11, 14
右心カテーテル検査	82
右半結腸切除術	14
右房圧（RAP）	82
右傍結腸溝	11, 14

え

エアバブル	62
エアリーク	59, 115, 117, 120
鋭的切開	32
鋭的穿刺	114
鋭匙	33
腋窩部ドレーン	102
壊死性筋膜炎	227
壊死性降下性縦隔炎	68
S状結腸切除術	14
エヌジーチューブ	147
遠位胆管癌	176
嚥下困難	124
円状切開	107
円刃刀	32
遠心ポンプ	99

エンドクローズ	15
エンドピエロトミー	246

お

横隔膜	59, 68, 217
横隔膜下膿瘍	131
横隔膜低位	65
嘔気	172
嘔吐反射	149
オーバーセンシング	89
オープントップ	212
Ω型留め	20, 214, 225

か

加圧バッグ	86
外陰部腫瘍	234
開胸手術	59, 274
開心術	286
外水頭症	51
開窓術	74
咳嗽反射	149
外側頸部リンパ節郭清	110
回腸導管	234
外筒	6, 29
開頭術	47, 272
ガイドワイヤー	6, 11, 28, 94, 156, 162, 170, 190, 209, 233
開腹肝切除	175
開腹膵体尾部切除（DP）	180
開腹穿孔部閉鎖術	125
外部ストッパー	161
開放式ドレーン	9, 223, 266
開放式ドレナージ	40
潰瘍形成	158
外瘻ドレナージ	202
カウンターパルセーション	92
核医学検査（PET-CT）	103
拡張期血圧	93
拡張胆管	190
下限アラーム	89
下肢閉塞性動脈硬化症	95
ガストリックチューブ	157
仮性嚢胞	208
下腿浮腫	252
活性化凝固時間（ACT）	99
カテーテルチップ注射器	150
カテーテル逸脱	191
カバードメタリックステント	202
下腹部正中切開	242
下部食道噴門側胃切除・再建術	117
肝胆膵手術後ドレナージ	174
簡易懸濁法	164
肝下面ドレーン	16
肝腫瘍	126
冠状動脈バイパスグラフト損傷	78
がん性胸膜炎	274, 276
がん性腹膜炎	157, 170
関節可動域訓練	261
関節鏡下手術	261
関節腔ドレナージ	260
関節リウマチ	261
感染	2, 10, 12, 22
完全房室ブロック	88

嵌頓痔核	227	クリッピング	42, 203
肝内胆管	189	クレブシエラ	195
肝膿瘍ドレナージ	4, 29, 194	クローン病	227
肝部分切除	13, 178		
陥没乳頭	108		
顔面神経	53		

き

キーゼルバッハ部位	148	経カテーテル的血管塞栓術	135
機械的刺激	167	経管栄養	170
機械的損傷	75, 78	憩室切除術	117
機械的補助循環	92, 98	経十二指腸乳頭的ドレナージ	216
気管支瘻	62	経消化管の囊胞ドレナージ	208
気管切開	112	経静脈的栄養	172
気胸	58, 63, 74, 120, 135, 191, 198, 294	経腸栄養	162
キサントクロミー	48, 50	経乳頭的膵管ドレナージ	180, 207
偽痛風	261	経尿道的前立腺切除術	247
気道閉塞	54	経尿道的尿管拡張術	246
気腹	163	経尿道的尿管破石術（TUL）	245
気泡	64	経尿道的膀胱腫瘍切除術	247
奇脈	72	経鼻胃管	127, 143, 146, 157
逆流防止弁	35, 277	経皮経肝胆管ドレナージ（PTBD・PTCD）	4, 28, 184, 189
逆行性感染	7, 9, 11, 17, 22, 34, 64, 75, 176	経皮経肝胆囊ドレナージ（PTGBD）	4, 183
逆行性尿路感染	236	経皮腎瘻	233
吸引圧	35	経鼻胆囊ドレナージ（ENGBD）	202
吸引器	34	経皮的ドレナージ	4, 210, 214
急性胃拡張	147	経皮的経食道胃管挿入術（PTEG）	169
急性硬膜外血腫	41	経皮的持続心囊ドレナージ術	71, 72
急性膵炎ドレナージ	206	経皮的腎砕石術	232
急性水頭症	43	経皮的腎・尿管砕石術（PNL）	245
急性大動脈解離	73	経皮的心肺補助装置（PCPS）	95, 97
仰臥位	10, 148	経皮的腎瘻造設	28
胸管	54, 68, 112	経皮的（穿刺）ドレナージ	217
胸腔	59, 117	経皮的ペーシング	88
胸腔鏡手術	59	経皮的膀胱瘻造設	28, 30
胸腔ドレーン	35, 117	経皮的動脈血酸素飽和度（SpO$_2$）	165
胸腔ドレナージ	28, 58, 68, 77, 198	経皮内視鏡の胃瘻造設術（PEG）	161
胸腔トロッカー	29	頸部郭清術	54
胸腔内圧	65	頸部食道瘻	170
凝血塊	24, 80	頸部ドレナージ	121
胸骨正中切開	61, 68	頸部リンパ節郭清術	53
胸骨傍前側方切開心囊ドレナージ	71, 74	外科型（開腹）ドレナージ	210
凝固能	7	劇症型心筋炎	98
胸鎖乳突筋	52	血液凝固異常	132
胸水	4, 58, 135	血管塞栓術	143
胸腺	68	血管破綻	53
胸部手術	282	血胸	63, 74, 191
胸部食道癌	117	血行再建後症候群	100
胸部ドレナージ	118	血行動態評価	83
胸壁皮下ドレーン	102	血腫腔ドレーン	48
胸膜腫瘍切除術	61	血腫除去術	112
鏡面形成像	157	血小板減少	95, 100
局所麻酔薬	31	血性	12, 79
緊急開腹止血術	143	結節性甲状腺腫	111
菌血症	134	血栓性外痔核	227
緊張性気胸	65	血栓塞栓症	95
緊張性水疱	20	結腸癌	222
		減圧ドレナージ	11

く

空気フィルター	41, 42	剣状突起下心囊ドレナージ	71, 74, 77
クモ膜下出血	43	原発性肝腫瘍	175
クランプ	41, 44, 63, 65, 243		

こ

肛囲膿瘍ドレナージ	226
抗凝固薬	90, 132
口腔ケア	153

高血圧性脳出血	43	自壊排膿	109
抗血小板薬	90	耳下腺手術	52
甲状腺手術後ドレナージ	110	磁気共鳴画像法（MRI）	4
甲状腺腫瘍摘出術	272	子宮広範摘出術	272
甲状腺全摘術	110	子宮摘出術	252
甲状腺乳頭癌	111	子宮内膜症	251
甲状腺片葉切除術	110	死腔	3, 53
甲状軟骨	52, 110	刺激伝導系	88
後腎傍腔	217	自然気胸	274, 276, 284
拘束	21	自然落下式	257
後頭蓋窩手術	49	持続洗浄	25
喉頭全摘術	52	持続他動運動（CPM）	263
後腹膜	210, 216	持続的膀胱洗浄	248
後腹膜腔ドレナージ	252	弱酸性の石けん	165, 172
後腹膜膿瘍ドレナージ	215	尺側皮静脈	81
硬膜外ドレーン	38, 46	縦隔	59, 68, 117
硬膜下血腫	48	縦隔炎	79, 120
肛門縁側切開法	229	縦隔ドレナージ	67, 77, 120
肛門狭窄	228	縦隔膿瘍	68
誤嚥	147, 170	縦隔偏位	65
誤嚥性肺炎	124, 163, 172	臭気	17, 153, 224
呼吸困難	191	十字切開法	227
呼吸障害	65	収縮期血圧	93, 95
呼吸性変動	11, 70	周術期管理	24
鼓室形成術	53	重症急性膵炎	207
骨髄炎	69	十二指腸癌	176
骨転移	103	十二指腸乳頭括約筋切開術（EST）	202
骨盤直腸下膿瘍	228	手指衛生	12, 270
骨盤底	251	手術的ドレナージ	9
骨盤腹膜炎	131, 257	手術部位感染（SSI）	11, 34, 266
骨盤リンパ節郭清術	252	出血	7, 9, 10, 68
固定器具	18, 19	術後合併症	9, 14
固定針	29	術後管理	13
固定用テープ	19	術後血腫	53
込めガーゼ	33, 108, 228, 266	術後出血	16, 56, 78
混合静脈血酸素飽和度（SvO₂）	98	受動的ドレナージ	10, 223
コンピュータ断層撮影（CT）	4	受動的閉鎖式ドレーン	17
		腫瘍核出術	117

さ

		準広汎子宮全摘・骨盤リンパ節郭清術	218
座位	148, 224	除圧	220
細菌検査	33	漿液性	11, 79, 181
細菌叢	120	消化液	2, 17
砕石位	227	消化管穿孔	172, 209
採尿バッグ	233	消化管バイパス術	172
左横隔膜下腔	11	消化管吻合	2, 11, 17
鎖骨下静脈	81, 87	消化管閉塞	170
鎖骨上窩	53	消化管瘻アクセス	162
坐骨神経痛	50	上限アラーム	89
坐骨直腸窩膿瘍	228	硝酸銀水	167
左鎖骨下動脈	91	上矢状静脈洞	39
左室拡張末期圧（LVEDP）	82	上大静脈	87
左静脈角	112	上腸間膜動脈	91
左腎前傍腔	210	小脳テント（小脳天幕）	40
嗄声	124	上腹部腹膜炎ドレナージ	125
左半結腸切除術	14	上部消化管穿孔	126
左房圧（LAP）	82	上部小腸狭窄	162
左傍結腸溝	11, 14	情報ドレナージ	2, 9, 24, 78, 222
三孔先穴ドレーン	177, 266	静脈留置針	5, 6
サンプ型ドレーン	25, 27, 147	静脈角	54
サンプ効果	25	静脈麻酔	228
		ショートチューブ	157

し

シース	30, 94	褥瘡	96

食道アカラシア	117	水柱圧	205
食道・胃接合部癌	117	水中毒	247
食道癌	68, 147, 272, 296	膵頭十二指腸切除術	14, 176, 208, 211
食道手術後ドレナージ	116	膵嚢胞性腫瘍	176
食道切除・再建術	61, 117, 118	膵膿瘍	208
食道損傷	68	水封室	35, 60
食道破裂	117	髄膜炎	40
腎盂炎	233	頭蓋形成術	47
腎盂腎炎	217, 249	頭蓋底手術	49
腎盂バルーン	233	頭蓋内圧（脳圧）	39
心筋梗塞	83, 92, 98	頭蓋内灌流	43
心筋酸素消費量	93	頭蓋内出血	41
心筋損傷	75	スキンケア	17, 165
シングルJステント	235	スケーターカテーテル	29
心係数（CI）	84, 95	スタンダードプリコーション	230
心原性ショック	92	スパイク	89
人工関節置換術	272, 290, 292	スパイナルドレナージ	49
人工肛門造設	170	スパゲッティ症候群	42
人工股関節全置換術（THA）	263	スワンガンツカテーテル	81
人工心肺	78, 98, 100		
人工髄液	43, 46	**せ**	
腎後性腎不全	232	赤痢アメーバ	195
人工の水分・栄養投与（AHN）	162	切開創癒着	227
人工肺	97, 99	切開排膿ドレナージ	265
心室性期外収縮	75	切開排膿法	107
心室頻拍	85	接触圧迫	224
腎周囲腔	217	摂食嚥下リハビリテーション	162
滲出液	2, 14	接触性皮膚炎	166
浸潤麻酔	227	セルジンガー法	5, 6, 74, 94, 185
心臓外科手術（開心術）後ドレナージ	77	前胸部皮下ドレナージ	122
心臓超音波検査	73, 78	仙骨硬膜外麻酔	228
靱帯損傷	261	穿刺吸引法	107
診断群分類別包括評価（DPC）	105	穿刺針	5, 28, 94
心タンポナーデ	72, 78	前縦隔腫瘍	61
心電図波形	89	腺腫様甲状腺腫	111
腎尿管全摘術	236	穿刺用アダプター	5
心嚢液貯留	71, 73, 78	前腎筋膜	217
心嚢ドレナージ	71	センシング不全	89
腎膿瘍	217	尖刃刀	32
心肺補助	98	前腎傍腔膿瘍	218
心拍出量（CO）	83	センチネルリンパ節	103
心拍数	89	蠕動運動	157
心破裂	73	穿頭術	48
深部静脈血栓症（DVT）	85	せん妄	22, 124, 214
心不全	83	前立腺全摘術	236
腎不全	218		
深部膿瘍	228, 266	**そ**	
腎部分切除術	236	造影剤アレルギー	184
心房細動	74, 88	臓器損傷	7
腎瘻	232, 248	臓器転移	103
		送血管	97
す		臓側胸膜	59
髄液循環	39	総胆管	189
髄液ドレナージ	38	総腸骨動脈	97
膵液瘻	9, 17, 117, 119, 126, 139, 143, 175, 181, 217	瘙痒感	90
膵壊死	209	創離開	147
膵炎	204	側視鏡	201
膵仮性膿胞	217	ソラシック・カテーテル	118
膵肝ドレナージ	207		
髄腔内投与	49	**た**	
膵腫瘍	201	体圧分散マットレス	96
膵体尾部切除術	211	体液喪失	14

体外式（一時的）ペースメーカー	88
体外循環回路	99
体外衝撃波結石破砕療法（ESWL）	211
タイガンバンド	70, 119
体腔鏡下手術	241
第3脳室底開窓術	51
大腿静脈	81, 87, 97
大腿動脈	94, 97
大腸憩室炎	195
体動の制限	223
大動脈解離	95
大動脈バルーンパンピング（IABP）	91
大網	127
大腰筋	217
ダイレーター	7, 132, 196, 233
ダウンシュート	94
唾液腺手術	53
ダグラス窩	11, 14, 251, 257
脱気（デフレート）	92
脱血管	97
多発膿瘍	228
ダブルJステント	234
ダブルルーメン	25, 27, 62
胆管結石	190
胆管ステント	202
単孔ドレーン	26
胆汁	184, 190, 201
胆汁性腹膜炎	184
胆汁漏	9, 11, 17, 126, 175
胆道閉塞	201
胆嚢炎	4, 126, 184, 195, 203
胆嚢癌	175
胆嚢結石	184

ち

チェスト・ドレーン・バック	34, 64, 286, 288
チタンメッシュ	48
中耳炎	53
中心静脈カテーテル	5, 6
中心静脈栄養	143
虫垂炎	131, 195, 217, 269
チューブ型ドレーン	24, 78, 142, 228
チューブステント	202
腸液漏出	12
超音波ガイド下穿刺	5
超音波凝固切開装置	123
超音波駆動メス	111
超音波内視鏡（EUS）	209
超音波内視鏡ガイド下穿刺吸引術（EUS-FNA）	208
腸管減圧	170
腸肝循環	192
腸管穿孔	157, 198
腸管損傷	135
腸骨筋	217
腸重積	158
腸閉塞	147
腸腰筋膿瘍	218, 219
腸瘻	182
直腸癌手術後ドレナージ	221
治療的ドレナージ	2, 9, 24, 78, 222
痔瘻根治術	227

つ・て

低圧持続吸引システム	10, 13, 24, 34, 53, 112, 142, 178, 241, 266
帝王切開	251
低カルシウム血症	113
低酸素後脳症	54
ティッシュ・エキスパンダー	104
テネスムス	239
デフレート（脱気）	92
デューブルドレーン	26, 119, 241
電気メス	32, 167, 247
電極（リード）	88

と

動悸	88
頭頚部手術後ドレナージ	52
糖尿病	3, 126, 218, 227
頭部外傷	48
洞不全症候群	88
動脈虚血	100
動脈損傷	95
動脈瘤塞栓術	49
特発性細菌性腹膜炎	131
トライツ靱帯	155, 157
トランスデューサー	86
トリプルルーメン	25
ドレーン	2
——接続部の外れ	19
——トラブル	21
——の逸脱	7, 19
——の屈曲	19, 22
——の固定	11, 19
——の切断	22
——の抜去	11
——の閉塞	7, 8, 19, 22
——の迷入	7
ドレナージ不良	14, 17
トロッカーカテーテル	5, 6, 28, 61, 70
鈍的切開	32

な

内頚静脈	81, 87
内視鏡下甲状腺切除術	111
内視鏡下腎盂尿管移行部切開術	246
内視鏡手術時ドレナージ	13
内視鏡的胃瘻造設	30
内視鏡的仮性嚢胞・膵膿瘍ドレナージ	208
内視鏡的逆行性膵管ドレナージ（ERPD）	202, 214
内視鏡的逆行性膵胆管造影（ERCP）	184, 201, 207
内視鏡的逆行性胆道ドレナージ（ERBD）	202, 214
内視鏡的経鼻膵管ドレナージ（ENPD）	123, 207, 214
内視鏡的経鼻胆管ドレナージ（ENBD）	202, 207, 214
内視鏡的膵管ドレナージ（経乳頭的）	207
内視鏡的胆道ドレナージ（EBD）	175, 190, 200
内視鏡的乳頭切開術	207
内針	7, 29
内部バンパー	161
内瘻ドレナージ	202
ナイロン糸ドレナージ	33

に

肉芽腫性乳腺炎	108
肉芽焼灼	167
日常生活動作（ADL）	124
ニボー	157
乳癌手術後ドレナージ	102
乳酸加リンゲル液	46
乳汁	108
乳腺炎ドレナージ	107
乳頭癌	111
乳頭部	108
乳び	55
乳び胸	79, 112
乳び漏	112, 120
乳房温存手術	103
乳房切除術	102, 290, 292
尿溢流	241
尿管ステント	232
尿管皮膚瘻	235
尿管浮腫	245
乳管閉塞	108
尿道カテーテル	232, 236
尿道腫瘍	234
尿道損傷	236
尿瘻	237
尿路感染症	234
尿路再建	235, 241
尿路通過障害	235

ぬ・ね

ネクロセクトミー	208
ネラトンカテーテル	33
粘膜下血腫	54
粘膜側切開法	229

の

脳圧測定	43
脳幹	40
膿胸	9, 24, 61, 79, 120, 219, 274, 276, 294
脳虚血症状	88
脳血管攣縮（スパズム）	46
脳室ドレーン	38
脳室‐腹腔シャント術	44
脳出血	43
脳腫瘍	43
脳神経外科領域のドレナージ	38
膿性	187
脳脊髄液（髄液）	39
脳槽ドレーン	38, 46
能動的ドレナージ	10, 223
膿皮症	227
脳ヘルニア	43
嚢胞ドレーン	38
膿瘍腔	32
膿瘍ドレーン	38

は

排液	2, 9, 11
──細菌培養陽性率	224
──量のカウント	14
排液バック	9, 17
排液ボトル	35, 60, 278
肺炎	120
肺合併症	147
肺虚脱	64
敗血症	132, 195, 198, 204
肺血栓塞栓症（PTE）	85, 98
肺梗塞	86
肺水腫	75
肺切除術	61, 286
バイタルサイン	16
肺動脈損傷	85
肺動脈圧	82
肺動脈楔入圧（PCWP）	82, 95
排尿困難	241
肺門部領域胆管癌	175
肺瘻	62
パウチ	9, 22, 122, 212, 223
播種性血管内凝固症候群（DIC）	98, 198
バストバンド	106
バセドウ病	111
白血球数（WBC）	195
波動	227
バネ式吸引器	35
バルーン	92, 156, 170, 191
バルーンカテーテル	246, 249
バルーン破裂	95, 96
反回神経	52
反回神経麻痺	113
半固形状流動食	164
瘢痕ヘルニア	253
バンパー埋没症候群	163
汎発性腹膜炎	125, 131
半閉鎖式ドレーン	9, 212, 223

ひ

微温湯	153, 171
皮下気腫	62, 64, 70, 120
皮下出血	172
皮下ドレーン	38, 48
皮下膿瘍	25, 227
腓骨神経麻痺	96
脾損傷	119
非代謝性肝硬変	131
ピッグテール型カテーテル	30, 132, 185, 191
泌尿器一般手術後ドレナージ	231
泌尿器内視鏡的手術後ドレナージ	240
皮膚潰瘍	166
皮膚保護材	17, 22, 167, 171, 214
被包化膵壊死	217
表層膿瘍	266
びらん	167, 171
ビルロートⅠ法再建術	140

ふ

ファーストトラック	79
ファイコンドレーン	119, 212
ファイバースコープ	50
フィルム型ドレーン	24, 25
フィルムドレッシング材	90, 96, 225, 239
フェイススケール	230, 270
不穏	21, 199
腹会陰式直腸切断術	222
腹横筋膜	217

腹腔鏡手術	13, 126	ポート挿入	222, 241
腹腔鏡下S状結腸切除術	13	保温	101
腹腔鏡下肝切除	175	補助人工心臓	98
腹腔鏡下後腹膜リンパ節郭清術	243	発赤	17, 20
腹腔鏡下腎盂形成術	244	ポビドンヨード	31, 42, 65
腹腔鏡下腎尿管全摘除術	242		

ま

腹腔鏡下腎・副腎摘除術	241	マーカー部	57, 106
腹腔鏡下腎部分切除術	241	マーキング	64, 70, 153
腹腔鏡下膵切除	176	マーゲンゾンデ	147
腹腔鏡下膵体尾部切除術	181	マジャンディ孔	39
腹腔鏡下前立腺全摘除術	244	末梢循環障害	96
腹腔鏡下大網被覆術	125	マルチスリット型ドレーン	24, 26, 78, 142, 266
腹腔鏡下胆嚢摘出術	184	マルチチャネルドレーンシステム	35
腹腔内感染	13	慢性硬膜下血腫	48

み・む

腹腔内膿瘍	127, 139	脈絡叢	39
腹腔内膿瘍ドレナージ	4, 29, 130	ミルキング	22, 62, 80, 151
腹水	4, 17, 24, 178, 184	無気肺	120, 124
腹帯	16, 17, 259	無作為化比較試験（RCT）	127

め

副鼻腔炎	53	メス	32
腹部ドレナージ	123	メタリックステント	202
腹部膨満	172	滅菌ガーゼ	9
腹壁ヘルニア	15	滅菌ゴム手袋	31
腹膜炎	8, 9, 126, 135, 198	滅菌スピッツ	33
浮腫	73, 101	滅菌覆布（ドレープ）	31
婦人科一般手術後ドレナージ	250	免疫不全	227

も

婦人科内視鏡手術後ドレナージ	256	毛細管現象	10, 24, 251
不整脈	75, 88	モスキートペアン鉗子	32
ブラ（肺嚢胞）	121	モニター弁	277
フラッシュ	171	モリソン窩	11, 14
フラワー型カテーテル	191	モンロー孔	39

や・ゆ

ブリーツドレーン	26, 132	薬物アレルギー	230
不良肉芽	33	幽門狭窄	147, 162
フルニエ症候群	227	幽門側胃切除術	14, 138
プローブ	5	幽門輪	155
噴門形成術	117	癒着剥離	251
粉瘤	266		

よ

へ

ペアン	32, 45, 61, 228	溶血性貧血	100
米国疾病管理予防センター（CDC）	9, 34, 127	腰椎硬膜外麻酔	49
閉鎖式ドレーン	9, 34, 53, 112, 120, 223, 266	腰椎穿刺	50
閉塞性黄疸	4, 184, 190, 201	腰椎・椎間板炎	218
壁側胸膜	59, 68	腰椎ドレーン	49
ペーシング不全	89	腰椎麻酔	228
ペースメーカー症候群	88	抑制	42
ベースライン	94	予定外抜去	21
変形性関節症	261	予防的ドレナージ	2, 9, 24, 78, 222

ら・り

便汁	14, 17	リザーバー	56
ペンローズドレーン	9, 25, 33, 40, 108, 119, 229, 263, 266	緑膿菌	195

ほ

膀胱全摘術	236	リンパ液貯留	106
膀胱尿管逆流防止術	248	リンパ管損傷	57
縫合不全	2, 9, 10, 12, 13, 17, 139, 147	リンパ節郭清	3, 53
膀胱部分切除術	236	リンパ節転移	103
膀胱瘻	234, 249		
放射線状切開法	227		
放射線被曝	219		
膨張（インフレート）	92		
傍乳輪切開	107		
傍腹直筋切開	242		
ポート孔	13, 257		

リンパ嚢腫	217
リンパ嚢胞炎	252
リンパ漏	17, 113, 243

る・れ

ループ	90
ルーワイ脚	179
ルーワイ法再建術	140
ルシュカ孔	39
レビン型ドレーン	148

ろ・わ

瘻管	227
濾胞腺腫	111
ロボット支援根治的前立腺全摘除術	244
ロングチューブ	157
割ガーゼ	165, 263

欧文その他

数字

1ステップドレナージ法	28
2腔型（ダブルルーメン）	25
3WAYカテーテル	248
3腔型（トリプルルーメン）	25
10倍希釈酢	164, 171

A・B

ACT（accelerated coagulation time）	99
ADL（activities of daily living）	124
AHN（artificial hydration and nutrition）	162
Beckの三徴	72, 78
BPS（behavioral pain scale）	270

C

C反応性タンパク（CRP）	195
CDC（Centers for Disease Control and Prevention）	9
cerebral vasospasm	46
CI（cardiac index）	83
CO（cardiac output）	83
colonization（生着）率	224
CPM（continuous passive motion）	263
CPOT（critical-care pain observation tool）	270
CRP（C-reactive protein）	195
CT（computed tomography）	4
CTガイド下穿刺	6

D

DIC（disseminated intravascular coagulation）	198
DP（distal pancreatectomy）	180
DPC（diagnosis procedure combination）	105
DVT（deep vein thrombosis）	85

E

EBD（endoscopic biliary drainage）	201
ENBD（endoscopic nasobiliary drainage）	202
ENGBD（endoscopic nasobiliary bladder drainage）	202
ENPD（endoscopic nasopancreatic drainage）	207
ERBD（endoscopic retrograde biliary drainage）	202
ERCP（endoscopic retrograde cholangio pancreatography）	201
ERCP後膵炎	202
ERPD（endoscopic retrograde pancreatic drainage）	202
EST（endoscopic sphincterotomy）	202
ESWL（extracorporeal shock wave lithotripsy）	211
EUS-FNA（EUS-guided fine needle aspiration）	208

F・G・H

Forrester分類	83
HER2遺伝子	103

I・J

IABP（intra-aortic balloon pumping）	92
in-out	46, 159, 182
introducer法	162
introducer変法	162
J-VACドレナージシステム	34, 145, 280

K・L・M

LAP（left arterial pressure）	82
LVEDP（left ventricular end-diastolic pressure）	82
MRI（magnetic resonance imaging）	4

N

NGチューブ	157
NRS（numeric rating scale）	270

O・P

PCPS（percutaneous cardiopulmonary support）	98
PCWP（pulmonary capillary wedge pressure）	82
PD（pancreatic duodenectomy）	176
PEG（percutaneous endoscopic gastrostomy）	161
PNL（percutaneous nephrolithotripsy）	245
PS（performance status）	176
PTBD（percutaneous transhepatic biliary drainage）	4, 190
PTCD（percutaneous transhepatic cholangio drainage）	190
PTE（ulmonary thromboembolism）	85
PTEG（percutaneous transesophageal gastro-tubing）	157, 170
PTGBD（percutaneous transhepatic gallbladder drainage）	4, 184
pull法	162
push法	162

Q・R

QOL（quality of life）	162, 223
RAP（right arterial pressure）	82
RCT（randomized controlled trial）	127

S

SBバック	34, 272
soft pancreas	212
SSI（surgical site infection）	11
$S\bar{v}O_2$（mixed venous oxygen saturation）	98

T・U・V

T字帯	12
THA（total hip arthroplasty）	263
TUL（transurethral ureterolithotripsy）	245
TUR反応	247
VAS（visual analogue scale）	230, 270

W・X

WBC（white blood cell count）	195
X線透視下穿刺	6

Y・Z

Yコネクター	273
Yパフ	166

ドレーン・カテーテル・チューブ管理 完全ガイド

2015年7月22日　第1版第1刷発行	編　集　窪田　敬一
2021年7月25日　第1版第6刷発行	発行者　有賀　洋文
	発行所　株式会社　照林社
	〒112-0002
	東京都文京区小石川2丁目3-23
	電話　03-3815-4921（編集）
	03-5689-7377（営業）
	http://www.shorinsha.co.jp/
	印刷所　シナノパブリッシングプレス

- 本書に掲載された著作物（記事・写真・イラスト等）の翻訳・複写・転載・データベースへの取り込み、および送信に関する許諾権は、照林社が保有します。
- 本書の無断複写は、著作権法上での例外を除き禁じられています。本書を複写される場合は、事前に許諾を受けてください。また、本書をスキャンしてPDF化するなどの電子化は、私的使用に限り著作権法上認められていますが、代行業者等の第三者による電子データ化および書籍化は、いかなる場合も認められていません。
- 万一、落丁・乱丁などの不良品がございましたら、「制作部」あてにお送りください。送料小社負担にて良品とお取り替えいたします（制作部 ☎0120-87-1174）。

検印省略（定価はカバーに表示してあります）
ISBN978-4-7965-2354-7
©Keiichi Kubota/2015/Printed in Japan